アラン・コルバン

においの歴史

嗅覚と社会的想像力

〈新装新版〉

山田登世子・鹿島茂 訳

新版序 鹿島茂

藤原書店

Alain CORBIN

LE MIASME ET LA JONQUILLE

L'odorat et l'imaginaire social 18e–19e siècles

This book is published in Japan by arrangement
with les Editions AUBIER-MONTAIGNE, Paris,
through le Bureau des Copyrights Français, Tokyo.

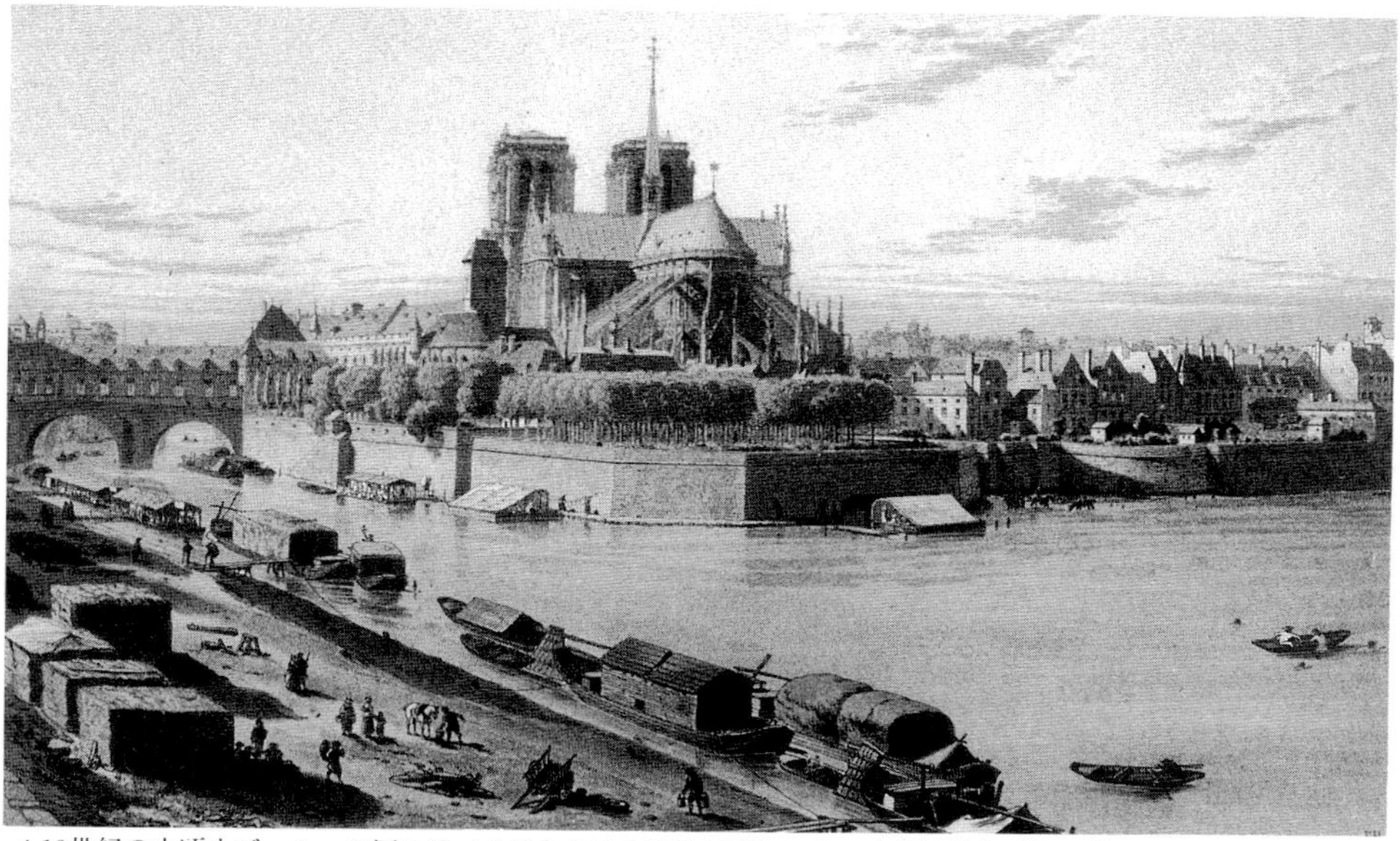

▲19世紀の中頃まで、セーヌ河にはパリのあらゆる汚物が流れこみ、土手は耐えがたい悪臭を発していた。(Hoffbauer : *Paris à travers les âges* より)

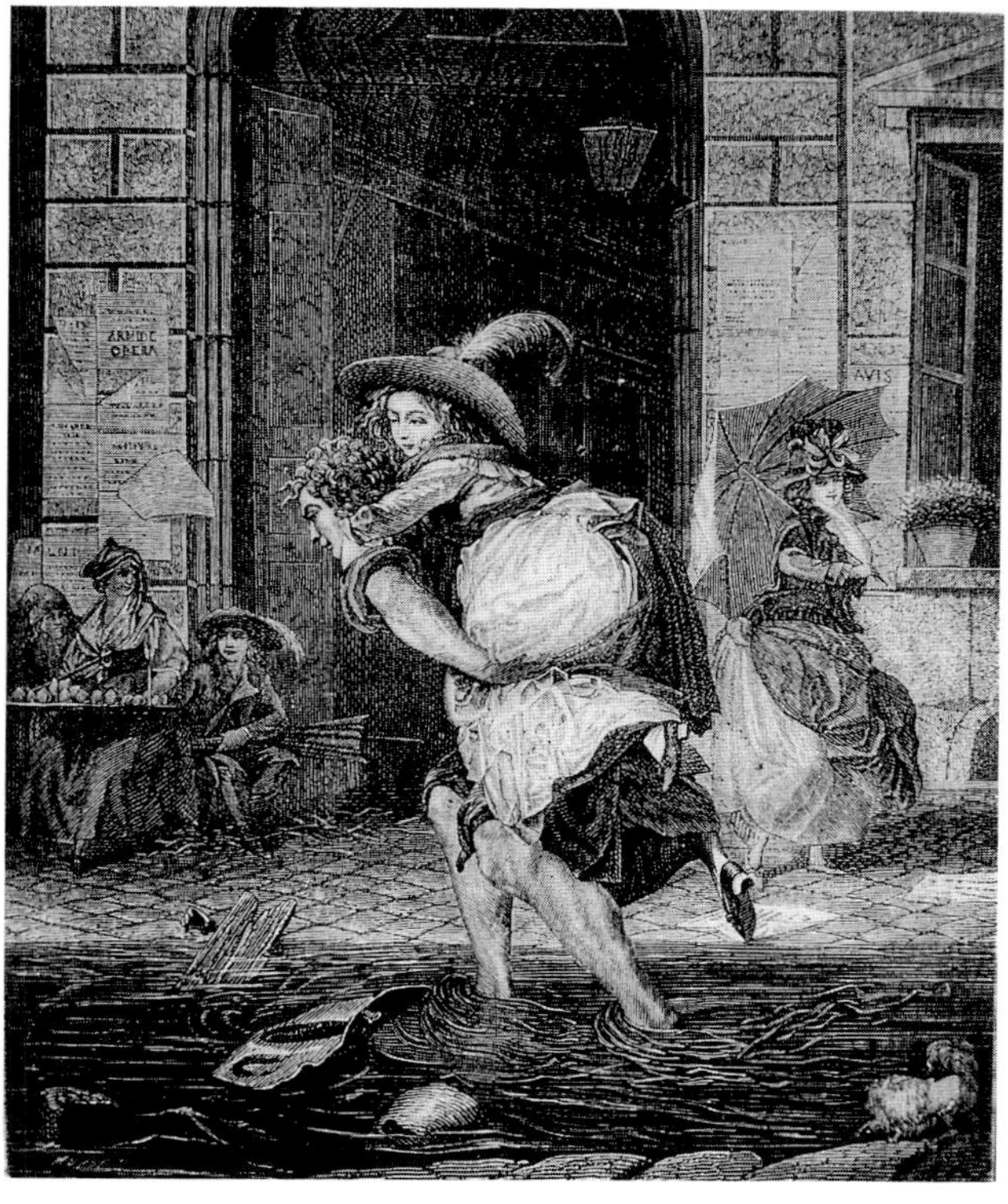

◀パリの舗石の上には真っ黒な有機性の泥がたまり、大雨が降ると路央下水溝が氾濫して、「渡し屋」が活躍した。(Victor Fournel : *Les rues du vieux Paris* より)

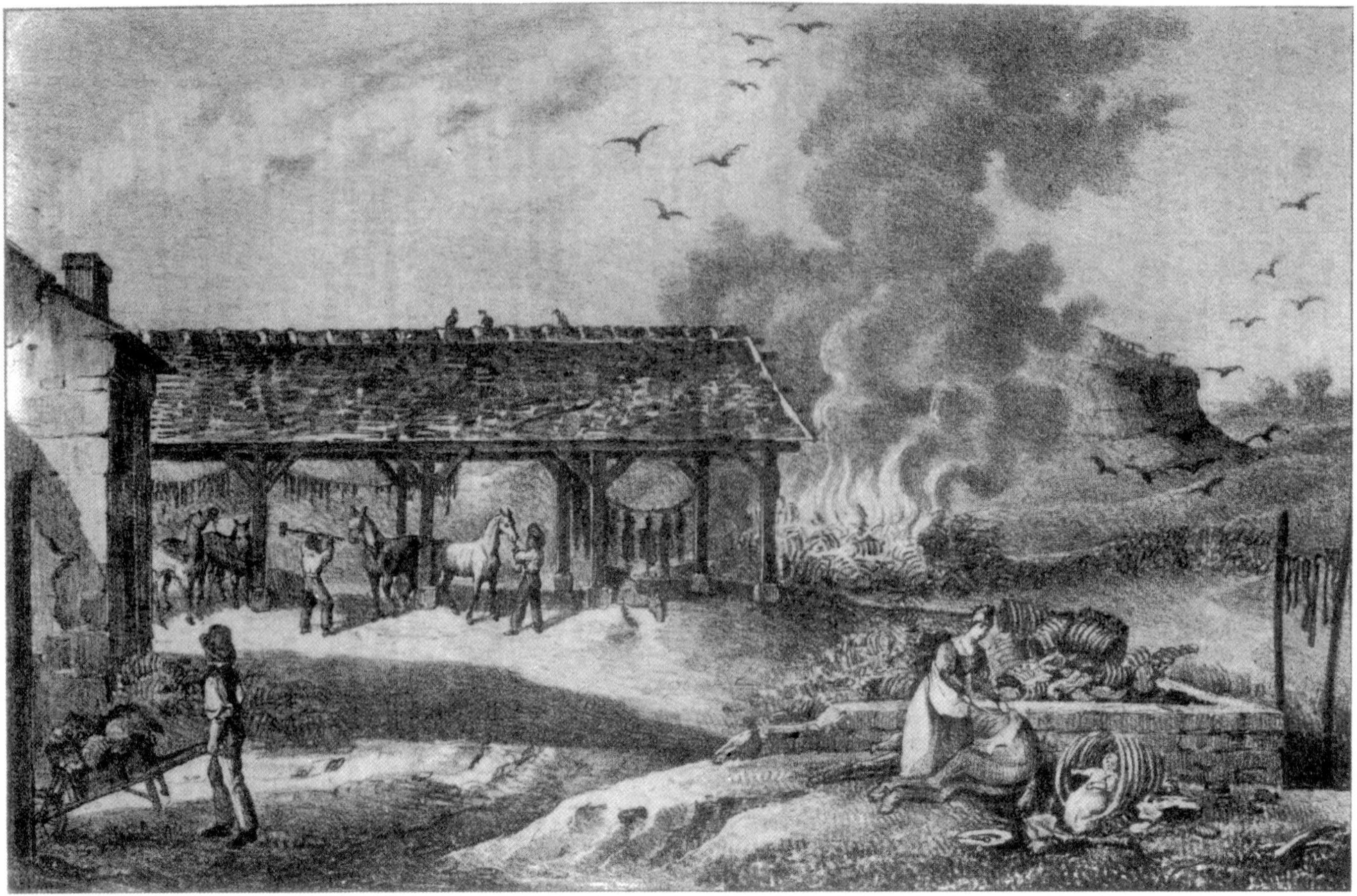

▲パリ北部のモンフォーコン（現在のビュット・ショーモン公園）は、糞尿用の溜め池と屠体解体処理場が隣合せになった巨大な悪臭コンビナートだった。
(Pàrent-Duchatelet : *Les chantiers d'écarrissages de la ville de Paris, envisagés sous le rapport de l'hygiène publique* より)

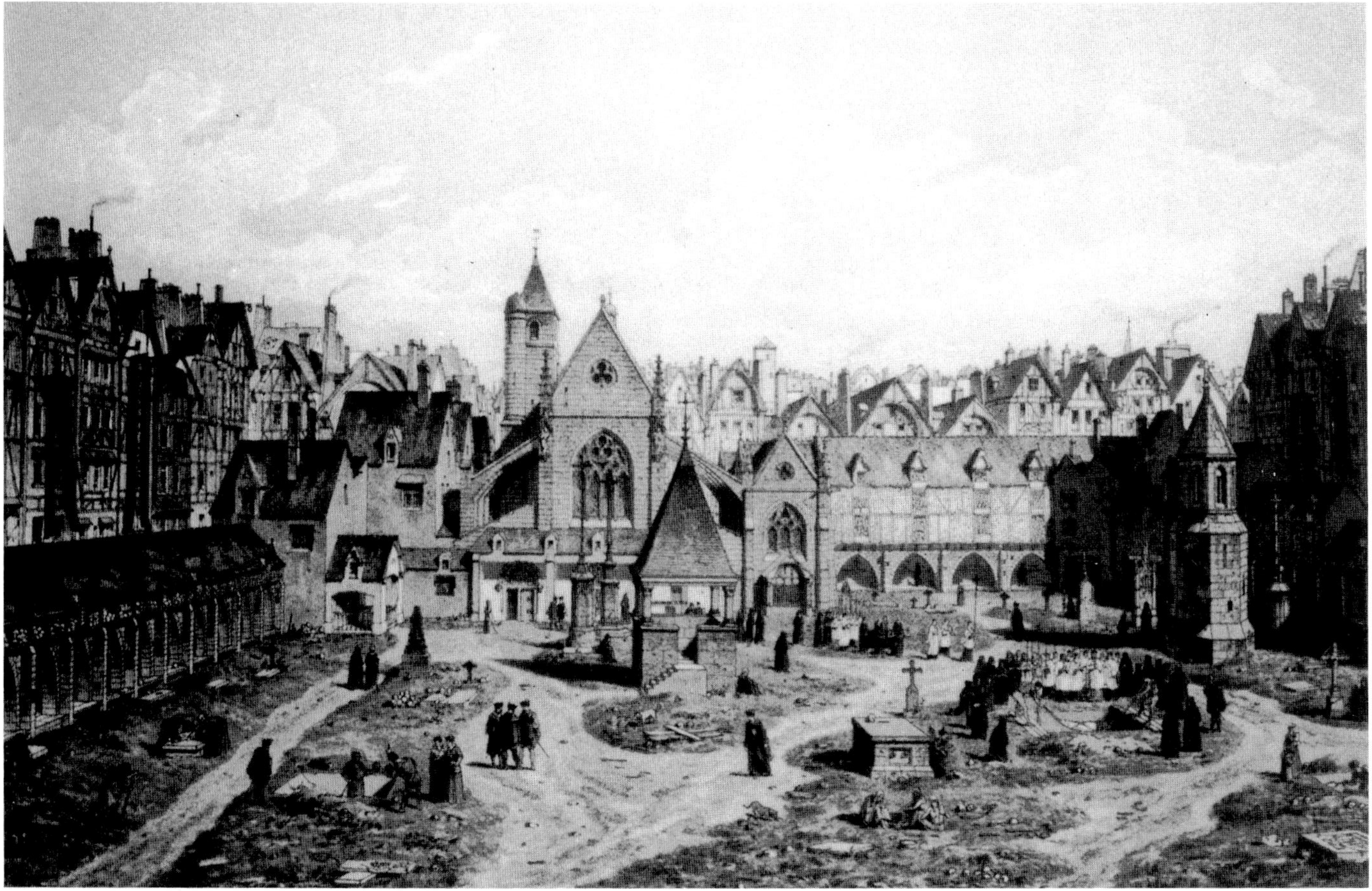

▲中央市場の隣りにあったイノサン墓地の共同墓穴では、貧民の死骸が雨ざらしで積み重ねられ、猛烈な悪臭を放っていた。1780年、イノサン墓地は閉鎖され、あとに野菜市場が設けられた。(Hoffbauer : *Paris à travers les âges* より)

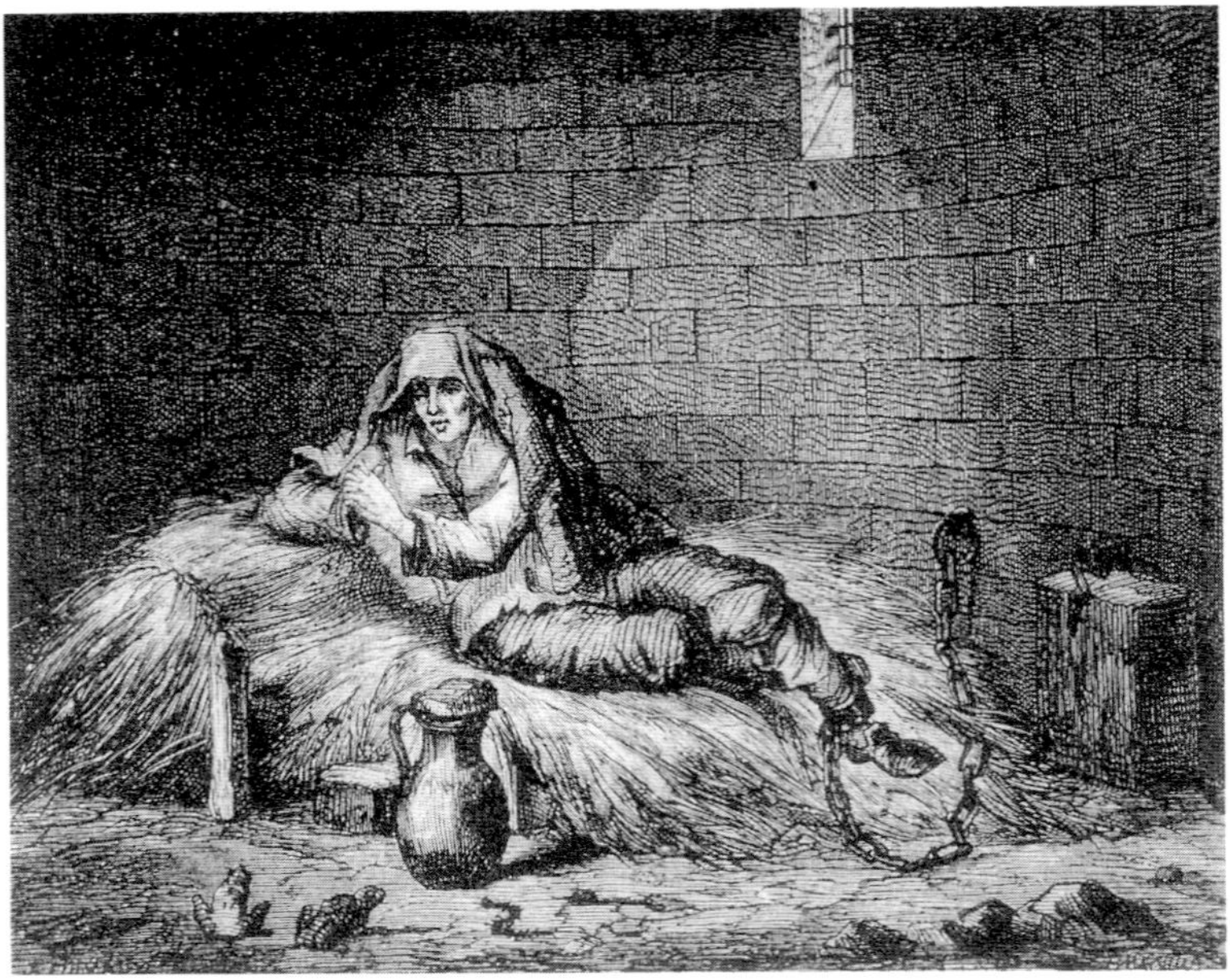

▲非衛生な監獄では、糞尿のしみこんだ寝わらの上で、囚人たちは生きながらに腐っていった。描かれているのは大盗賊カルトゥーシュ。（Hoffbauer : *Paris à travers les âges*より）

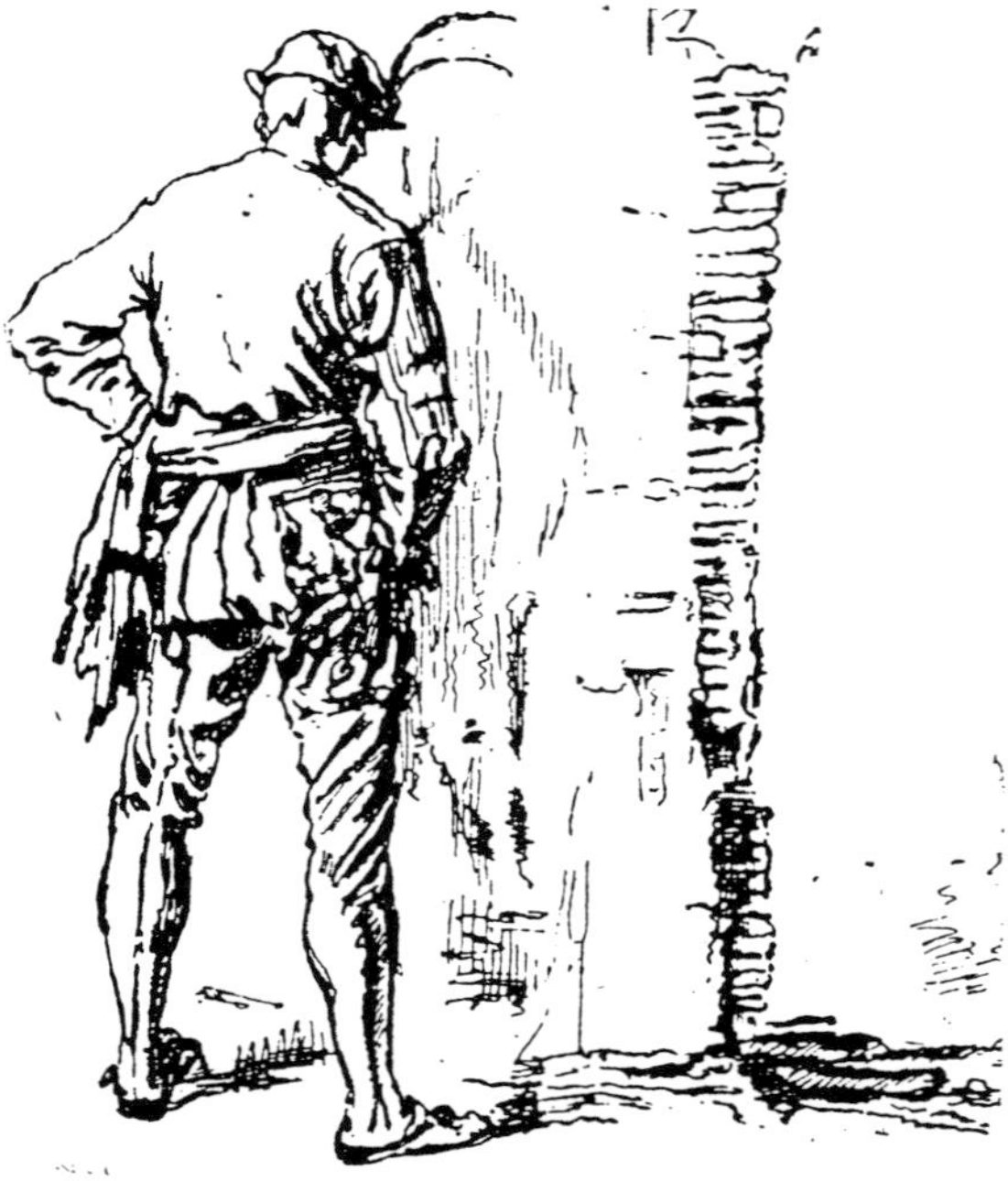

◀パリの建物の壁は立ち小便のおかげでぼろぼろになっていた。（カロの銅版画）

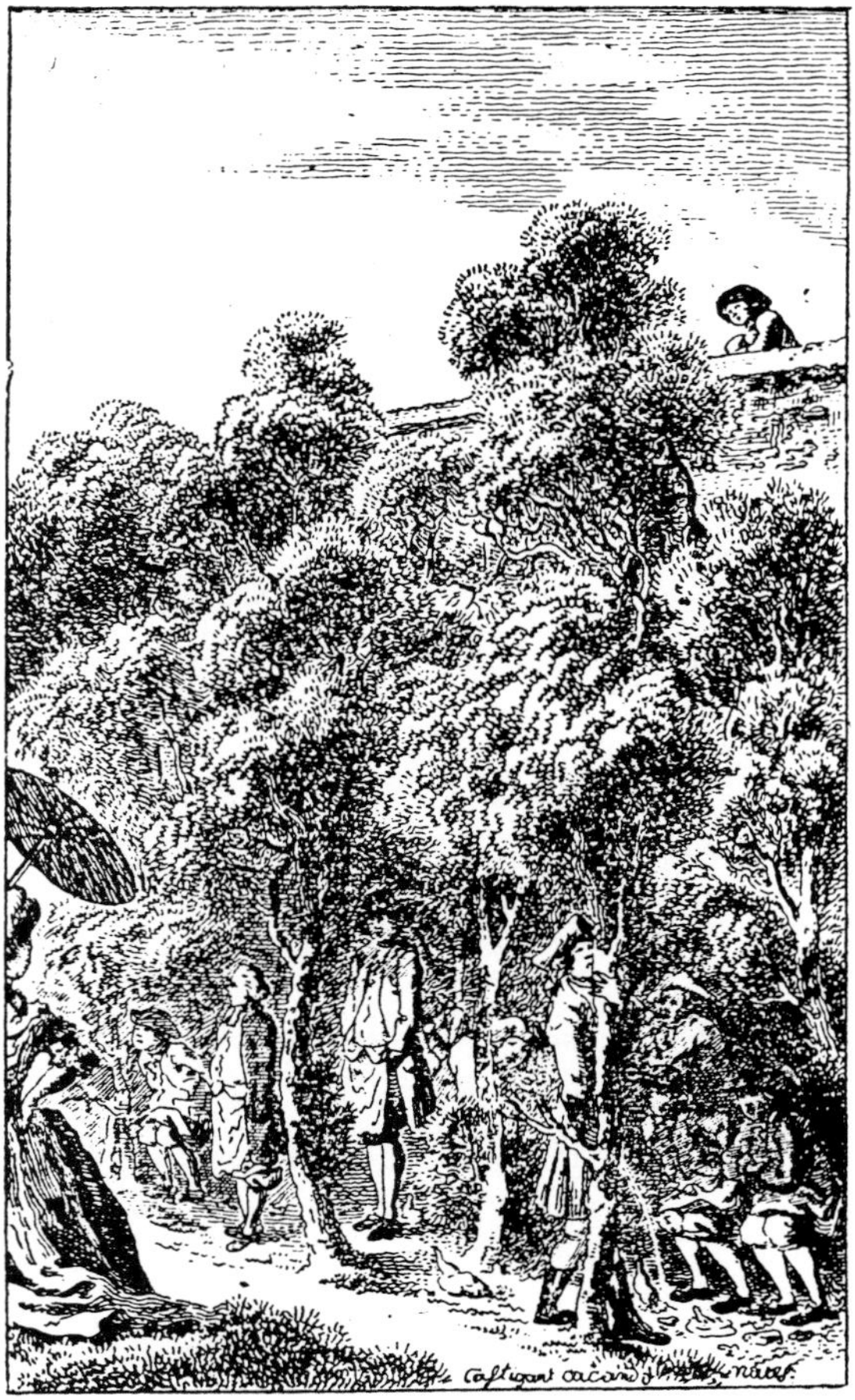

◀パレ・ロワイヤルや大通りの並木は、立ち小便や野ぐそで、吐き気を催すような悪臭を放っていた。（Louis-Sébastien Mercier : *Tableau de Paris* より）

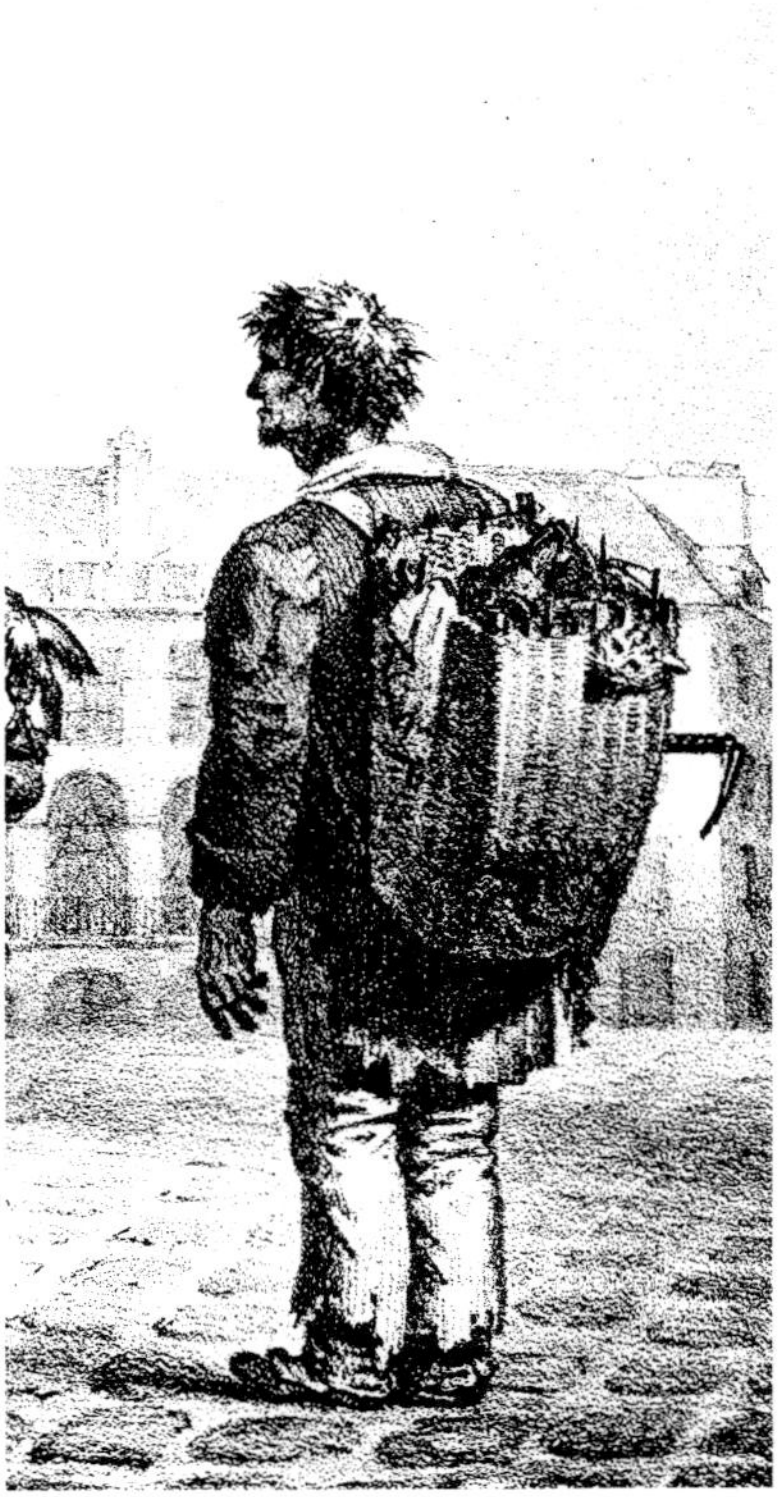

▶街路上の動物の死骸は、利潤追求を目的とする肥料工業の原料になることによって、初めて姿を消した。
(アンリ・マルレ『タブロー・ド・パリ』より)

▶セースの支流のビエーヴル川は、両岸に染色業者やなめし皮業者の作業場が立ち並び、大きな公害源となっていた。（Marie-Claire Bancquart : *Images littéraires du Paris《fin-de-siècle》*より）

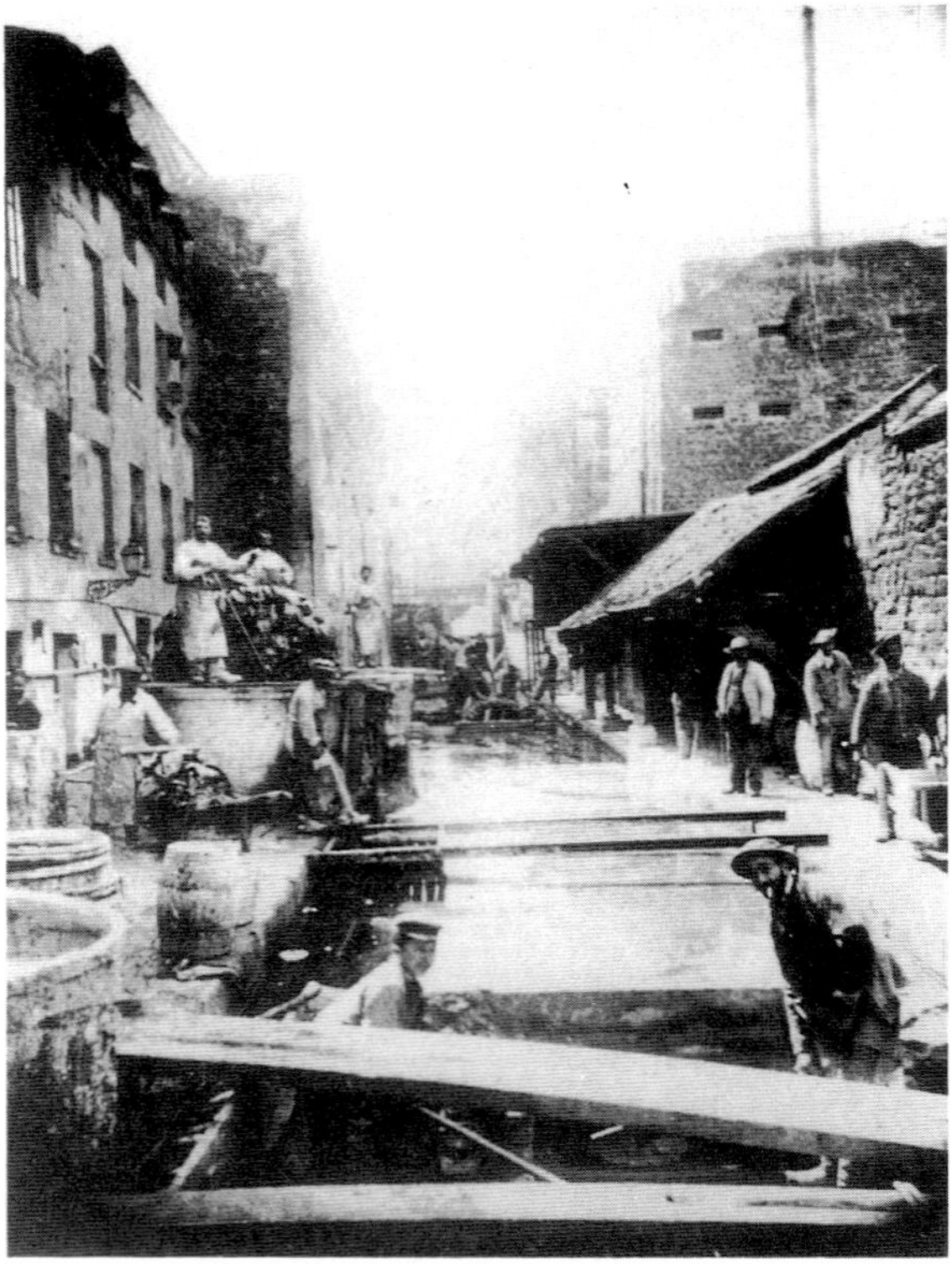

▼身体衛生という観念が生まれると、一部のエリート層には入浴が流行するようになり、それとともに香水の意味も変わる。(Docteur Cabanès : *Mœurs intimes du passé* より）

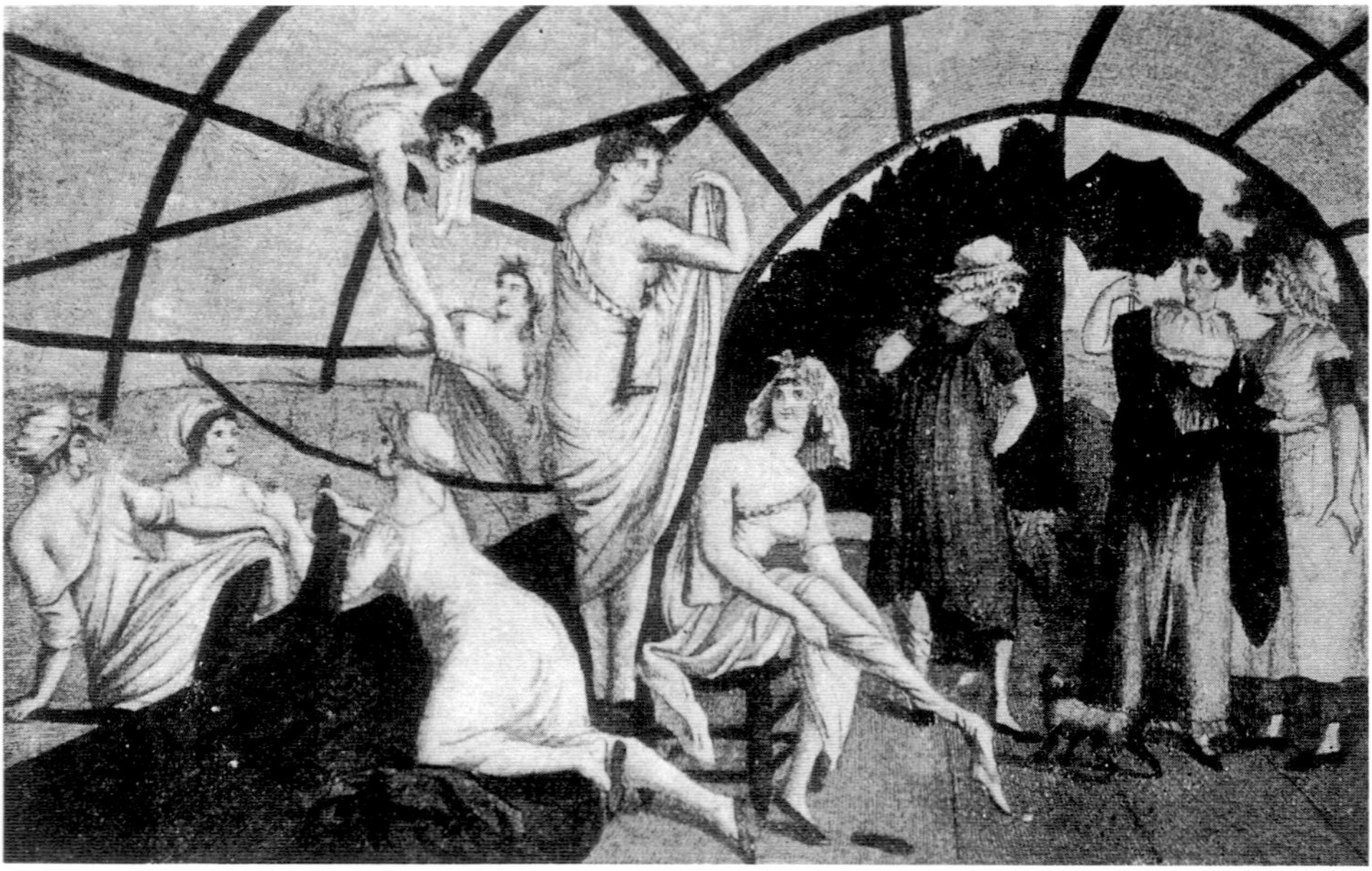

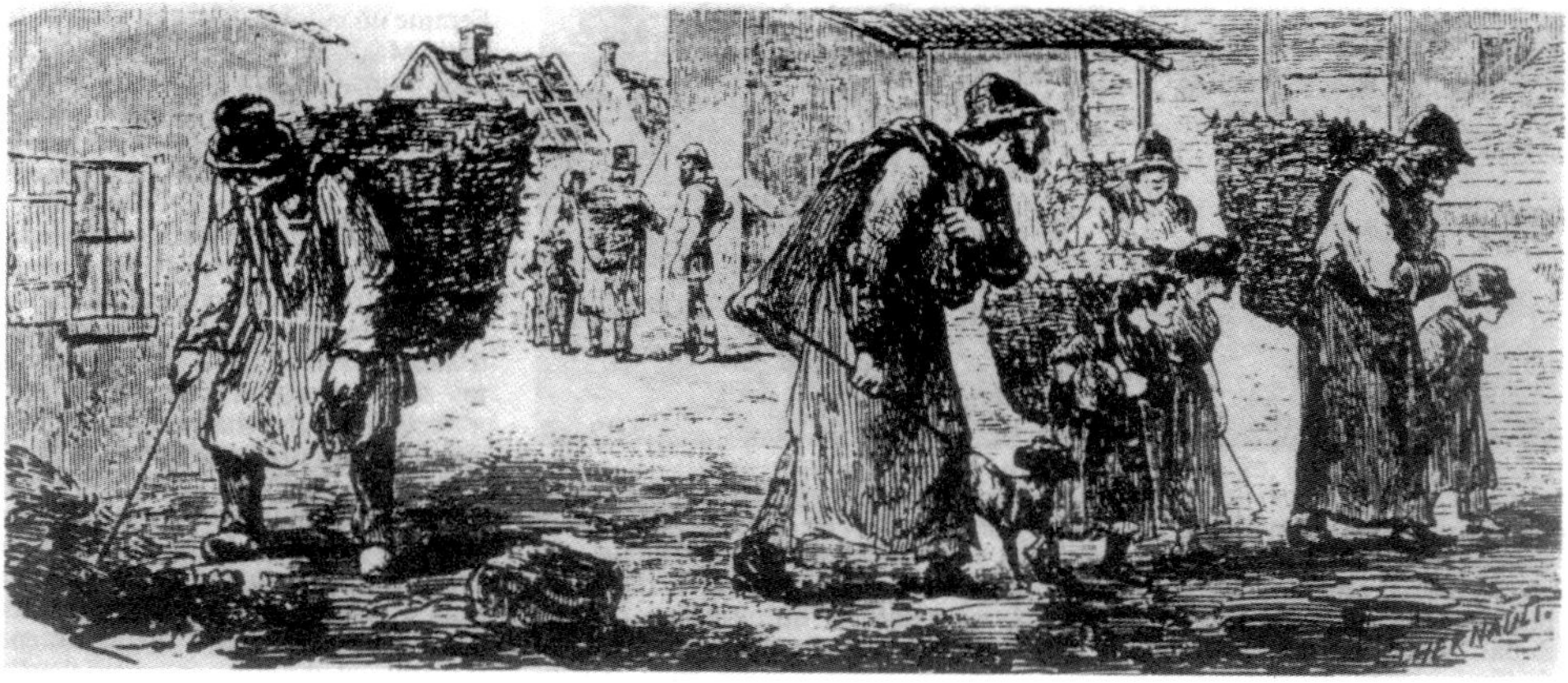

▲街中のゴミを拾い集めるパリの屑屋たちは、背負った汚物の臭いに染まり、「民衆の悪臭」の象徴とみなされた。(*Gavroche, revue d'histoire populaire* より)

▼下層民の住居は悲惨をきわめ、公衆衛生学者たちはその不潔さの危険性を指弾し、衛生委員会は幾度となくかれら貧民の住まいの視察を重ねた。(ユゴー『レ・ミゼラブル』の挿絵より)

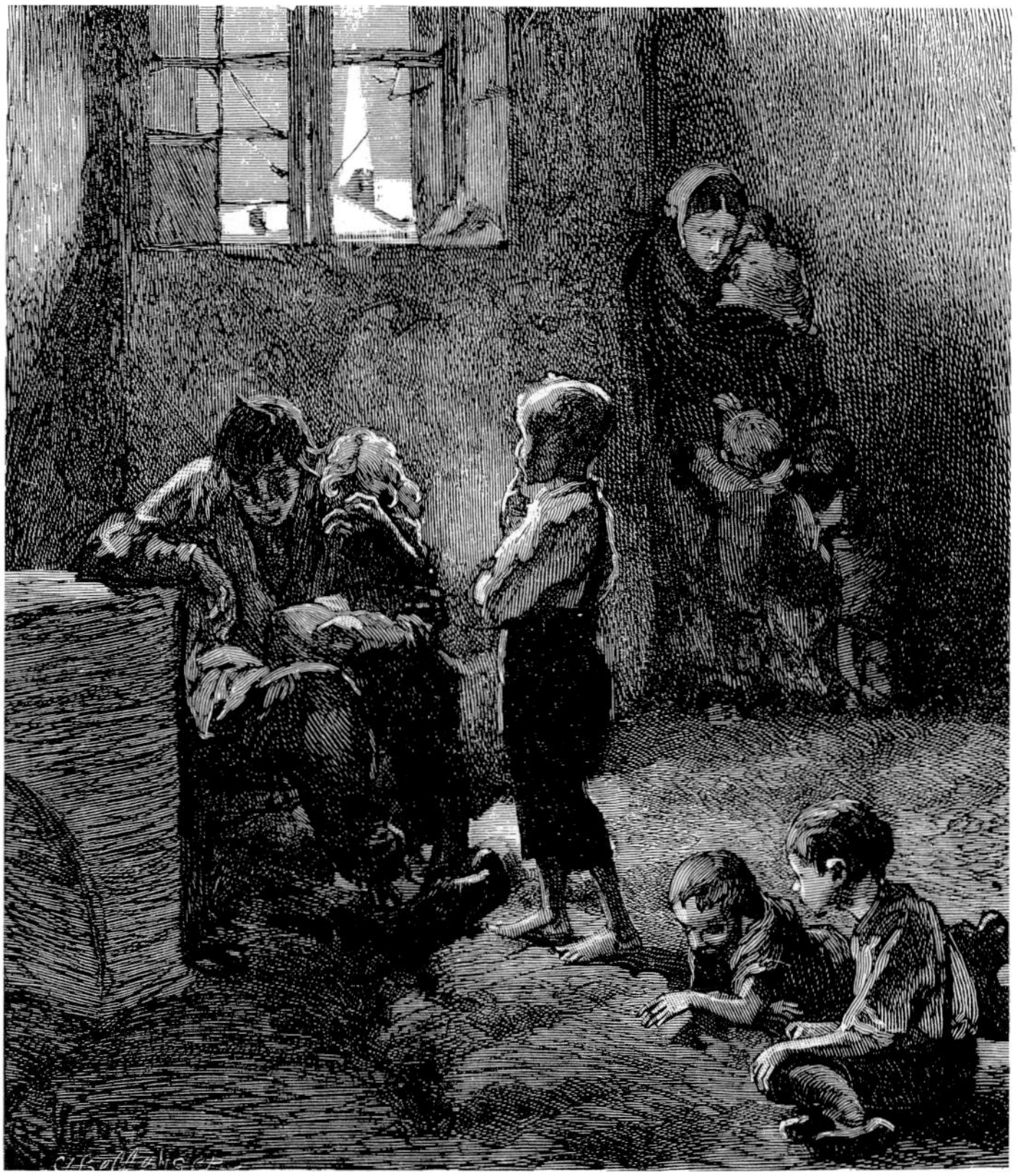

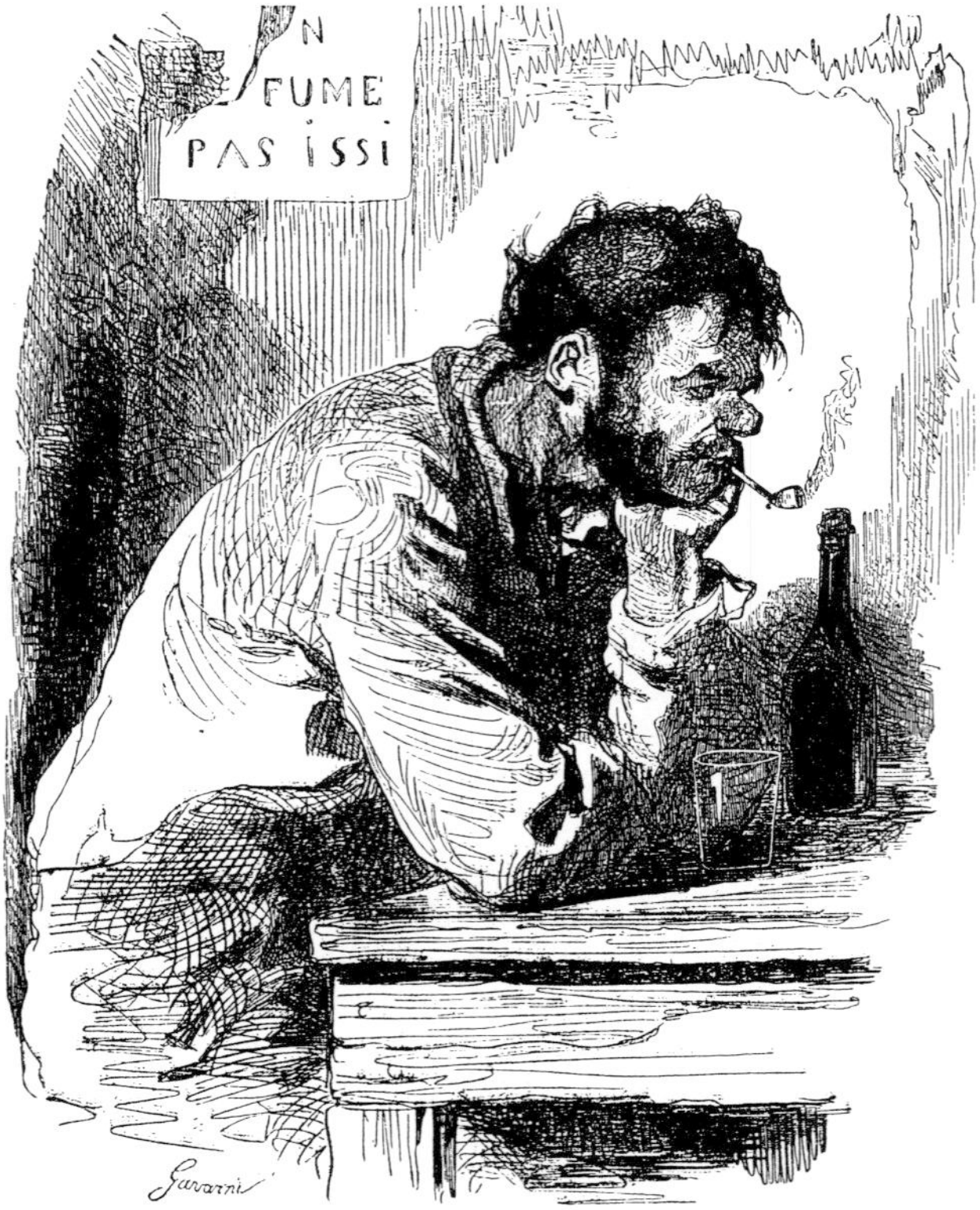

◀タバコは普及しはじめるや否や、その臭いによって物議をかもし、危険視された。(Edmond Texier : *Tableau de Paris* より)

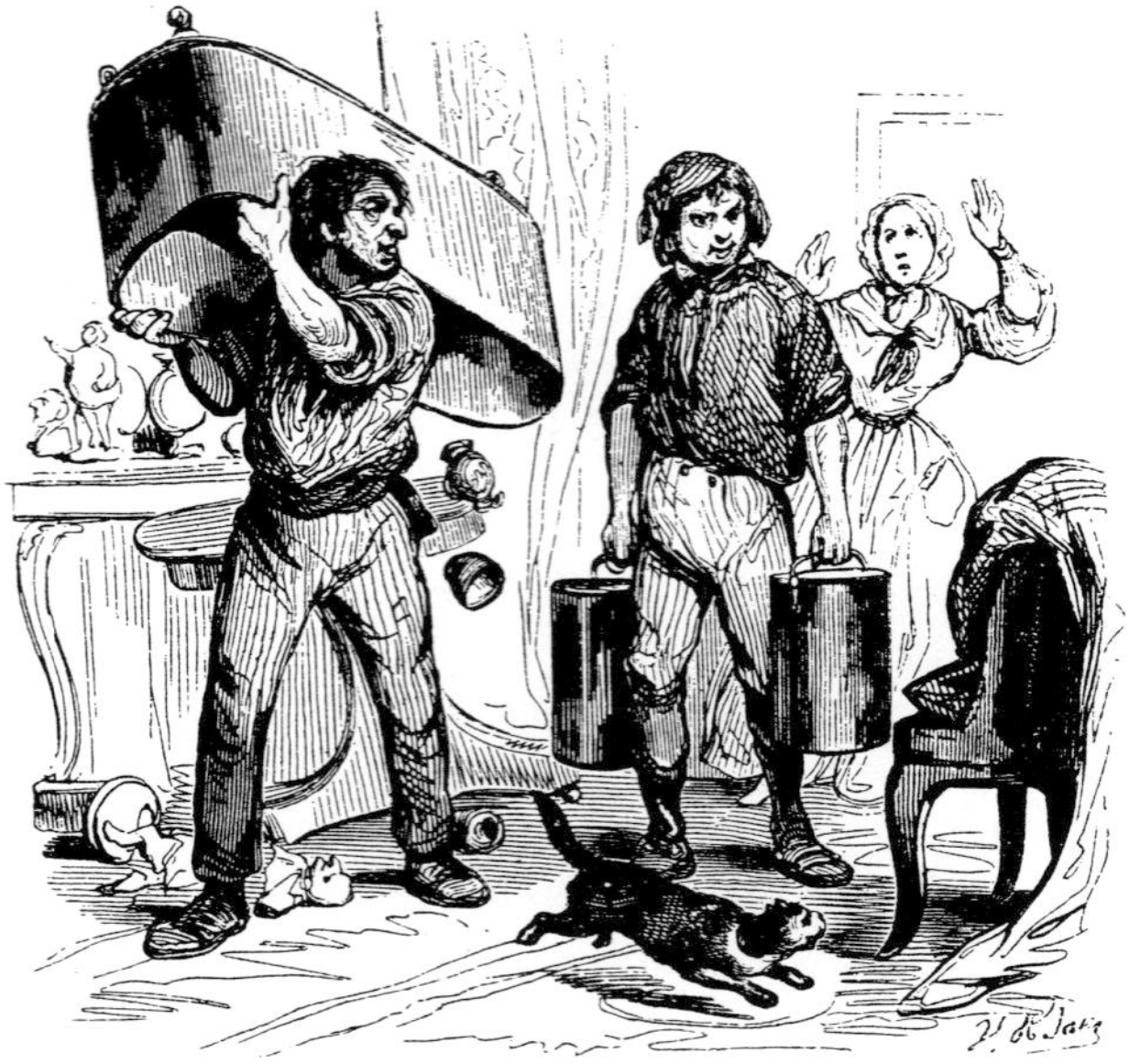

▶化粧室が各戸に普及する以前、入浴には公衆浴場のほかに、浴槽と湯を客の家の中に運び入れる「風呂の出前」があった。(Paul de Kock : *La grande ville, nouveau tableau de Paris* より)

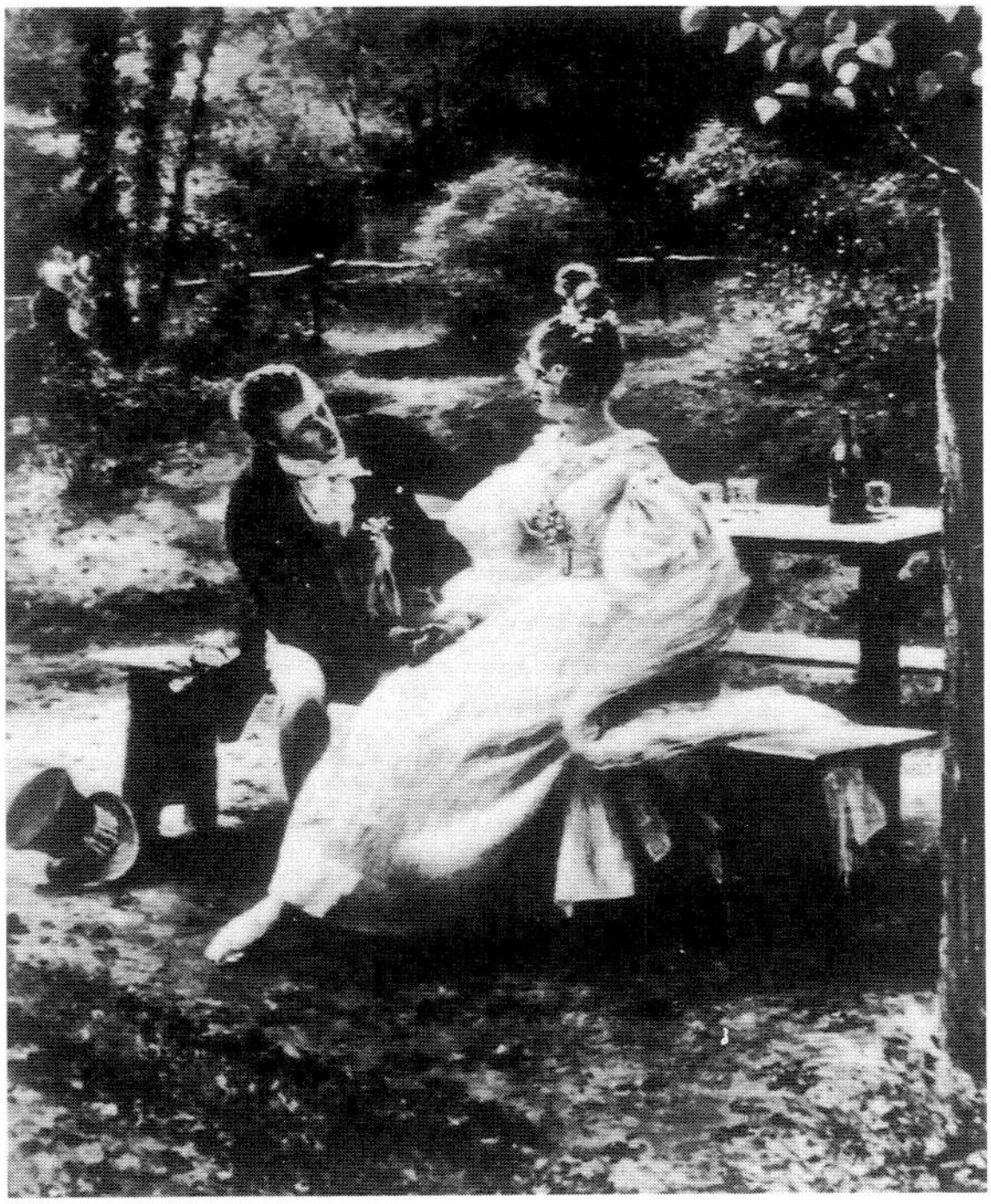

◀造園術の発達とともに、ブルジョワジーのあいだで庭の緑陰は格好の逢い引きの場となり、愛の語らいの場となった。(*Histoire de la vie privée*, t. 4. より)

▼19世紀後半になると室内装飾に植物が用いられ、富裕な階層のあいだでは温室をサロンにするのが流行した。(*Histoire de la vie privée* より)

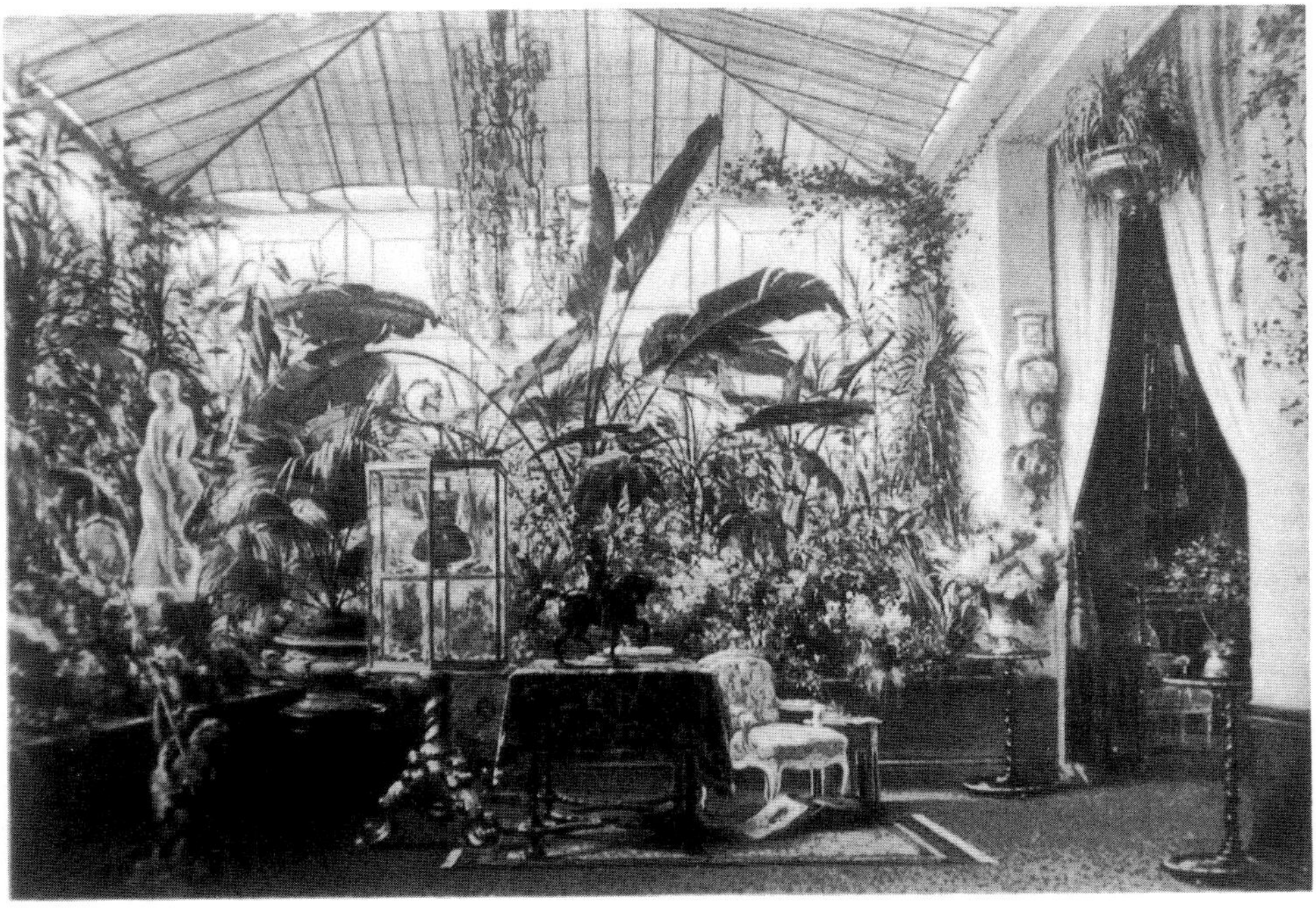

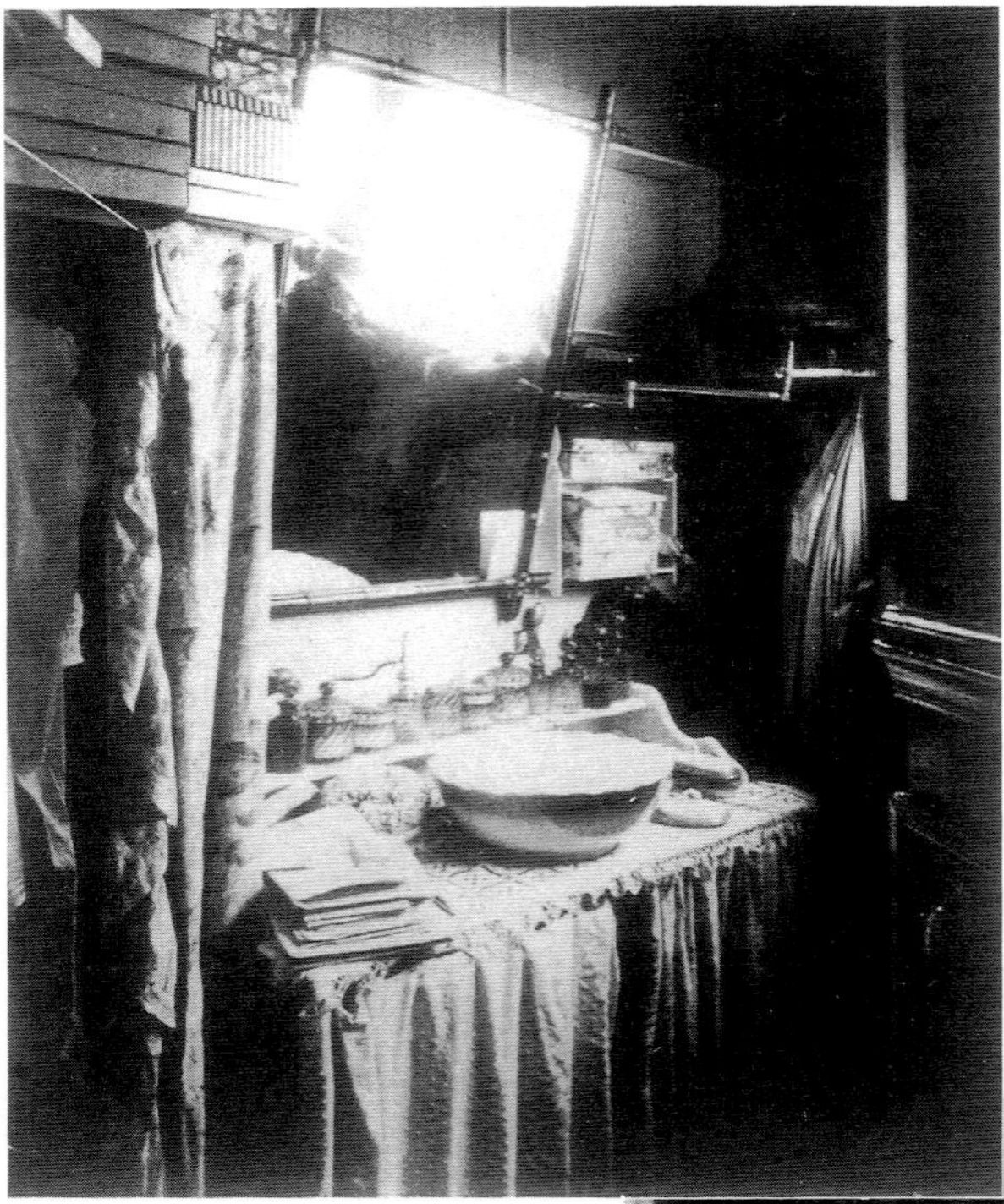

◀▼私的空間の生成とともに、19世紀末から徐々に化粧室が普及しはじめる。写真は、上が帽子女工の化粧室。下が銀行家邸の化粧室。(E.アジェ 撮影 *Intérieurs parisiens* より)

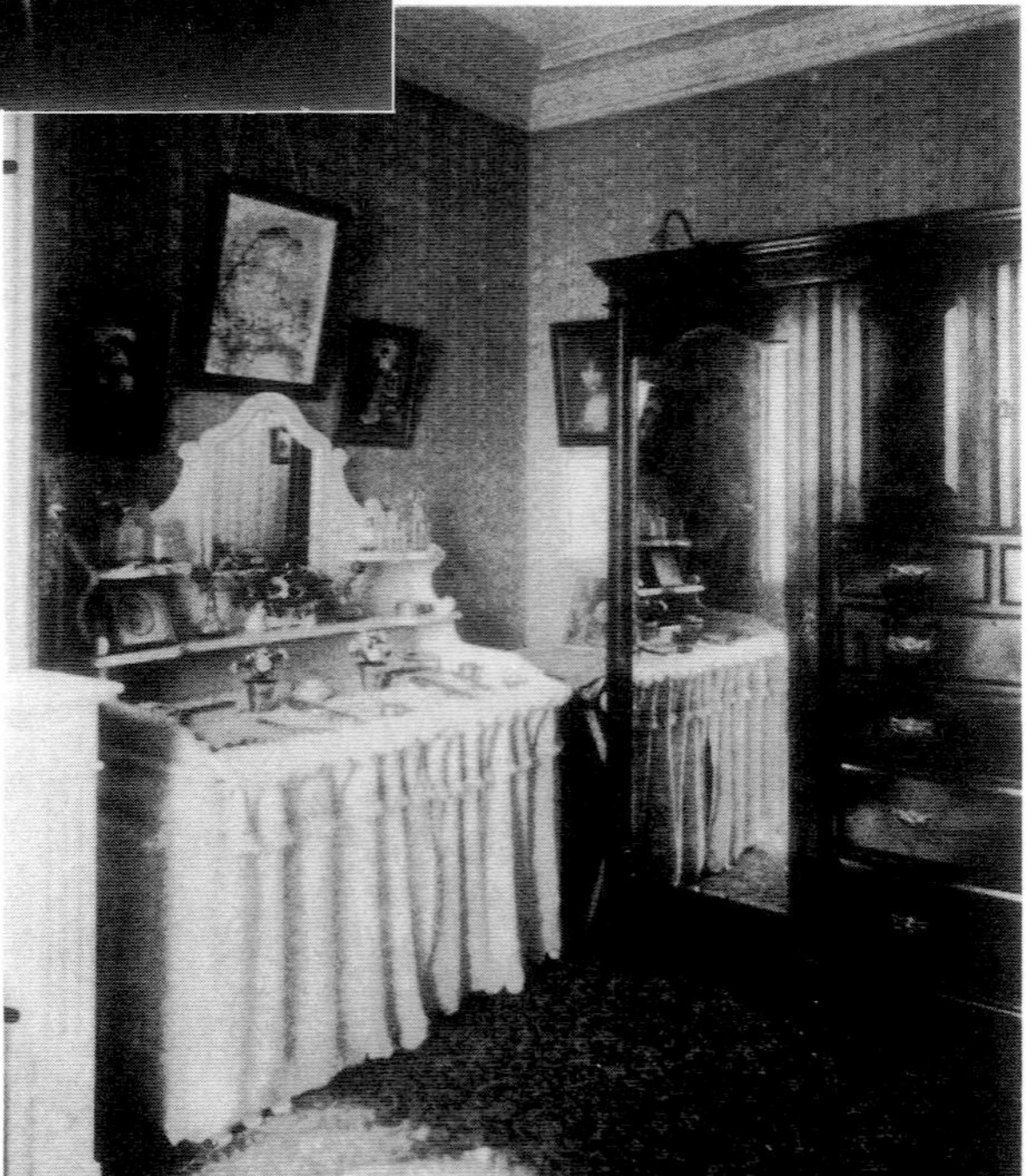

▶1867年パリで開催された万国博覧会で香水展は大成功をおさめ、以後パリの高級香水製造は発展の一途をたどり、ヨーロッパ一のブランドとなっていく。(*Expositions Universelles de Paris de 1867* より)

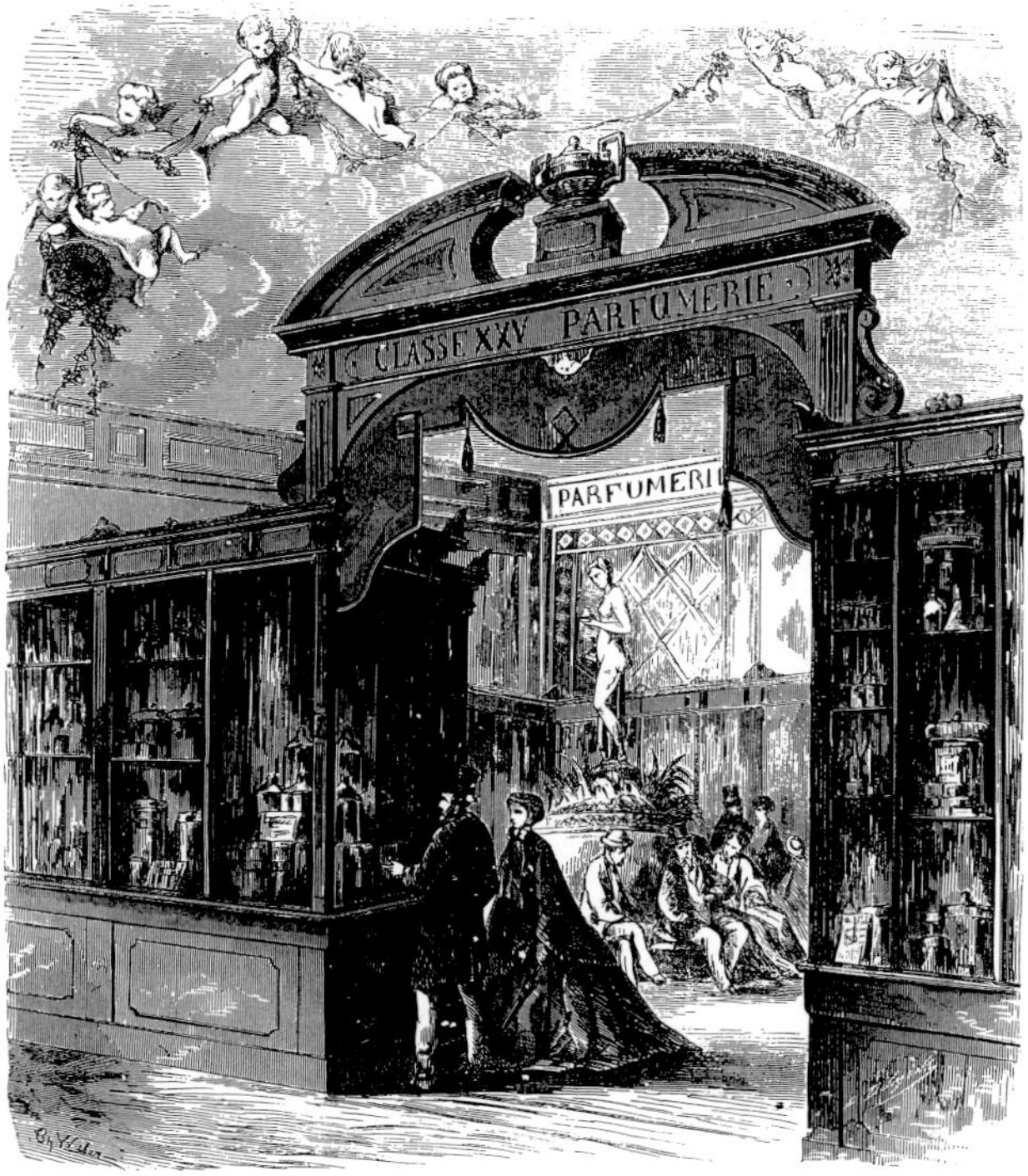

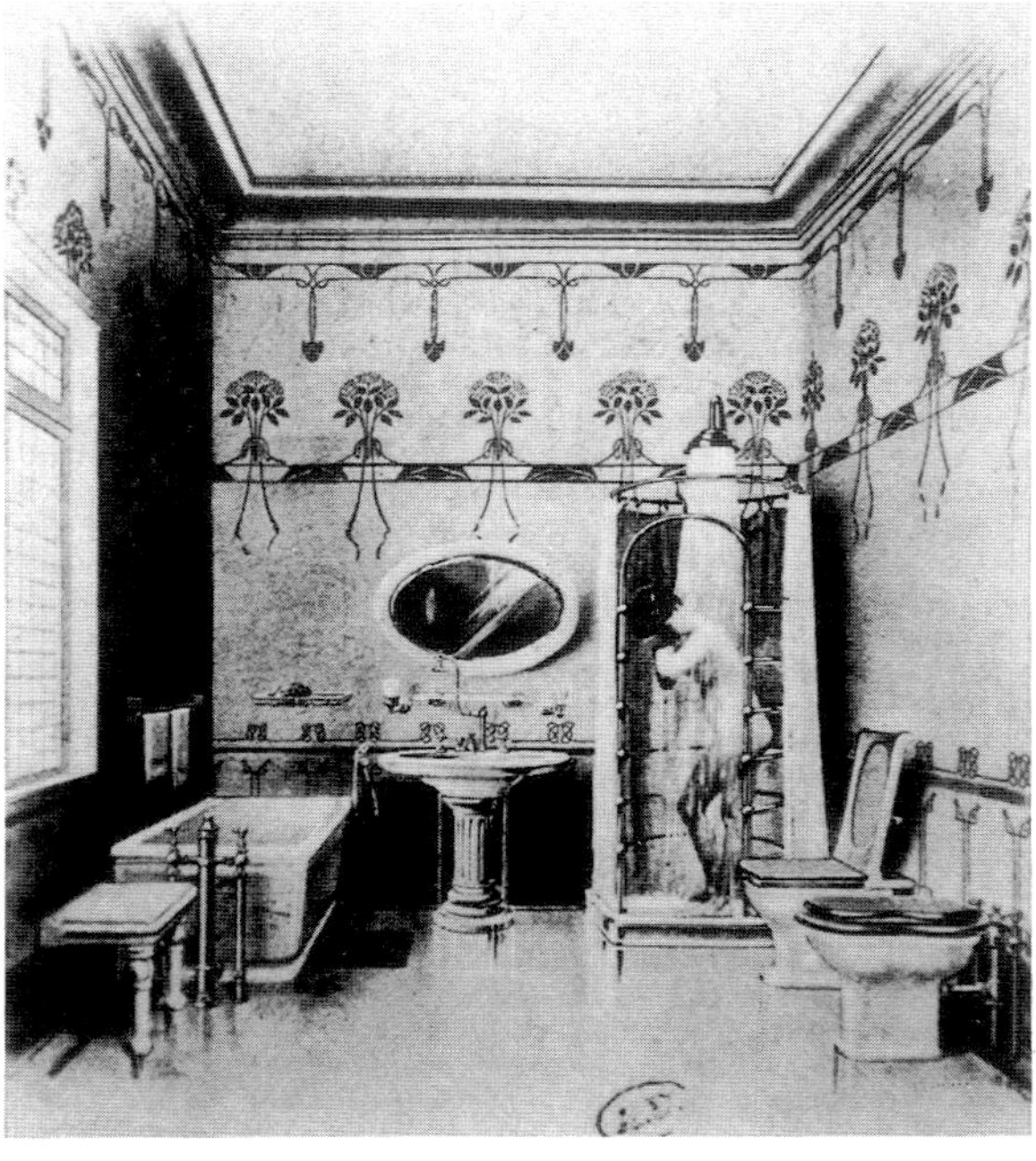

◀20世紀初めに製作された化粧室の広告。浴槽、シャワー、洗面台、便器、ビデがそろい、「クリーン」感覚をアピールしている。(*Histoire de la vie privée* より)

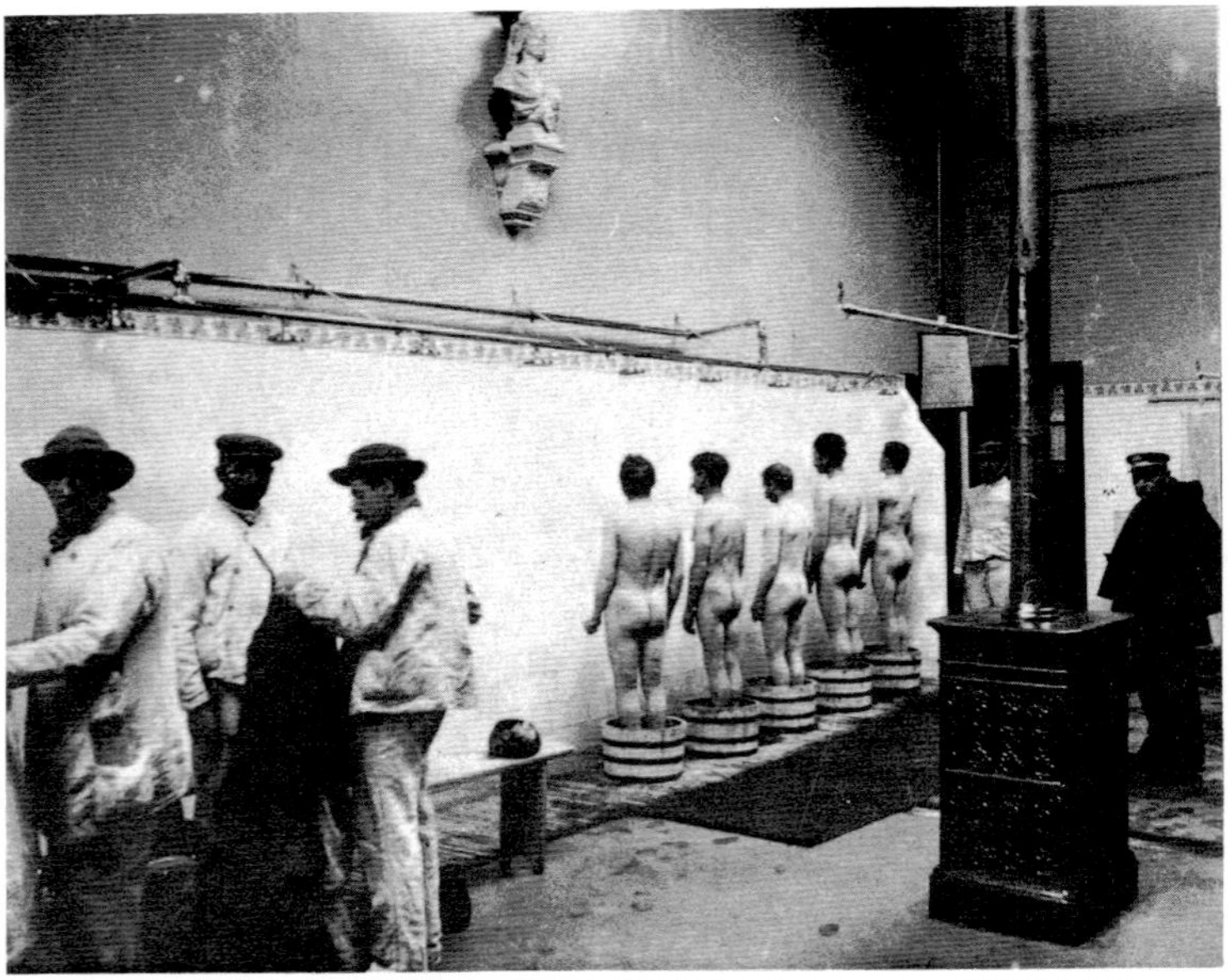

▲20世紀初頭、浮浪者の収容所では除臭と身体衛生のためシャワーが強制された。（*Archives de Paris* より）

▼病院は、監獄や船舶や学校とならんで危険な悪臭の溜まり場であり、公衆衛生学の標的であると同時にその除臭戦略モデルの実験室でもあった。19世紀末になると消毒法もすすみ、衛生化がはかられる。（*Documentation Photographique* より）

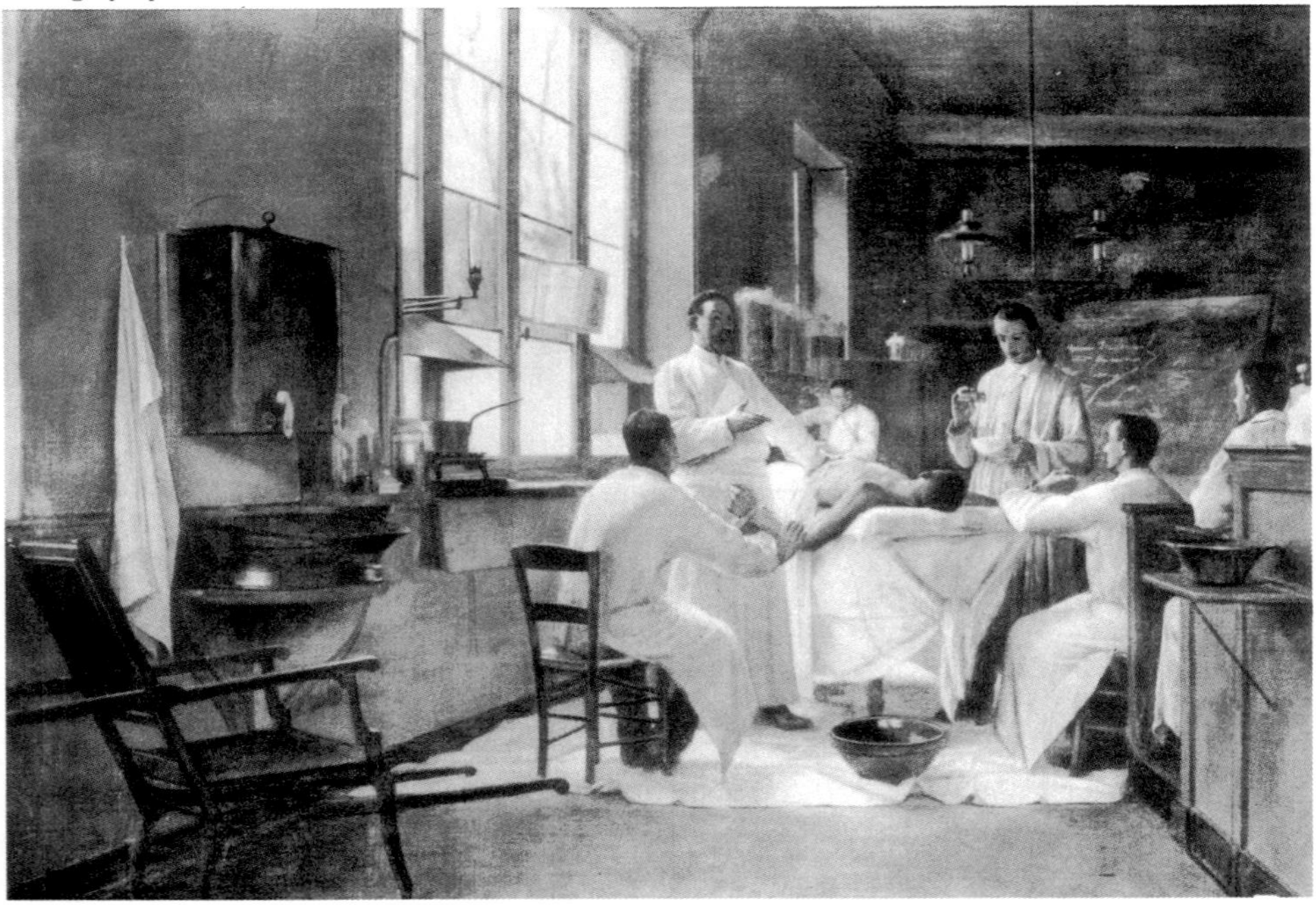

〈新装新版によせて〉

コルバン史学の出発点となった記念碑的書物

鹿島 茂

アラン・コルバン『においの歴史――嗅覚と社会的想像力』（以下『においの歴史』）の藤原書店版の初版が私と故・山田登世子さんの共訳で世に出たのは一九九〇年十二月のことである。じつはそれよりも二年前の一九八八年十二月に、同じ訳者、同じタイトルでほぼ同じ訳文の本が新評論から出ている。どうしてこのようなことになったかといえば、それは新評論の編集長だった藤原良雄さんが独立して藤原書店を興し、コルバンの本の版権を取り直して自社から再刊したからである。以後、幸いなことに『においの歴史』は版を重ね、今日に至っているが、今回、若い人にも読者を広げたいという藤原社長の願いにより、より廉価な新装版を出すことになった。

本書の新評論版が出た一九八八年当時のことを振り返ってみると、アナール派の歴史学に「賭けた」藤原氏の慧眼にまず驚かざるをえない。当時、ソ連は健在も健在、冷戦はまだまだ続きそうで、ゴルバチョフの改革がようやく着手されたばかり、ソ連型共産主義はバリバリの現役であった。それから三年後にソ連が突然瓦解に見舞われるなどとはだれが予想しえただろうか？　日本の歴史学界においてもマルクス主義史学は依然として本流を占め、アナール派はようやくその名前が認知されだした程度であった。そのアナール派紹介の先鞭をつけたのがほかならぬ藤原氏率いる新評論で、われわれの世代は新評論の刊行するマルク・フェローやジャン＝ポール・アロンなどの啓蒙書・アンソロジーを介してアナール派の存在を知ったのである。

藤原氏の功績はもう一つある。それは、翻訳を読みやすいものに変えたことである。

従来、日本では歴史書は歴史学者が、社会学書は社会学者が翻訳するという不文律があり、翻訳者によって翻訳の出来不出来に非常にバラツキがあった。優秀な学者が巧みな翻訳者とは限らないという事実が認められていなかったためである。そのため、原文を横にしながら翻訳書を読むしか翻訳の文意がつかめないというような笑えない事態が起こっていた。これではなんのための翻訳かわからない。

藤原氏は敏腕編集者として、そのことに相当いらだっていたようである。ようするに、普通の読者が読めないような翻訳ではダメだと悟ったのである。

そのため、あるときから、歴史書や社会学書の翻訳に文学畑の研究者を起用するという大胆な決断を下した。じつをいうと、その先例となったのがほかでもないコルバンの『においの歴史』だった。つまり、私と山田登世子さんという歴史学の研究者ではないフランス文学畑の人間に『においの歴史』の翻訳が任されたのは画期的な出来事だったのである。当時のことを回想すれば、私と山田登世子さんが藤原さんに向かって「本当に、われわれが翻訳してもいいんですか？　歴史学者たちを怒らせませんか？」と尋ねたところ、藤原さんが「読みやすくて正確なら、だれが訳してもいいじゃないですか」と笑いながら答えたことを憶いだす。

この英断により、藤原氏が興した藤原書店では、フェルナン・ブローデルの大著『地中海』が浜名優美氏に、またピエール・ブルデューの代表作『ディスタンクシオン』が石井洋二郎氏に、さらにエマニュエル・トッドの『新ヨーロッパ大全』が石崎晴己氏にという具合に、それぞれ優秀なフランス文学研究者に翻訳が任された結果、いずれも名訳という評価を得て、今日でも藤原書店の屋台骨を支えているのである。

従来のように歴史書や社会学書はそれぞれのプロパーの学者に翻訳が任されるという不文律が続いていたなら、コルバン、ブローデル、ブルデュー、トッドなどの著作が日本に定着したかどうかは分からない。

ところで、『においの歴史』に関しては、歴史プロパーの研究者が翻訳を回避する理由がもう一つあった。それはコルバンが採用している史料の選択にあったのだが、一般の読者にはその点がわかりにくいと思うので解説しておこう。

歴史学の研究者が師から叩きこまれる第一原則は、フィクションは史料として使うなということである。たとえば、バルザックの作品がいかに同時代の現実を見事に反映したものだとしても、歴史研究者はこれを史料として用いてはいけないことになっているのだ。

思うに、コルバンはこの歴史学の大原則を最初に侵犯した歴史家だったのだ。

歴史研究者として出発したコルバンが確立を目指したのは、アナール派史学が開拓した諸分野のうち「感性の歴史」ないしは「心性史」と呼ばれるジャンルである。すなわち、戦争などの偶発的な事件や王の性格などよりも、人間の心性や感性の長いスパンでの変化こそが歴史を動かす真の動因であるという立場から、そうした心性や感性の変化があらわれやすい資料を探しだし、これを批判的に検討することで史料として採用するという姿勢がコルバンのそれなのだが、「人間の心性や感性の長いスパンでの変化」を見るのに最適な資料といえば、だれが見てもフィクション以外にはない。しかし、フィクションは史料たりえないというのが歴史学の原則であった。

この矛盾をどう乗りこえるか、これがコルバンが自らに課した最大の課題だった。『においの歴史』はコルバンにとってまさにこの課題にどう対処するかを試す試金石となった歴史書だった。

では、コルバンはどのような原則を自らに課したのか？　以下、私が理解している限りでのコルバン的方法の特徴を挙げてみよう。

①文学作品は「感性の歴史」「心性の歴史」にとって最も豊饒なコーパス（資料体）であるからこれを史料からは排除しない。
②従来の歴史学が恐る恐るやっていたようなフィクションの利用法、すなわちフィクション性の濃淡による腑分け（この部分はフィクション、この部分はノン・フィクションという区別）はあえて行わない。第一それは不可能である。
③そのかわり、フィクションも広い意味での歴史的証言であると見なしてこれを史料に組み入れるが、ただし、無原則的というわけではない。そのときに採用されたのが、柳田国男が民俗学において確立した重出立証法に似た原則である。すなわち、フィクションの中に感性や心性の重要な変化を示すテクストを見つけたとしても、一つだけでは証拠として採用せず、同じような変化を示すテクストが複数見つかったとき初めて比較・検討を経たあとに史料として採用する。
④とはいえ、フィクションのみでは史料とはしない。フィクション以外のドキュメントと照合し、重出立証法的吟味を行い、史料として採用可能かを問う。このときには、ドキュメントの数は多ければ多いほどよく、そのドキュメントも重出立証法の原則に沿うよう限りなくモザイク化して用いる。

『においの歴史』はおおむねこのような方法論に基づいて執筆されたものであるが、その最もブリリアントな例は、本書の勘所である「動物性香水から植物性香水への変化」を示した次のような箇所に見ることができる。

香水というと、日本人は、香水がフランスでさかんに用いられているのは、フランス的な不潔さから来る悪臭を覆い隠すためだといいたがるが、コルバンによると、むしろ逆であり、香水は不潔さに起因する性的な匂いを強調するために生まれたものであり、麝香や竜涎香などの動物性の香水が十八世紀半ばまで好まれたのはこのためであったという。しかし、十八世紀半ばに突如、科学的知識に支持されて、感性の変容が起こり、動物性の香水は不潔の最たるものである糞便のにおいに近いとして断罪の対象になる。そして、動物性の香水にかわって登場したのが、清潔な女性の匂いと調和する植物性のフローラル系の香水であった。

「ハヴロック・エリスはこうした麝香の失墜を性科学史の重大事件として正しく分析している。エリスの考えるところでは、十八世紀の末までは、女性が香水をつけるのは、当時いわれていたのとは違って、自分たちの体臭を隠すためではなく、それを強調するためだった。麝香の機能は、体の線を強調するコルセットのそれと同じものだったのである」

（本書九八―九九頁）

これは本書のハイライトといえるテクストだが、よりコルバン的なのは、カサノヴァの『回想録』という、従来の歴史学では回避されていたテクストを例証として用いているところである。

「カサノヴァは、二〇歩離れたところからでも麝香の匂いがプーンと鼻をつく色情狂の老公爵夫人が現われたとき、あやうく失神しそうになった。」

（本書一〇二頁）

ノン・フィクション資料とフィクション資料をモザイク化して、重出立証法的に用いる。これがコルバンが『においの歴史』で開発した新手法であり、出版当時は堅い歴史家からは非難され、社会史の一ジャンルとしてなら存在を認めると評価されたにすぎなかったが、四十年近くを経た今日では、コルバン的方法論は感性の歴史、心性史のスタンダードになりつつあるといってよい。

コルバン史学の出発点となった記念碑的書物が新装版となって、より広範な読者のもとに届くことを願いたい。そして、この新版を、ともに苦労を重ねて翻訳を成し遂げた故・山田登世子さんに捧げたい。

二〇二四年十一月五日

日本語版によせて

リュシアン・フェーヴルが感性の歴史の創造を呼びかけてから、ちょうど半世紀になる。彼の勧告のことばを聞いてみよう。「私たちは愛の歴史を持たず、死の歴史も持っていないということを考えてみてほしい。私たちには、慈愛についての歴史もなければ、残酷さについての歴史もないのである。喜びについての歴史さえ存在していないのだ」(1)。さらに、それから三年後のフェーヴルのことば。「人びとの抱く基本的な感情とその様態について、大々的な調査を企画して欲しいものである」(2)。こうした彼の提案の一部は今日すでに達成されている。

くわえてリュシアン・フェーヴルは、その研究成果をとおして、人びとの世界体験のありようがしだいに知的になってきたという事実を強調した。そして、このようなパースペクティヴに立ちながら、嗅覚が後退して視覚が優位に立ってきたという事実を探りあてた。フェーヴルと同じ時期に、ノルベルト・エリアスもまた、文明化の過程について見事な理論をうちだした。社会関係の濃密化——宮廷社会に明らかなような——によって、社会的儀式と礼儀作法のコードがますます精密化し、規範の内面化がうながされ、自己規制の進展がひきおこされてきたのであり、そうした過程から、とぎ澄まされた繊細な感性が生まれてきたのだ、という。

ところが、それ以後、歴史家たちは、こうしてリュシアン・フェーヴルが指し示し、ノルベルト・エリアスが示唆した領域のなかでも最も根源的なものを開拓しようとする努力をほとんど払ってこなかった。すなわち、知覚のシステムが描いてきた道をたどるという仕事である。一定の時代に、いかにして諸感覚のヒエラルキーが形成されてゆくのか、いまだそのプロセスは十分に明らかにされていない。人びとが何を許容し何を許容しないのか、その許容度の変遷の跡も解明にいたってはいない。許容しがたいもの、望ましいもの、快いものの布置関係の歴史は、リュシアン・フェーヴルがラブレーの研究において試みた、思考しうるものの限界の歴史にもまして進んでいないのが現状である。

感性の歴史は恐るべき障害に行き当たっていると言わなければならない。感性の歴史にとりくもうとする者は、実際に経験された情感と、他者によって規定された感受性と、その二つを区別する務めを負わねばならないのである。特定の時代と場所にいかなる科学的確信が支配していたかを知らなければならない。というのも、そうした科学的確信が一部で人びとの感動の方向性を規定しているからである。さらには利用する資料のなかから、真の感受性の表現だとは言えないステレオタイプがあればこれを捨て、その逆に、人びとの感情表現を妨げているような禁忌があれば、これを取り出すように心がけるといった選別を行なわなければならない。以上のためには、その前提として、慎みや礼儀作法の布置＝エピステーメを決定しているコードに精通していることが要求される。

けれどもこのような困難性があるということは、そこに挑もうとする欲望と探求心がある、ということでもある。とにかく歴史家は、今や、他者への沈潜を宿命づけられているのだ。歴史家は、自分が蘇らせようと決意したこれらの他者たちの皮膚をかぶり、そこにわが身を埋めなければならない。周知の通り、自己自身の在り方を過去に投影するのはもはや許されないことである。歴史家にとって最悪のつまずきが、心理的な時代錯誤にあるのは間違いないことであろう。数世紀、いや、数十世紀にわたって維持されてきた、人間のアイデンティティにたいする平然たる確信を保持しつづけること、これこそ歴史家にとって最悪のつまずきの石である。

こうしたことを思うにつけ、私は、本書のおかげで、今日、日本とのディアローグができるのを幸いに思う。こうして述べてきた歴史には、礼儀作法のコードの理解や、微妙な差異の知覚、さらには、自己の内面の声に耳を澄ますます、世界に投げかけるまなざしのニュアンスの把握、そうしたすべてが必要とされるが、距離のへだたりと言語の障害にもかかわらず、日本の文化には、このような歴史をつくりだしてゆくのに好個な何かがあるように思われるからである。

一九八八年　パリ

アラン・コルバン

新版へのはしがき（一九九〇年）

においという野心的な領野に挑んだ本書は、幸いにも多くの読者の関心をよび、ここに装いを改めて新版をおくるはこびとなった。

本格的な心性の歴史にとりくむアラン・コルバンは、その後ますます精力的に仕事をすすめ、次々と感性の歴史学の新しい領野をきりひらきながら活躍を続けている。いまやアナール派を代表する歴史家のひとりといっても過言ではないだろう。

『においの歴史』に続いて上梓された『空虚のテリトリー——浜辺をめぐる欲望と西洋』（福井和美訳、藤原書店近刊）は、香りの悦楽に続いて、リゾートというこれまた近代に生誕した快楽を追ってゆく試みである。まさに感性の歴史家コルバンならではの仕事だが、そうしてコルバンがたえず問い続けているのは、ブルジョワジーの身体感覚であり、その政治学であるともいえる。芳しい香りに酔うブルジョワの快楽は下層民の悪臭を排除する暴力なくしては生成しえなかった。快楽の裏の顔はつねに「暴力」である。『においの歴史』の前著『娼婦』（杉村和子監訳、藤原書店）は、まさに身体をめぐる快楽と暴力そのものが主題となっている。コルバン自身、自分が最大のインパクトをうけた書のひとつとしてノルベルト・エリアスの『文明化の過程』をあげているが、文明化、すなわち感覚の文化的洗練には、必ず暴力の排除と抑圧がともなう。

心性の奥底にたたみこまれた暴力の記憶、身体に刻まれた暴力の痕跡——『空虚のテリトリー』の後のコルバンの仕事は、こうした暴力を明るみにだすことにむかっている。ナタリー・Z・デーヴィス、フランソワーズ・ルークスらとともに『マンタリテ』叢書のブレーンに加わっているコルバンは、その叢書の第三巻で『性的暴力』を編簒している。アンシァン・レジームにおける梅毒現象から、近代社会に頻発する婦女強姦、あるいはポーの作品で名高いマリー・ロジェ殺人事件や、ヴィクトリア朝を騒がせた切り裂きジャック事件までの性犯罪をフォローしながら、コルバンは抑圧された性欲望とその暴力的発現の跡を追いつつ、欲望と暴力の場として身体を考え、あわせて性的身体をめぐる「社会的想像力」を浮かびあがらせようとしている。

最近刊『人食いの村』(*Le village des cannibales*, Aubier, 1990. 石井洋二郎訳、藤原書店近刊)は、コルバンの手がけるこうした暴力の社会史のひとつの結晶としてまた新しく話題を呼んでいる作品である。これまでは一九世紀から二〇世紀にいたる長期的持続のなかで感性の変容をみてきたコルバンは、ここでは、明確な日付をもった一事件をあつかっている。一八七〇年、普仏戦争勃発直後、ドルドーニュの村で起きたむごたらしい虐殺事件の怪。ひとりの貴族が、ふとしたきっかけで生贄となり、村人たちの集団的暴力にさらされる。熱烈なナポレオン支持者である農民たちは、貴族の青年を反フランスの象徴にしたてあげ、血祭りにあげて、血の祝祭に酔ったのだ。コルバンはそこに、《文明化》されてゆく社会の深層に宿って決して排除しきれない野蛮と暴力の突出をみる。近代史の古層にひそむ集合的心性としての暴力。その暴力は身体を切り刻み、身体に刻印を押すのである。

暴力と快楽とは、いずれも身体性をつくりなす二極であり、しかもその二つは一つのものの裏と表のように——欲望の二つの顔のように——深い連関を結んでいる。このような身体性は従来の歴史学ではとうていとらえきれないものであった。コルバンの仕事が待望ひさしい「感性の歴史」として注目され、高い評価をうけているのは当然といえば当然かもしれない。いずれにしろ、今後も精力的な活躍が期待されるこの歴史家の仕事は、アナール派の切りひらいた新しい歴史学の一エポックを画することになるだろう。

そのコルバンの本邦初紹介となった本書が末長く読みつがれてゆくことを祈りたい。

一九九〇年十一月

訳　者

においの歴史〈新装新版〉

目次

においの歴史

嗅覚と社会的想像力

〈新装新版〉

繊細で、感じやすく、感化をうけやすいようにできている者が、無数の汚染物と腐敗物の混じりあった厄介な混合物をその身に被るようなことがあれば、影響をうけずにすむわけがない。そうした忌まわしいしろものは、通りから立ちのぼって体にまで届いてくる。数々の不浄な霊の息吹、薄暗い街に漂う、煙りや汚れた発散物やけがれた夢の混ぜ合わせ、そのような厄介なしろものを身に受けて、害がなかろうはずがないではないか！

ジュール・ミシュレ『女』（一八五九年）

序――ジャン＝ノエル・アレと悪臭追放の闘争史

医科大学の大ホールに入ると、今は忘れられてしまった著名人の胸像がずらりと並んでいて、図書館に通う者は否応なくこの胸像の列をながめることになり、居並ぶ胸像のうつろな目に背後を追われているような気がしてくるが、それらの胸像を見おろすように、ジャン＝ノエル・アレの胸像が立っている。公衆衛生学の父にこのような象徴的優位を授けた建築家は間違ってはいなかったのだ。ジャン＝ノエル・アレは魔法使いが人びとの眼から隠そうとしている瘴気を暴きだし、このけしからぬ瘴気を敵にまわして、倦むことなき闘いを続けた汚水溜めのドン・キホーテであった。

ラヴォワジエや同僚のパルマンチエほど一般には知られていないが、アレは錚々たる人物である。アンシァン・レジームの王立医学協会のメンバーであり、医学的トポグラフィーの専門家であり、『系統的百科全書』でこの科学にかんする全項目を執筆しているのも彼である。一七九四年には、公衆衛生学の初代教授に任じられる。科学アカデミーに招かれ、次いで一八二〇年、王立医学協会の創立とともに協会に招かれたジャン＝ノエル・アレは、王政復古時代の偉大な公衆衛生学者たちを育成した。パラン＝デュシャトレは、彼を師にもったことを誇りにしている。

疲れをしらぬアレの闘いの三つのエピソードにそって彼の跡をたどってみよう。まず第一は、一七九〇年二月十四日。バスティーユ騒乱の恐怖が鎮まってから半年あまりのことである。寒さがゆるみ冬も終わろうとしているその日、気温はレオミュール温度計で四度を指し、南東の風が吹いていた。セーヌの水嵩は、トゥルネル橋で五ピエに達している。早朝から、ジャン＝ノエル・アレは友人のボンセールと連れだって、堤防にただよう臭気を吸いに、というか、臭気をかぎに行こうと企てた。二人の学者は王立医学協会からこの任務を託されたのである。右岸のポン・ヌフ橋の位置から出発した彼らは、ラペ河岸まで行き、ほとんどサルペトリエールの下水口を正面にするところでセーヌを渡り、それから出発地点まで引き返してゆくが、帰りは左岸を通ってゆく。一〇キロメートル以上に及ぶ堤防の調書が克明に仕立てあげられ、さまざまな臭いが復元される。こうしてできあがったテクストには視覚的なコメントが見当たらない。絵画的な興味をいだく読者がいても、この長距離歩行の物語からはろくな満足を味わえない。それ以上に、セーヌの岸のあちらこちらであがっている洗濯女の声や荷揚げ人夫の騒々しい声も聞えてこない。あるのはただひたすら臭いのみ。汚物で覆われた、遠く続く「堆積土」をもっぱら標的にして、点々と目印をつけてゆき、臭いのしないゾーンは無視してゆく。岸や家々の壁がじかに河に続いている所では、そうしたゾーンが広がっていたのである。

　このような測定を実施するのは危険がともなっていた。軽率な姿勢をすて、警戒心をはたらかせなければならない。恐るべきゴブラン河の河口に来るや、ジャン＝ノエル・アレの連れは、風下の方にむかって、黒い腐食土のぬかるみのなかを水面すれすれに進んでゆく。

「この河に降りていったボンセール氏は、南東に吹いていた風の風下の方に進んでいったわけだが、アルカリ性のすえた臭い、刺すような腐臭に襲われ、その臭いは彼の喉元にまで込みあげてきて、あまりのその臭いに、半時間もすると彼は喉が痛くなり、舌もひどく腫れ上がってしまった。この有害な発散物に襲われた彼は、私にむかって、道に引き返すようにと忠告したが、私はその堆積土の東の端に、したがって風上にいたので、何も不快を感じなかった」(1)。

だがこうしたエピソードなどほんの前哨戦にすぎない。大々的な戦闘の日々は、これよりはるかにドラマティックである。八年ほど時をさかのぼってみよう。一七八二年三月二十三日、衛生学と化学の錚々たる面々がパルシュミヌリー街のラ・グルナード邸で一同に会した。建物の糞尿溜めの汲み取りを行なおうというのである。その糞尿溜めが命取りのしろものであることはわかっていた。そのうえ、邸の女主人は、医学生たちがそこに死体の残骸をバケツに何杯も捨てていったと断言する。危険は前代未聞であった。王立科学アカデミーは、ラヴォワジエ、ル・ロワ、フジュルー、王立医学協会、化学者マケールおよびフルクロワ、ラ・ロシュフコー公爵、テシェ神父とジャン=ノエル・アレをこの作業に任命した。全員に託された使命は、ジャナン氏なる人物の考案した抗悪臭剤をテストすることだった。このジャナン氏、自らの手になる酢が臭気をしとめ、瘴気を捕らえると言ってのけたのである。

寒い日で、正午で二度だった。北風が吹き、午前中のあいだ雪が降りしきっていた。ひとことで言って、気象的条件は好適であるかにみえた。ジャナンが作業にかかっているあいだ、ジャン=ノエル・アレとテシェ神父は臭気の度合いを測定しに、階段をのぼっていった。八時か九時頃に始まった実験は午後二時ぐらいまで続けられた。そのときである、会合が転じてドラマと化したのは。汲み取り人夫のひとりが足を滑らせて糞尿溜めに落ち、窒息してしまったのだ。ようやくのことでその人夫を引きずりあげた。

居合わせた人びとは死者のまわりに駆けつけた。青年が男の息を吹き返させようとしたが、青年のほうが気を失ってしまった。ヴェルヴィル氏なる、職務にたけた人物が、やってみようと乗り出した。換気扇会社の視察官の職についていた人物だったが、数年前からこの種の作業に換気扇が用いられていたのである。とにかくこのヴェルヴィル氏がどうなったか、ジャン=ノエル・アレの語る不幸な氏の運命を聞いてみよう。

「彼は、死人の口からむっとただよってくる息をかいだとたん、『死ぬ』、と叫び、意識を失ってばったりと倒れてしまった。(……)一同の腕に支えられた彼は、呼吸しようとして必死の努力をしながら、うなり声をあげ、激しくけいれん的な動きで胸と腹を交互に膨らませたりひっこめたりしていた。からだの末端は冷え、手先には脈がなかった（……）口から泡をふいたことも一度だけではなく、手足は硬直してしまい、病人は正真正銘のてんかんの発作を起こしているようにみえた……」(2)。

幸いなことに、ヴェルヴィルは、死人の吐息を吸っただけだったので、正気を取り戻し、自宅に帰ることができた。その後長いあいだ病みつくことになったのだが。というのも、彼が説明しているとおり、氏を襲った「必殺の臭気」は、糞尿溜めに落ちた汲み取り人夫を窒息させたものよりさらに凄まじいことがわかったのである。

ひきつづきジャン＝ノエル・アレの跡を追ってみよう。ただしこんどは彼の日常的な医学的実践である。以下に引用するテクストはいささか長すぎるようにみえるかもしれないが、一語たりとも見逃しにしてはならないと思う。このテクストは、本書の冒頭におかれてもおかしくないものである。問題になっているのは、病原となるさまざまな臭いが、それらの臭いの特権的な場所に広がっている様であり、その特権的な場所とはすなわち病院である。

「便所から立ちのぼってくる臭いに似た悪臭があり、また、それほどきつくはないが、かきたてる嫌悪感からいえばいっそう不快な腐臭もある。第三の臭いは腐敗の臭いとでも呼べるかと思うが、その特徴は、すえて、むっとする悪臭であり、嗅覚にショックをあたえるというより、むしろ胃がむかつく。この臭いは溶解にともなうもので、病院のなかで吸うありとあらゆる臭いのなかでももっともひどい悪臭である。このほかにも、不潔さが原因になっている臭いがあり、この臭いは鼻と目につんとくる。まるで空気中に粉末状の何かが含まれているかのようであり、探索してみれば、湿り気をおびて汚れた布類、積もりつもった汚物、発酵性の瘴気を帯びたベッドや衣類などがきっと見つかるにちがいない。さまざまなヴィールスはそれぞれ固有に発散する臭気がある。医師たちは壊疽の臭いと、癌ヴィールスの臭いと、カリエスの放つ悪臭を識別できる。だが、さまざまな病室にこもる各々の臭いを比較してみれば、このような臭いについて経験が医師たちに教えたものを、万人が知ることができる。子どもたちのいる病室はすえた悪臭がする。婦人のいる病室は甘ったるく、腐ったような臭いがする。いっぽう男たちの寝かせられた共同部屋はきつい臭いがするが、悪臭というだけで、それほど不快なものではない。ビセートル精神病院の哀れな狂人たちが入れられた部屋は、昔にくらべれば今はいちだんと清潔になったとはいえ、デリケートな人なら気が遠くなりそうな、むっとする臭気がこもっている(3)」。

十八世紀、イギリス式庭園の人工の自然風景や理想都市の絵図に視線を走らせる喜びには(4)、むかつく街の瘴気から鼻をそむけようとする恐怖感が呼応している。とはいえ、この点にかんしては、時代錯誤の危険性がひそんでいるので、注意してかからなければならない。ジャン＝ノエル・アレが難儀な調査にとりくんだときから、臭いを知覚し、分析するしかたになんらかの変化が起こったのである。本書の主題は、あげてここにある。

このように感受性がとぎ澄まされてきたという事実は、いったい何を意味しているのであろう? 悪臭を恐れ追い払おうとするこのミステリアスな操作は、いったいいかにして行なわれたのであろうか? この操作のおかげで現在の私たちは、自分が生きている無臭の生活環境を脅かすもの一切にたいしてきわめて不寛容な生き物になってしまっているのだ。人類学的性格をもつ、このような深い感性の変容は、どのような段階を経て行なわれたのであろう? そして、こうした感覚的判断のシェーマと象徴体系の変貌の背後にはいかなる社会的賭金がひそんでいるのであろうか?

周知のように、リュシアン・フェーヴルもこの問題を見逃してはいなかった。嗅覚の歴史は、彼が切り拓いた数多くの研究領域のひとつに数えられている(5)。フェーヴル以来、まなざしの領域と味覚の領域は多くの人びとの注目を集めてきた。まなざしの研究領域は、一望監視という大いなる夢の発見に刺激をうけ、さらには美学との連係にも力を得てきたが、いっぽう味覚の研究領域も、日常生活の社会性と儀式性を分析しようとする意欲に支えられている。こうしてみれば嗅覚は、研究領域としてもいちだん劣ったものとして軽視されてきたわけであり、わずかに存在した研究をあげてみれば、公共空間にたちこめる臭気にたいする防衛対策のあらましあるのみというのが現状である。

I 知覚革命、あるいは怪しい臭い

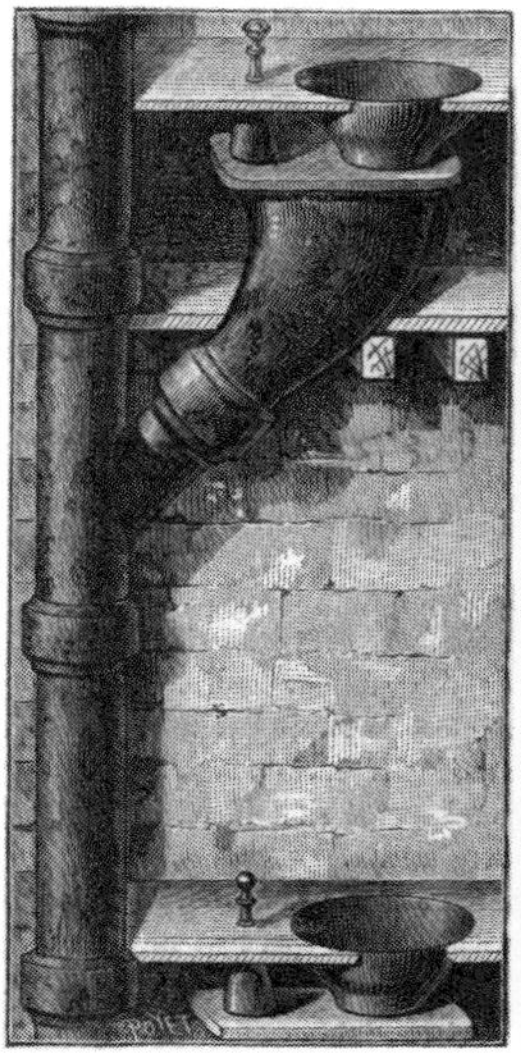

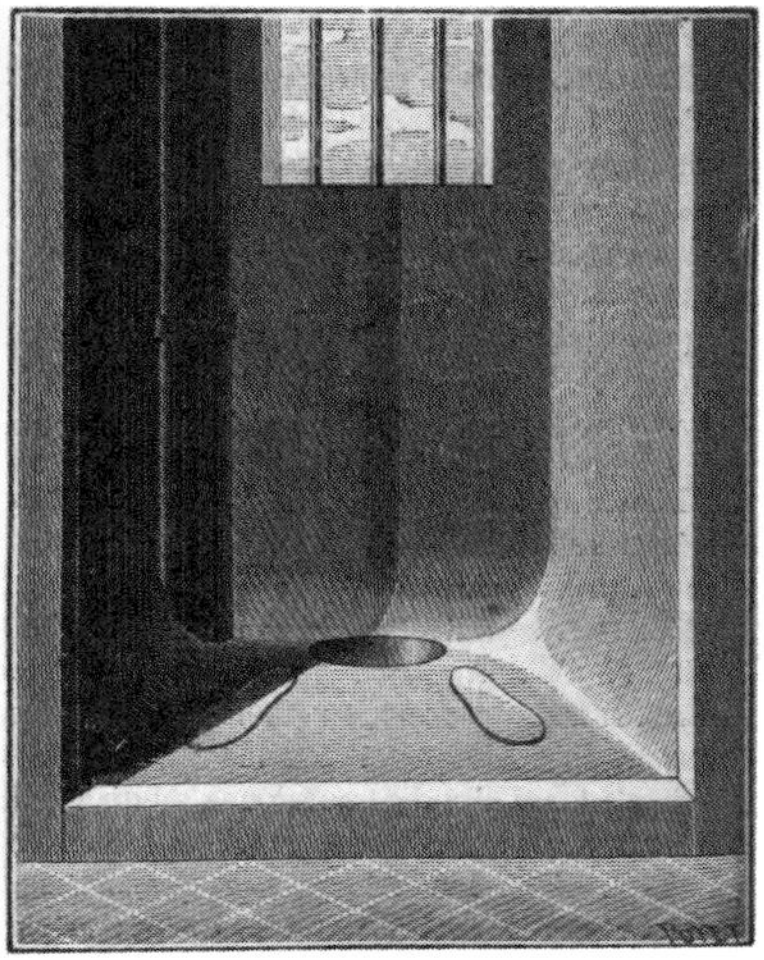

左　アパルトマンの各階に設けられた穴だけのトルコ式便所。糞尿は鉛管に流れこみ，地下の糞尿溜めに累積されていく。**右**　公衆便所。
（Dr A. Proust : *Traité d'hygiène* より）

第1章　空気と腐敗の脅威

恐るべきブイヨン

いわゆる気体化学が決定的な進歩をしるす以前の一七五〇年頃には、空気は化学的な混合や化合の結果生じるものとは見なされず、あいかわらず四大《しだい》〔古代の哲学者たちが自然界の基本要素と考えた土・水・空気・火の四つ〕的な流体と考えられていた(1)。しかしながら、ヘイルズの著作が刊行されてからは、学者たちも、空気が人体の組織にまで入りこむという確信を持つようになってはいた。肉体を構成するあらゆる混合物は、固体、液体の別を問わず、結合が崩れたときには空気を発するということがわかってきた。こうした発見はこの四大《しだい》的な物質の影響範囲なるものを一気に拡大した。これ以後、人びとは、空気は生物の体にさまざまな形で作用を及ぼすと考えるようになる。たとえば、空気は、たんに皮膚や肺の粘膜と触れあうばかりか、毛穴を通しても入れ換えが行なわれるし、また胃によって直接的・間接的に消化されることもある。この胃による消化というのは、食物それ自体が一定量の空気を含んでいるため、その空気がまず乳糜《び》に、ついで血液に浸透する可能性があるということである。

空気は、地域や季節により多少のちがいはあるものの、おしなべて、その物理的性質により、流体が膨張したり繊維が緊張したりする現象を支配していると考えられた。空気の重さが科学的な真理となってからは、空気が人体にある種の圧力を及ぼすことが認められるようになった。この圧力があるため、体外にある空気と体内にある空気のバランスが失われると、生命の維持は不可能になる。このバランスは恒常的なものではなく、げっぷ、おなら、および消化と吸入のメカニズムによって絶えず調整されている。(2)

空気はたやすく圧縮することができるが、それはまた、空気がある種の弾力によって活性化されるということでもある。こうした空気の可塑性は力学的には重力に匹敵する。たとえば、きわめて小さい気泡でも大気の塊に拮抗するほどの力を持っている。この力によって呼吸が可能になり、内臓運動が維持され、内臓の膨張が確保されるが、こうした膨張は、外気の重さで内臓が収縮することの埋め合せとなる。空気がひとりでに可塑性を失うことはけっしてないが、何かの理由でたまたま可塑性が奪われるようなことがあると、ふたたびこれを取り戻すのは不可能である。その場合には、大気が動いて攪拌されたときにのみ、可塑性が回復され、その結果、生体は生存を続けることができるようになる。なるほど、死は、外気が肺に入り込む力をもたなくなったときに訪れるのである。

空気の温度と湿度は肉体に間接的な影響を与える。すなわち、温度と湿度は、空気の収縮と膨張に微妙な作用を及ぼして、体内環境と大気とのあいだの危うい均衡を保っているのであり、温度と湿度しだいではこの均衡が崩れることもあるし、あるいは逆に回復することもある。たとえば、暑気には空気を希薄化する傾向があるが、これによって繊維の弛緩と伸長がひきおこされる。肉体の表面、とりわけ、末端部は膨張し、生体全体は弱まり、さらには衰弱してゆく。逆に冷たい空気は固体を凝縮させ、繊維を収縮させ、(3)液体を濃密にする。それは人間の力と活動を増大させる。かなり逆説的なことだが、(4)当時はまだ、空気が血液を冷やし、その結果、発汗が制御されるという考えかたが存在していた。発汗は、知覚可能なものもまた十七世紀にサンクトリュスがその存在を明らかにした知覚できないものも、ともに空気によって制御されるという考えかたである。これによれば涼しい空気はことのほか肉体によい効果をもたらすことになるが[5]、反対に、あまりに冷たい空気は分泌物《エクスクレタ》の気化を妨げ、壊血病をひきおこす危険があるとされていた。

極端な湿気や、朝晩の露、ないしは降り続く雨などは固体を弛緩させ、繊維を伸長させる。なぜなら、こうしたものは体内空気の可塑性を弱めると同時に、外気が気孔から侵入するのを助長するからである。これが、暑くて湿った空気ということになると、以上のような有害な働きが相乗効果を発揮して、肉体の生存を確保している一時的なバランスが重大な危機にさらされる恐れが生じる。

四大的な物質である空気は不活性な媒体の役割を演じ[6]、自らとは無縁な微粒子を多量に運搬する。こうして混じりあった流体の混淆の度合は、その物理的性質と同じく、時と場所によって変化する。

空気がどのような微粒子を含有すると考えられていたか、それは著者によって異なるが、ここでそれらすべてを列挙しても意味はあるまい。一つだけ言えるのは、大部分の学者は一致して、空気を、スタールのいう燃素が膨張する場と見なし、ただこれだけの理由で、空気を生命に不可欠のものと考えていたのである。また、人びとは空気を熱素の媒介体であるとも想定していた。ボワシエ・ド・ソヴァージュによれば、空気は電気流体の伝播を保証し、逆に電気流体は空気の弾力を維持するというし[7]、多くの著述家[8]は磁気粒子の伝播を空気の働きであるとしていた。著述家によっては、漠然とした天体の影響力というものさえ空気の力に帰している者もいた。

これに対し、当時、生命体から発生する物質が空気中に含有されているということは誰にとっても疑問の余地はなかった。貯蔵タンクとしての大気は大地からの発散物と、植物の蒸散物および動物の発汗物を含んでいるとされた。したがって、ある場所の空気は、煙と硫黄、それに大地から吐き出される水蒸気、アンモニア蒸気、油蒸気、塩蒸気などがまじりあった恐るべきブイヨンであり、さらに、そのブイヨンにはときとして、大地が吐き出す放電性の物質、沼地から発生する悪臭、微小昆虫とその卵、精液中の極微動物、そしてさらにひどい場合は腐敗した生物の体から立ちのぼる伝染性の瘴気などが入り込んでいると考えられていた。

それはは計り知れぬ混合物であり、ボイルがありとあらゆる分析法を用いて分離しようとしたにもかかわらず、さしたる成功をおさめることのできなかったものである。[9] 攪拌によってたえず組成を変えるこの泡立つ混合物は、稲妻と雷の中で行なわれる不思議な発酵と変質の劇場であり、しばしば嵐によって改変されるが、それというのもこの嵐の最中に過剰な硫黄微粒子が廃棄されるからである。一方、天気が完全な凪ぎの状態にあるときには、この混合物は殺人的なものへと変わる。こうしたときには、恐るべき空気の停滞が生じて、避難港や深い湾は船乗りの墓場と化す。

空気の物理的性質がその総量と差異によって影響をあたえると同様に、空気の含有物の構成も人体の健康を支配している。硫黄分、悪臭、有毒な蒸気などは空気の可塑性を危うくし、それぞれ呼吸障害の危険をひきおこす。金属含有の酸性塩は毛細血管の血液を凝結させる。発散物と瘴気は空気を腐敗させ、流行病をもたらす。大気に対するこうした警戒心はネオ・ヒッポクラテス学派の医学の基礎となったものだが、この警戒心のもとになっていた考えかたはやがてひとつにまとまってアンシァン・レジーム末期の疫病学を誕生させ、王立医学会をして「気体病理学的な」[10] 机上プランを立案させることになる。ヒッポクラテスとコス学院の弟子たちは、[11] これよりもはるかむかし、紀元前五世紀から四世紀にかけて、胎児の発達、気質の形成、情念の誕生、言語の形態、国民性などといったものに大気や場所などの環境が影響を及ぼすことを力説していたのである。

「それぞれの動物はみな、生来、純粋で自然かつ自由な空気を呼吸するようにできている」。[12] 一七四二年にフランス語に翻訳されたアーバスノットの著作のなかにはこのような一節がある。ようするに、都市の住民は、習慣から生まれるあの寛容によって「人工的な空気」に耐える力を与えられているのだが、生まれたばかりの動物はこの寛容というものを知らないということだ。プリーストリーとかラヴォワジエのような人が「共同空気」というものを分析しようとするよりもはるか以前に、有害な含有物に汚染されていない空気を呼吸する自然権の要求が生まれていたのである。とはいえ、純粋さという概念が、空気組成の劣悪化を測る基準として用いられるようになるのは、これはまた後のことにすぎない。さしあたって重要なのは「変質」と「再浄化」の間の正しい均衡であるが[13]、これはしょせん、不可能な探求であり、それの命ずる個人的衛生法は、気候の変化から、突然の雪解け、暖雨、さらには大干魃のあとの大雨にいたるまで[14]、何から何まで警戒してかからねばすまない代物である。こうした衛生学の言説は白い顔色と透明な肌に、高い象徴的価値を与えたが、それはこういったものが、人体の糧となる空気の入れ換えの貴重さをはっきりと示すしるしだからである。

　こうした気体論的思考に呼応して、健康と不健康の定義が姿を現わし、衛生と非衛生の規範が形を整えてくる。すでに、このときから空気を攪拌する必要性が説かれ、嵐への賛歌がはっきりとした形を取る。

　ラヴォワジエが呼吸と燃焼を同一のものと見なす以前に、一七六〇年から一七八〇年にかけて、手探りながらいくつかの発見が行なわれ、やがて気体化学を根底から変容させることになる。またこの二〇年ほどの間には、同時にわれわれの問題にとって決定的とも言える進化がとげられる。これ以前には、空気の善し悪しを判定する場合、嗅覚はそれほど重要な決め手とはならず、「空気感染説」の進歩と結びついた不安を一手に引き受けるにはほど遠かった。大気の物理的性質の測定は、もっぱら触覚ないしは科学的器具に依っていた。瘴気とヴィールスにかんする言説の理論的側面が弱体なこと、発散物が漠然としかわかっていないこと、参照するに足る正確な分析が欠如していること、ようやく用いられるようになったある種の語彙が不正確なこと、こうしたことが原因となって、やがて嗅覚に対する軽視が生まれてくることになる。当時、伝染説の支持者と反対者が行なった論争のなかで嗅覚が取

りあげられる機会がきわめて少なかったことは、こうした事情を雄弁に物語っている。(15)

こういった不正確さを一掃し、脅威を分析すること、(16) これがまさしく、以後、化学者たちが自らに課する仕事となる。彼らは、二重の計画を練り上げる。まず第一は、空気混合物の一覧表作り、すなわち空気混合物の命名に着手することである。そのさいには、それらの定義を可能にするような嗅覚用語を作り出す努力も怠らないようにする。第二は腐敗の過程とリズムを見きわめ、これを嗅覚にもとづく階梯の上に位置づけることである。というのも、嗅覚というのは、発酵と腐敗をともなった諸現象を観察する場合に特権的な感覚として現われるからである。当時、いまだ初歩的なものであったとはいえ水電量測法が出現していたが、これは嗅覚の科学的役割が増大する妨げとはならなかった。なぜなら、嗅覚は、たしかに不正確なものであるにしても、ヴォルタあるいはフォンタナ神父によって実用化された器具よりもはるかに精巧な分析道具として役立ったからである。

これ以後、化学者と医者は、嗅覚による観察を言葉に移し変えることのできるような語彙を磨きあげていく。嗅覚的警戒心を化学的な言葉に翻訳する作業をきっかけに、嗅覚が話題にのぼる回数は印象的なカーブを描いて上昇するが、この事実は十八世紀後半を専門とする歴史家がこぞって指摘していることである。嗅覚的な警戒心の目的は多様化し、ガスを探知すること、そしてとりわけ呼吸不可能な「気体」をかぎつけること、またそれまでは感知しがたいものと考えられていたヴィールス、瘴気、毒などを描写することなどが視野にはいってくる。とはいえ、それは誤謬にもとづいている以上、初めから実現不可能な計画であり、シーシュポスの岩である。やがてパストゥール派の理論が勝利を収めるその日まで、医者たちはこの岩に執拗に挑みかかろうとする。たとえ「気体」というこの恐るべき存在を嗅覚によって割りだすことはできないにしても、それが生体に及ぼす影響はこうした方法で探りだせるのではないかという期待はその後も長いあいだ失われることはない。発達しはじめた臨床医学は死体解剖で観察した病巣と病気を関連づけようとしていたが、その一方では、当時支配的だった医学的な諸説混合主義(この中で、ネオ・ヒッポクラテス主義は機械論的な遺産と混じりあう〕が病理学的なものの臭いを、腐敗分解の観察によって明らかにされた臭いの階梯に結びつけようとしていた。

一七七〇年から一七八〇年にかけて、学者たちは「気体」――別名ガス――を採取し、別の容器に移し変え、閉じ込め、保存し、それぞれが動物の生命組織にどのような影響を与えるかを調べようと、情熱的な活動を展開した。何年かの歳月をかけて、呼吸可能な「気体」と有毒ガスの一覧表が作成された。この憑かれたような仕事ぶりに関しては、シェーレの著作がよくこれを要約している。[17] それは混乱し、もつれあった分類法で、いまだ定着しない用語に頼っているが、そうしたなかでも、いくつかの大物が目につく。いわく、固定気体〔炭酸ガス〕、亜硫酸、引火性気体〔水素〕、揮発性アルカリ〔アンモニア〕、硫黄レバー〔硫化カリウム〕。こうしたさまざまな実験をくりかえすあいだに、学者たちはそれぞれ、この多産な家族の成員を嗅覚によって識別することを学ぶ。すなわち嗅覚によって目印をつけることができるようになる。

釣鐘型のガラス器の中に閉じ込められたネズミやイヌや野ウサギがもがき苦しみながら死んでいくあいだに、生命のメカニズムと結びついた気体の交換や変質の過程が除々に解明されていく。プリーストリー牧師[18]は呼吸によって使われる「共同空気」の変質と、脱燃素化された「生命気体」〔酸素〕の消費による「燃素気体」〔窒素〕と「固定気体」〔炭酸ガス〕の産出を測定する。これ以後、「生命気体」は呼吸可能な気体の一番手と認められるようになる。とはいえ、このイギリスの学者は燃素という概念に忠実すぎたため、空気の正しい分析を最後まで押し進めることはできなかった。プリーストリーはまた、植物のガス交換の理論についても、その概略を示したが、光合成を正確に描きだすという業績はインゲンハウスにゆずった。光を受けた植物が酸素産出力をもつという発見はこの二人の研究者に、動物によって汚染された空気を植物によって浄化するという、摂理的な空気調整の楽天的ヴィジョンをもたらした。[19]

また同じように多くの発見が行なわれ、これまでとはちがって空気を四大の一つとか、ある種の化合物と考えるのではなく、いくつかのガスの混合物と見なす観点があらわれてくる。つまり、空気をそれぞれのガス相互の比率によって性質が決定される混合物と考えるようになったのである。

プリーストリーはまた、ある気体の「呼吸可能性」の比率を計算することができるのを証明した。フォンタナ神父は、これ以後、水電量計をたずさえてヨーロッパ中をまわり、占い師として迎えられた。彼はそれぞれの場所の大気の生命力を言い当てることができると主張した。ところが、これはただ失望をあたえただけだった。というのも、山の上の空気と比べてレ・アール（中央市場）地区の空気が劣った性質をもっているようにはとうてい思えなかったからである。そして、人びとは水電量計に託した希望を早くも捨てねばならなかった。かくして最後の手段として、いよいよ、託宣を嗅覚に仰がざるをえなくなる。

腐敗の臭い

とはいえ、有機的現象の観察と密接に結びついたこのガス化学の基本的な計画は、発散物の取り違えをなくし、「腐敗現象の曖昧さ」を取り除いて、[20] 最終的に悪臭のメカニズムの理解へと至ることである。「気体」を研究するということはすなわち、生命のメカニズムを研究することである。こうした考えは、「気体学的」実験の流行を作りだす。教養ある階層のあいだでは、これが抑えがたい情熱として広がってゆく。今日のわれわれには奇妙に思える迂回路を通って、死の恐怖や生きた肉体の各部分がバラバラになることへの恐怖心がこの熱中を生み出したのである。空気はもはや生命力の創造や成熟の場としてではなく、[21] 腐敗の実験室として研究されるようになる。病的なほどの注意力をもって有機的物質の分解の過程を観察し、生体の「セメント」[22]、すなわちいまや腐敗というドラマの主役に昇進したこの「固定気体」が漏れ出るのをつきとめ、混合物の凝集力がくずれるのを——文字通りに——感じとる、こうしたことがある種の無気味な魅力を及ぼしたのである。神秘的な生のバランスがどのように保たれるのかを見きわめるために、生きた物質において死の歩みの後をたどることが問題となる。

　こうした探求には嗅覚がきわめて密接に関係しているので、われわれとしては腐敗にかんする研究の前史の概略を是非ともしるしておかなければならない。ここでベイコン(23)を始祖として登場させることもできなくはない。というのも、ベイコンはすでに、十七世紀の最初に、われわれの肉体という機械は少しでも故障があると多少なりとも腐敗的な分解へと至り(24)、つぎにこの分解は「肉体各部の調和をすべて破壊して」あらたな結合を引き起こすと断定したからである。その証拠として、ベイコンは嗅覚的な変質を指摘している。たとえば「ベイコンは腐敗の作用の結果として、竜涎香、麝香、麝猫香の臭いが発生してくることをすでに観察していた。これらの臭いはしばしば腐敗の産物なのである(25)」。

　実際には、腐敗理論の真の始祖はドイツ人ベッヒャーにこそ求めるべきである。彼の目から見ると、腐敗とは、ある種の永久的な内臓運動であり、この内臓運動は、肉体の各部分の自然な火成的凝縮の原則、すなわち、四大《しだい》的な火とたえず闘い続けているが、こうした四大的な火は、血液のバルサム精のおかげで(26)、永遠に燃えつづけているのである。機械論的観点に立った場合、この内臓運動は、分子がそれを固定させていた桎梏から解放されて動き出したものと見なすことができる。腐っていく肉体のむかつくような異臭はそこに由来する。したがって、この臭いはたんなる腐敗のしるしとして考えられるべきではない。それは腐敗という過程の構成要素なのである。悪臭と湿気が腐敗を定義する。有機的物質の水気を含んだ部分は血膿と膿という形で解放され、揮発性にかかわった腐敗部分は悪臭を放つ分子となって逃れ出る。そしてあとには四大のうちの土が残る。

　生体の内部で絶えずくり広げられる闘いが腐敗に有利に傾いたり、あるいは、病気の肉体ないしは分解しつつある肉体から発散された腐った瘴気がたまたま別の有機体に吸い込まれ、内臓のさまざまな力のあいだの均衡が崩れるようなことがあると、さらには血液のバルサム精の循環が血管の閉塞や体液の粘着あるいは傷などによって中断されたりすると、そのときには壊疽、疱瘡、壊血病、悪疫性熱、あるいは腐敗性熱などが勝利することもある。

したがって、防腐剤、すなわち腐敗の過剰な進行をくい止めることのできる物質を求めるとしたら、それは生命に不可欠なバルサム精が循環する通路を確保できるような、揮発性で、熱く、油気があって、芳香のある物質ということになる。揮発性と浸透力という点を買われて、芳香剤の株が治療面で急上昇したことは、ヒッポクラテスがにおいを介して疫病退治を行なったという昔ながらの伝統を勇気づける結果になった。(27)

ドイツ人学者ベッヒャーの自然学は、においを二重に活用するところへと進む。すなわち、悪臭は生体組織の崩壊を示し、芳香は生の原則へと道を開くということである。病気の兆候も治療薬も、ともに嗅覚に属するというわけだ。

ヘイルズは有機的物質の腐敗は気体を発生させるというボイルの考えを自分なりに解釈しなおして、この気体の漏れを研究し測定することに全力を傾けた。一立法プスの豚の血液から、やがてブラックが「固定気体」と命名することになる気体が三三立法プス生じることが測定された。これ以降、腐敗的な分解についての研究は方向性を変える。腐敗とは溶解のことにほかならず、まさに内臓の動きから生まれる。かくして、これ以後腐敗病の代表例と思われるようになる壊血病は、生体の内部で始まった分解そのものということになる。だが、肉体各部の凝集力を保証し、各部の結びつきが崩れたあとも残るもの、それは四大のうちの土ではなく空気である。肉体のセメントは揮発性のものなのだ。肉体を構成する土、塩、油、水の各要素は、セメントが逃げたあと、他の組み合わせの中に入っていく。

一七五〇年にプリングルに、そして数年後にダブリンの化学者マック・ブライド(28)にそれぞれ着想を与えることになる主要な直感は以上の通りである。マック・ブライドによると防腐剤は四重の機能に対応すべきであるという。まず、当然のことながら血液の分解ないしは繊維の緩みすぎから生じると思われる「固定気体」の漏れを阻止すること。ついであらゆる内臓の動きに必要な流動性を確保すること。さらに肉体の内部にとどまっている腐敗物の排出を容易にすること。そして必要とあれば腐敗した物質を自然な状態に復元すること。かくして、繊維を収縮させる収斂剤（アストリンゼン）、芳香剤、塩、キナキノ、そして、結局のところ空気それ自体までもが、プリングルあるいはマック・ブライドによって防腐剤の高みに昇ることになる。

イギリス人によるこうした発見はたちまちフランスにも広まった。一七六三年、ディジョンのアカデミーは防腐剤の研究の懸賞論文を募集したが、ボワシュー(29)はこれに応募して第一席を獲得する。彼はきわめてすぐれた総括を提出し、その中で、あらゆる生命体に内在する腐敗の動きの不可欠性を指摘すると同時に、ある種の均衡の不安定さを強調し、その均衡をたえず監視する必要があると説いた。ボワシューは危険の輪郭をはっきりとさせ、衛生学者の行動の指針となるような原理を列挙し、きわめて正確に将来の戦略を決定した。それによると、なによりもまず、「固定気体」の漏れを抑えることが重要だという。というのも、「固定気体」は、なにも妨げるものがないときにはすぐに逃げ出そうとする傾向をもっているからだ。逃げ出すのは、気体交換の循環の中に戻るためであるが、実はこの循環こそが生と死を司っているのである。漏れを阻止するためには、いくつかの障害物を回避しなければならない。すなわち(1)熱。これは肉体を構成する微粒子を希薄化し、その結果、防御システムを弱体化してしまう。(2)湿気。これがあるために肉体の各部分の結合が崩れる。(3)ある種の空気。たとえば、弾力を失い、その結果、「固定気体」の流失を効果的に阻止することのできなくなったような空気の中には入り込まないようにする。とりわけ、腐敗した発散物によって汚染された空気には触れないことが望ましい。というのもこうした発散物は「それまで揺ぶられていた内臓の動き」を液体に伝えるから、腐敗の進行が速められてしまうのである。

一方、医者はガスの流失を妨げるものならなんでもこれを奨励すべきである。すなわち、まず体内のさまざまな流体の動きは気体を固定した状態に保つから、これは是非確保しなくてはいけない。つぎに、腐りやすい体液を体外に排出してくれる排泄作用の働きをよくするように心がける。さらに、肺、毛穴、胃や腸の吸入血管などから空気を吸収するように努める。そして、乳糜を仲立ちにしてガスの交換を促進する。以上のことを、食物の選択、バルサム的防腐剤の使用、暖めた芳香剤ないしは発酵中のある種の物質から立ちのぼる蒸気にからだをさらすこと、等によって実践しなくてはならない。このようにして、ネオ・ヒッポクラテス派の理論をはるかに越えたあらたな衛生学的政策が決定される。ネオ・ヒッポクラテス派の理論はあまりにもしばしば衛生学的政策を狭い範囲に限定するという誤りを犯したのにたいし、こちらは空気の分析、腐敗した瘴気との闘い、および芳香剤の活用にその基礎をおいているのである。

こうした理論の普及は必然的に実験の数を増し、腐敗の嗅覚的分析を頻繁に行なわせるようになる。この理論に関係ある著作はおびただしく、主要なものに限ってもすべて引用するのはかなり大変である。ベッヒャー自身もすでに腐敗的な分解のそれぞれの段階で発散される臭いを記述しようと努力している。一七六〇年にモンペリエ大学の論文審査に合格した博士論文の中で、フェウーはベッヒャーの分析を一段と鋭いものにする。まず、死の直後には「甘ったるい臭い」(30)が立ちのぼる。人によってはこれを「葡萄酒の発酵」と思う者もいる。つぎに、より強烈な酸っぱい臭いが漂ってくる。これは「時に、腐ったチーズの臭いに似ていることがある」。ガルダーヌはこの臭いを「酸チーズ性」と形容している。「そして最後に腐敗の臭いがたちこめる。それは最初、すえた、酸味のない臭いだが、そのすえた臭気は吐き気を催させるようなものである。(……)やがて、気づかぬうちに、臭いは鼻を刺すものに変わり、いつしか酸味の強い、むかつくような悪臭となっている。腐敗した味のつぎには、草のような味と竜涎香の臭いが現われる」。そして著者はこう結論する。「以上の結果から、今後、医者は病気の臭いというものをより正確に決定することができるようになるはずである」。

裁判長夫人ティルー・ダルコンヴィルは、腐敗を嗅覚で探知しようと試みたこうした学者の典型である。ロベール・モージは(31)、自然学に情熱を注いだこの貴族の女性の重要さを強調している。彼女は天然痘の痕が残っていたため貞節を余儀なくされ、科学のなかに代償的な喜びを見いだしたものと思われる。裁判長夫人は三百以上の物質について実験を行ない、どうしたらそれぞれの物質の腐敗を防ぐことができるかを研究したと明言しているが、その努力は図表を計算にいれないでも六百ページの大冊として今日に残っている(32)。この若い女性は、季節、温度、湿度、風通《かぜとお》し、露出時間などをさまざまに変えて実験を行なった。町中《まちなか》でも田舎でも研究を続け、こうした科学的な活動をすべて日記につけていた。ティルー・ダルコンヴィル夫人は比類なき臭気の観察者であり、研究対象とした物質それぞれの腐敗の段階を区別するような臭いを識別しようと野心を燃やした。何カ月もぶっ通しで、絶えざる臭いのワルツに注意を払っているうちに、彼女は驚くべき神秘の様相を呈する臭いの変化に眩暈を覚える。自然の語る臭いの説話は魅力的で、想像力にとっては腐敗する物質の色彩変化よりも、また発酵の際の音や泡立ちよりも刺激的に感じられたのである。

彼女のケースは例外的なものではない。ディジョンの懸賞論文に応募した論文の著者ゴダール(33)は、腐敗の不連続な嗅覚的リズムと、広口瓶の内部で行なわれる、彼が「臭いの爆発」(34)と名づけた現象に狂おしいまでに魅せられていることを隠そうとしない。もう一つ例をあげよう。レイモン博士は象皮病にかんする著作のなかで、生体に生じた腐敗の進行を鼻によってたどるのにどれほどの努力を払ったのかを詳細に語っている。

時代は、ロックとコンディヤックの弟子たちの影響のもとに、感知しえる現象に対する注意力を次第に研ぎすまし、五感のそれぞれの能力を除々に高めていったが、嗅覚はこうした時代の流れをうまく利用したといえる。一般に広く認められている考えかたとは逆に(35)、嗅覚はおそらく、視覚、聴覚、あるいは触覚以上に時代の流れから恩恵を受けたはずである。実際、嗅覚は当時ようやくその輪郭をあらわにしつつあった健康と不健康の定義と密接に結びついていた。この定義は、パストゥールの発見に至るまで、衛生学者の行動を律するのに役立つことになる。ところで、誕生したばかりの臨床医学が視覚、聴覚、触覚を重視したのに対し、隠れた生理を明るみに出したり、体液の変化を制御したり、「腐敗の順序[36]」をたどったりする役割はもっぱら嗅覚に与えられていた。

嗅覚の用語が複雑になったことはあらたな要請が生まれたことの反映でもある。医者の義務は、嗅覚による段階的識別法を駆使することによって複雑きわまりない病気の兆候を解明することであった。当時の医者は捕えがたい臭いの識別法を身をもって実習し、嗅覚にかんする二系列のデータを活用する術を心得ていた。すなわち一つはガスを識別し、空気汚染の危険を探知するための系列で、もう一つは発酵と腐敗の分析にかんする系列である。後者の系列は瘴気を予知し、それが有機体に与える影響を突き止めることを可能にするものであった。これ以後、臭気への数限りない言及が行なわれ、医学論文はどれも臭気を扱うようになり、アレ教授の日常生活は臭気にとりつかれることとなるが、こうしたこともなんら驚くには足りぬことである。

だが、このように医者と衛生学者の影響力を重要視し、こうした知覚的革命の前史をすべて彼らに帰するのは、はたして正当なことだろうか。もちろん、否である。たとえ、彼らがかなり倍率器的な役割を演じていたにしろ、あらゆる点から考えて、彼らはただ同時代の人びとの特別に敏感な感受性を反映したにすぎない。嗅覚は一時的に、目に見えて地位が向上したが、それは嗅覚が、やがて前パストゥール的神話を生むことになる「あらたな不安[37]」を他の感覚に比べてはっきりとした形で引き受けていたからである。嗅覚は有機的生命の短命さを暴く術を知っている。そして、ことの本質はまさにそこにある。腐敗に対する嗅覚的関心の高まりは、「旧体制」末期のエリートたちの心理に深層的な展望を開いた。生体内部の死の進行に絶えず神経を尖らせ、げっぷ、腹音、おなら、仙痛、くさい下痢便を注意深く分析しているうちに、あたらしい不安が生まれてくる。すなわち、排泄物の臭いにもとづいて体内の腐敗の進行具合を計算するうちに、糞便へのあの驚くべき警戒心が生じるが、これについてはまたあらためて検討を加えなければならない。

人間が環境に対して取り結ぶ関係それ自体も大きく転換することになる。重要なものはもはや空間の質、標高、建物の向き、風の性質などではなく、日常生活が営まれる狭くるしい場所、空気という皮膜、人体からでる気体などのさまざまな性質の分析ということになる。これ以後、危険は「変質した空気」や空気汚染、吐き気を催させるような臭いの近くにいること、腐敗物から発散された腐った分子、「空気の中の瘴気」等にあるとされる。なかでも瘴気はその爪を失いはしたが、[38] 生命ある物質を溶解させる腐敗力は著しく増大していた。すなわち、瘴気の腐敗力は植物、肉屋の肉切り台の上の肉、食器棚の中の金属器などにまで広がっているのである。

腐敗物に対する嗅覚的注意力は、自らの肉体を構成する要素を定着し——じつはこれがキー・ワードだ——またそれを固定することのできない人間の不安を表わしている。人間はその構成要素を自らに先立つ存在から受け継いだが、こんどはこの構成要素があらたな存在の組み合わせを可能にするのである。腐敗は時を計る基準である。腐敗にかんする研究はそれじたい歴史となる。これ以降、嗅覚的警戒心の目的はたんに脅威や感染の危険を探知することだけではなくなる。歩哨としての嗅覚という概念はこの場合狭すぎる。すなわち、嗅覚的警戒心とは、他の存在および自分自身の溶解にたえず神経を尖らしていることの別名にほかならない。オスカー・ワイルドのドリアン・グレイにとっては——われわれにとってと同じように——崩壊の指標は可視的なものである。アレ教授の同時代人にとっては、崩壊の指標は嗅覚に属するものでもあった。今日のわれわれにとってこうした態度を理解するのは容易なことではない。吐き気を催すような瘴気が当時の人びとの心にひきおこした恐怖を前にして、われわれは思わず笑いを誘われることになるが、これはまさに無理解のしるし以外のなにものでもない。

腐敗物は、たとえばシュレーゲルにおいてはしばしば悪魔的なものと同一視される、とジャック・ギレルムは指摘(39)している。このことは、呪われた地ゲヘナを描こうとしたミルトンからクーパー・ポウイスに至る一群の作家たち(40)がこぞって強調した、悪臭と地獄の深淵との相関関係を見ればいっそう明らかになる。より限定された歴史的視野において考えるなら、大革命を理解ないしは考察しようと努めたすべての作家たちは、おそらく腐敗の魅力と死体愛好を関連づけることに興味を抱いていたにちがいない(41)。いずれにしろ、第一級の重要さをもつ一つの歴史的事実が残されている。すなわち、やがて腐敗は「社会本能の典型的性質をおびる(42)」ようになるということである。

第2章　嗅覚的警戒心の主要な対象

大地と瘴気の考古学

ジャン・エラールは、大地の発散物は危険であるという昔ながらの信仰が十八世紀前半においてもどれほどまでに科学的著作の強迫観念となっていたかをさかんに強調している。これにかんして、彼が援用しているデュ・ボス神父の思想は興味ぶかい。「マグマの火の影響で、それ（地球）は絶えざる発酵を蒙る。その結果、発散物が生じるが、その性質は下層土に応じて変化する。だが、およそ発酵ほど不安定なものはないので、発散物は時間においても空間においても同じように多様である」(1)。一七五四年にボワシエ・ド・ソヴァージュはこれをより正確に言い直す。「地下熱——レオミュール温度計で一〇度——の影響で、地球の全表面から、多少のちがいはあっても大量の蒸気が立ちのぼる。それは空気よりも濃く、なにも妨げるものがないときには地表に広がり、晩になると大地に降りる……」(2)。ムッシェムブロークによると、一ピェ平方の大地に、毎年、こうした「地球の汗」(3)が四リットル六オンスも沈澱するという。

おまけに、地球の内臓は「地下物理学《フィジカ・スブテラネア》」(4)の実験室である。この実験室は、不可思議な混合作用によって、有毒な息吹をバルサム性発散物の力で中和しようと常に努めている。(5)こうした大地の蒸気には恐るべき毒性が含まれているものもある。そのことは坑夫の体験に耳を傾けるだけで充分理解できる。(6)

一方、ラマツィーニは立坑に特有な臭気が人体に与える害を告発する。(7)彼によると、立坑という名前を耳にするだけで、そこから発生する悪臭を思い出すという。採石場もまた恐るべき害毒がにじみ出る場所であり、とりわけ「大理石、凝灰岩、およびいくつかの石から発散される金属性の蒸気は明らかに鼻腔と脳髄を犯す」(8)ので有害であるが、試金石からたちのぼる「不愉快な臭気」はさらに危険である。ツィビニウス山の近くで、ラマツィーニは一マイル以上離れたところから、労働者を汚染している石油（岩山の油）のむかつくような発散物をかぎわけることができたという。(9)

こうした観察から明らかになるのは農業に潜む危険である。実際、その後の研究論文は、田園地帯の不健康さについて延々と議論を展開することになる。(10)一七八六年、王立医学協会に提出された論文の中でシャンスリュは、農民が大地の上に屈みこみ、耕す土に顔を近づけすぎるために大きな危険を冒していることを指摘している。(11)ボームは、耕地にうつぶせになって眠らぬよう農民に指導することを提唱する。(12)彼は、農村が畑仕事によって解き放たれた「有害な蒸気」にたえずさらされていることを嘆く。軽率な開墾の結果、それまで一度も耕されたことのない地面が剝き出しにされると、危険はさらに増加する。「新世界では、なんと多くの植民者が、未開墾の泥土から立ちのぼる致死性の蒸気を浴びて、不幸にも、恐るべき高熱を発して命を失っていることか！」(13)

これよりもさらに悪いのは、泡立っている大地から立ちのぼる発散物の及ぼす災禍である。実際、発酵がたえず続いているために危険な土地もある。ヴォルテラ近郊のマレンマでは、土壌が「噴出岩」や「地下発散物」(14)、さらには「油性ビチューメン」で常に変質させられている。マレンマの塩気のある土地は呼吸には好ましくないガスと有毒な瘴気を吐き出す。サビは半世紀のちに（一八四二年）、間欠熱の原因はこのガスと瘴気にありとした。

亀裂、隙間、不完全な継ぎ目などに対する強迫観念を植えつけようとした学者も少なくない。あらゆる危険な土地のなかでも、とりわけ崖っぷちは警戒しなければならない。それは有毒な大地の息吹を染み込ませる接触線だからである。

こうした割れ目のなかでもっとも恐ろしいのは、明らかに地震の作り出すそれである。トゥルテルによれば、大地震のあとでリスボンとメッシナを荒廃させた疫病の原因は、この大地の割れ目以外に考えられないという。[15]沼地の腐った泥の中に開いた亀裂の危険を訴えることが彼の論説の中心主題となる。亀裂からは最悪の悪臭が発散される。沼底の下層土からもれ出る悪臭である。

瘴気の漏出に対する恐れは、タイル、レンガなどの粗雑な工事をすべて恐怖の対象に変える。すなわち、亀裂の入った糞尿溜め、レンガの継ぎ目の外れた床、しっかりと固定されていない舗石、塞がれていないタンクや穴倉などである。

大地は息吹を吐き出すだけではなく、発酵と腐敗の作り出すものを吸い込み蓄積する。それは血膿の貯臓所と化す。そしてある日、有毒な蒸気が突如放出される。下層土は溜まった糞や腐った死体や次々に掘られる穴のために蒸気が浸みこんで軟弱になり、さらには液化さえしていることもあるが、この下層土に対する強迫観念は、間違いなく、この時代でもっとも顕著なものである。汚染され、悪臭を放つようになった大地はもう失われたも同然で、将来、誰かがその土地をなにかに使おうとしても無駄である。大地に糞便が浸みこんだ来歴は、ある種の場所の運命に重くのしかかる。過去数世代にわたる塵芥や廃棄物、それらがたしかに捨てられていたことを証拠だてる穴やくぼみ、こうしたものは否定しようのない悪臭を発散し、生体を腐らせ、生命の均衡を狂わせる。大地の感応性に対する集団的信仰は多少とも意識的に保持されて、多くの強迫観念を一層強固なものへと変える。[16]

たしかに、浸潤の度合が著しく、悪臭が耐えがたいため、危険が差し迫っている場所がある。モンフォーコンの糞尿処理場近くでは、すでに、「地面の下にかなり厚くて切れ目のない汚水流がいくつも形成され、それが付近の界隈や郊外の井戸を汚染し、地層を変質させ、建物の土台を浸食する」危険が存在している。「糞尿溜めのくさい物質」が浸みこんだ結果、将来の建設「用地」が汚染されてしまう。[17] 一七八〇年、ラヴォワジエは、サン゠マルタン牢獄とフォール・レヴェク牢獄の視察を委嘱された王立科学アカデミーの一委員会が行なった調査の結果を報告している。それによると、この施設の「建っている地面」は「悪臭を放つ腐敗物が完全に浸みこんでいるため、(……)必然的にこうした腐敗のかたまりから絶えず窒息性ガスが発散されている」。[18] 悪臭を放つ牢獄は、過去に非衛生だったというただそれだけの理由で放棄されねばならない。地下牢はこうした記憶の特権的な場所である。そこに幽閉された者が残した落書きは、長い時が過ぎ、囚人たちが次々にそこに閉じ込められてきたことを雄弁に物語っている。大地の記憶の中に蓄積された腐敗は人びとの不安をかき立てたが、独房と地下牢[19]がこうした不安を結晶化したものであることは言うまでもあるまい。

死体の発散する異臭(これについてはあとでもう一度触れねばならない)に対する非難攻撃はたんに、有機的な廃棄物そのものを対象としていたのではない。悪臭を放つ液体が大地に浸みこむことも執拗に攻撃される。[20] 大革命の前夜には、首都全体がすっかり浸食されたように感じられていた。下層土は蜂の巣状に小孔があいて、堅牢さを失い、首都はその有害な影響にもろにさらされていると思われた。ブリュノ・フォルチエによれば、[21] 一七四〇年頃、こうした思いが不安の連鎖反応を呼び起こし、その不安が衛生学者に指針を与えたという。アンシァン・レジームの末期には、この幻想はさらに大きく膨らむ。ひそかに進行する発酵がパリを埋没の危険で脅かす。建物は「深淵の上に立っている」[22]とメルシエは叫ぶ。ひびの入った糞尿溜めは致命的な地滑りを誘発する危険があった。じっさい事故が頻発していた。すでに、一七四〇年の洪水の際、パリの土壌を分析しようという運動が起きた。[23] のちにはサン＝ジャック街区とサン＝ジェルマン街区の一部の地盤が補強された。[24] 糞尿溜めと監獄の独房の存在を告発する者は少なくなかった。同時代の人びとは自分たちが排泄物の宿命の犠牲者であると感じていた。人間は歴史から生まれる腐敗にはなす術を知らないのだ。

これ以降、嗅覚的警戒心は刻々と進行する浸潤を監視するようになる。泥、というよりはむしろ泥から立ちのぼる蒸気は、不安にかられた言説の標的となる。泥を扱った描写の数の多さ、分析の詳細さはまさに驚くべきものがあり、ガストン・バシュラールを恍惚とさせるにはこれで充分だった。[25] パリの泥[26]は、舗石の隙間から出た砂、異臭を放つゴミ、淀んで腐った水、馬糞などが複雑に混じりあったものである。馬車の車輪がこの泥を練り上げ、撒き散らし、建物の壁の基部や通行人にくさい飛沫をはねあげる。

泥に対する関心はすぐにはなくならなかった。パラン＝デュシャトレは、悪臭源を順序づけようとさまざまに努力した人物であるが、彼がそのトップにおいているのは流しの洗い水が舗石の上で乾いて発する悪臭である。だが、これ以上に重要なのは十九世紀の半ばに偉大な化学者シュヴルールが企てた瘴気にかんする遠大な考古学だろう。シュヴルールはパリの泥の飽くことなき採取者であり分析家であった。彼にとって、都市の健康状態は過去の瘴気の浸潤度に正確に比例していた。彼によれば、有機的な物質は「遅かれ早かれ、さまざまな悪臭を発する」[27]という。そこで彼は「パリの舗石の下にある鉄錆色の黒々とした物質」[28]を自らの嗅覚で分析しようと企てた。彼は擦りガラスの栓のついたガラスの小瓶に数多くの泥を少量ずつ採取する作業に取りかかり、こうしてムフタール街の舗石の間と下から、またトリップ橋の近くから」[29]それぞれ泥を採取した。彼は長いあいだこの泥を密封しておき、わざと臭いはかがぬように努めた。一八五二年十二月二十日、彼は一八四六年十二月二十日に採取した泥の混合物の瓶の蓋を取り、臭いをかいだ。

昔の恐怖の遠いこだまだろうか、シュヴルールはまた「モルタル壁の毛管現象」をも告発している。本来、隔離と支えを目的とするはずの壁は、同時に複雑な混合物が上昇するための導管、通り道となり、しかも大地のように、過去の悪臭の貯蔵所となる。すなわち、壁は瘴気の浸潤と発散を結合しているのである。壁の内包する危険の複雑さはここに起因する。新しい壁が発散するもの、つまりポワリー[30]が特有のものと見なした漆喰と湿気の臭いは、硫黄の臭いを連想させるにもかかわらず、これもまた危険なのである。パリでは[31]建てたばかりの建物には娼婦を住まわせることにしていた。ひとはこれを「漆喰の水拭き」と呼んだ。新しい壁から発散されたガスは、神経痛、関節痛、急性筋肉痛などをひきおこす。やがて、この問題は十九世紀医学界の論争の的となる。

壁は臭気を蓄える。ロシアのペテルスブルクの海軍病院では夏のあいだ、壁に瘴気が浸みこむのを防ぐため、病人の部屋替えをする、とハワードは満足げに指摘している[32]。フィリップ・パソによれば、ヴァンセンヌの主塔が国家の牢獄でなくなってから何年かあったあとも[33]、その壁に浸みこんだ牢獄の臭いは元の囚人ならかぎわけることができたという。この奇妙な保存力はやがて恐るべきものであることが判明する。「ある医者が、壊疽にかかった患者に治療を施していたが、結局その患者は壊疽で亡くなった。二年後、医者が同じ部屋に別の患者を診察に出かけたとき、一種独特《スイジェネリス》のあの同じ壊疽の臭いがしたという[34]」。壁が生体組織の破壊を伝達してしまったのだ。壁と天井の瘴気はときに驚くほど濃密なものになる。リヨンの病院では、流行性の産褥熱が一八人の犠牲者を出した翌日、死人の出た部屋を職人に消毒させた。すなわちモルタルの古い上塗りをはがす作業を行なわせたのである。「職人たちが、壁と天井の漆喰をはがすにしたがって、胸のむかつくような臭いが部屋じゅうに広がった」。ラ・ポリニエール——専門家の一人[35]——は、「悪臭はきわめてひどかったので、解剖用の階段教室の臭いも勝負にならなかった」と断言することになる。

内壁では、硝石が、多孔質で厚く湿った綿毛状のものを作り出し、それが堅い殻に変わる。すると、この時から、例の壁の発散物が絶えず浸みだしてくる。[36] われわれの祖先はこうした発散物に対して、厚い毛織の壁掛けで身を守る術を心得ていたが、現代ではこの壁掛けのかわりにたんなる壁紙や壁布を張るだけでことたれりとするようになっている。しかし、これはとんでもない誤りである、とジェローは書いている。硝石の堅い殻、いや薄い被膜ですらが一種の保護膜となって細菌が繁殖し、ヴィールスが多量に発生する隠れ家ができあがるが、この硝石の殻が呼びさます恐怖は特別な分析に値するものだろう。沼地、排泄物、建物などにかんする数多くの著作にはこうした恐怖が透けて見える。プーシェのいう卵のついた被膜は象徴的な意味を持ち、よくこの幻想を反映している。

木材も同じようなタイプの不安を呼びさます。リンド[37]やデュアメル・デュ・モンソー[38]は新造船の骨組みの新鮮な木の香りが及ぼす弊害を指摘しているし、またハワードは木の臭気吸収力に驚いている。臭気を放つ発散物は柏の幹の芯にまで浸透する力を持っている。[39] ワーセスターの牢獄の床板は「囚人たちの吐息で完全に腐っていた」。[40] 肉屋と魚屋の売り台に商品の腐った臭いが浸みこんでいるのは改めて指摘するまでもない。肉市場と魚市場のあらゆる描写には必ずといっていいほどこの種の遺憾の声が見いだされる。[41]

血膿の沼

こうした発散物は多かれ少なかれ大地の複雑な発酵作用によって生みだされるが、これらの発散物のどれと比べても、混合の度合いがはるかに少ない臭気が存在している。すなわち、ゆっくりとした浸潤の結果できあがった瘴気よりも発生が新しい悪臭である。衛生学者たちの警戒心を呼びさましたこうした明白な脅威、それは糞便、死体、牛馬の死骸の発散する臭いであった。まず最初に、ひとつ、確認しておかなければならぬものがある。つまり、周囲にただよう糞尿の臭いの強烈さ、人びとがたえず槍玉にあげていた、公共空間の恐るべき臭気である。フォブール・サン＝マルセルの吐き気を催すような臭気は、首都に入った若きルソーに襲いかかる。パレ・ド・ジュスティス（裁判所）で、ルーヴルで、チュイルリで、博物館で、そしてオペラ座でも「人びとは異臭と糞尿溜めの悪臭に追いかけまわされる(42)」。パレ＝ロワイヤルの庭園では「夏に、淀んだ尿の臭いをかぐことなしに一休みする場所をみつけることはできない」。セーヌの河岸は嗅覚の大敵である。遊歩道に、車よけの下に、そして辻馬車の中にまでいたるところ糞便がころがっている(43)。

糞尿の汲み取り人夫は通りに悪臭をまきちらす(44)。糞尿処理場に行く手間を省くため、彼らは糞尿の詰まった樽の中身をどぶの中にぶちまけるのだ。こうした蛮行に対処するために出された多くの警察令はどれも施行されぬままに終わる(45)。なめし革業者や白なめし革業者の作業場も糞便の臭いを広げる手助けをする(46)。パリの建物の壁は立ち小便のおかげでぼろぼろになる。ルイ＝セバスチャン・メルシエは例のパリの便所について語るとき黙示録的な口調になる。「各階の便所は次々に階段教室状の層をなし、しかも階段の隣や戸口のわき、あるいは台所のすぐ近くにあって、とてつもない悪臭をいたるところに撒き散らす(47)」。あるいは糞尿の流れ込む縦の管が詰まって破裂し、家中を糞尿だらけにすることがしばしばある。またこの管は汚らしい小穴から悪臭を吐き出し、恐れおののいた子どもたちは、この小穴を地獄の入り口と思い込む。ようするに「学問、芸術、モード、美食の中心」であるパリは「悪臭の中心」としても重きをなしているのである(48)。

首都ヴェルサイユも例外とは見なされない。ヴェルサイユでは汚水溜めが宮殿と隣合わせになっている。「大庭園も庭園も、そして宮殿さえもが吐き気を催すような悪臭をはなち、連絡通路、中庭、両翼の建物、廊下などは小便と大便がいたるところに撒き散らされている。大臣たちのいる翼のすぐしたで、豚肉業者が毎朝豚をさばき、火であぶる。サン＝クルー大通りはよどんだ小便と猫の死骸で覆われている……(49)」。家畜が大回廊で糞をたれ、異臭は王の居室まで上っていった。大革命の直前、アーサー・ヤングは都市の悪臭地図を作成する。ルーアン、ボルドー、パミエ、そしてとりわけクレルモン＝フェランの臭気がヤングを窒息させる。オーベルニュのこの中心都市では「黒ずんで、不潔で、悪臭が漂っている通りがたくさんある。これらの通りは、さながら、黒々とした堆肥のなかにうがたれた狭い運河とでもたとえる以外に形容のしようがない(50)」。ここで重要なことはおそらく新しい感受性の誕生だろうが、これについてはまたあとで触れることにする。

糞尿にかんして、学者たちの確信は揺れ動く。学界では、その治療効果に疑問符が投げかけられる。プリングル自身が糞便の臭いと腐敗臭の混同を厳に戒めるよう要請したにもかかわらず、糞尿からたちのぼる発散物の危険を告発する論文が山のように書かれる(51)。

大革命の直前には、とくに汲み取りのさいに糞尿溜めから立ちのぼる呼吸不可能なガスを分析しようという試みが繰り返される。それは汲み取り人夫を窒息死から救うためである。実際には、こうした科学的努力は糞便の臭気の腐敗力信仰にまだ捕らえられていた。当時の人びとにとって主たる危険はまさにここにあった。「便所の蒸気は」とジェローは書いている。「あらゆる種類の肉とその肉汁を腐らせる。(……)こうした腐敗は便所のくさい発散物が肉の中に吸いこまれてしまうために起こる(52)」。したがって、糞尿の汲み取りは周囲の環境にとっては恐怖の的となる。「そのため、空気は汚染され、建物は悪臭に襲われ、住民は気分が悪くなり、病人は危険にさらされる(53)」。花は萎れ、娘たちの顔からバラ色が消える(54)。

危険には段階がある。頂点に位置するのは淀んだ糞尿である。したがって、どんなことがあっても、糞尿が滞溜して、一カ所に集まることだけは避けなければならない。ところで、ヴィレル＝コトゥレの勅令（一五三九年）以来、パリで回避され続けてきたのがこの解決策である。糞尿溜めはこのとき以来強い不安をかきたてることとなった。こうした社会的レベルでの便秘は腐敗による都市の解体をもたらす恐れがあった。糞便は農村よりも都市でははるかに危険であり、ルイ＝セバスチャン・メルシエは野原で用を足すことのできる農民を羨む。なぜなら、都市の住民は不吉な便所の小穴の上に座らざるをえないため腐敗熱に感染する危険があるからだ。[55] トゥーレはモンフォーコンの溜め池にぶちまけられた糞便が大気と日光にさらされることで無害なものに変わることを指摘している。[56] 糞便の臭いが変化するのがその証拠である。糞尿溜めの底にたまった古い糞便があれほどまでに危険なのは、「分解」と「再合成」の働きで、糞便が「われわれの体やわれわれの食べ物、さらにはわれわれの家具などと異質なものになってしまっている」[57]からにほかならない。古い糞便は人体の臭いを失っている。それはすでに腐敗しているのだ。このように、よく考えもせず従来どおりの糞尿の貯溜法を続けていくことは、「将来の人びと」[58]にとって、じつに高いものにつくにちがいない。

したがって、糞尿を話題とするのが一つの流行となっていたのは充分理解できるが、じつはこの流行、一見しただけでは、驚くべきもののようにも思われる。というのも、それは当時小学校で教えられていたラ・サール会の礼儀作法（これは古いものではない）とは相容れぬものだったからである。だが逆に考えれば、子どもたちに沈黙が強制されたということ自体、大人たちが不安にかられて糞便に注意を向けるようになったことの証明でもあるわけだ。[59] 糞便はルイ十六世の宮廷でなにかというと会話の種となった。ヴォルテールは、人間は神に似せて作られたのではない、なぜなら神はこのような生理的欲求を満たすことはできないからだと喝破した。[60] ルイ＝セバスチャン・メルシエはまた「よどんだ汚水の底を見つめる」[61]習慣ができたことを書き留めている。ボーマルシェの『受け答え』[62]は糞尿に対する当時の関心の広がりをよく示しているし、ヌガレとマルシャンも汲み取り人夫を舞台にのせている。学者たちによる嗅覚的分析も数を増した。彼らは、ベッヒャーとその亜流たちが死肉の腐敗の過程を段階づけようと努力したように、糞便が悪臭を放つ過程を記述しようとした。例はひとつあげれば充分だろう。すなわち、アレは糞尿溜めから「立ちのぼる（……）発散物と蒸気」[63]を辛抱強く数えあげ、ガスと、気体学ではまだ目録化されていない「臭気性発散物」を区別しようと努めた。彼が作成した嗅覚的ピラミッドはさまざまな臭気――新しい糞便の臭い、便所の臭い、開き穴から吐き出される臭い、汲み取りのときの臭い——の空間的入れ子構造からなっているが、それは糞便の熟成と腐敗の進行に対応するものである。

こうなると、スカトロジックなテーマには多くの意味合いが込められているということがわかってくる。糞尿の沼という幻想、汲み取り人夫や糞尿溜めのなかに落ちた人にふりかかる災難、モンフォーコンに迷いこんで溜め池に呑みこまれてしまった旅人の恐るべき冒険など(64)が、パリの地下が呼びさます不安をさらに強固なものにする。蓄積した糞便による悪臭と腐敗は都市そのものの存在を危機に陥れる。ルイ＝セバスチャン・メルシエはこれとはまったく別の観点から、万人の目に糞便がさらされ、その悪臭がパリ全体を覆いつくすことの平等主義的メッセージをさかんに強調しようとする。すなわち、脱糞行為における人間の条件の同一性をたえず喚起しようと努めるのである(65)。

現在、死の歴史は十八世紀の専門家のあいだで大きな関心事となっているが(66)、そのおかげで、ここでは長々と議論を展開せずにすませることができる。とはいえ、死という問題がなによりもまず嗅覚的警戒心を呼び覚したことはここで触れておかなくてはならない。化学者の目に「固定気体」が肉体のセメントであると映って以来、死は大気中に死体の臭いとともに漂うようになった。有機体の内部では内臓の腐敗と生命の原理が共存するが、内臓の腐敗は死が恒常的にそこにあることを示している。そのため、死体から立ちのぼるガスと腐臭は、大気の組成そのものの中に死を忍びこませることになる。系統的な汚染はたんに地下から生まれるだけではない。あらたな結合相手を激しく求めている「固定気体」は生きている者を包囲し、生命の均衡を崩そうとうかがい、墓という昔ながらの障壁を取るに足らぬものとしようともくろむ。

ヘイルズが研究にとりかかった一七四一年以来、死者の気体的な残留物の臭いは嗅覚的警戒心を一層かきたてることになる。一七四五年にはポレ神父が教会内部にもうけられた墓の悪臭を告発する。ただ、彼はまだ感覚面での不快感を強調するにとどめた。[67] これより一年前、アグノーは墓を開ける際に起こった事件の原因を、空気の弾力の欠如および腐敗した瘴気の発散にもとめた。[68] 世紀の終わりには、ヴィク・ダジールが、発散する流体の物理的性質の研究を放棄して、のちにわれわれにとっては親しいものになる二重の方法を採用する。すなわち、彼は墓穴から漏れでるガスの化学的分析に着手するかたわら、プリーストリーの「燃素性気体」もヴォルタの「不燃性気体」も退け、ブラックの「固定気体」を取ることにする。彼は、観察した窒息死の原因をこの呼吸不可能なガスにもとめたが、いっぽうではまた大部分の同時代人と同じように、主たる危険は「臭気性蒸気」にあると考えつづけた。「ガスは人を即死させる」のに対して「臭気性蒸気はゆっくりと動物の神経組織および体液に影響を及ぼし、これを完全に変質させてしまう」。[69] こうした異常はしばしば時間を隔てて現われるが、その原因を突き止めることがきわめて困難なので危険はそれだけ大きい、とド・オルヌは一七八八年に付け加えた。[70] 大地にあけられた小穴や地下道はこうした臭いのある蒸気を蓄積する。イノサン墓地を取り囲む商店の地下室でおこった事故はこれで説明がつく。[71]

当時、医者たちは死体を扱ったり解剖したりする際には大袈裟な手順を踏むことになっていたが、それでも彼らは不安を感じないわけにはいかなかった。パリ大学医学部で、ある試験のさいに学部長がシャンボン教授に課した、腐爛死体の肝臓を使っての解剖はそのへんの事情をよく物語っている。四人の受験者が試験を受けたが、一番目の者は「シャンボンが死体を切開したとたん漏れ出た悪臭にやられて失神し、家に運ばれたが七〇時間後に死亡した。二番目の受験者は――かの有名なフルクロワである――きわめて重症の全身的発疹に襲われた。あとの二人、すなわちラグレンヌとデュフレノワはながいあいだ衰弱状態に陥り、デュフレノワは結局たちなおることができなかった。

シャンボンはというと、学部長の頑固さに怒り狂いながらも、その場を一歩たりとも離れず、芳香剤にひたしたハンカチで鼻を覆っている審査員たちの真ん中で解剖を終えたが、彼が助かったのはおそらく脳髄が興奮状態にあったからだろう。だが、そのおかげで、夜になってから何度か熱があがったりさがったりしたあと、彼は多量の汗を発散した」[72]。ベッヒャー以後、医者たちは死体から最初に漏れでる発散物をもっとも危険なものと見なしていた。このため、戦場の近くにいることはなによりも危険なこととされた。

まだ有毒か否かの境界を定める仕事が残っていた。フォデレはほぼ二〇年後、この仕事にとりくんだ[73]。彼は腐敗から発生する瘴気の影響範囲は臭気性発散物のそれに一致すると仮定し、一連の嗅覚的測定を行なったが、このおかげで、悪臭の危険を空間的に順序づけることができた。ここではっきりさせておかねばならないが、都市の墓地と死体置場から立ちのぼる臭気を対象とするもろもろの分析の基礎には、こうした一連の科学的努力が存在していたのである[74]。

動物の死骸もまた嗅覚的警戒心をかきたてた。これに憤激が加わった。都市の屠殺場ではさまざまな悪臭がアマルガムをなしていた。肉屋の狭い中庭では堆肥、動物の糞便、肉や骨の残骸などの臭いが動物の内臓から発散された吐き気を催すようなガスと混じりあっていたが、なかでも、動物の血は地面の上を伝わって、通りに流れ出て、舗石に茶色がかった上薬を塗り、隙間に入り込んで分解腐敗した。ところで、「固定気体」を運ぶのがまさにこの血なのである。したがって、血は、動物のあらゆる残骸のなかでも断然腐敗性が強いということになる。車道や商店の売り台に浸みこんでいる悪臭性の蒸気は最も忌まわしく、最も不快なものである。それは「あらゆる肉体の腐敗へと導く」[75]。獣脂が溶解して発するむっとする臭いは、たいていの場合、この異臭のごった煮に最後の仕上げをほどこす。都市の真ん中に屠殺場があることが激しく非難されたのはこうした理由による[76]。

とはいえ、パリでは悪臭の発生源の極めつきはあいかわらずモンフォーコンだった。十八世紀の後半、首都の北東に、糞尿用の溜め池と屠体解体処理場が隣合わせになったこの悪臭コンビナートができあがる。かくして、悪臭の恐るべき脅威がはっきりとした形を取り、以後、ほぼ半世紀にわたってパリに重くのしかかっていく。モンフォーコンは腐敗と悪臭のベルト地帯（一部は想像上のものである）の最初の環を形成したが、このベルト地帯は汚染の少ない大地をもとめて人びとが逃げ出そうとするのを禁じつつ、首都を締めあげていく。人びとが疑いの目をむける汚水の地下水流、北西風が運んでくる悪臭、やがてこうしたものがひとつに合わさって、腐敗した沼が首都の城門にひたひたと押し寄せてくるという幻想をかたちづくっていく。この悪臭の原型《アルケテイツプ》を描写するにさいして、トゥーレは熱に浮かされたような口調で次のように語る。「大都市の糞便とも呼ばれるあの残留物なしいは生産物のなんたるかを知るためには、この悪臭の地を端から端まで歩き回ってみなければならない。また人と人の接近から生まれる不衛生、悪臭、腐敗などがはかり知れぬほど増大しているといわれるが、それが具体的にはいったいどれほどのものなのかを知るにはこの探検はぜったいに不可欠である[77]」。

死骸と糞尿の臭気はこうして大地の浸潤と発散の循環を開始する。いいかえれば、大地と大気の対話が始められ、これ以後、有機物の残骸の歴史は本質的なものとみなされるようになる。その行き着くところは、地獄、すなわち血膿の沼への都市の変容であるかもしれない[78]。とはいえ、大地とその腐敗性発散物の嗅覚的分析を検討する場合、それが当時のパリ市幹部のせっぱ詰まった気持ちを反映していたにしても、そこから沼地の悪臭にかんする根強い幻想を見落としてしまうわけにはいかない。

嗅覚とのかかわりをいっさい除外したところでも、水そのものがまた警戒心を呼び覚ます。悪臭の除去へといたる過程を理解させるにはこの点に注意を喚起しておかなくてはならない。湿気はそれ自体でも、多くの危険を含んでいる。つまり、湿気が原因となって、繊維が弛緩し、体液が水分過剰に陥る。そしてその結果、プリングルによれば、腐敗がひきおこされるのである[79]。そのほか、水蒸気はありとあらゆる種類の残骸をふくんでおり、それが霧といっしょに大地に舞いおりる。夜露も有害である[80]。さらに水を多量につかってなにかを洗うことも多分に危険である。とくに艦船の上は強烈な腐敗の場所である。海の塩気を含んだ蒸気はとりわけ警戒を要する。

淀んだ水はすべて脅威となる。水を純化するのは動きである。流れは水の粒子の隙間に隠れている有機的な残骸を駆逐し、砕き、破壊する。このことを証明するため、ヘイルズはテームズ川の水の臭気について実験を重ねる。隙間をふさいで非常に長いあいだ水をつめておいた樽や、密封度が強すぎる貯水槽などからは、人を即死させる猛毒がほとばしりでる。「フランス海軍の改造輸送船「シャモー号」がロッシュフォール軍港で艤装を解除していた時、海水をつめた樽の栓を抜こうとした船員が即死した。その船員からすこし離れたところにいた仲間のうち六人が倒れ、激しいけいれんに襲われて、意識を失った。彼らを救いにかけつけた船医もおなじ目にあった。死んだ船員は口、鼻、耳から血を噴き出し、真っ黒になって膨れあがったその死体は見る間に腐敗したので解剖を施すこともできなかった(81)」。

淡水もまた恐ろしいものに変わる可能性がある。ベジエの病院の庭師は「庭園に撒く水の（……）有毒ガス」にやられて即死した。この水は淀んで、黒々とし、どろりとした感じで粘り気があり、「つねに表面が泡立った異質の物質で覆われていた」。この「有毒な蒸気はたいへんな毒性をもっていたので、水はひろびろとした場所で半時間前から流れ続け、しかも庭師は貯水池から数トワーズ離れたところにいたにもかかわらず、不幸にも即死してしまった。（……）翌朝、蒸気はまだ充分な毒性を保っていたので」「死の」水門を閉じようと「勇敢にも役目を買ってでた助修女を窒息させた(82)」。この事件を報告しているベルトロン神父は、原因となったのは銃弾よりも素早く、矢よりも鋭い、もっとも恐ろしい毒素であったと指摘している。

以上のことから、悪臭を放つ河川が人びとの心にどのような不安を呼び覚ましていたかが理解できるだろう。なかでも、有機的な残骸がすべて流れ込んでくるパリのビエーヴル川は長いあいだ、こうした河川の象徴であった。ところで、川の近くでは発酵と腐敗の被害が増大するのに対し、広々とした乾燥した場所では逆に危険は減少する。したがって、太陽は救済的な上昇運動を作り出すが、湿気は重くなった瘴気に地を這うことを強いるからである。

当時、最も恐れられていたのは、今日われわれがパストゥール的な観点から汚染と見なしているものではないことになる。(83) フルクロワとアレは、糞尿と汚物がセーヌ河に流れ込んで水にとけても、それは水質を変えることにはならないと考える点では意見が一致していた。真の危険は、動物の死骸が流れの中で腐っていくこと、あるいはぬかるんだ平らな土手に沿って死骸の分解がすすむこと、そしてたえず打ち寄せられてはまた流されていく残骸が白日のもとにさらされることなどにある。

淀みと堆積が集中して起こる場所、それは「沼沢地」である。これはランシニ以来、学者たちが定義しようと努力した、大きな広がりをもつ概念である。どれほど小さな水溜まりでも、それだけですでに危険である。時と場所を考えない洗濯が戒められるのはこれがあるからにほかならない。ぴったり合わさっていない舗石の隙間にできた水溜まりはすべて小さな沼となる。都市部の堀、ないしは農村部で多少とも自然発生的にできあがった沼地から発生する害毒は、汲めどもつきせぬ苦情の種である。危険を序列化した場合、最もひどい悪臭を放つ水がその最上位に来る。なかでも最悪なのは、浸漬作用を利用して麻からゴム質を分離する作業が行なわれている貯水池、公園の池、あるいは「いけす」などである。

沼地は人びとに抗いがたい魔力を及ぼす。これにかんしてはある種の宇宙論が素描できるほどである。すなわち悪臭を放つ沼のなかには、発酵している植物の切れ端、腐敗した有機的なくず、個体分裂によって生まれるありとあらゆる忌まわしい生物の死骸がまじりあっている。蒸気のたえざる交換は、下層土、その上にある悪臭性の泥炭、水塊の三層のあいだで行なわれる。地獄の生命の循環は、液体の表面を覆う堅い皮ないしは薄膜にかくれて人知れず展開する。分析の結果、肉眼では想像もつかなかったような生物が明らかになるが、それは悪臭によってあらかじめ存在を開示していたものである。「とろ火で、池や沼の水を蒸発させると、そのあとには黄色っぽい泥のような物質と一緒に、何匹かの蠕虫と昆虫、およびその他の動物が混じっていた」。これらの水は「ほんらい異質のはずの物質で飽和状態になっている。すなわち大地、鉱山、沼地などからの発散物や蒸気や臭気、および植物、魚、くさった昆虫、その他の物質などでいっぱいである。空気は、こうしたもので多少なりとも汚染されているのである」(84)。

最も忌まわしい沼地は、シャラント県の沿岸地方の見捨てられた干拓牧地のような、淡水と海水の混じりあう潟湖である(85)。その理由は「ひとつには、海水がほかよりも多くの昆虫と魚を運んできて岸辺に打ち上げ、やがてそれらの昆虫や魚がそこで死んで分解するからと、もうひとつには、海水と淡水のこうした混合が、雨の水そのものに常に含まれる植物と動物の有機的粒子の腐敗を早めるのにもっとも適しているからである」(86)。

汚水に蝟集する動植物の実態が明らかになると、危険は身の毛もよだつようなものに変わる。大地を剝き出しのままにしておくことは常に危険である。草を刈ることは、いわば植物によって閉じ込められていた湿った蒸気の蓋をとってしまうことになり、臭気の発散を促す結果になる(87)。都市部の溝さらいをして、軽率にも日干しを行なおうとすることは、疫病をはやらせる遠因となりかねない。干拓されてまもない土地を耕すことは自殺行為にひとしい。洪水が引いたあとの土地は特に警戒を要する。とりわけ、その土地が泥土で、水の引いたのが夏の場合は用心のうえにも用心を重ねなければならない。しかしながら、恐るべき二律背反が待ちかまえている。すなわち、悪臭が発生して危険を知らせてからでないと、沼沢地を破壊し、河川の入江に消毒をほどこすことができないということである。

ほぼ半世紀にわたって、化学者たちは嬉々としてこうした観察に打ち込む。ぬかるんだ川岸はガスの観察にはうってつけの場所の一つであるが(88)、これはさしあたってわれわれが問題とするところではない。ルイ十四世の主治医だったシラクが沼地の害毒とそこから発生する臭いを関係づけて以来、学者たちは嗅覚をさかんに働かせるようになった。沼地では発散物が水面に一種の「絹の網」(89)を張り巡らし、水を無気味に泡立てて掻き回すために、嗅覚はいっそう刺激された。沼沢地のほとりでは、瘴気は疑う余地がなかった。視覚と聴覚が嗅覚に自信を与えた。「むかつくような、そして時には耐えがたいほどの悪臭が、たえまなく立ちのぼる発散物の毒性の強さを教える。(……)その悪臭の性質を判断する術を心得ている者は、それをエゾヨモギギクの毒性あるいは大砲の火薬の威力と比較する。人によっては、これを死の臭いという」[90]。ヴァランセーに滞在したフォデレはラ・ブレンヌ地方の「悪臭」をこころゆくまで研究することができた[91]。

川岸とおなじように、沼地では、太陽が発散物を吸い取る昼間よりも、大地の上に発散物が停滞し再び舞いおりる夕方のほうが危険である。とはいえ、発散物の臭気がもっとも耐えがたいものになるのは日中である。かくして、一日の嗅覚的リズムを観察したボームは、悪臭と毒性をあまりに軽率に結びつけることを警戒するようになった[92]。こうした用心は、おなじように、人体や動物の体からたちのぼる発散物についても当てはまる。このように、すべてがひとつに合わさって、嗅覚的警戒心を混乱させてゆく。

第3章　社会的発散物

体臭

どんな種類の動物も、またどんな人間もそれぞれ特有の臭いをもっている、一七五六年にヴィトホーフはこう断言する。この考えはその後何度か取り上げられたが、やがてテオフィル・ド・ボルドゥーによって全面的に展開される。腺状組織の専門家であるこのテオフィル・ド・ボルドゥーについては、『ダランベールの夢』の中でディドロがあたえた役割が有名である。古代科学から伝えられた信仰はこうして十八世紀末の基礎医学によってふたたび取り上げられることになる。

体臭にかんして、生気論者の思考を支配しているのは三つの主要な確信である。(1) ボルドゥーはそれをはっきりと定義している。まず、「生体の有機的な各部分は、それぞれ生存、行動、知覚、運動について特有の様式をもっている。各部分には、固有の好み、構造、内的および外的形態、臭い、重さ、増殖法がある」(2)。さらに、(これは第二の点だが）それぞれの器官が「自分のまわりに、自分の大気の中に、自分の区分の中に、吐息を、臭いを、そして発散物を撒き散らすが、こうしたものも、その器官独特の色調と様相を帯び、最後には、文字通り器官それ自身の一部となる。（……）たとえば肝臓は自分のまわりのものを胆汁の色に染めてしまう」(3)。また腎臓の近くの肉はワインの臭いがする。第三の確信は、真の製造工場たる体液はつねに「排泄物の蒸気」(4)を運んでいるというものである。強烈な臭いを発するこの蒸気は有機体の内部で浄化作用と不断の修復作用が行なわれていることを証拠だてている。この浄化作用は最後にあらゆる排泄物《エクスクレタ》を取り除くことで完了する。すなわち腐敗性の臭気、月経の血、汗、尿、そして大便である。有機体は「常に排泄器官から湯気を立ちのぼらせている」(5)。

以後、半世紀以上にわたって、こうした確信が医学に行動の指針をあたえることになる。こういった考えかたはブリュード、ヴィレー、ランドレ＝ボヴェ(6)などによって長い年月をかけて発展させられたのち、嗅覚生理学の黄金時代を飾る著作、なかでも一八二一年にイポリット・クロケ博士が著した『臭気、感覚、および嗅覚器官概論』(7)へと受け継がれる。二四年後、ファリーズはこれに現代性をあたえ、また一八五五年にはモナン博士が人間の体臭にかんする、綿密な資料に基づく浩瀚な著作を上梓する(8)。

体液の嗅覚的な読み取りやすさはとりわけはっきりしている。バリュエルは男の血液と女の血液を臭いで区別することができた(9)。月経の血は特有な臭いを発し、母親ならその臭いで娘の生理を監視することができるが、それは「月経の排泄物の中になにかしら隠されたもの、目に見えない多量の発散物があるためである」とボルドゥーは再び断言している(10)。月経の排泄物は、水理学者たちが主張するのとはちがって、たんなる多血症に還元できるものではない。それはむしろ体液の浄化作用の性質をもっている。このような理論は経血には腐敗力があり、ソースあるいは塩漬の肉を台なしにするという民間信仰を蘇らせる。イヴォンヌ・ヴェルディエはミノ村にはこうした信仰がいまだにのこっていることを例証している(11)。

胆汁もまたその腐敗力によって悪臭を生み出す。乳は女の体のまわりの大気に臭いを浸みこませる。ボルドゥーによれば、流出と逆流の動きがたえずこの液体を動かしているという。「女たちは乳を発汗し、乳を放尿し、乳で咀嚼し、乳の鼻汁をかみ、そして便器にまたがって乳を脱糞する」[12]。ときには乳が子宮にあふれることもあるという。

とはいえ、もっとも重要なのはやはり、精液のはたす決定的な役割である。他のすべての体液は、この「原型」の液体を関数として形造られる[13]。精液はその定義からして生命の本質をなし、有機体の全体に影響力を及ぼす。その臭いは人間の動物性のしるしである。ヴィトホーフによれば、精液のまじった体液は男性器に「栄養を与え」、あらゆる繊維を刺激する。それは「たくましい男から立ちのぼるあのむかつくような臭気」を生み出す[14]。宦官にはこの臭いがない。男性においては、この「精液の霊気《アウラ・セミナリス》」[15]が肉体と魂の結びつきを保証し、媒介の役割をはたす。毛むくじゃらの男性の「馨しいとはいいがたい」あの臭いは、血液や生殖器のなかに精液が流入したり、逆流したりするために生まれるのだが、ほんとうは人に不快な感じは与えないはずのものである。それに、ブリュードが強調するところではこの臭いは決して変わることはないという[16]。組織に臭いが浸みこむという理論は、ハラーが権威をもって支持したものだが[17]、これ以後、十九世紀に何度もくりかえされ、禁欲僧や自習監督といった不潔な独身男の発する精液の臭いは小説の中心テーマとなる[18]。ジュール・ヴァレスは一八七九年になってもまだこれを告発している。

生殖器の臭い、そして多少とも浄化作用の生み出した結果を含んでいる体液の臭いは排泄器官から発散される[19]。ボルドゥーによれば、こうした排泄器官の数は七つでどれも強い臭いで際立っているという。すなわち「頭の毛の生えた部分、腋のした、腸、腎臓、精輸管、鼠径部、足の指の分かれ目」[20]である。臭気の強烈さは、強度の動物化のしるしであり、その人間および民族の精力の強さを証拠だてている[21]。かくして大昔の治療法に科学的な基礎が与えられることとなる。かつて、動物化が不十分なことから起こるあらゆる病気に効く万能薬を、若い牛で一杯の牛小屋のなかに求める伝統があった。年老いたダビデは自分の寝台に裸の若い娘をねかせることで精力を回復したというし、またカピヴァキウスは衰弱した若い貴族を同じような方法で治し、ボーアハーヴは全身衰弱にかかったドイツの王子を治療したという。年老いた教師のなかには子どもたちの体から発散される気体には滋養効果があると確信している者もいた。(22)

こうした思い込みは、身体衛生に気を配ることへの拒否に通じる。歴史家も民族学者も、農民たちが子どもの頭のふけを取りたがらないことを強調しているが、(23)こうした習慣が、中世のサレルノ医学校の教えよりもはるかにあとの時代の医学的知識から信念を受け継いでいるかどうかは依然としてわかっていない。当時のモンペリエ大学の医者たちは水を法外に使用することに警告を発し、度を越した沐浴は（いわんや入浴は）動物化の低下を招き、ひいては性的欲望の減退を引き起こすと言っている。ボルドゥーはたくましく「むんむんする体臭を発していた」男たちが衛生に気をつかい、体臭を消したために駄目になってしまった例を知っているという。「肌を拭きとると、強烈な発散物も汗もなくなった。だが男性の特徴となっていたものもみんな消えてしまった」(24)。それにまた、精液《アウラ・》の霊気《セミナリス》、つまり女性を誘惑する力は「身繕いのよくない男たちのほうが良く保たれている。彼らは体をきれいにすることで時間と精力を使ったりはしない」(25)。ボルドゥーは都市の住民に「清潔という贅沢」を自らに戒めるように警告する。この贅沢はとりわけ産褥にある婦人や「汗をかいている」病人には有害であるという。

ブリュードが復活させた教えもまた数多い。たとえばブリュードは、ある種の昔ながらの習慣に保証を与えたが、一方では、当時、何人かの理論家が、感覚の洗練(26)ないしは公共空間の脱臭化の名のもとにそうした習慣の改善を企てていたのも事実である。

排泄器官から吐き出されたあらゆる蒸気、あらゆる発散物は一つに結びついてその人独特の空気というものをもたらすが、これについては医者たちが、以後二世紀にわたって最も特異な例をさまざまに持ち出すことになる。若妻は香水を用いる必要がない、なぜなら彼女たちの体からは最も甘美な香りが発散されるからだ、とすでにソクラテスは指摘している。アレクサンダー大王の体はスミレの香りがした、とモンテーニュはプルタルコスにならって書き留めている(27)。ハラーは麝香を発散していたし、また、ディドロの百科全書には、ド・ラ・ペロニ氏は「さる貴族の知りあいがいたが、その貴族の左の脇のしたからは、夏の暑いときには強烈な麝香の匂いが発散されていた(28)」という記述がある。

個人特有の空気というものは一連の要因の組み合わせによってさまざまに変わるが、この要因は今日よく知られている一種の人類学を典拠としている(29)。だが、ここで私が強調しておきたいのはそれが当時の医学理論に深く根ざしていたということである。生体の嗅覚的差異は体液の構成、諸器官の機能、および浄化作用の強さから来ている。したがって、こうした要素のどれか一つに影響を及ぼす可能性のあるものはすべて、その人の発散する臭いに変化をもたらすことになる。「どんな風土に住んでいるか、どんな季節をすごしたか、どのような栄養をとっているか、どんな情熱に身をまかしているか、どんな仕事に従事しているのか、どんな技能を発揮しているのか、どんな土壌を耕しているのか、そしてどんな空気を呼吸しているのか、こうした要因が体液の同化また発散をさまざまに変化させる。そしてそこからさまざまな臭いが生まれる(30)」。さきにふれた一種の人類学はこのようにして機能する。それはある種の民族の人種的劣等性を措定しているわけではなく、せいぜい民族の「退化(31)」を前提にしているにすぎない。なるほど、体臭を進化させようと思えばいま列挙したいずれかの変数を変えさえすればいいわけだ。

幼児期から老年期に至るまで、人間存在は乳児の酸味のつよい乳臭さから、もうろくした老人の甘酸っぱい臭いへと、順次嗅覚的道程をたどっていく。ハラーは後者の甘酸っぱい臭いは耐えがたいと述べている(32)。ところで、この出発点と終点のあいだには、青春期の甘美な香りがある。それはとりわけ若い娘にあっては著しい。思春期は男子の臭いを一変させ、大人の精液の霊気《アウラ・セミナリス》を与えるが、女性特有の一定した匂いは男性ほどの変化を蒙らない。「女性の繊維はゆるく、ほとんど使われないので幼児期の酸っぱい臭いだけを消す。そして汗に甘酸っぱいすえた臭いを付け加える……」[33]。とはいえ、これから見ていくように、月経、そしてとりわけ性交渉が一時的に嗅覚的特質を変化させる。

かなり奇妙なことだが、皮膚と髪の色による体臭の特性、および気質と結びついた体臭の特殊性はほとんど医学的言説の関心をひかない。たしかに胆汁質の人間は特異な臭いがし、赤毛の者はくさいと言われるが[34]、しかし、そんなことは当り前で、とくに強調するまでもない。これに対し、情念は体液に影響を及ぼす。したがって、各人の体臭にもかかわりを持つ。いくつかの情念はゆっくりと、だが深い部分で作用する。それは有機的な動きを抑制し、分泌を妨げる。たとえば、悲しみに沈んでいる人は体臭がなくなる。その他の情念は発作的に、気まぐれに襲いかかり、悪臭を激化させる。胆汁の腐敗が進むと、怒った人はくさい息を吐くようになる。恐怖を感じた人は脇のしたからむかつくような汗の臭いを発し、耐え難い臭いのおならと便を出す。大食漢の悪臭、酔っぱらいの酒くさい酸っぱい臭いは、聖フィリップ・ネリが地獄落ちの魂のなかに感じたという罪人特有の臭いというものを再認識させる。ここから、対当の原則《ア・コントラリオ》によって、聖人の馨しい香りへの信仰が根拠あるものとされる[35]。

摂取物《インジェスタ》、すなわち空気、飲料、食料は排泄物《エクスクレタ》を規制する。ゆえに、その人間の体臭も摂取物によって決まる。

「黒人とシベリアのサモイェード人は、あの汚らわしいホッテントットと同様に、多少とも強い臭気を放つにちがいない」[36]。彼らは強く動物化された野蛮な世界を代表している。「熱帯地方では、黒人の汗がつねに強烈な悪臭を放っているので、彼らの近くでは数秒たりとも立ち止まることができない。北極近くに住むフィンランド人とエスキモーは周囲に耐え難い悪臭を発散している」[37]。コサックもまったく同様である[38]。ヴィレーはさらに詳述する。「西アフリカのいくつかの地域の黒人、たとえばジョロフ族は体がほてると、ポロネギの臭いを発する」[39]。赤道地帯で黒人と白人が一緒に海につかると、黒人は強い体臭を発散するので白人よりもフカの餌食になりやすい[40a]。

こうしたあらゆる記述の中で重視されているのはやはり風土、空気の質、食物の腐りやすさなど、ようするに浄化作用のメカニズムである。サモイェード人は黒人と同じぐらいに体がくさい。それは、彼らが住んでいる国の風土が体液の腐敗を速めるからではなく、この野蛮人たちが腐敗性の食べ物を好むからだ。[40b]

こうした分析は十九世紀末の人類学の言説とは基本的に異なっている。その証拠に、民族的起源、貧困程度、劣悪な衛生状態などへの言及をのぞくと、フランス国内の人間に関する記述でも同じような観察がみられる。コサックの一隊が通過したあとは、数時間後でも彼らが発散した体臭をかぎとることができたが、「わが国の山岳地帯に住む牛飼いの一団が発する臭い」についてもまったく同様のことが言える、とクロケは指摘している。[41]「農村の住民」の臭いは都市住民の臭いとは異なる。すなわち前者の体液は後者ほどには汚染されておらず、「むしろ植物的自然に近い」。[42]もっともくさいのは肉食を好む人の体臭である。現在では、都市住民がそれに当たる。

フランス各地の住民はそれぞれ独特の体臭を発している。この違いもまた、食べ物の違いから来ている。「収穫の季節になってわれわれの郡に各地の人びとが集まってくると、ケルシー地方とルエルグ地方の人間は、まわりに発散するニンニクとタマネギの臭いで容易にそれと識別できる。いっぽう、オーベルニュ地方の人の体臭は腐敗しかかった酸っぱい乳清の臭いに近い」。[43]一般的に言って、南仏の田舎の人びとはほかに比べて体臭がきつい。

どんな職業に従事して、どのような生活を送り、どんなものを取り扱っているかによって、体臭はさまざまに変化する。わが国の農民たちの後についていってみると、修道女の個室の甘ったるい臭いがするはずだ、とブリュードは断言している。この臭いは「消化が弱いか不十分な」しるしである。[44]彼は続けて問いかける。「どんな人でも、汲み取り人夫、なめし皮職人、蠟燭職人、肉屋などは臭いだけで識別できるのではあるまいか。(……)職人たちの体に浸みこんだこうした揮発性の粒子は、ある量まではほとんど体液と混りあうことなく体から排除される。しかし、その一部分が体液と結合するということはいかにもありえることである。(……)体臭はこうした職人たちが健康であることのまぎれもないしるしなのである」(45)。ブリュードはなめし皮職人から職業独特の臭いがなくなると、それだけで彼らが病気にかかっていると見抜いたという。こうしたことから考えても、この学者には社会的な嫌悪感はなかったとみてよい。嗅覚的観察の結果は、ラマツィーニ以来、衛生学者が描き出そうと努力してきたさまざまな職業の肖像にそっくりそのままおさまってしまうものである。

体臭はまた医学的記号学のなかにも入ってくる。ヒッポクラテスはすでにこれを記号の仲間に含めている(46)。病気が体内に侵入したことは健康な体臭が失われることでも示されうるが、また同時に病的な臭いが発散されることでも現わされる。健康から病気へ、ついで死へと至る道筋は酸性から腐敗のアルカリ性へと達する過程である(47)。ボルドゥーは知覚された臭いの定義を妨げる「言葉の不足」を嘆きながらも、彼の時代の医学は「身体のそれぞれの部分の本質についても、また各部分が健康か病気かということについても同じように嗅覚によって判断する」ことを確認している(48)。

したがって、当時の医者は空気の汚染についての専門家になるだけでは足りなかった。もうひとつ、患者の枕元に行って、「考えつつ臭いをかぐ」(49)術を学ばなくてはならなかった。医者はまず、むずかしい嗅覚的計算を行なう。その目的は、患者の年令、性別、気質、髪の色、職業、そしてできるなら、その患者が健康なときに記録しておいた体臭等の要素を考慮に入れて、患者が発するはずの臭いを割り出すことである。臨床医は次に、病状のそれぞれの特徴を示す嗅覚的な過程を心に浮かべる。こうして病人の臭いによって診断と予後の判定を行なうことが可能になるのである。当然ながら、嗅覚的分析は「帰結」を重視する。なかでも吐息、大便、そしてとりわけ膿は重要である。その読み取りやすさは驚くべきものがある。「毎日、傷口を手当する際には、いや皮膚の化膿であればどんなものでも、包帯を変える時には必ず膿の状態を観察するようにする。もし病人が激しい情念に身をまかせたり、激しすぎる運動を行なったり、あるいは長時間にわたって体を動かしたりすると、あるいは不養生をして、とりわけ強い酒を飲みすぎたり、酸性か塩分過多ないし薫製のものを食べたりすると、また汚染された空気ないしは沼地近くの空気を呼吸している場合には、膿の性質が変わることが観察される」[50]。

このように病人の臭いの兆候をじっと観察するといったことは民衆の間ではるか昔から行なわれている。とくに田舎では、病人の汗、大便、小便、痰、潰瘍、あるいは病人の体を長いあいだ包んでいた下着などが臭いの変化をおこすと、産婆や女中が、すぐに医者に知らせに行くことになっていた。

いつ果てるともない目録のかたちで嗅覚記号学の論文を書きあげた著者たちの名をいちいち列挙していたらきりがないが、彼らが一致して、悪臭の中でも最悪のものとしてあげているのは壊血病の臭いである。「経験を積んだ臨床医は壊疽の複雑な潰瘍から発散される臭いをすぐに識別できる。肺結核患者、赤痢患者、悪性腐敗熱の患者など、それぞれ特有の臭いを発する。また病院や刑務所の熱病に関係あるネズミのあの臭いもかぎわけることができる」[51]。もし産婦の酸っぱい乳の臭いが悪臭に変わったら、それは乳熱であると考えていい。

こうした著作の内容の梗概を一つしるすだけで、さらに言えば使用されている単語を列挙するだけで、おそらくは嗅覚的比喩の領域を限定し、嗅覚生理学の語彙の広がりを計ることが可能になるだろう。私見では、嗅覚生理学の語彙がもっとも頻繁に用いられていたのは王政復古期ではないかと思われる。

プリングルの著作以来、多くの医師の臨床実践、腐敗の理論的研究、嗅覚生理学に応用された人類学的言説、ある種の自然発生的な民間療法、等の間で、明らかな一貫性が見られるようになった。もちろん、体液医学（これはすでに時代遅れになっていた）、腐敗熱の理論、モンペリエ学派の生気論、ボルドゥーの器質病説などが医学界において一致した見解を示すということはありえなかったが、これらの学説は、体臭の重要さにたいする確信が当時の人びとの心の中に深く根をおろしていたことを奇妙なほど鮮明な形で反映していた。ところで今度は化学者たちがあの魅惑的な霊気《アウラ》を分析しようと努力することになる。

ラヴォワジエとスガンが皮膚呼吸の分析結果を決定的なものとして発表する以前には、しばしば混乱した、そしてほとんどつねに笑いを誘うような数多くの試みが科学史のこの忘れられたページを彩っていた。取り上げられた問題は多種多様である。これより二世紀前、サンクトリユスは自らの体重の減少を計算して、感知されぬ発汗作用が行なわれていることを証明したが、もしこの実験が本当ならば、皮膚を通して発散されるガスを測定し分析することによって、そうした発汗作用を例証することも可能なはずである。また、同じようにして、臭気性蒸気の吸入を証拠だてることもできるのではなかろうか。そしてこういった疑問が解決されれば、悪臭と感染のメカニズムを解明できるにちがいない、と人びとは誤って考えた。

そこで化学者たちは（しかも、そうそうたる顔ぶれが）、体にいくつか広口瓶を巻きつけて浴槽の生暖かいお湯の中に身を沈め、腕や脇のした、あるいは腸のガスを採取しようとした。一七七七年、ミリー伯爵はベルリンのアカデミーに自分の皮膚から発散されたガスを分析した結果を提出する。彼によれば、そのガスは「固定気体」であった。クルークシャンクとプリーストリーはミリー伯爵をまねることにする。ただ、プリーストリーはこの種の実験にはさしたる信用は置いていなかった。一七八〇年に、こんどはインゲンハウスがまずパリで、ついでバーデンで、自分の皮膚から浸出したガスを採取する。彼はそのなかにプリーストリーのいう「燃素性気体」を認めたと思った。彼は風呂のなかに十九歳の娘を入れ、彼女の体から発散される気体が、みずからの脇のしたから採取した気体と同じように有害なものであることを理解した。(52) したがって、「若い気体」の治療効果というのは偏見に属することがわかった。ジュリーヌは分析をさらに詳しいものにする。(53) 彼は十歳から十九歳の子ども、三十六歳から六十六歳の男、四十歳の女をそれぞれ使って何度も実験をくりかえす。どの場合でも、採取されたのは彼が気体酸と名付けたガスだった。彼によればその機能は体から燃素を取り去ることだという。

そのほかにも突飛な実験が行なわれた。それらはたしかに科学的価値はないかもしれないが、当時の学者たちがいかに情熱的に探求を行なっていたか、また彼らが自分たちの確信にどのような科学的な基礎を与えようとしていたかについての貴重な証言となっている。イタリアではヴォルタの弟子の司教座聖堂参事会員ガットーニが不具者と病人の体から発散される気体の変化を測定しようとする。「私は何人か少年の乞食を連れてきた。そしていくばくかの金を与えて、大きな革袋に腰まで入ってもらった。そして彼らの腰のまわりで革袋の口をできる限りきつく締めつけた。さらに、袋の中の空気と外の空気が混じりあうのをふせぐため革袋の口に水びたしの敷布を縫いつけ、許容限度ぎりぎりまで、この若い囚人《とらわれびと》たちを不自由な姿勢のまま放置した。そのあとで、こんどは彼らをぬるま湯を入れた槽の中に胃のところまでつけ、その上に大きな漏斗をのせて、袋のなかに閉じ込められた空気がここを通って大きなガラスの容器に集まるようにした。こうして採取した気体を一定の方法にしたがって別の容器に移しかえ、水電量計で分析したのである(54)」。

ジュリーヌとガットーニはともにほぼ同じ方法で自分の体の腸内ガスを採取しようとした。ジュリーヌは同じように秩序だったやり方で死体の腸内に残ったガスを採取し、これを研究した。この場合は、分析によって腸内の臭気ガスの有毒性を証明することが目的だった(55)。もちろん、以上のような実験で、皮膚呼吸が行なわれている確証は得られた。その結果、当面、皮膚が瘴気を吸いこむという確信は一層強まった(56)。だが化学者たちは水電量計で各人の体臭の差異を説明することができなかった。勝利したのはボルドゥーだった。彼は当時、流行していたおならの研究をあざ笑った。医者の鼻が学者の装置に勝ったのである。

とはいえ、一つの結果は確実なものに思えた。悪臭は有機体によって吸収され、体臭に影響を与えるということである。今日のわれわれの目から見ると、取るに足りない問題、いやむしろ突飛な問題と映るかもしれないが、その当時はこれが強い情動的負荷を帯びていたのである。ビシャ自身がそれを証言している。「私は、円形解剖教室にいたあとには、自分が、しばしば腐爛した死体と同じ臭いのおならを出すことに気づいた。ところで、私は肺と同じように皮膚も腐敗性の分子を吸収していると確信を持つに至ったが、その確信を私はつぎのようにして得たのである。すなわち、私は鼻の穴をふさぎ、口には少し長めの管をくわえるようにした。この管は窓から外に出ていて、外部の空気を吸えるようになっていた。さて結果はというと、小さな解剖室で大変な悪臭を放つ二体の死体のわきに一時間いたあと、わたしのおならは死体の臭いとほぼ同じものになっていた[57]」。

いずれにしても、自らの体から発散されるガスに対する驚くべき嗅覚的警戒心といわざるをえない。それも当然で、このガスは腐敗性の臭気が謎の経路から体内に浸入していることを不断に証明しているのである。こうなると、つぎに予想されるのは他人の体臭が不安を掻き立てるという事態である。

欲望と嫌悪の管理

対人関係に体臭が与える影響は二つのまったく異なったレベルに位置している。一つは共感あるいは反感のレベルで、もう一つは感染あるいは汚染のレベルである。すでに一七三三年に、パリ大学医学部の学部長フィリップ・エケは、サン＝メダール墓地の集団痙攣事件の原因は、神がかりのジャンセニストの体から発散した微粒子の衝撃によるエロティックな刺激であるとしている。また一七四四年にハートリーは、性欲は小繊維に作用するさまざまな振動によるものとした。大革命の直前でも、他人の体臭が魅力および嫌悪を引き起こすという考えは依然として文学的テーマの一つだった。その証拠となるのは共感論者の理論である[58]。ティフェーニュ・ド・ラ・ロッシュは断言する。「男のまわりにも女のまわりにも共感物質と呼ばれる目に見えない物質の粒子が拡散している。この粒子はわれわれの感覚に作用を及ぼし、その影響で愛着あるいは嫌悪、共感あるいは反感が生まれる。したがって、たとえば、ある女のまわりに広がっている共感物質が、ある男の感覚に好ましい印象を与えたとすると、それだけで女はもう男に愛されていることになる」[59]。ティフェーニュによると、この共感物質は医者のいう「発散物質」であるという[60]。こうしてそれぞれの人は、おびただしい数の糸によって他の人に結びつけられている。その糸が、他の人の繊維を「くすぐったり」あるいは「引き裂いたり」しているのである[61]。

ミラボーの『エロティカ・ビブリオン』の第一章には、寓話の形を取っているがこれとほぼ同じ発想の理論がある。登場人物のシェイクリーはその中で、土星の環の住人たちは独特の臭気を発し、それが、「感情の神経叢」[62]と直接結びついていると述べている。こうした発散物は他人の臭気と絡み合うこともある。こうして二つの存在が似たような無数の分子によって「ぴったりと一つに固まる」のである。土星の環では感情はもちろん知識も空気を介して伝達される。

体臭がそのひとの魅力をつくりだすというのは一つの紋切り型となる。カサノヴァは体臭の魅力を告白する[63]。嗅覚は恋の予感、漠たる欲望を感知する感覚となる。もっとも、その感覚は視覚が正確な情報をもたらしたとたん、誤りであったことがわかることもある。この点にかんして、典型的なのは、エルヴィールの「女の匂い《オドール・デイ・フェミーナ》」に迷わされたドン・ジュアンの災難である[64]。一八〇二年に、カバニスは嗅覚を共感感覚として称えた。十九世紀末になってもモナンとガロパン博士[65]はあいかわらずこれを親和力の感覚と見なすであろう[66]。

したがって、ここでもまた学者たちは古代的なステレオタイプに保証を与えたのである。男性の「精液の霊気《アウラ・セミナリス》」は男の性欲を維持するほかに、女の欲望をかきたてるというわけだ。ファウストが姿を現わすと宮殿の女たちが半狂乱になり、彼の吐息をむさぼるように吸い込んだのは、「成長期の新鮮な血液」の「香とバラのまじりあった匂い」によるものだった[67]。男性的欲望の規定は、実際にはもっと複雑なもののように思える。だが、動物の発情期のイメージが強すぎて、医者たちはそのモデルから自由になることができない。彼らは、男が誘惑されるのは、多くの場合、経血の臭いによるものだという確信を持ち続けた。人も知るように、月経には両義的なところがある。月経で作り出されるものは、浄化作用の結果である。したがって、それは腐敗的な力を及ぼす。だが同時に、それには生命の本質から授けられた細かい蒸気が浸みこんでいる[68]。モンペリエ学派の観点からすると、月経周期のこの時期には、女性は自然の生命力を反映しているという。女性は強い動物化の結果生じたものを外に吐き出し、受胎の呼びかけを発して、誘惑の蒸気を撒き散らす。何十年か後、カデ・ド・ヴォーが見事に要約するのもこうした考えである。彼はすでに時代遅れになった言葉づかいで女性が発散する気体を称賛する。すなわち、それは「貯蔵所に溜められていた生命の本質が発散する臭素である」[69]。こうした確信からはまた、臭気の調節器官が狂っている女についての特殊な規定が派生する。たとえば、赤毛の女はどれも臭いがきつく、まるで月経周期が狂って絶えず経血を排泄しているかのように、悪臭を放つが、同時に魅力も発散する。一時的に月経の発散物を欠いた妊婦もこうした女の部類に含まれる[70]。

やがてミシュレが採用することになるのもまたこのような観点である。ミシュレは、自分の若妻が月経をむかえ、経血を流すのに魅了される。とはいえ、この間に、一つの地殻変動が起こる。これについてはあとでまた立ち戻らずに済むようにここで触れておくことにしよう。一八二八年以来推測されていた自然排卵の現象が一八四七年になってようやくプーシェによって証明されると、魔女は月経の発散物で金属の輝きを消し、塩漬肉を腐らせるという恐怖は実態のないものに変る。経血のみならず、女もまた不吉な存在から創造的な存在へと変化する。経血はこれ以後、新しい意味を持つようになる。そしてそれがまた男の欲望をそそる。夫は婦人科医と同じように、月経周期と神秘的な生命の歴史家となる。男はそれまでこうしたことからは排除されていたのだが、これからはその管理をみずからの義務とする。月経とその臭気が学問的な言説によって称賛されることによって、女はあらたな純粋さを獲得するが、それと同時にオカルト的な力を失う[71]。

経血にこめられている生命の蒸気は、月経時以外は、他の排出器官を匂いで満たす。この匂いは詩人たちの言説に指針をあたえる。匂いのする髪は、ボードレールやデパートに出没する「かぎ魔」に先立って、パルニーとベルニスを魅惑する。(72)腋のしたの汗とそれが浸みこんだシュミーズの誘惑的な力は数多くの逸話を生み出す。語り草になっているように、アンリ三世は、マリ・ド・クレーブが着替えをしたばかりの小部屋で、下着の匂いをかいだため、一生彼女の虜になったという。この逸話では、嗅覚のメッセージは、引き裂かれたシャルロッテの姿に一目惚れしたように、アンリ三世は肉体の匂いに恋をしたのである。(73)ウェルテルが戸口のなかに見たシャルロッテの姿に一目惚れしたように、アンリ三世は肉体の匂いに恋をしたのである。(73)さるトルコのスルタンは、お気に入りの娘を選ぶのに、彼女たちの汗の浸みこんだチュニックの匂いを決め手にしたといわれる。(74)ゲーテはフォン・シュタイン夫人の匂いを心ゆくまでかげるようにコルサージュを一枚盗んだと告白している。(75)パルベー・ドルヴィリーの小説の魔女は、恐るべき神父を誘惑しようとして彼にシュミーズを一枚送り届ける。ユイスマンスは『腋臭』のなかで、女性の脇の下の匂いにたいする魅力を公言する。(76)

これよりも微妙な形ではあるが、愛人の胸元におかれていた花束の蠱惑《こわく》もしばしば語られ、ルソーはパルニーと同じようにそのあだっぽい魅力を歌い上げる。(77)さらに、口臭、あるいは靴の臭いについてはなんというべきなのだろうか。精神分析医が皮フェティシズムという言葉を発明するはるか以前にレチフ・ド・ラ・ブルトンヌは女性の靴の臭いに無上の喜びを見いだしていた。(78)もう一つ、奇妙な沈黙が目につく。おそらくこれはタブーだったのだろう。すなわち、こうしたエロティックな言説の中には、月経についての言及をのぞくとヴァギナの臭いの誘惑的な力に対する暗示はひとつもない。(79)

思春期は女の一生が描き出す嗅覚的な道程の中で決定的な段階となるわけではない。イヴォンヌ・ヴェルディエはここでもまたそれを正しく予見している。経血は思春期の少女の魅力を一層引き立て、生殖という少女の使命を喚起するが、それは少女に非連続的な匂いを付与するにすぎない。女性に真に嗅覚的な刻印を与えるもの、それは男性の精液である。性交を行なうことによって数多くの動物の雌の肉が独特の臭いを帯びるのとまったく同様である。[80] いずれの分野においても女性の特性《フェミニテ》の仕上げをするのは性交渉なのである。[81]

この点にかんしては、例外的な嗅覚能力にめぐまれた人びとを扱ったいくつかのおなじみの逸話が示唆的である。それは月経の臭いについての話ではなく――おそらく月経臭はあまりに明白すぎるのだろう――性交の話、女の性器と体液に精液が浸みこんで、その結果、精液蒸気が発散されたという話である。デモクラテスの笑いはアブデールの若い娘たちの過ちを断罪している。一六八四年の『ジュルナル・デ・サヴァン』に掲載されて以来、不貞を働いた女の臭いをかぎつけることのできる例のプラハの修道士の話は、この主題を扱ったすべての医学的著作で、必ずといっていいほど取り上げられるようになった。

過度の性交は、女の体液に文字どおり精液が流れこむ結果を招き、体液を腐らせ、耐えがたい悪臭を発散させる。娼婦が「臭う女」を意味する淫売《ピュタン》という言葉に変わったのはまさにこのためである。[82] ジュヴェナルはすでにこうした主張を行なっている。十八世紀の初頭にはJ＝B・シルヴァがこの考えを科学的に立証しようと骨折った。[83] やがてひとびとは、こうした考えだけで娼婦を危険な女と見なすまでになる。

実際、病気の肉体、生きながら腐っていく肉体は有害な発散物、病気のもととなる臭気を発する。この点では、動物たちも危険である。獣疫がはやっているときには、人間も危険にさらされる。そこで、家畜小屋の空気は体にいいどころか、きわめて不健康なものと考えられるようになる。[84] 腐敗熱の理論はここに至って生気論者と真っ向から対立する。

これよりもさらに恐ろしいのは病気の人の近くにいることである。病人のまわりには「多少とも広がりをもつ」大気ができあがるが、「それは病人の衣服、家具、部屋の壁に付着し、通常の大気よりも重く、まるでのしかかってくるようで、動きも弾力性もずっと少なく、部屋の隅々にいつまでも残る」。[85] 危険を察知するには悪臭だけで充分である。一七九九年にフランス軍がニースに宿営したさい、野営熱病がはやって猛威をふるったが、その間、「哀れな兵士の体から、リン酸ガスが燃えたときのような臭いが発散され、遠くからでもその臭いをかぐことができたが、病人の一番多かった通りと家では臭いはいつまでもなくならなかった」[86]。回復期の病人も「まわりの大気を取り除かない限りは」病気をまきちらすとフォデレは断言している。

しかし、なによりも瘴気と臭気を運ぶ役割をするのは吐息である[87]。「病気にかかった家畜」の吐き出すくさい息には気をつけるように、とボワシエ・ド・ソヴァージュは警告している。溺死の汲み取り人夫の吐息で、ジャン＝ノエル・アレの同僚は即死したという[88]。吐息は本来、生命とその魅力の存在を明示し、「生気」の流入を保証する正常な呼吸が行なわれていることの証明となるものであるが、それはまた体液によって蓄積された腐敗を排出する器官とともに、環境を汚染する「燃素ガス」のはけ口ともなる。空気汚染と瘴気にとりつかれた、この空気感染説的な強迫観念の時代においては、とりわけ発散物、吐息、体臭に対して、他人への警戒心が働くことになるのである。

生きた人間や動物がすし詰めになった場所には多量の蒸気が蓄積される。これを意識したとき、眩暈が人びとを襲う。「社会的発散物[89]」の危険に気づくことによって、悪臭を放つ群衆、すなわち民衆および家畜の群れに対する警戒心が生まれる。こうした警戒心から、人びとは不安にかられて計算を行なうが、それはかつて行なわれた大地から発散される蒸気の計量を引き継ぐかたちになる。すでに一七四二年に、アーバスノットは都市住民の発散物を計量しようとこころみている。「一アルパンの土地に三千人弱の人間がいて毎日汗をかいていると、三四日後には七一ピェの高さの気体が作り出される。この物質と空気の比率はおそらく八百対一になる。したがって、もし百アルパンの土地にこの三百人を展開させると、八プスの同じ物質が残ることになる。そしてその大部分は消えずに、臭気性発散物特有の無限の細かさで広がり、同じ面積の一都市の大気を汚染することになる」[90]。九年後、ボワシエ・ド・ソヴァージュは計算をやり直す。都市住民一人が毎日摂取する五リーヴルの食物が作り出す排泄物が「蒸気になる」[91]

と、各人の皮膚の表面積一四ピェを底面にした四ピェ七プスの高さの蒸気の円柱（重さ五リーヴル）ができ上がる。都市では、この円柱の密度が倍になる。だから、都市住民一人が実際に使える面積は、その人の皮膚の表面積の半分を越えることはない。

そこに肉体があるだけで、たとえその人が健康であっても、都市の大気を汚染し、谷の空気をくさくする。だが、幸いなことに風や馬車の振動および各家庭の暖炉の燃焼の結果生じる空気の撹拌のおかげで、部分的に大気の汚染が取り除かれる。だが多くの人間がひしめきあう閉じられた空間では同じようなわけにはいかない。軍艦、病院、刑務所、兵営、教会、劇場等の中で疫病がゆっくりと作り出され、それがやがて都市に襲いかかる。われわれがその理論的基礎について検討してきた、肉体の密集に対するこうした強迫観念は、やがて、都市内部における社会的表象と公共空間に対する衛生学者の戦略の双方に指針を与えることになる。もっとも、ラヴォワジエ派の化学が正確な規範の定義を認めるまでは、その指針の与えかたは、当分のあいだかなり混乱したものである。

船底の垢溝と病める都市の臭気

この問題にかんしては、何よりもまず、腐敗にかんする社会的表象の強迫観念となっているあの象徴的な船底の垢溝を取り上げざるをえない。「船内の空気で喚起される第一の印象は嗅覚に訴えかけるものである。この複雑な臭いは、船底の発散物、タールの臭い、そして狭い空間に押し込められた多くの男たちのくさい体臭などがまじりあったところから生まれてくる」(92)。そこで、船がまず第一に、不安に駆られた衛生学者たちの分析の対象に選ばれる。「船内の空気は牢獄よりもはるかに劣悪である」とヘイルズは一七四四年に断言する(93)。何年か後ド・モローグ子爵はこの複雑な臭いの絡み合いをほどこうとする。彼の目には、壊血病の激しい腐敗力を説明するにはこの臭いを解明するだけで十分だと映ったのである。

船は「浮かぶ沼地」(94)である。外板の隙間から入り込んだ海水、雨や軽率な甲板洗いのあとで水溜まりとなって淀んだ淡水、さらには索具に浸みこみ、板を腐らせ、砲弾や重りの鉄を酸化させる淡水、こうしたものが黒っぽい有毒な泥を作り出す。さもなければ、ひどい悪臭を放つ液体が船底の垢溝に集まって、ありとあらゆる悪臭の混合体を形成する。この淡水と海水の混合物は有毒性という点で、見捨てられた塩田に匹敵し、ポンプでそれを汲み出そうとすると、悪臭は一層ひどくなる。海の瀝青、海岸の霧、有毒な停泊地などが船と沼沢地の同一視を容易にする。

それはまた発酵の中心地でもある。骨組の木材や索具の麻などから、とくにそれらが新しいときには、蒸気がたちのぼる。船倉の食糧庫では「つねに鼻の曲がるような熱い蒸気の臭いがする。それは繊細な人なら気絶しかねない臭いである」(95)。感覚の錯覚なのか、そこでの空気はほかよりも熱いような気がする。空気の淀みが悪臭を一段とひどいものにする。船底は船の生命に絶えざる脅威を及ぼすが、同時に奇妙な魅力も放つ。アーサー・ゴードン・ピムの乗船、ドラキュラの航海、コンラッドの『闇の奥』(96)の腐敗した積み荷などは、後代の文学作品であるとはいえ、こうした異臭を放つ船底に対する恐怖心を反映したものである。船倉の上のほうでは、「匂いを放つ発酵した酒や食糧からたちのぼる発散物」(97)が、これまた食糧貯蔵室から漏れ出てくる。

船に乗せた家畜の堆肥と汗、鶏の糞、塩鱈のストック、鼠や昆虫の腐敗した死骸、箱の下に入り込んだり、人目につかない片すみに潜り込んでしまった汚物(98)、こうしたものが腐敗臭の束を作り上げ、船員や乗客を腐らせる。暑い季節には、船首の便所、高級船員用の「便器」、小便用の容器などからの発散物が耐え難い臭いになる。たとえば、つぎのような歴史的事実がある。一八二一年、グアドループに向けて、乾燥人糞を積んだ「アルチュール号」が出帆したが、悪臭を放つその積み荷のために、乗組員はほとんど全員が死亡し、ポンタ＝ピトルの沖合にたどり着いた時には、幽霊船のような有り様になっていたという(99)。

この悪臭のごった煮の仕上げをするのが人間のひしめきあいと燃焼蒸気である。夜、最下甲板では、船員たちがひしめきあって、淀んだ空気の中で寝ている。服には湿気と汗が浸みこんでいる。[100]あまりに臭いがひどいのでハッチの前を通りかかった乗客は窒息しそうになったという。都市を汚染する便所の悪臭に船自体の不潔さが加わるのだからたまらない。船はまた病室も持っているから、しばしば浮かぶ病院にも早変わりする。さらにその懲罰房では船員が鉄の鎖につながれている。積み荷がギニアの黒人奴隷だったときは、「空気はすっかり汚染され、胸がむかついて耐えられないほどだった」とヘイルズは強調している。[101]

学者たちは、船に乗り込んで、発散される蒸気について飽くことなき調査をくりかえす。[102]彼らはこの強力なアマルガムから生じる複雑な臭いを定義し、その危険の度合いを計ろうとする。一七八四年、王立医学協会の調査団がこの問題に取り組む。[103]調査団のだした結論は、船が汚染された場合はたとえ航海可能であっても即刻これを焼却すべしというものだった。こうしてフリーゲート艦「メルポメーヌ号」は姿を消した。

陸上では、嗅覚的スキャンダルの最たるものは、監獄だった。そこでの悪臭は囚人たちが生きながら集団的に腐っていくことを意味した。この人間浸漬槽たる監獄は系統的汚染の上に現在の腐敗を付け加えたものだった。ルイ＝セバスチャン・メルシエによると、ビセートル監獄の悪臭は四百トワーズ離れた場所からも臭ったという。[104]怪盗カルトゥーシュの相棒の一人は、数秒でも外の空気を吸いたいがために脱走したが、結局殺された。ストリュアンズ伯爵は斬首刑に処せられるために独房から引き出されたが、そのときこう叫んだ。「おお、新鮮な空気を吸えるとはなんたる幸運！[105]」。ヴェネチアの恐るべき牢獄で看守といさかいを起こしたカサノヴァは看守と賭けをしたが、勝ったら糞尿桶の悪臭を取り除いてくれと頼んだといわれる。[106]

囚人が澄んだ空気に憧れる気持ちは、十九世紀初頭の文学にしばしば描かれている。オーベルマンは、十年間の拘留ののち汚水だらけの独房から解放されて空の静謐さにうたれた囚人に自らを託している。[107]ピサロの囚人たちは外気と光に触れる喜びを歌う。(108) ミシュレはさすがに抜かりなく、その著作の中で何度か監獄の臭いの歴史を扱っている。「湿って暗い昔の修道院は現在ではほとんどいたるところで監獄としてつかわれているが、どんな改良がなされようと、依然として打破しがたい歴史的な不潔さの核のようなものを持っていて、一歩そこに足を踏み入れるといわく言いがたい臭いが胸をむかつかせる。ルイ十四世の時代の監獄に投獄されたことのある不幸な者たちはその汚染された空気が最大の拷問だったと語っている(109)」。

一七八四年、ハワードは抗議する。「ヘイルズ博士が生命におのずからそなわった気つけ薬と呼ぶところのものを囚人たちから取り除く方法はまだ見つかってはいない(110)」。さらに彼は確認する。「監獄の空気は、そこを訪れた人びとの衣服を汚染する。(……)汚染から逃れようとして人びとが用いる酢までもが、耐えがたい臭いにかわってしまう」。こんなだから、大部分の監獄の観察者の嗅覚的警戒心はけっして眠りこんでしまうことはない。

本当のことをいえば、監獄の悪臭によって引き起こされたスキャンダルは、ハワードがこれを書いたときには、すでに長い歴史を持っていた。ベイコンは「監獄の臭気」あるいは発散物をペストのつぎに危険な汚染と考えていた(111)。それが原因となった惨事の多さはそのことをはっきりと証明していた。まず最初は一五七七年に起きたオックスフォードの「黒い法廷」事件である。クロード・ジェンキンズという男が暴動教唆のかどで裁判にかけられたが、そのとき、法廷から「きわめて有毒な蒸気が立ちのぼったので、ほとんどの人が窒息した。逃れえた人はほとんどいなかった。オックスフォードでは三百人が死亡し、二百人以上が病にたおれてほかの場所で亡くなった(112)」。一七三〇年の五月にはトーントンの法廷が惨事を招いた。アイヴェルチェスターから連れてこられた囚人たちが法廷を汚染したため「裁判長、弁護士、州長官、そのほか数百人の人がこの悪疫性の熱で死亡した(113)」。

最も戦慄的な法廷汚染に数えられるものに、一七五〇年の三月十一日にオールド＝ベイリーで開かれた法廷がある。開廷前に、裁判所側はかなりの数の囚人たちを——延べ二百人——裁判長席の隣の二室と「ベイル・ドック」

に入れた。「ベイル・ドック」というのは法廷とつながった一種の小部屋で、法廷との間には仕切り壁の上部に空いた小窓と一枚のドアがあるだけだった。この三つの部屋は「もう何年も前から掃除されたことがなかった。さらに部屋が密封されていて暑かったのと、非常に多くの人の汗で悪臭は一層ひどくなっていた。その結果弁護士が二、三人と州の副長官が一人亡くなった」(114)。結局全部で、四〇人が死亡したが、「この数字の中には、身分が低く、死亡を確認できない者は含まれていない」(115)。一八一二年にはまた、ロン＝ル＝ソーニエの法廷が惨事に見舞われた。(116)プリングルやリンドにとって、国王陛下の海軍と陸軍に大損害を与える汚染は監獄から生じると思われた。

プリーストリーの発見が行なわれる以前には、悪臭の中で生じるあの恐るべき「監獄熱」と、閉所に過度の人数が詰め込まれたことから起こるたんなる窒息とは厳密には区別されていなかった。学者たちは、ベンガルの「黒い穴」に閉じ込められて窒息した一四七人のイギリス人捕虜の悲劇(117)と、忌まわしい重罪法廷の犠牲者をおそった悪疫とを混同していた。

監獄の臭いとそれが生み出す熱は、それが一部分、過去に起こった浸潤の結果であるため一層恐るべきものだった。この場合には、土地を放棄し、建物を取り壊すほかには解決策はなかった。ラヴォワジエがサン＝マルタン監獄とフォール＝レベック監獄を視察したあとで王立科学アカデミーに提出した報告書の結論がまさにこれだった。(118)

囚人の独房の腐敗と悪臭にかんする言説は、これより半世紀後、都市労働者の住宅と不潔な農家が描写されるときの指針となる。十八世紀以後、不潔な住居に対する告発がいつはてるともなく、それなりの正当性をもって繰りかえされるが、こうした攻撃ができあがってゆくさいにモデルとされたのが囚人の独房についての記述なのである。

当時の観察者の言に従えば、病院の嗅覚的環境を特徴づけるのは、腐敗臭の複雑さであるという。(119)病人のせわしい呼吸と悪臭を放つ汗、化膿性の痰、傷口から流れでる多種多様な血膿、小便器と大便器の内容物、薬の芳香、膏薬の臭い、こうしたものがアマルガムをなし、ある種の臭気を作り出すが、臨床医はかなり早くから伝染病の原因を突き止めるため、この臭いの成分を解明しようと試みた。病人たちの性別、年令、職業、気質などが、この総体的な悪臭をさまざまに変化させるが、それぞれの病院で支配的な病気の臭気はこの総体のなかから生まれてくる。最悪なのは「病院の腐臭」、すなわち死に先立って発散され、死を予告する、屍に近い病人の臭いである。それは壊疽にかかった手足や、瀕死の病人用の汗の浸みこんだベッドからたちのぼる。[120]

病院の視察とその状態の描写は公衆衛生学にたずさわるすべてのものにとって、まず最初に取りくむべき課題となる。息を詰まらせるような悪臭が話の主役に昇進する。倦むことを知らぬハワードは、病院内の騒音や採光などの問題にはまったく関心を示さず、ひたすらに、嗅覚的分析をくりかえす。この点に関しては、リヨンとマルトの病院の描写が当時の現実をよく伝えている。[121] ネッケル夫人はビセートル監獄の病人用の獄舎を視察するのを恐れなかった。その病人用の獄舎の中でも「サン＝フランソワの間」と呼ばれる部屋は、文字通りの「パリ人種の垢溝」であり、悪臭を発するその空気は「どれほど慈悲深く、またどれほど勇敢な視察者といえども気絶して窒息しかねない」ほどだった。[122] どんな病院も吐き気を催すほどひどい臭いがする、とルイ＝セバスチャン・メルシエは付け加えている。こうした証言は共和暦Ⅶ年にフランソワ・ド・ヌシャートーが主導して行なった調査報告によって裏付けをあたえられている。

あらゆる描写の中で最も正確なのは、やはりトゥノンがパリ市立病院（オテル＝デュ）について残したそれである。[123] やがてパリ市立病院を「治療機械」[124] に変えようとする計画が生まれるが、その計画が実現するまでのあいだ、この病院は悪臭を放つ汚染機械として人びとの目に映じる。トゥノンは読者をまったく容赦しない。腰掛け便器の内容物が浸みこんだ床、吐きつけられた痰で崩れる壁、瀕死の病人の汗が浸みこんだ藁マットないしは羽根布団。監獄と同じように、便所が悪臭を撒き散らす。五八三人の病人に対して、病室は三つ、便座の穴は五つだけである。小便は便壺ですませ、それを便座にぶちまける。大便は「みんなが便坐の上でする。汚物がそこにたまる。次にやってきた者は汚物をよけて用を足す。こうして汚物はどんどん床の上を前進していって、ついには扉の所に達するが、その扉と病室はわずかに壁の厚さだけで隔てられているにすぎない[125]」。

悪臭を放つ空気と瘴気が病院内を駆け巡り、階段に吸い込まれ、バルコニーに溢れ出て、逆流し、部屋の隅に停滞する。悪臭には絶頂《アクメ》がある。すなわち包帯の替え時である。そして悪臭はヨーロッパ中に知られた極点を持っている。「サン＝ジェロームの間」と産婦の看護室がそれである。手術室に使われていた「サン＝ジェロームの間」は死体安置所の上にあり、「そこから立ちのぼるくさい蒸気にさらされていた[126]」。「同じ側に（……）糞尿を流す鉛管があって、猛烈な臭いが発散されていた。この鉛管のわきにはバルコニー状に突き出た穴蔵があり、その上に小便や血、さらには中二階と分娩室から出される汚物などが落ちてきた[127]」。そこには重い悪臭がたれこめていた。臨産婦のベッドを開けると、「さながら、深淵からたちのぼるような、湿った熱い蒸気が発散される。その蒸気は部屋の上のほうに昇り、広がって、空気を濃くし、感知しえる触感を与える。そのため、冬の朝などには人が部屋を横切ると、それにつれて空気が裂けるのが見えるほどである。こんなだから、嫌悪感なしに部屋をよこぎることは絶対に不可能で、しかもその嫌悪感を克服することはだれにもできない[128]」。

悪臭をばらまく人間の密集場はほかにもある。監獄の延長である法廷は別にすると、むろん兵営が筆頭に挙げられる。だが実は劇場もそうなのである[129]。劇場で人びとの苦情を集めていたのはボックス席で、神経の繊細な女性を有毒ガスにさらすといって非難された[130]。オーベルマンはオペラ座のボックス席に対して最も激しい嫌悪を感じたが、それというのも「そこにいると、清潔であるとも健康であるとも言いがたい二千人の観客の吐息で、全身汗みどろになってしまう[131]」からである。しばしば、不安を感じた観客が悪臭のひどさに劇場を立ち去ることもあった[132a]。一七八九年六月十七日以後、憲法制定議会の議員たちが集まったヴェルサイユのムニュ・プレジールの間の空気は「重く、悪臭を放っていた」とギヨタン博士は弾劾している。次に憲法制定議会が会場としたパリのチュイルリの調馬場の空気も議員たちには不健康なものだった。一七九〇年八月、若きフェリックス・フォリオンは早めにやってきてチュイルリの新鮮な空気を存分に吸いこんだ。こうした用心をしておかなかったなら、彼が最後まで議場にとどまることは不可能だっただろう。(132b)

さしあたってこの時点では、貧乏人の体臭と金持ちの体臭はそれほどはっきりと区別されてはいない。くさいのは多数の人間の集まりである。病院や監獄の囲いの中にひしめきあう貧乏人の悪臭が身分の高い者たちの上にまで広がる危険が指摘される一方では、教会内に埋葬された金持ちの死体の腐臭も礼拝にやってくる信者たちを汚染するとして同じように危険視された。ポレ神父の著作が一七四五年に世に出て以来、教会の悪臭が嫌悪の対象になったことをここで想起しておこう。きっちりと蓋の閉まっていない地下納骨所、じめじめした浸潤性の円天井などが非難の的になった。ヴォルテールは、ヴィク・ダジールに先立ってこれを槍玉にあげている。修道院のなかにはひどい悪臭を放つものもあった。アグドの大聖堂はこの典型である。(133)

墓の蓋を取るときには、重罪裁判所の法廷とほとんど変わらない戦慄のドラマがくり広げられた。地下の独房のときと同様、地下納骨所からも疫病が溢れ出た。フィリップ・アリエスは思いつくままにこうした恐るべき事故の例をたくさん列挙している。(134)

あと残るのは作業場の臭気である。これにかんして、現在のわれわれは最も敏感に反応するようになっている。ところがここに明白な事実がある。すなわち、作業場の臭気が嗅覚的警戒心を刺激するようになったのは時代が下ってからのことにすぎないという事実である。そればかりか、帝政以前には、これが、監獄、病院、墓地の悪臭のように激しい攻撃の対象になったことは一度もなかった。したがってわれわれとしては時代錯誤におちいる過ちは厳に戒めねばならない。当時、人びとを恐れさせたのは、ひしめきあう人間の体臭であり、働く人間の発する臭いではなかった。作業場が危険だとしたら、そこから悪臭が発散される場合に限られた。作業場の場合、悪臭と有害性がほとんど正確に一致している。悪臭をともなわない産業公害は考えられない。騒音が槍玉にあがることはなく、また煙もほとんど問題とされない。――少なくともフランスではそうである。――だが、悪臭はたえず攻撃にさらされる。ラマッツィーニの著作は長いあいだ影響力をおよぼしたが、そのなかで、嗅覚は中心的な役割を演じていた。嗅覚に対するその打ち込みかたは尋常ではなく、やがて彼は臭気の歴史を書いてみようという奇妙な構想を練るまでになる(135)。

こうした事実から考えてもわかるように、職業病の分析は長いあいだおおざっぱなままだった。ただひとつの例外は、労働者が、発酵や腐敗あるいは大地の蒸気と付き合わなければならない仕事の場合で、これには大きな危険がともなった。石切り工、石油掘り出し人夫、井戸掘り人夫などは、すでに見たように、硫黄や瀝青や砒素化合物を扱うことを強いられる労働者と同じように危険にさらされていた。綱類製造業者が、悪臭を放つ麻の発酵の犠牲になることもあった。「くさい油の浸みこんだ羊毛は彼ら（機織り工）の作業場に非常に不愉快な蒸気を撒き散らす。そのため、彼らは悪臭をかいでしまい、くさい息を吐き出すようになる(136)」。

獣脂を取り扱う仕事は蠟燭職人の健康を破壊した。「皮革の悪臭は靴職人と皮なめし職人を脅かした」。洗濯女は煮たったアルカリ溶液の「忌まわしい蒸気」に身をさらしていたが(137)、これは洗濯というものが普及する妨げになった。水泳指導員と蒸し風呂業者は病気にかかる危険性が強い。毛加工職人はよりによって不健康な職業を選んだものである。皮なめし工は人尿を使う。「この労働者はつねに非常に高温の作業場にいて、尿と腐敗した油の悪臭に囲まれ、しかもしばしば裸で働いているため、ほとんど全員が悪液質病にかかってしまう(138)」。すなわち、腐敗した粒子が彼らの血液の大半を害することになる。最悪なのは――このときすでにそう考えられている――動物の死骸を商売にしている屑屋である。

だが、大多数の労働者は、発酵とも腐敗とも無縁な無臭の作業場で健全に働いていた。ラマッツィーニの分類法はフルクロワによって補われ、パチシエと（部分的に）パラン゠デュシャトレによって採用されたが、その中でももっとも重視されているのは、依然として、扱われている物質の性質、まわりの空気の質、吸い込まれる蒸気の構成である。労働者の健康は、食物、気候、気質によっても左右されるが、実はこうした要素も関係しているのだ。だが、健康が、労働者の困窮状態、特殊な住居形態、社会的階層への帰属といった要因を基準にして計られることはけっしてなかった。いわんや生物学的にあらかじめ決定された宿命を背負ったいずれかの民族への帰属が基準に選ばれることはありえなかった。(139) 労働条件には体系的な悪臭というものは含まれておらず、悪臭に近づくのを避けることは、ほかのひとと同じように労働者個人に任された仕事だった。

すでに十八世紀の初頭に、ル・サージュは『ジル・ブラス』の中でマドリッドの臭気を槍玉にあげている（実際にはそれはパリの臭気である）。だが、都市の嗅覚的イメージが最も悲劇的に描かれるのは、ルイ゠セバスチャン・メルシエの描写である。「人は私に、幾重にも重なりあったありとあらゆる悪と病いの巣窟の真っ只中にどうしてとどまっていられるのかと尋ねるかもしれない。なぜ、種々雑多な腐敗蒸気に毒された空気の中に住み、屠殺場、墓地、病院、下水、どぶを流れる小便、山のような大便、染色業者や皮革業者や皮なめし業者の作業場などが集まった町の中に暮らしていけるのか、またあの信じられないほど多量の薪から発生する絶えざる煙と、あのすべての石炭からでる蒸気の中で窒息もせず、銅やその他の金属を精練する作業所がたえまなく発散する砒素、硫黄、瀝青などの化合物の中で生きていけるのかといぶかしく思うにちがいない。さらに、悪臭を発する重い空気があまりに濃密なため、周囲三リュー以上の遠くからでもそれが目に見え、鼻でかぎ取ることができ、しかもその空気は流れることもあたわず、ただ迷路のような家の中をぐるぐると回っている、といったこの奈落の底にどうやって生きながらえているのか不思議に思うかもしれない。くびきをはめて飼育してきた動物でも、ひとたび自由にしてやれば、ただひたすら本能に導かれて、あっというまに逃げ去り、空気と緑と花の香りにみちた自由な大地を野原に求めにいくだろう。それなのになぜ人はこんな牢獄のなかに好きこのんで這いつくばっているのか。こう問われたら、私はためらわずに答えるだろう。パリの人たちはただ習慣だけで、湿った霧と不健康な蒸気とくさい泥とに慣れてしまっているのだと」(140)。

さらにこの総括的な描写に、監獄、教会、およびセーヌの土手の悪臭ただようぬかるみ（たとえばジェーヴル河岸のそれ）、そしてとりわけ異臭のパリの心臓部にはめ込まれた寄せ木細工たる食品市場の群れを付け加えれば遺漏はあるまい。一七五〇年以降、中央市場（レ・アール）は、新たな嗅覚的警戒心が神経を集中する場所の一つとなる(141)。地下の貯蔵所からは、雑多な野菜の臭いが複雑に混じりあった悪臭が生じてくる。地表では、「うんこ門」の地区で、魚の臭気が通行人に襲いかかり、売り台に浸みこんだ瘴気が幻覚的な破壊の欲望を呼び覚ます。

観察者たちは、それまで実態のつかめなかったこの首都の中心部の悪臭を分析しようと試みた。おかげで、思いもかけぬほど正確な報告書が今日に残されることとなった。その結果、われわれの目に映じる当時のパリは脱漏が多く連続性には欠けるが、それでいて嗅覚の面では一貫したイメージとなる(142)。というのも臭いの標柱を立てていくこの作業では、視覚という冷酷で調和的な論理が働かないからである。都市の嗅覚的な網の目を構成する臭気の流れを見抜くこと、それは疫病が侵入する瘴気の網の目を突き止めることにほかならない。都市空間に対するこうした新たな視座からはやがて、まったく新しい社会の読解法が生まれてくるが、しかしそれは少し時代を経てからのことにすぎない。さしあたって、社会学的計画はまだきわめて漠然としたままである。というのも、大地、水、糞尿、死体、および一ヵ所におしこめられた人びとの体臭などのさまざまな臭気によって存在が明らかにされた根強い危険が分析を妨げているからである。衛生学者たちはさまざまなものの臭いや腐敗した民衆の臭いにうろたえて緊急に仕事に着手する必要を感じたが、だからといって方法的な分割ができるようになったわけではない。こうした新しい読解を命じることとなったのは十九世紀という時代である。つまり、十九世紀になって実行に移された戦略が、人間を、脱臭されたブルジョワと悪臭を発する民衆とに明白な形で分割したということである。

大革命の直前には、計画はこれとは違っていた。瘴気が合わさった結果、危険が著しく増大したので、できるかぎり臭気の結合を妨げる必要があると考えられたのである。急務とされたのは、脅威を系列化し分類することである。建築家のボファンは食品の種類だけ市場を建設する計画をたてた。[143] 化学者たちは人間が密集する場所の空気を分析しようと企てた。彼らはこうして、プリングルの理論の正当性を証明しようと思ったのである。その歩みは長いあいだ、不器用で、実り少ないものだった。プリーストリー自身の手の中でも、水電量計は作業場あるいは船倉の空気の変質を測定することができなかった。ヴォルタとガットーニは、これよりも多少幸運で、病室の空気の性質を明らかにすることに成功した。彼らが根拠としたのは、燃焼の速さである。ジュリーヌはベッドの中の空気を分析しようと骨折ったあと、おなじ方法で腐敗した場所を順序づけようとした。[144] その頂点にあるのは監獄の独房である。これ以後、独房はあらゆる悪臭源の中でも、科学的に最も危険なものと見なされるようになる。だが、すでにこの当時から学者たちは、こうした方法では、「生命気体」「不燃気体」「白亜酸」のそれぞれの量を決定することしかできないことに気づいていた。瘴気はあいかわらず捕えられぬままだった。

さて、以上、多少表現を和らげつつ急ぎ足で問題への言及を行なってきたが、これだけでは当時の言説に溢れていた多様な悪臭源について明確なイメージをあたえることは不可能かもしれない。とはいえルイ十六世の臣民たちが過去よりしつこくなった臭気にせめたてられて、これを取りあげるようになったと主張することはさしひかえなくてはならない。一つだけ確実に引き出しうる結論は、知覚の現象学の範疇に属している。すなわち、十八世紀の半ば頃から、臭いがそれまでよりも敏感にかぎとられるようになったということである。さながら、嗅覚的な許容限度が突然厳しくなったかのようにすべてが進行した。しかもそれは産業廃棄物が都市空間に蓄積されるよりもはるかに以前のことなのである。じつは、明らかに、この変化には科学理論が決定的な役割を演じていた。われわれは、真理を重視し、錯誤から生まれる歴史的な結果は無視するという科学史を信奉してきたがために、こうしたことを視野から逸していたのである。

ところで、ここでもう一つ、曖昧な点を取り除いておかなくてはならない。つまり、これまで述べてきたことはすべてある限られた世界、すなわち医者、化学者、政論家などからなる世界において嗅覚的環境がはっきりと意識されはじめた事実を証明しているにすぎないということである。むろんこの代表例は特殊なものではけっしてない。むしろ、それはより広範囲なプロセスが進行していることをうかがわせるものである。とはいえ、臭気に対する不安と警戒心の拡大を計るにあたっては、より一層の正確さをもって臨むべきことはいうまでもない。

第4章　耐えがたさの再定義

許容度の厳格化

なによりもまず、一つの重要な事実がわれわれの注意を引きつけるにちがいない。悪臭の危険を告発する目的で専門家たちが実行に移した警告方法の激しさがそれである。純粋な空気への夢が切迫した危険を想起させ、都市全体が窒息する幻覚を蘇らせる。この夢のおかげで、メッセージの激しさが保たれる。「いますぐ対策を講じる必要がある」とトゥルノンは要求する。「首都はもはや広大な汚水溜めでしかなく、空気は腐敗している。(……)すでに、あまりに汚染がひどいため住民がほとんど呼吸困難に陥っている街区がいくつかある」(1)。

キャンペーンは、化学の個別学問化と時を同じくして(一七六〇―一七六九年)成立したあの社会医学の特徴をいかんなく示しているが、この学問の出現についてはダニエル・ロッシュがその足跡を丹念にあとづけている。ある種の「有用性の神話に刺激されて」(2)――当時はまだ功利主義という言葉を使う勇気はなかった――ありとあらゆる学者が観察し、採取し、記録を残した。彼らは管理者的な観点からいつ果てるともない目録作りに着手した。ところで、健康の管理も有毒な臭いの一覧表づくりから始まる。

もちろん、目覚めたエリートが不安にかられて騒ぎ始めたことの影響力を過大視するのは戒めたほうがいい。また一般民衆は臭いにたいしては鷹揚だったという事実や、パリの悪臭除去に民衆が示した抵抗というものを無視するようなことがあってはならない。このことについては、いずれまたふれる機会があるだろう。ひとことでいえば、観察者たちは、悪臭にたいする人びとの寛容な態度に驚きを感じ、その原因を習慣に求めたが、こうした悪臭への寛容な姿勢は、当時の人びとのあいだで臭いにたいする態度に大きなずれがあったことを如実に示している。「世界中で、鼻が曲がるほどくさいものを食べているのはパリの人間だけである」とルイ＝セバスチャン・メルシエは首都の魚屋に腹をたてて叫ぶ。(3) いかなる悪臭もパリの商人を不快にさせることはできない、それほど商人は悪臭には慣れっこになってしまっているのだ、とショヴェは書き留めている。(4) イノサン墓地の共同墓穴に積み重ねられた死体の発する臭いに追いかけられながら、娘たちはそこで散歩し、おしゃべりする。「彼女たちは、まさにこの胸をむかつかせる凄まじい死臭の真っ只中で流行の服やリボンを買っているのだ」。(5) サン＝テュスタッシュ教区の少女たちは教理問答を聞きながら、吐き気を催すような発散物にも不快を感じることがない。(6) イノサン墓地の死体をほかに移すことに反対する目的でパリの神父たちが書いた意見書には、民衆のこうした相対的な無感覚ぶりが反映されている。(7) とはいえ、これ以後、こうした「気が変になるほど（悪臭源に）近いこと」(8) に対して寛容な態度をとるのは、異常の烙印を押されることとなる。

アーサー・ヤングの紀行文は、先人たちの文章よりもいっそう明瞭な形で驚きを表しているが、ヤングの場合は、大陸のほとんどの人間が臭気に対する寛容を共有していることにたいするイギリス人の驚愕が中心になっている。「イギリスに行ってみたまえ、（……）あなたがたの五感が甘やかされることはないかもしれないが、侮辱をうけることはあるまい(9)」。ペズナースの旅籠で、とヤングはさらに続けている。「私たちは食事を取ったが、給仕をしたのは靴も靴下もはいていない恐ろしく醜い女で、バラの香りとは言いかねる臭いをあたりに撒き散らしていた。ところが、同席していたサン゠ルイ騎士団十字勲章をつけた男と二、三人の商人は打ち解けてその女と冗談口をたたいていた(10)」。クレルモン゠フェランの住人たちの態度は彼の目にもっと奇異に映る。「吐き気を催すような悪臭がたまりにたまって、空気は、その悪臭で息づまるほどになっている。だから、糞便だらけの狭い通りを、山からの爽やかな風が吹き過ぎないときには、私はこの町の善男善女の神経を本当に羨ましく思った。私の知る限りでは、彼らはこの町でいとも幸せそうな様子で暮らしている(11)」。

だが、繊細な旅行者の驚きに気を取られて、民衆のあいだにも嗅覚の許容度が厳しくなる前駆的兆しが現われていることを見逃してはならない。民衆においては臭気と死のあいだに直接的な関係がむすばれている。ペスト流行の際に顕在化した昔ながらの民衆の態度はそれを明白に証明している(12)。このとき、「民衆は病気と死の臭いと毒を避けるために逃げまどった(13)」とこれまたムニュレが一七八一年に書き留めている。数多い悪臭の中でも最初に民衆のあいだにもっとも広範な反発をひきおこしたのは死体のそれである。ルイ゠セバスチャン・メルシエは民衆の無頓着な態度を指摘しているが、墓地近隣の住人が苦情を訴えでた時期的な早さは彼らの反発のはげしさを雄弁に物語っている。死体の臭いが肉の腐敗と金属の錆に結びつけられた結果、不安がかきたてられ、訴えがいちだんと声高なものになる。死者と生者の居場所を分離せよという要求が何度もくりかえされる。世論の歴史のなかのこうしたエピソードが事実であったことはすでに実証されている。マドレーヌ・フォワジルはトリニテ墓地の臭気に対して民衆が苦情を訴えたことを論文にしたためているし(14)、フィリップ・アリエス、ピエール・ショニュ、およびその他の死の歴史の専門家たちも、とりわけパリにおいては、死体を隔離せよというキャンペーンが激しかったことを強調している。やがて墓地近隣住民の陳情は学者の論文と行政家の調査を裏付けることになる。ラ・ランジュリ通りの商人たちが音頭をとった一連の住民陳情によって、[15] 一七八〇年、結局、イノサン墓地は閉鎖に追い込まれる。

嗅覚の許容度が厳しくなったことは、歴史的事実であり、明瞭に意識化され、しっかりと描写されている。たとえば、ルイ＝セバスチャン・メルシエは、いささか矛盾なきにしもあらずだが、きわめて明晰にそのメカニズムを分析している。彼によれば、その責任は「化学者」にあるという。「二〇年前にはみんな、さしたる注意も払わずに水を飲んでいた。だが、ガスの一族や酸と塩の種族が地平線上に姿を現わしてからというもの、(……)どこでも空気汚染に対して身構えるようになった。この新しい言葉は警鐘のように鳴り響いた。人びとはいたるところに有毒なガスを見つけ、「嗅覚的神経」は驚くほど敏感なものになった」[16]。メルシエはついでに嘲笑するのも忘れない。「軽薄なパリジャンたちは、化学者が、コップを操る手品師のように空気を移しかえたり、汚染された便所の穴の上に嗅覚神経を傾けるのを見ておおいに楽しむことになる」[17]。

こうした新しい感受性について、とくに糞尿の臭気にかんしてはいくらでも証言が残されている。パリでは、旧式の汲み取り方法、つまり、換気もせずに、継ぎ目の緩んだ樽と肥桶を使って行なう汲み取り方法は人びとの顰蹙《ひんしゅく》を買うようになった。汲み取り人夫と住民の喧嘩が頻発する。[18] 糞尿溜めの浚渫《しゅんせつ》は「恐るべき拷問」[19]と感じられるようになる。糞尿溜めの修理が必要になると、「その建物の住人たちは」工事の続くあいだ「不安におののきながら生活をおくる」[20]とジェローは書き留めている。通行人の苦情も絶えない。これ以後、糞尿の汲み取りは世論の問題となる。新しい方法をテストするため王立科学アカデミーから派遣されたラヴォワジエ、フジュルー、ミリーの三人は、集まった民衆からさまざまな悪臭について意見を聞いた。やがて、モンフォーコンの汚物処理場が住民の憤慨を招き始める。[21] フォブール・サン＝マルタンの住民、とくにボンディ通りの人びとは一七八一年に抗議の声を上げる。[22]

舗石の上の泥が新しい感受性を傷つける。「日ごとに多くなる苦情を聞いていると、まるで昔はつねに道路がきれいだったように思えてくる」と一七八二年にロネスは記している。「ところが、実際には、昔は道路のことで文句を言うことなどだれも思いつきもしなかったのである」[23]。流行が、つまり新しい流行が、歩くことを命じるようになったため、泥に対する憤慨を呼び覚ましたのである。トロンシャンの忠告で[24]、貴族の奥方までが、人びとの体臭の蓄積で汚染された馬車を捨て、空気を深呼吸するために外に出る。これ以後、彼女たちは空気が澄んでいることを要求するようになる。

ダムールは、屠殺場と獣脂溶蠟場に対して近隣の住民があらたに不寛容な態度を示しはじめたことを書き留めている[25]。フランソワーズ・ブドンの指摘によれば、種々の食糧品市場の衛生的なドラマが民衆の意識をかすめるようになるのも一七五〇年以後のことにすぎない[26]。それはトゥルノンの証言によっても裏づけられる。

悪臭が論争を引き起こすようになる。糞尿溜め、井戸、垢だらけの壁、下水などの悪臭が人びとの怒りをかきたてる。「数年前から、ある種の蒸気の持つ恐るべき危険に対して、以前よりも熱心に警告がなされるようになった。（……）その結果、数知れぬ論争、敵対、訴訟が生まれた」[27]。明らかに、あらたな感受性は、後に有名になった下降のプロセスに従って[28]、社会的ピラミッドの上から下へと広がっていく。すでに見たように、化学者たちは、健康と不健康の象徴分類法を提案していたが[29]、その大部分は嗅覚の分析可能性によって整理されたものである。この分野においては、「過去においては問題とならず、その後変化しなかったものが、突然、耐えがたいものとなった」[30]。一方、不安と疑念にさいなまれた医学は、ためらいがちにさまざまな形の言説を用いて、曖昧な病因学的形態を提起することしかできない。その結果、医学はあいかわらず、瘴気と悪臭、吐き気を催すような臭いと不健康、有毒ガスと窒息性ガスを混同しつづける。こういった医学的言説の揺れ動きは嗅覚に強度の情動性をおわせることになる。すなわち今日の目には科学的理論というよりもむしろ幻覚に近いものに思える学問のこうしたとりとめない歩みが、集団的想像力に強迫観念となって取りつくのである。

かくして、かつてミシェル・フーコーが卓抜な分析を行なった、病院と監獄に対する民衆のあの大きな恐怖が一段と激しいものに変わる。民衆にとっては、危険はすべて感覚を介して姿を現わすだけに、この恐怖はいっそう強烈に実感されることになる。(31) これについては、たまたまドミニック・ラポルトが別の解釈を提起している。(32) ラカン理論を援用するこの著者によれば、強力な中央集権国家が徐々に形成されていく過程で、嗅覚の新しい体験が生まれたのだという。そして、それ以後は「嗅覚の習得はすべて反・糞便《ステルクス》のかたちで指導されることになる」(33)。糞尿溜めの普及にともなって糞便は各個人に属するものと考えられるようになっていったが、そうしているあいだに人糞の臭いは、おそらく徐々に耐えがたいものと感じられるようになったのだろう。ところで、どんな臭いも糞便《ステルクス》の臭気が基準になっているとするなら、糞便は各人が手元において始末せよというヴィレル＝コトレの勅令は、嗅覚の一方的な消滅を導きかねないものだった。こうした点では、この精神分析学者の考えはリュシアン・フェーヴルの直感（すでにこれは古典になっている）を裏付けている。

　このような嗅覚革命は、私見によれば十八世紀の半ば以降に決定的な段階を迎えることになるが、その前史はまず言語の面で現われる。すなわち古典フランス語から悪臭にかんする語彙が取り除かれ、純化が進んだのである。人びとはこうすることで、フランス語を腐敗しないものにしようと思ったのである。その結果、嗅覚に関する語彙の語頭が消えたり、とりわけ糞便のことを話題にしなければならないときには「文章が妙に猥褻にねじれたり」(34) するようになる。

　ところで、悪臭追放を完全なものにするためには、どうしても臭いを追いかけ、分析し、記述することが必要だった。この点にかんしてだけは、私はドミニック・ラポルトの分析を全面的に支持する。ただ残念なことに、彼はこの問題に急ぎ足で簡単にふれているだけで、(35) しかも、年代順などは一切軽蔑しているように見受けられる。おそらく彼は海王星の存在を計算によって予見したルヴェリエのように、自分は予測するだけにとどめておいて、その論理的なプロセスを突き止め、年代を確定する作業は歴史家に任せたのだろう。ある年代以降——私見では一七六〇年から一八四〇年頃にかけて――公衆衛生学者は「あらゆるおぞましいもののなかで最も手ごわい敵に立ち向かう」[36]英雄の地位にまで祭り上げられる。公衆衛生学者が「清潔への賛歌」[37]を準備し、十九世紀がこれを歌いあげるのである。

明らかに、嗅覚革命は、悪臭の叙事詩、汚水溜めの武勲詩を経たのち、泥の一掃を目的として書かれた言説の大浪を通過しようとしていた。感覚過敏から生まれた不快感（これがこの章の主題である）は、一時的なものでしかありえなかった。というのも、こうした不快感が恒常的なものになるには、現在のわれわれのような脱臭化された環境の創出が前提とされるからである。ところで、政治的な歴史、つまり新たな糞便管理を生み出すような強力な国家の創設がそのプロセスを導いたとする考えはたしかに刺激的な見解である。だが、われわれとしては、こうした考えの全体的な一貫性を証明する仕事は専門家に任せておくことにしたい。

これに対し、個人という観念の上昇という問題は無視するわけにはいかない。[38]この観念はかつてマルセル・モースが指摘したもので、排泄物の個人化はそのひとつの側面にすぎないかもしれない。それは、ブリュノ・フォルチエが強調したあの新しい「肉体の空間性」[39]とまったく同様に、さまざまな不寛容が現われてくる過程で、明らかに、重要な役割を果たしていた。ムニュレは、ペスト流行の際に「他人の体臭に対して」[40]人びとが嫌悪を覚えたことを、伝統的なふるまいとして引用している。自らの体臭がはっきりと定義され、敏感に感じ取られるようになった結果、他人の臭いに対する嫌悪は一段と激しいものにならざるをえなかったのである。他人の体臭とは、この場合、教会の中で腐っていく金持ちの死臭であり、また公共の空間の狭い場所にひしめく汗にまみれた民衆の臭いである。[41]

昔ながらの治療学的釈明

十八世紀の中頃には、依然として、大量に使用される芳香剤が、環境の嗅覚的強度を保つのに役立っていた。また《匂い》（香水）[42]の治療学的機能が、その美容的な価値、あるいは少なくとも快楽的な価値を補強するかたちになっていた。それに当時はまだ、これらふたつの側面はほとんど分離されてはいなかった。「体に快楽の香りを漂わせること」[43]、あるいは香炉で芳香性の練り香を焚くことは、悪臭をさまたげることと同義だった。

芳香剤と香水は、同じように治療的な効果を持つある種の悪臭と同様、薬局方の中で大きな位置を占めていた。その証言となるのが、一六九七年に出版されたレメリーの薬局方で、これは後々まで長いあいだ権威として重んじられることになる[44]。これより一世紀後、ヴィレーは嗅覚治療学の大論文をさらに二つ上梓する[45]。一七八三年頃にロリーが確立した[46]臭気の分類法の指針となるのも治療学的な狙いである。香水の薬効に対する信仰の根は遠くギリシャ・ローマの古代にまでさかのぼっている。十八世紀の医者は、ヒッポクラテスやガレノスはもちろんのこと、さらにはクリトンまでを参照の対象としていた。クリトンについては、その治療法はすべて芳香剤の使用に基礎を置いていたとアエシウスが述べている。

吸い込んだ匂いが急激で強力な影響を及ぼすことは、嗅覚が脳に近いことによって証明される。レメリーは匂いのきつい「卒中防止用バルサム」の処方を勧める。「というのも、鼻に快いものは、揮発性で浸透性のある微粒子からなっているため、嗅覚神経に達するばかりでなく脳全体に広がり、粘液やその他のあまりに粗雑な体液を、動物《エスプリ・》精《アニマル》の動きを活発化して、希薄化することもあるからだ[47]」。これより一世紀後、バノーは、同じ理由によって、有毒物質を口から吸い込むよりも鼻から吸入するほうが危険であると断言する。鼻が脳に近いことは、「急死性毒薬[48]」による死の危険性を増加させる。またこうした近接性により、匂いは場合によって、魂を喜ばせもするし、悲しませもする。匂いが人間の心理に与える影響は、例の「植物精《エスプリ・ヴェジェタル》による治療法」に根拠を与える。この治療法の使命は動物精《エスプリ・アニマル》の循環によって時たま起こる混乱を治すことである[49]。

十八世紀の「機械論者」やその追随者にとって、とりわけ匂いは生体に機械的な影響を及ぼすものであった。芳香性の匂いは、嗅覚経路から吸い込まれるか、あるいはヴァギナから吹送された場合、子宮の「悪気」を発散させることもあれば、逆に「静める」こともある。レメリーはさらに詳しく言う。「麝猫香《じゃねこう》、麝香《じゃこう》、竜涎香《りゅうぜんこう》が臍から子宮にかけて塗りこまれると、その馨香によって子宮を下に引っ張り、正常な位置に戻すといわれる。子宮は、悪気が発散したり窒息状態に陥ったときには、揺り動かされてしまうのだが、そうした時にこうした芳香剤が役立つのである。同様に、こうした匂いが鼻から吸収される時には、子宮を動かし、上に押し上げることになる」[50]。レメリーは古代医学の一つの治療法を注釈しているにすぎない。

感染と汚染の危険に対して、芳香剤は二重の効能を持っている。それは、大気の汚染物と戦うと同時に、生体の抵抗力を高めるのである。匂いはまず、空気に弾力を取り戻させ、ついで、病気の毒を破壊することができる[51]。この点に関して、医学的言説は曖昧なままである。それは、たいていの場合、ある種の物理的性質の喪失と偶発的な瘴気的負荷の実在を混同している。

ブレニー[52]とレメリーは、当時のほとんどすべての医者と同じく芳香剤には汚染された空気を清める力があるという確信を抱いていた。「香水」——ここでは薫蒸剤のこと——は、吸湿性の物質、すなわち布地、衣服、商品の包みなどに潜む悪疫の毒を破壊することができるというのである。十九世紀の中頃まで、地中海の各検疫所では[53]、こうした考えにもとづいて消毒が行なわれていたが、そうしているあいだも、感染論者と非感染論者のあいだではいつ果てるともない論争が交わされていた[54]。

体液のすべてを損なう腐敗性瘴気の影響力と効果的に戦うことのできる消毒薬を求めていた医者たちは、一七五

〇年頃、ある種の芳香剤の治療学的な効能を科学的に立証しようと考えるようになる。芳香剤の信用が失われるの

はまだ先のことで、気体化学が確立してからにすぎない。すでに見たようにベッヒャーによれば、芳香性の物質は

血液中のバルサム精の循環を容易にし、これにより腐敗の進行を遅らせるという。生体とその環境のあいだで気体

の交換が行なわれるという発見は、最後には、芳香剤はその揮発的性質によって「固定気体」を分散させるはずだ

という考えに行き着く。

プリングルを信じるなら、ミルラ、カンフル、マムシグサ、カミツレの花、キナノキなどあらゆる芳香性の物質

は消毒薬として最も効果的なものだという。一方、リンドはカンフルを入れた酢ないしは芳香性の樹脂を使用する
（55）

ことによって腐敗した空気を清めることを勧める。フランスの医者もイギリスの医者と同じことを考える。「一日に
（56）

数回、酢を煮たたせ、芳香剤を焚くことによって腐敗性の発散物を取り除くことができる」とボワシューは書く。
（57）

ガルダンヌも同じことを各所で勧める。ボルドゥナーヴは分析をさらに細かいものにする。彼の力によって、芳香
（58）

剤の影響範囲はさまざまな方面へと広がる。芳香性の消毒薬のなかには興奮剤、あるいは強壮剤があるが、これら

は腐敗性の汚染に対する抵抗力を増加させる働きがある。そのほかには収斂剤がある。これは生体に毒が入り込む
（59）

道を閉ざすのに役立つ。最後に、バルサム剤はすでに腐敗によって冒された体液に粘り気を回復させる。

芳香剤の効能に対する信仰の理論的な基礎がいかに脆弱で複雑なものであっても、芳香剤は人びとの態度に影響

を与える。「芳香剤をつけた人間」は強い芳気によって自らのまわりの空気を清める。必要とあれば、麝香、竜涎

香、麝猫香などの匂いの濃い発散物を使ってもよい。自分のからだにふんだんに芳香剤をつけることは、自らの身

を守り、まわりの空気を純粋にすることになる。これ以後、糞尿的な臭いのする動物性の香水が長い期間にわたっ

て流行するのは驚くにあたらない。それをしばしのあいだ、少なくともヴェルサイユで食い止めることのできたの

Ⅰ　知覚革命，あるいは怪しい臭い　84

は、わずかにルイ十四世の権威だけだったといわれる(60)。

疫病流行期には、言い伝えにしばられて、人びとは体中に芳香剤をまぶして身を守ろうとする。一八〇〇年にパポンは次のように、昔ながらの習慣を要約している。「みな手に手に、酢を浸したスポンジ、クローブを差したレモン、さもなければ芳香性の玉を握り締め、ときどきそれを嗅ぐ。この問題に関して最良の書物を著した著者たちは、匂い玉や香炉のほかに、金銭的余裕のない人のためのものとして、ヘンルーダ、ヤマハッカ、マヨラナ、ミント、サルビア、ローズマリー、オレンジの花、バジル、タイム、イブキジャコウソウ、ラヴェンダー、月桂樹の葉、オレンジやレモンの皮、マルメロの実の皮、などからなる匂い袋をつくるように勧める。悪疫の際には、アパルトマンの中にこれをつるしておけばよいという(61)」。

ビュショは赤いカーネーションの匂いをかぎ、粉末にしたアンジェリカを服にふりかけることを勧める(62)。匂いのシールドで身を守り、みずから強い匂いを発し、自分の選んだ匂いをかぐということが、長いあいだ、病気をもたらす毒に対する最善の予防薬となる。

したがって、ポケットの中に「匂いの撒《ま》き餌《え》」を入れておくのがいい、とレメリーは断言している(63)。リンドは護符にカンフルを入れ、衣服にその匂いを浸みこませるよう勧め(64)、ギトン・ド・モルヴォーは、まわりにいる看護卒をまねて自分も酢の小瓶を携帯していた(65)。ボームは多くの人が、ちいさなスポンジにカンフルを浸みこませ、「なにかにつけてそれを口と鼻に(66)」もっていって匂いをかぐのを習慣にしていると記し、沼地の浚渫《しゅんせつ》をする労働者にも同じことをさせるように進言している。ラマツィーニは墓掘り人夫に、酢を浸みこませた綿を持参し、「時々それをかいで、嗅覚と元気を回復する(67)」ように忠告し、フルクロワは石工に次のような指示を与えている。「彼らが地下の石切り場に降りていくときには、かならず首に小さな袋を吊すようにさせ、その中には、皮を剝いだニンニクを二つ入れておく。さらに、カンフル入りのブランデーあるいは芳香性の葡萄酒で顔をこするようにさせる(68)」。十九世紀の中葉、医療化学が発達してからかなりあとでも、人びとは、健康な匂いを発散する匂い袋をつねに携行して身を守るようにしていた。パラン＝デュシャトレは一八二六年に、アムロの下水を浚渫する人夫に、この匂い袋を強制的に持たせるようにした(69)。

人びとは香水をふりかけたり、あるいは焚きこめたりすることで、周囲の空気を浄化することができると考えた。民衆はとりわけ熱い酢の効能を信じた。酢酸の臭いは、驚くべきことに、民衆のあいだではバルサム的効果のあるものと考えられた(70)。また人びとは硫黄、大砲用の火薬、封蠟、さらには芳香性の木、ローズマリー、ネズミサシの漿果《しょうか》などをさかんに燃やしたり、芳香性の水をいれた小瓶で、匂いをあたりにふりまいた。

薫蒸の方法は多様である。もっとも一般的なのは(71)、炎で灼熱させたシャベルの上に酢を注ぐことで、もう少し洗練されたのは、熱い灰の上に練り香か薫蒸剤を置く方法である。香炉、とりわけ銀製の香炉を使うのは特権階級の印であった。専門の薫蒸師は特別に薫蒸用に作られたブリュージュのリボンを用意する。最高の贅沢は「香水器」である。それは「小さな蓋つきの木製の箱で、蓋をとると網が張ってある。薫蒸したいと思う香りはその網にのせる。箱の下のほうには小さな口が開いていて、そこから火のついた小型こんろを入れる。こうして練り香を燃やすのである(72)」。検疫所では、東方の汚染地帯から来た郵便物はこのようにして「薫蒸」したといわれる(73)。

化学物質を使った科学的な薫蒸が勝利を収める以前には、消毒は周囲の空気を一種の匂いの万華鏡にしようとする傾向が強かった。そのため、当時まだ換気のよくなかった住居の嗅覚的濃度はいっそう大きなものになった。病室にはネズミサシとローズマリーの匂いが最適とされる。建物全体を消毒するには一階を薫蒸するだけでいい。煙は上に昇りながら、各階をいぶしていく。消毒効果のある匂いをよく浸みこませるには衣類箱やタンスを空にし、衣類はひもにつるしておくのがよいとされた(74)。一七二〇年のペスト大流行の際には、マルセーユで消毒班が三度続けざまに薫蒸を行なった。「最初は芳香性の薬草で、二度目は大砲の火薬で、そして最後は、遙か昔から検疫所で用いられていた砒素およびその他の薬品で」[75]という具合に。当時、「レオン爺さんの香水」と「泥棒四人組の酢」はすばらしい効果をあげた。[76]

この場合もまた、艦船と病院がモデル・ケースとなる。人間の密集によって腐敗した場所の消毒を最初に体系化したのはポーツマスの医者、大リンドである。[77]彼は、索具の薫蒸以外に、汚染された艦船の中甲板と船倉で多量の火薬を燃やし、「もうもうたる煙」をたてさせた、とトゥノンは伝えている。いっぽう、ヨーロッパ大陸では、モローグが、船舶に対して事細かに忠告を与える。「中甲板には芳香性の蒸気を送り込んでもよい。ただし、その蒸気の中には、火にあぶって灼熱させた鉄粉をスプーン一杯混ぜ、さらに少しずつ松脂かタール、あるいはネズミサシの実、ないしは酢につけたプレヴラン、さもなければほとんど価値のないその他の芳香剤を加えていく」。[78]われわれは彼のこうした忠告が忠実に実行に移されたことを知っている。

病院の視察に出かけた者たちは、芳香剤による薫蒸が行なわれていたことを一様に指摘している。十九世紀の中葉になってもこうした消毒法が続いていたと証言している者もいるが、この時代になるとそれは遺憾の意を表わすためのものになる。アパルトマンの消毒と同様、病院でも、もっぱらネズミサシとローズマリーが使われる。[79]教会で行なわれる香と蘇合香の薫蒸は、礼拝行為と受け取られていたが、これはまた地下の死体から立ちのぼる異臭を忘れさせるのにも役立っていた。学者たちはこれを、強力な消毒法であると同時に、一カ所に集まった信者たちの発する悪臭に対する効果的な予防法と見なしていた。

芳香性の蒸気は至るところに入り込む。[80]獣疫の流行時には家畜小屋でも薫蒸が行なわれた。ヴィク・ダジールはそれを書き留めて批判している。アテネのペストと戦うために薪を燃やさせたヒッポクラテスにならって、何人かの医者は町全体を薫蒸するという驚くべき計画をたてた。一六六六年のロンドンのペスト大流行の際、ヘンルーダの薫蒸によって、一街区全部がペストから守られた。[81]さらに一世紀のち、ボワ＝ル＝ロワの通りで燃やされた二〇本のネズミサシの薪から一斉に立ちのぼった濃い煙は悪疫を静めるのに十分な働きをした。[82]

石炭の煙はその冥府的性質ゆえにしばしば恐怖をひきおこしたが、これを別にすると、人びとが煙に不快感を覚えるのは時代が下ってからのことにすぎない。さしあたって、耐えがたいのは腐敗と発酵の臭いであり、燃焼の臭いではない。町の真ん中に建てられた工場の煤煙は、何人かの証言によれば、不潔な大衆の発散する臭気、汚物の蒸気、数世代におよぶ大地の汚染などを浄化するかもしれないと期待された。[83] 都市の非衛生な状態に関する言説は必ずしも一義的ではない。生態学的《エコロジック》夢想には驚くべき迂回路が隠されている。時代錯誤は厳に戒めなければならない。

芳香性物質による薫蒸は文字通りの治療用手段としても用いられる。とはいえ、実際にはこうした方法の流行は、ヒステリー治療を除くとすたれ気味だった。「香水」の揮発性、その浸透力、鼻と子宮のあいだに存在する不可思議な暗合、こうしたものから、医者たちは機転を働かせて「動物性香水」の抗痙攣性効果を利用しようとする。彼らはこうした方法で患者の発作を静められると主張する。紙やぼろ靴、さらにそのほかのくさい物質の薫蒸により、悪気の発生を抑え、無月経を治す。髪粉を燃やした煙は脳を強くする。各種の収斂剤を混ぜたものを薫蒸させるとリューマチの進行を妨げることができる。薬剤師は鬱症患者のために匂い袋を調合する。心気症患者の服は芳香性の粉末で薫蒸する。赤色硫化水銀の薫蒸は梅毒を治す。[84]

強烈な匂いの香水の流行と芳香剤による薫蒸はすぐにはなくならない。その衰退のカーヴは線状とはならない。それにまた、衰退のリズムも環境によって異なる。ジョゼフィーヌと総裁政府時代の「お洒落女たち」は麝香をふたたびはやらせる。バルサム蒸気は十九世紀に悪疫が大流行するたびに熱をおびたように使用される。とはいえ、ほぼ半世紀前から、強烈な香水は槍玉にあがっていたし、芳香剤による消毒は批判の対象になっていた。ここではその理論的な失墜を分析する必要がある。

麝香《じゃこう》の断罪

ベッヒャーの見解によれば、糞便にはまだ生命の火が残っているので治療的な効果があるという。したがって、糞便を芳香剤の調合にもちいるのはそれほど異常なこととはいえない。とりわけ「千花水」を作る際に、特に健康でたくましい人の大便を使用するのはいたって当然である。ここでもまた、昔ながらの習慣の正しさが確認される。とはいえ、十八世紀の中頃からいくつかの弊害の原因が新たに腐敗に求められるようになって、排泄物への態度が一変した。そしてより一般的な形で、それまで香水類の製造に使われていた動物性の物質に対する態度が大きく変化する。

たしかに、プリングルとマック・ブライドの実験は、しばらくのあいだ芳香剤の評価を高めたかもしれないが、それはまた医者たちが麝香や竜涎香や麝猫香などを、腐敗した物質、そしてとりわけ汚染された物質とみなすきっかけともなった。人びとはこうしたきつい香水の有毒性を強調するため、その糞尿的な性質を誇張しながら繰り返した。学者たちはきつい香水の息の詰まりそうな匂いと大便の臭いとの危険な嗅覚的類似を槍玉にあげた。[85] ボイルはすでに麝香を告発している。[86] 彼によれば、麝香は匂いを失っても、「袋に入れられて、湿った床板の上、とりわけ便所近くに吊り下げられているうちにまた匂いを取り戻し、ふたたび力を回復する。こうしたことから考えて、麝香の本質は再帰液的〔分泌されたあと再び血液に戻る分泌液の性質〕だといえる」。

両者の類似にかんして学者たちは長口舌をふるう。ボイルは牛小屋と羊小屋は麝香の匂いがするとも記している。[87] ヴィレーは湯煎鍋で煮立てて発酵させた人糞は麝香の匂いがしてくると断言し、[88] フリードリッヒ・ホフマンはそれは胆汁のせいであると補足する。リュエルは鼠の糞についても同じことが言えると主張し、香水業者が鼠の糞をつかって香水に混ぜものをしていると非難する。ハートリーによれば、堆肥は数歩はなれると麝香の匂いがするという。「千花水」の製造法は化学者と衛生学者の標的になる。ジャコウジカを追いかけていたあるハンターは、不用意にも鼻をふさがずに獲物に近づいたため、臭嚢の臭いで一命を落したという報告がなされる。

このほかに、ボーアハーヴが提起したもう一つの問題がある。強烈な匂いは人の心を消耗させ、不安を植えつけたり蘇らせたりする。またときには昏迷状態をひきおこす。快楽が感覚の始まりなら、苦痛はその終わりである、とビュフォンは言った。(89) 嗅覚においても、甘美な匂いと強烈な臭気を隔てるのは苦痛閾である。頭痛はもっとも軽い症例にすぎない。最初は強壮剤、刺激剤とおもわれた芳香性の匂いそのものが、嗅覚の「酔い」に行きつくことさえある。(90)

セヴィニェ夫人は、しばらくのあいだ「ハンガリー女王水」の効き目に魅惑されていたが、やがてこの香水が自分にとって文字通りの麻薬となってしまったことに気づき、グリニャン夫人に、度をこして吸飲しないよう警告せざるをえなくなる。(91) ロリーによれば、(92) 麝香もまた女性の神経を狂わせ、男性の胃を荒らすという。フルクロワはベイコンとラマッツィーニのあとを受けて、(93) 薬剤師とその助手が恐るべき事故の犠牲になった例を引いて警告を発している。助産婦は臨産婦の発する腐敗性の発散物から身を守るため強烈な匂いの香水で「自衛」(94) せざるをえないが、その結果、彼女たちは臨産婦をみなヒステリーにしてしまうという告発がなされた。動物とて強烈な香水の有害な影響力をまぬがれることはできない。サフランを運んでいるロバが失神することもあるからだ。(95)

もっと深刻なケースもある。きつい匂いには最も恐るべき毒が隠されていることを数多くの逸話が証明している。アンリ六世は、香水を浸みこませた手袋をかいだために絶命したし、クレメンス七世は芳香を発する炎に近づきすぎたために命を落とした。インドのある女王はアレクサンダー大王の腕のなかに絶世の美女を投げあたえたが、その美女は有毒な麻薬を吸う習慣があったので吐息には文字どおりの猛毒が含まれていたと伝えられる（もっとも語り手もこの逸話を信じているわけではない）。このほか、ヘレボルス、ヒヨス、ジョウカイボン、モクレン、マンチニールなどがもたらす害毒を記述した逸話は数限りなくある。[96] とはいえ、きつい香水が、相対的な毒性を持つ物質の仲間に組み入れられるには、半世紀後のオルフィラの権威を待つほかはない。以上の逸話は、有害な匂いの浸みこんだ体で時ならぬ時間に臨産婦の見舞いに訪れる女たちの出入りを禁ずるために見張りの女を立たせたという話の真実性を証明するのに十分である。[97]

特権的なエリート階級のあいだで発達した身体衛生の観念が、不快な臭いに対する警戒心を生み出すようになる。きつい香水の匂いを発散していると、からだを不潔にしているのではないかと疑われるようになった。麝香はそうした疑念を抱かせた。公共の空間についても同じことが言える。ハワードは芳香剤の薫蒸が病院の衛生管理の怠慢を隠蔽しているといって非難する。[98] 一方、身体衛生の進歩は微妙で繊細な匂いの流行の到来を早めることになる。体を洗ったり、裸で水浴する者にとって、強烈な香水の使用は危険であるとされた。したがって、「吸収組織の道を通って、動物のからだ全体に急速に浸透する」[99] ような化粧用香水は慎重に選ぶ必要が出てくる。

一七五〇年以降は、きつい匂いの香水も、例の自然なものの流行の余波を蒙ることになる。すなわち、この流行は、しだいに薄手になってきた婦人の衣装を通して肉体の匂いが浸みでるようにしむけたのである。しかも肉体の匂いは、ただ甘美な花の香りでひきたてられるだけがよいとされる。ようするに、挑発的な匂いの香水は、バルサム性の匂いとともに、贅沢と人工的なものが告発されるような風潮の中で人気を失っていったのである。[100] プリュケのあとに登場した、善良なジャカン神父は、[101] 酢、硫黄、および大砲の火薬以外のものは健康的な「香り」と見なさない。彼は芳香剤に激しい非難を浴びせ、「きつい香水を身につけている」宮廷人を罵倒する。彼の批判は科学的なものというよりもむしろ道徳的なものである。「きつい香水は清潔さではなく、ある種の堕落した趣味、あるいはある種の流行の気分に属している」[102] と彼は非難する。きつい香水はこうした感覚的な印象の混同を助長する。カラッシオリによれば、こういった混同こそが、何にもまして貴族的趣味の有罪を告げているという。すなわち「鼻はにおいをかぐだけで、目は見るだけで、舌は味わうだけで、それぞれことたりてはいけないかのようだ」(103)。葡萄酒は芳香を加えられ、タバコはジャスミンの匂いを放ち、砂糖は竜涎香の香りがする。ようするに口にされるものはすべて香りをつけられているのである。「このようにして混同された五感は、快楽主義者の魂となってしまった。そしてこの五感はそれ以外のものなど受けつけようとしないのである」(104)。きつい香水に対する批判はより広範な批判、すなわち人工的なもの、甘ったるいもの、女っぽい好み、ひとことで言えば「退廃」(105)へと通じるすべての傾向を対象とした批判の一端なのである。

われわれはここで、嗅覚革命の本質的側面に触れたわけであるが、この点についてはまた後で立ち返ることにしよう。それは「きつい香り」が批判されるようになったことと、ブルジョワ的感性が上昇し、ついで普及したこととの関係に関するものである。香水とは、語源から言うと、煙となって消えてしまうもののことである。ところで、霧散するもの、気化するものは浪費を象徴している。すぐに消え去るものは蓄積されえず、失われたものは取り返すことができない。廃物なら、これを取り戻し、再利用することを夢見たり、糞尿から収益をあげることを夢想することもできるが、蒸発してしまったものはなんの希望も抱かせない。ブルジョワにとって、労働によって蓄積した成果がこのように霧散してしまうと感じるのは何かしら耐えがたいものがあるにちがいない。無気力、無秩序、快楽への嗜好といったものの反映であると非難される香水は、労働とは相容れない。たしかに、ときには治療的な機能があるにしても、それを別にすれば、ブルジョワにとって香水はなんの「二次的な有用性もない」(106)。結局のところ、二重に不道徳的な香水から動物的な意味合いが失われ、麝香と共に生殖本能への挑発的な暗示が消え去るのは、むしろ好ましいといえることだったのである。

芳香剤の失墜

ところで、医者と道徳家が動物性香水の危険を強調してから間もなく、気体化学の勝利が「きつい香水」と「芳香剤」から治療的な口実を奪い始める。

いくぶん逆説的なことだが、「きつい香水」と「芳香剤」の予防的な力を科学的な面から疑問視する動きはマック・ブライドからやってきたらしい。フランスでは一七七五年から、ジェヌテが断固たる態度で批判を展開する。香水は《燃素》を与えるどころか、逆にそれを破壊するというのである。[107] 一七七五年、ヴィク・ダジールは芳香剤の薫蒸はまったく効果がないと非難する。[108] ポプリ〔各種の花や香料を入れた小瓶〕や官能的な匂いの香水は空気の弾力性を活発にするには適さない、とジャカン神父は断言する。[109] だが、こうした失墜を理論的に確証するのはギトン・ド・モルヴォーを待たねばならない。芳香剤の薫蒸は、いかなる転換もひきおこさないがゆえに、非効果的である。本当の消毒剤なら、空気中に存在するある種の物質を破壊し、周囲の空気の中に科学的な分析によって発見可能な新しい物質を生み出さなければならない。[110]

大部分の学者がすぐにこうした考えに賛成する。[111]「こうなった以上は、急いで香水を禁止することにしよう」とパルマンチエとシャプタルは要求する。「広く用いられている香の薫蒸は悪臭を覆い隠す働きしかない」[112]。医療科学の発展はとりわけマルワンの概論によって例証されるが、この発展の結果、治療分野からの芳香剤の追放が認められ、失墜が加速される。同じ頃、インゲンハウスは、植物の呼吸交換は、発散されるにおいが馨しいか否かには関係ないことを証明した。

とはいえ、この点にかんしては、多少含みをもたせておいたほうがよい。たとえば、プリーストリーとインゲンハウスの分析では、ある種の植物の匂いの否定しがたい影響を説明することができないからである。それは、いくら空気を分析しても瘴気を識別することができないのと同様である。こうした状況下で、何人かの学者たちは、汚染された空気を浄化できないにしろ、香水は百パーセント無関係でもないと考えるようになった。ここで登場するのが、生命に溢れた春の花の薬効に対する信頼で、これが次第に支配的になる。春の花の香りは、腐敗臭さらには糞便臭といった警戒すべき臭いに対するアンチテーゼとして重視される。フルクロワは麝香を槍玉にあげ、人工的に香りをつけたアパルトマンの空気を非難するが(113)、野原の自然な馨しい空気を呼吸することは大いにこれを奨励する。ここでも、ルソーの影響は歴然としているように思える。とはいっても、この分野においてもまた、ジュリーの庭園の画家は当時の医学が与えた指針をただなぞっているだけではない点はぜひ確認しておく必要があるだろう。

一八一八年にアレが刊行した公式薬局方はこうした断絶を表わしているが、一方では、学者たちの信念と態度の曖昧さも反映している(114)。そこでは学者たちの懐疑主義をはっきりと見て取ることができる。公式薬局方の共著者たちは芳香剤薫蒸の有効性にたいする信頼が失われたことを確認する。匂いの治療的な力を否定し、化学薬品の勝利を宣言する。しかしながら、彼らは、まだあまりにも深く根を下ろした習慣的治療法に異を唱える力が自分たちにあるとは思っていない。最も馨しい芳香剤は、複合アルコール製剤（これはしばしば、エリキシル剤として流布している）という形で容認する。また薬の調合においては香水の使用を奨励する。ようするに、芳香性の物質はすべて補助的な役割にまで格下げしてしまおうとするのである。その結果、薬学と香水学のあいだの混乱が公的な形で保持されることになる。

第5章　嗅覚的快楽の新たな計略

快楽とバラ水

社会のエリートのあいだでも、趣味の進化がおこり、また流行の緩慢な変化があって、きつい匂いに対して学者がなげかけた非難が承認されるようになる。私的空間の嗅覚的環境は、濃密さを失う一方で微妙な差異に富むようになり、彩りも鮮やかになる。こうした新たな態度は酸素の豊かな空間に対する渇望を反映している。こんどは、春の草原の馨しい香りの幻覚が嗅覚にとりつく。イタリアの画家チエポロは空気遠近法で室内を描いたが、そうした室内の想像空間に対応する形で、新しい嗅覚的感受性がたどたどしく表現される。その感受性の要請するものは容易に識別することができる。知覚閾値が厳しくなった結果、たんに糞尿的臭いに対する非寛容が呼びさまされただけではなく、当時しだいに厳密に、しかも正確に規範化されつつあった礼儀作法の精神において、私的な身繕いの社会的機能もまた強調されるようになる。(1)人に不快な思いをさせぬよう、きつい香水も、不謹慎な体臭も、ともに慎まなくてはならない。

十八世紀末というこの時代に、最高の権威と仰がれたプラットナーは、肉体的不潔さが理論的にいかに危険であるかを指摘している。垢がたまると、毛穴がふさがれ、糞尿の混じった体液が体内にとどまり、大便が発酵し、腐敗することになる。さらに悪いことには、垢は、皮膚を覆っている「汚物」が「再吸収される」のを容易にしてしまう。(2)この吐き気を催すような薄膜の中に、瘴気に対する保護的なワニスを求めようとする傾向が強いが、じつは、垢は有機体の均衡に必要な気体の交換を妨げるものである。したがって、沐浴の回数を多くする必要がある。プラットナーはジャカンと同様に、顔や手足を頻繁に洗うように勧め、「時には」(3)体全体を洗うのがいいと説く。

かくして、ようやく身体衛生というものが前面に現われてくるが、それはいたって慎重なもので、たんに自信に欠けるばかりか、さまざまな制約によって範囲が限定されている。生気論者や医学的機械論者は水の乱用に注意を呼びかける。ボルドゥーは生命力の喪失を指摘したが、それは水にふくまれる唯一の危険ではない。度を越して風呂を利用することは、繊維を弛緩させ、生体を柔弱にし、無気力をひきおこす。一方、かつてボイルとランチーシがしたように、アレも石鹼の消毒効果を力説する。とくにペスト流行時には効果は大きいという。(4)道徳家たちは、入浴に付随する、自己満足、官能的な視線、自己色情的な誘惑といったものを危惧する。この当時の化粧室では、私生活は誘惑から守られていなかった。(5)すなわち、裸体には危険が内包されていたのである。

いずれにしても、こうした入浴は、一部のエリートに限定されているだけだった。流体にかんする理解の不足のせいで、私的な身体衛生の観念が広範囲に普及するのが妨げられたものと思われる。(6)さしあたって、当時流行していたのは、水の集団的利用である。(7)たしかに風呂の利用はこの世紀の終わりに、少なくともパリにおいてはかなり広まるが、(8)それはなによりもまず治療的な実践を意味していた。それに、モオーのように、沐浴が肉体労働者にとって有益なのは彼らが働いていないときだけで、労働しているときは流れる汗だけで充分毛穴の詰まりを除くことができると考える者がいた(9)。

とはいえ、あとでもう一度触れるように、私的衛生にかんする民衆的教育がおぼろげながら姿を現わし、限られた環境の中での規範が形づくられるようになる。それは最も激しい不安をかきたてる環境、たとえば、学校(10)、さらには囚人の独房、病院、兵営、クック船長の船などで、これらが実験室となって、ひそかな戦略が実行に移されていく。

香水の新しい使用法は、社会のエリートのあいだで、身繕いのしきたりが刷新されたのと一致している。くりかえしていえば、きつい香水という覆いによってかえって自己の不潔さを人に教えてしまう愚は犯すべきでないということである。むしろ逆に、自己の独自性を示す体臭がおのずと漂いでるようにするほうが好ましい。その人の魅力を、明らかな調和によって強調できるのは、念入りに選び抜かれた、ある種の植物性の匂いだけである。姿見(セルフ・ルッキング・グラス)の普及にともなって、女性のあいだで、自分の香気を呼吸し、調整しようという関心が高まってくる。デリケートな匂いの心理的・社会的機能が新しい流行を正当化する。「私たちが自分自身を好きになるためには、なにがしかの努力をしなければなりません」と香水屋のデジャンは植物性の香水の使用法について書いている。「これをしておけば、私たちは人の集まりのなかでも陽気でいることができます。そしてそのおかげでほかの人からも好かれるようになるでしょう。社会はこうして出来上がっていくのです。もし不幸にも、自分自身のことが好きでなかったら、いったい、私たちはだれに好かれるでしょうか(11)」。こうした指摘は、つとにロジェ・シャルチエが初等教育の教科書にかんして力説したように、ある最も重要な変化が起きつつあったことを確証している。すなわち、ある種の礼儀作法、とりわけ他人が不快に感ずるのを避けるための礼儀作法の規範が、同じく自己愛的な満足を目的とする一群の衛生学的な教えのほうにむかってゆっくりと歩み寄っていったことである(12)。女は自分の匂いが他人にかがれることを望む。つまりこうした形で自己表現の意志を明らかにするのである。女は、こういった肉体の躍動への慎ましやかなほのめかしによって、またこうした艶の探求によって、夢と欲望のある種のアウラを創りだす。たんなる匂いの寄せ集めから嗅覚的な自己表現への変化が徐々に輪郭を取り始める。

　微妙な差異と繊細な感覚からなる新しい流行は、ロベール・モージが指摘した次のような歴史的事実を反映している。すなわち、挑発された感覚から歓迎される感覚へ、人工から自然への移行である[13]。今度は、漠とした誘惑が官能的衝動のきっかけとなる。ここでもまたデジャンが書いている。「いまでは嗅覚の快楽を満足させるために、人びとはかつてのような激しく強烈な匂いをふりまくのではなく、識別も定義も出来ないような淡い香りで体を覆うようになっています[14]」。

　こうした原則を適用していけば、それは当然、動物性香水の拒否へと行き着く。「われわれの神経がよりデリケートになって以来」、竜涎香、麝猫香、麝香などは、流行しなくなっている、と一七六五年のディドロ＝ダランベールの『百科全書』には書かれている[15]。麝香の香りの手袋はあまりにきつすぎる匂いのために、もはや耐えがたい代物と思われるようになっていた。これにかんする証言は枚挙に暇がない。麝香は時代遅れだ、とル・カは断言する[16]。デジャンはまるでごく当たり前のことのように、この香水を襲った不人気に言及し、竜涎香の弁護をするだけで満足している[17]。とはいえ、すべてを誇張するのは差し控えたほうがいい。証言によっては、これよりも保守的な態度があったことを明言しているものもある。動物性の香水が罵倒される一方では、「高級竜涎香のエッセンス」が時ならぬ人気を呼ぶ。新しい流行へのこうした抵抗は、否定はされるが確実に存在し、今日まで脈々と続いている。というのも麝香はいまでも相変わらず販売されているからだが[18]、この種の抵抗はタブーと欲望のひそかな絡み合いによって説明される。それは特殊な関心をよびさます。

　ハヴロック・エリスはこうした麝香の失墜を性科学史の重大事件として正しく分析している[19]。エリスの考えるところでは、十八世紀の末までは、女性が香水をつけるのは、当時いわれていたのとは違って、自分たちの体臭を隠すためではなく、それを強調するためだった。[20] 麝香の機能は、体の線を強調するコルセットのそれと同じものだったのである。性的嗅覚学の権威であるヘイゲンによれば、[21] 女性たちは、この当時までは、こうした目的のため、最も強烈で最も動物的な匂いをもとめたという。

このような観点から見ると、十八世紀末における動物性の香水の衰退は、性臭の「原始的な価値」の下落をたんになぞったにすぎないことになる。[22] ハヴロック・エリスは、ボルドゥーが恐る恐る行なった分析とおなじ結論に達する。ヨーロッパの男女は、このときから、不都合なものと化した体臭をますます巧みに隠そうと努力するようになる。すなわち、嗅覚の性的な役割を否定するというか、あるいは少なくとも嗅覚的な興奮と暗示の領域を移動させることになる。なぜならば、これ以後、内密な結びつきを予告する役割は、あくまで汗のデリケートな匂いであって、分泌液の強烈な臭いではなくなるからである。性的な誘惑の歴史の中で、これほどの重要度を持つ転換はこれまで一度も起こったことがなかったにちがいない。いや、それには例外がある、とフロイトはその二二年後に叫ぶことになる。すなわち、人間が二本足で立ち、その結果、初めて性的欲望のきっかけとしての嗅覚の役割が弱まるようになったときである。[23a]

動物性の香水を襲ったこうした排斥が勝利をおさめるのに感覚論が関与したと考えるのはそれほど的外れのことではあるまい。排泄器官が生殖器官の近くにあるという事実は、――麝香の匂いを発するマメジカの臭嚢はこのケースである――生殖器官が喚起する恥かしさの感情、ようするに、羞恥心を説明するだろう。ハートリーは確信をもって断言する。「恥かしさにともなう精神の不快感、さらに猥褻という観念などは、かなりな程度まで、動物のからだから排泄される糞便の不愉快な臭いから来ている」[23b]。イギリスの哲学者はこうして初期キリスト教の教父におなじみの考えかたを正当化する。彼の理論を押しすすめていけば暗黙のうちに、麝香、竜涎香、麝猫香の使用を断罪するところまで行き着くはずである。

さて、以上で、動物性の香水が衰退したことの理論的根拠を検討してきたわけであるが、それはいわば奇妙な複雑さを持った現象として現われ、「芳香性の酒精」、「芳香油」、春の花から抽出した「匂い水」などの広範な流行をともなっていた。この場合、新しさは多様性にあった(24)。ルイ十五世の宮廷では、毎日、異なった香水を用いることが礼儀作法で決められていた。バラ水の大成功に(25)、スミレ水、タイム水、そしてとりわけ、ラヴェンダー水とローズマリー水が加わる。「ラヴェンダー水は化粧室と衣装部屋の清潔さを保つには最適のものである。ラヴェンダーの香りは、一般的にいって、あらゆる匂いのなかでも、誰もが最も好感をいだく香りにほかならない(26)」とマルワンは記している。一七六〇年頃には(27)、「元帥夫人水」「公爵夫人水」と名付けられた香水が売り出され、流行がその新しい感受性を承認する。何年か後、西インド諸島の植物性香水が、花のエッセンスの音階に異国趣味の音色を付けくわえる(28)。女も男も新しい戒律に柔順に従うようになる。カサノヴァは若いハヴォワ男爵の部屋に入ると、男爵が体につけているポマードと香水の匂いがただよっていたと嘲笑している(29)。

身体衛生にかんする礼儀作法のなかにもデリケートな「匂い」が入ってくる。もちろん、何人かの医者は、なかでもプラットナーは、混じりけのない香水の使用を率先して奨励し、香水の混合を慎むように訴えるが(30)、彼らの言うことに耳を傾けるものはほとんどいない。「天使水」は十七世紀に大流行した香水で、デジャンによると一七六四年にはすでに用いられなくなっていたというが、その跡を継ぐ形で、果物の香りの香水、花の香りの石鹸や泥膏、風呂の中に浮かせる香り玉などがもてはやされるようになる。香水作りの名人たちは、当時奇妙な執着の対象となっていた「手」を馨しい香りにするため、練り香や粉白粉《おしろい》を調合する(31)。口をバラ水ですすいだり、イリスの歯磨きで吐息を香らせたりする習慣が生まれる。

好色文学はすかさず麝香の衰退を記録する。レチフ・ド・ラ・ブルトンヌのエロティシズムのなかには身体衛生と入浴の主題がたびたび現われる。そこではバラ水が驚くべき独占権をほしいままにする。すなわち、コンケット＝

アンジェニュの足、尻、そして「秘部」が絶えずバラ水で洗浄される。[32]ビデが快楽の補助手段となる。カサノヴァの物語も同じような嗅覚的単調さを反映し、バラ水による女体の洗浄が一種の儀式と化す。[33]もはや動物性香水は快楽の演出にしか登場せず、[34]欲望の対象となる肉体に対して距離を取るようになる。それはサドのエロチックな空間からも消え去ってしまう。[35]

その一方では皮膚の吸収力が盛んに強調されていたが、そのこだわりかたを見ると、当時の人びとがバラ水に対してかなり慎重な態度を取っていたことがうかがえる。だが、粉白粉《おしろい》の使われ方はこうした慎重さの対極をなしていた。当時、人びとは粉白粉で身繕いをしていたが、その人物がどんな人間かを知りたいと思ったら、この粉白粉を調べるにしくはなかった。粉白粉は「各人の趣味によって異なり、またそれがどんな香りからなっているかによっても区別されます」[36]とデジャンは書き留めている。元帥夫人風の粉白粉はほぼ一世紀にわたってその名声を維持する。それは、ドーモン元帥夫人がアイリス、チョウジ、ラヴェンダー、バラ、オレンジ、マヨラナを調合してつくった複雑な粉白粉である。このほかに、最もよく使われたものは、アイリス粉、キプロス粉、そしてとりわけカーネーション粉である。カーネーション粉はルイ十五世の治世の末期に大流行するが、[37]この成功は植物性香水の勝利を象徴していた。

こうした熱中には理の当然として花そのものへの愛着がともなう。流行に聡いパリジェンヌたちは植木鉢でチョウジやバジルを栽培する。[38]花を生けた大きな花瓶が上流婦人の化粧室を飾る。エレガントな女たちはスイカズラや、ミヤマキンポウゲ、ヒヤシンス、黄水仙《キズイセン》、鈴蘭《スズラン》、昼顔《ヒルガオ》、キンポウゲなどの野の花で身を飾る。スミレはまさに崇拝の対象になる。マリ＝アントワネットは、彼女が宮廷に君臨する以前に登場したさまざまなふるまいをすべてひとつに統一し、これを増幅したにすぎない。[39]

きつい匂いは、もはや昔風なものでしかなくなり、老いたる遊女か百姓女の専有物になりはてる。動物性の匂いを発していると、下層民であることが知れてしまう。「上品な人は竜涎香の匂いなどさせないものだ」とルイ＝セバスチャン・メルシエは記している。[40] カサノヴァは、二〇歩離れたところからでも麝香の匂いがプーンと鼻をつく色情狂の老公爵夫人が現われたとき、あやうく失神しそうになった。[41] もっとも、カサノヴァ自身がミルラや楓香脂などの植物性の香りを使うのは、自分を魔術師に見せかける道具だてとして硫黄性の薬品を作る時に限られていた。[42] 妖艶なセレスチーヌは、植物性の香水を馬鹿にしていたカサノヴァを失望させるが、やがて本性を現わし、自分もヤギの脂肪を使っていると告白する。[43]

「哲学者たちを除くと、だれもが馨しい香りを発していた」と、アレクサンドル・デュマは一八六八年にアンシァン・レジーム末期のエリートたちについて語っている。[44] エドモン・ド・ゴンクールとユイスマンスはやがて馨しい香りの十八世紀という神話を定着させるのに貢献することになる。そこには、誇張を越えた部分的な真実があり、『百科全書』もそれは認めている。当時、自分の身の回りと周囲の事物を馨しくする習慣は、麝香と麝猫香の放棄の埋め合わせとなる傾向があった。香水業者は「携帯用の調合香水」[45]、つまり治療効果を狙わない「快楽のための香水」を勧めている。「香水は体にふりかけず、香水瓶の中に入れてもっていくものです。それは、香水の嫌いな人に不快感を与えないようにするためです」[46]とデジャンは詳しく書いている。香水を浸した綿はミニチュアの香炉か衣服のどこかに縫い付けた超小型の房の中に隠すようにする。伊達男たちは調合香水の成分を分析する技を競い合った。王侯用香水を持っていることは洗練という点で上流階級に属している印となる。カサノヴァはルイ十五世の側近から手に入れた香水瓶を片時も離さなかった。[47] バスティーユに幽閉されたサドが手紙の中で「香水」をたっぷり送ってくれと再三頼んでいることはよく知られている。[48]

香水を浸みこませたハンカチという手口は、[49] 女性の恋の駆け引きの重要な要素になり、これは十九世紀のあいだずっと続くことになる。香水業者は、いや当然あだっぽい女たちもそうなのだが、「携帯用の小さなクッション」[50]を特別に作らせ、かすかに麝香を加えたスミレの粉白粉をふりかけておく。「イギリスの匂い袋」は、絹かフィレンツェ製タフタでできているが――というのも亜麻の布では匂いが変わってしまうからだ――それはふつう自家製である。[51]そのなかには、香水の浸みこんだ小さな綿のマットか、あるいは一つまみの粉白粉が隠されている。貴婦人たちはそれをリボンで部屋着に結びつけたり、あるいは洋服ダンスや整理ダンスの中に入れたり、ナイト・テーブルの引き出しの中に忍ばせたりする。

衣装小物に香水を浸みこませることもまた習慣となる。デリケートな香りのプロヴァンスの手袋が麝香の匂いの手袋に取ってかわる。[52]香りのついた扇子は風を送り、乳房と花束の匂いに微妙なニュアンスをつける。手袋の匂いとどう調和をつけるかという問題は嗅覚的構成の繊細さをよく物語っている。芳香を放つ生地で作ったイギリス製あるいはモンペリエ製の衣装も、これほどではないがある程度流行する。[53]デリケートな香りの紙挟みのなかに挟んでおいた部屋着を着る習慣[54]は性的な誘惑の仕方が大きく転換したことをはっきりと示している。

身に纏うすべてのもの、すなわちメダルからロザリオそれ自体までが嗅覚[55]にとっては愛撫に等しいものとなる。御婦人がたの面前でタバコを吸うことができないので、男たちは嗅ぎタバコを愛用するようになる。嗅ぎタバコはジャスミンやゲッカコウ、あるいはオレンジの花の匂いがする。[56]すでに見たように、料理人も料理に香りをつけようと努める。

私的空間の空気もデリケートな匂いで微妙な変化をおびてくる。香水の匂いのする箱[57]、匂い籠[58]、そしてとりわけ巧みに調合されたポプリ。[59]このポプリはものによっては一〇年も二〇年も匂いを発する力があり[60]、豪華なアパルトマンを香りで満たす。その製造には、ポマードや粉白粉、あるいは香水のそれと同じく、本格的な調合法、というか一種の自家製瓶詰製造技術を必要とし、これはやがて香水職人の商売のライヴァルとなる。

限られたものであるとはいえ、身体衛生の観念が発達すると、御婦人の化粧室は誘惑の神殿となる。隣の閨房と同じく、その嗅覚的雰囲気は内密の私生活をうかがわせ、壁布や鏡の効果と結びつく。パルニーは、(61) ルソーの衣鉢を受け継ぎ、(62) こうした性的誘惑の特権的な場所でノスタルジーにかられて立ち止まる。ポンパドゥール夫人はそのシンボルであった。(63) これに対し、極端にまで押し進められた例の嗅覚的演出、すなわち、リシュリュー公によってアパルトマンのなかで実行された匂いの複雑な入れ換えは、どうやら後継者を持たなかったようである。

ナルシス(水仙)の香り

開かれた感受性は、感覚論的モラルの命じる第一のものである。というのも、この感受性のおかげで洗練された感覚を受け入れることが可能になり、その感覚が喚起する快楽や感情を感じ取ることができるようになるからである。ルソーはやがて、事物の選択と配合を基礎とするこうした感覚の芸術を幸福追求のテクニックの第一番目にすえる。こういった難しい計算の裏には、煩しい感覚から自己を守ろうとするたえざる気づかいが含まれている。煩しい感覚というのは嫌悪をひきおこさぬまでも、放心を生みだしかねないものなのである。したがって、嗅覚の真の快楽を味わうという行為は、泥土や堆肥、生体の腐敗、谷間の狭い耕作地や都市の狭隘な場所などといったものから遙か遠くに逃げ去ることを前提にしている。田舎もまた人びとに脱出を余儀なくさせる。(64) 村は汚水溜めと化してしまった、とジラルダンは断言する。(65)「肩をよせあうように並んだ百軒ほどの藁葺きの農家が私の目に入った。それは何ともおぞましい塵芥の山で、街路、牛小屋、野菜畑、塀、湿った床や屋根、そしてさらには古着や家具までが同じ一つの泥沼にしか見えず、そのなかで、すべての女が叫び、すべての子どもが泣き声をたて、すべての男が汗をかいているのだ」(66) とオーベルマンは嘆くことになる。

こうして、「社会的発散物」(67) への嫌悪が姿を現わす。それは当時はまだ漠然とはしていたものの、次第にはっきりと実感されるようになってきていた。のちに山岳趣味を広めるのに大きな貢献をするラモン・ド・カルボニエールの目から見ると、こうした「発散物の拡散」(68)は水平面でしか行なわれていないことになる。彼は平野ないしは谷あいの民衆性を明らかにし、エリートは高い場所に移動することによってこうしたものから逃れるべきだと主張した。すなわち、垂直方向に逃げさるならば、人間のひしめきあいから発生する悪臭は、もっぱら狭い場所に閉じ込められている民衆に任せておくことができるというわけである。

富める者は純粋な空気を享受すべきである。富豪の邸宅の大きな窓や周囲の広々とした空間だけでは十分ではない。トロンシャンは金持ちには散歩をすすめる。散歩はいささか空気の入れ換えに役立ち、よどんだ空気の中にじっとしていることの予防にもなる。ディドロとソフィー・ヴォランは毎年、夏になるとパリを離れ、ディドロはラ・シェヴレットかル・グラン・ヴァルに、ソフィー・ヴォランはイールへ逃れた(69)。サン＝プルーは人びとが痴呆症の病人を山に送らないのに驚く。一七七八年に、トゥヴネルは、大気療法を広めようと努力する。これは哲学者たちが流行させたもので、当時はまだ初歩的なものにとどまっていた。ジュリーヌは「空気浴」を説いてまわる(70)。「空気療法」(71)は概念としては曖昧だが、やがて医学的処方となり、次の世紀の衛生学者たちはその実践法をより肌理《きめ》の細かいものにして、年令、性別、気質などによって複雑にそれを変化させるようになる(72)。

庭園と山岳地域は、腐敗した場所のアンチテーゼとして救済的な力を与えられる。ジェローは、都市住民が木陰にすわって、瘴気をからだから取り除くことのできるような公園の数を増やすように要求する(73)。とはいえ、山岳地域はあいかわらず最も言及されることの多い場所である(74)。もちろん、高地滞在は恐るべき結果を生むこともないわけではない。ソシュールは読者に注意を促している(75)。「天空の果て」で呼吸する空気は「無味乾燥で、人の住む大地のような発散物には欠けている(76)」。その空気は軽率な旅人を苦しめる。スイスの山岳地域の住民の「退化現象」、彼らの妻の醜さ(77)、モーリエンヌ地方の住民の白痴度などは(78)、高地の空気には注意が必要だということを雄弁に物語っている。しかし、少なくとも、山岳地方の孤独は、感覚の快楽に欠かすことのできないあの開かれた感受性を保証する。オーベルマンは、高原の牧場の沈黙があったからこそ、泉の水音を心から味わうことができたのである。

庭園の奥まった場所もまた、ジラルダンが定義したあの「ロマンティックな環境」を作りだす。「この環境は、野性でも未開でもなく、静謐で孤独な場所でなくてはならない。こうした場所において、魂はいかなる放心を感じることもなく、深遠な感情の甘美さにすべてを委ねることができるのである」[79]。嗅覚を動物性の感覚と見なす人びとは、理論的な面でいわばその資格の剝奪を行なったが、このジラルダンの説では、嗅覚は強力な情動を付与されることになる。

「官能が理性を傷つけないようにするためには、官能が自然の中に一種の支点、あるいはすくなくともある種の口実を持っていなくてはならない」とヴァトレは明言する[80]。「風景あるいは選ばれた自然[81]」にたいするこうした要求が生まれてくることによって、花壇のような複雑な香りの組み合わせはすたれ、きわめて限られた数の匂いの中からの選択が行なわれる。これ以後、馨しい香りというとき、人びとが第一に思い浮かべるのは刈り取られた干し草の匂いということになる。ルイ＝セバスチャン・メルシエ[82]、ラモン[83]、セナンクールはロエゼル・ド・トレオガート[84]のあとを受けて干し草の匂いのもたらす微妙な喜びを歌い上げる。「四時頃、私は朝の陽ざしと干し草の匂いに目を覚ました。干し草は涼しいあいだに月明かりで刈り取ったものらしい」と、オーベルマンは述懐する[85]。かくして、ニューモンヘイ（刈り取ったばかりの干し草）の成功が定着する。自然の喜びを描いたこうした文学の中で、嗅覚的描写の大部分を占めるのは黄水仙《キズイセン》、スミレ、ジャスミンである。香水業者によって、あれほどに高く評価されたバラはここでは古風な香りとされる。これにたいして、イチゴは、果物のおいしそうな匂いを象徴することになる。

庭園を嗅覚的快楽の場に変えようとすることは一種の矛盾だといえなくはない。よく知られているように、庭園とは第一にタブローである。その構成は、リアーヌ・ルフェーヴルが正しく指摘したように「視線の力学」に基づいている。視覚と聴覚を重視しようとする明らかな意図が建築家の指針となる。イギリス風庭園は、ある種の知覚のヒエラルキーを蘇らせ、実現する機会をあたえるが、このヒエラルキーはその後、さまざまな人によってくりかえされることになる。ジラルダンは視覚を顕揚し、これよりも反応が素早く、より鮮烈で、より微妙なその他の知覚は視覚よりも下位におく。ヒルシュフェルトは断固たる口調で要約する(一七七九年)。すなわち、あらゆる感覚の中で、「植物の馨しい発散物を受け取る嗅覚は、最後にくるものと思われる。さもなければ、そのうしろに、空気のすがすがしい作用を感じる、触覚という粗雑な感覚をもってきてもいい」。したがって、芸術家は「嗅覚を完全に無視していいというわけではないが、もっぱら目と耳のために、とりわけ目のために働くべきである。それゆえ、庭師は主として田園的な自然の可視的な美を人に見せるよう努力すべきだ」。庭園における花は、小さな役割しか与えられず、なによりも視線の快楽に奉仕することになる。その第一の機能は丘に色彩の絨毯を敷き詰め、平原に区切りをつけることであり、嗅覚を楽しませることではない。「ピクチュアレスク・ガーデン」で劇場的な背景が増加すると、こうした視覚の優位がより確かなものとなる。風、さらには水は浄化的な動きを持つが、感覚的な快楽の序列においては、こうした動きの確かな証人である聴覚だけが一時的に視覚と競争しえるものかもしれない。ホットリーの影響力についてはよく知られているが、彼もまたジャン＝マリ・モレル同様、嗅覚的快楽には言及していない。

とはいえ、こうした基本的な定型は超克するにこしたことはない。嗅覚は、感覚/感情の創出に変化を持たせようと望んでいる芸術家の感覚的なパレットの中に入ってくる。感情的戦略を肌理《きめ》細かなものにしようとするときに、香りは有力な補助手段ともなりえるのである。したがって、諸感覚のそれぞれに割り当てられたものだけに分析を限定するのはあまり適当なこととはいえない。すなわち、そうした態度は「交感する知覚」の探求というものを否定することになるからだ。ヒルシュフェルトによれば、この交感する知覚がなければ庭園は感覚的横溢の場所とはなりえないという。「新緑と遠くに聞こえる笑い声で飾られた田園風景は、そこにナイチンゲールの鳴き声と滝のせせらぎが同時に聞こえるとき、そしてスミレの馨しい香りを吸い込むことのできるとき、より一層魅力的なものとなる」(91)。

風景論の言説を織りあげている言葉のうちで共通して使われるものを数えあげると、嗅覚に関して一定数の場所、態度、感情がうかびあがってくる。嗅覚はなによりもまず、休息の欲望が生じたときに刺激されるものでなければならない。一戸建ての家や「就寝用の小屋」の周囲、樹木のトンネルあるいは休息所を葉陰に守る木立、谷間で思わず一休みしたくなる苔のベッド(92)、そしてより一般的に言えば「静かで落ち着いた場所」、こうした所ではぜひとも花か馨しい葉のついた植物が近くになければならない。こうした微妙な要請はすでにウォルポールによってあらわされていたものだが(93)、だれもヒルシュフェルトほどはっきりとこれを定義したものはいない。この場合、モデルとなるのはジュリーの庭園ではなく、ミルトンが示唆した、エデンの園的な「むせかえるような匂い」(94)の中で、アダムとイヴの愛を守る樹木のトンネルである。

嗅覚は、流水が爽やかさを振り撒き、感覚的な連想を誘うときに喚起されることがある。ジラルダンは小川の両側に芳香性の植物を植えるように勧める(95)。泉の近くのカシワの森の真ん中に植えられた「なにげない芳香性植物、健康に良い草、芳香性の松の脂といったものが空気を馨しい香りで満たし、肺はその香りで大きく膨らむ」(96)。そして人は夢想に誘われる。ヒルシュフェルトは散策者がしばしばたたずむ橋の近くには花を植えるように提唱する(97)。

養蜂業とそれに必要な授粉を口実にして、花の香りに正当な根拠があたえられるようになると、くらくらするような強い花の香りの官能性が誇示されることもある。養蜂場のまわりを囲む花の生け垣は、ひとえに分封群のミツバチを寄び集めるための嗅覚的誘惑というわけである。「タイム、ラヴェンダー、マヨラナ、ヤナギ、シナノキ、ポプラなどがふんだんに植えられ、遠くで吸い込む空気にも馨しい匂いがこめられている。ここでは香りと花の贅沢が許されている」(98)。

自然なものを生命力あるものおよび健康なものと同一視する当時の楽天主義は、生きた植物の匂いが及ぼす影響を根拠あるものとし、野外の空気の嗅覚的官能性に保証を与える。ある種の野の花の強烈な匂いは陶酔を伝える役目をすることもある。つまり、女性の表情と花との類似性が暗示するように、それは性の快楽への誘いである。学者の主張するところでは、女性がこの香を吸うとき、両者のあのいわく言いがたい結合はオルガスムに至ることもある(99)。孤独と休息と夢想の場所である、馨しい木立と隠れた樹木のトンネルは、女が気が遠くなって身をまかせる特権的な劇場へと容易に変貌する。自然の香りは官能の香りと一つになる。罪深きドルブルーズによる若い公爵夫人の誘惑は(100)、彼女が田園の中でむかえた初夜の感動と同じように、その多くを自然の香りの結びつきに負っている。オレンジの花、ジャスミン、スイカズラなどがシドニーとフェリシアの恋を香りで満たす(101)。自由思想家《リベルタン》たちによって作り出された快楽の複雑な嗅覚的演出は植物の微妙な快楽主義によって乗り越えられる。

この点では、イギリス風庭園に関する、いつ果てるとも知れぬ言説は、花園、つまり家のまわりの香りの囲い(プレジャー・ガーデン)が依然として存在していることを忘れさせはしない。ヒルシュフェルトもジラルダンもこの花園がブルジョワたちのあいだで流行したことをさかんに強調している。女性、とりわけ若い娘はそこで感受性を高めようとする。花園で、「甘く、微妙で、心地よく、新鮮で、精神に活気を取り戻させる香り」(102)を吸い込むことによって自分たちの体気を静めるのである。

こうした特権的な場所で嗅覚に割り当てられた本質的な機能は、明らかに、ナルシシズムを促進することである。世界劇場(テアトロム・ムンディ)から遠く離れ、また社交界にたいする倦怠に取りつかれ、隠者の庵、ピクチュアレスク・ガーデンの洞窟、築山の奇岩などに心ひかれながら、ジャン゠ジャック・ルソーの『孤独な散歩者の夢想』

やウェルテルの告白、あるいはヤングの『夜想』を手に取る読者は、自我の存在を強く感じることを夢見る。ところで、存在が逃げ去るのを感じ取るのに役立つ嗅覚は、これからは、時を知覚する特権的な感覚として現われてくる。風景の建築家は自然の嗅覚的な時計を絶えず見守っていなくてはならない。[103] 彼は朝の庭園、夕暮れの庭園が存在し、そのいずれかを選ばなくてはならないことを知っている。もし香りに特別な重要性を与えようとするなら、選択は夕暮れ時ということになるだろう。なぜなら、植物の発散物は、確かに、一日が過ぎ去るのを特異な激しさで強調するからである。ラモンによれば、ピレネー山中に咲く総飾りのついた赤いカーネーションの匂いがあれほど感動的なのは、まさにこれがあるからなのだという。[104] 嗅覚はその大部分が四季の主題に属し、これまでにも、倦むことなく取りあげられているが、このテーマについてはいまさら詳述するまでもあるまい。

だが、そこには新しい要素もある。それは情動的記憶の昂揚力である。ルソーの言い方にしたがえば、《記憶のしるし[105]》の探求ということになる。すなわち嗅ぎ分けられた匂いによって過去と現在を劇的に重ね合わせることである。こうした予期せぬ結合は時間性を廃絶するどころか、自我に自らの歴史を実感させたり、開示したりする。微妙な香りが次第に流行するようになって、記憶された他者のイメージに詩的な広がりが加わってゆくが、それと並行して、文学の中の嗅覚的描写が、無意識的記憶をめぐってはっきりとした姿を取るようになる。例は二つにとどめておくが、あげようと思えばいくらでもあげることはできる。

「匂いのなかには、よくはわからぬが、過去の記憶を強く喚起する何かがある。大好きだった場所、なつかしい場面、過ぎ去ってしまったあと心のなかにはあれほどの深い痕跡をのこしながら記憶のなかにはなにも残っていないあの時間、こうしたものについて、匂いほど思い出をよみがえらせてくれるものはない。スミレの匂いは過ぎ去った幾年の春の喜びを魂に取り戻してくれる。私は、花咲いたシナノキが証人となった、人生で最も甘美な瞬間がどのようなものだったか覚えていないが、シナノキがしばらく前から静かに私の心の琴線をゆらし、すばらしかった日々に結びついた無意識的記憶を深い眠りの底から蘇らせるのを感じていた。私は、心と思想のあいだには一枚のヴェールがあることに気づいていた。それをめくるのは甘美なことかもしれないが、もしかすると……悲しいことなのかもしれない」とラモンは一七八九年に書いている[106]。オーベルマンは手紙の中で、シェセルでかいだ刈りたての干し草の匂いは「ぼくが子どもだったころ君と一緒に跳びはねて遊んだ納屋」の記憶を蘇らせてくれたと書き送っている[107]。

イヴ・カスタン[108]は、リュシアン・フェーヴルとロベール・マンドルーのあとを受け継いで[109a]、聴覚が、長きにわたって視覚よりも重視されていたのはなぜかを証明した。すなわち、理性による確信の源である視覚に対して、聴覚は、社会組織にかんする感覚として長いあいだ重きをなしていたのである。ところが、近代になると視覚の役割がにわかに上昇した。それは訴訟手続の分野において歴然としている。法廷で、聴覚による伝聞は、視覚による絶対的な確認に徐々に従属していくのである。だが、それとは別にもう一つ、重要な事実がある。それは、あまりに長いあいだ隠蔽されてきたが、じつは感覚の歴史の転換点とも言えるものである。十八世紀の中頃から、一つの美学的な動きが輪郭をあらわにしてくるが、それは嗅覚を魂の偉大な動きを生み出す感覚にしようとするものだった。「匂いは、視覚よりも内的な感覚と、より直接的で精神から独立した喜びをわれわれに与える。われわれは快い匂いを嗅いだとき、その最初の印象で深い喜びを感じる。これに対し、視覚の快楽が生まれるのは、反省や、知覚された事物の引き起こす欲望、およびそうした事物がつくりだす希望などが原因となっている」[109b]。

嗅覚は、その印象のはかなさそのものによって（それは匂いの浸透力の嘆かわしい属性である）感じやすい魂を刺激する。魂は嗅覚の与える感情を逃れることができない。言葉で表現しえない匂いのこうしたはかなさと、充足するあてのない空しく曖昧な欲望の啓示の間に、奇妙な照応関係が生まれ、それがナルシシズムの基礎となる。「黄《キ》水仙《ズイセン》よ、スミレよ、ゲッカコウよ、おまえたちには瞬間しかないのか」とオーベルマンは、その匂いが引き起こした感情のはかなさに魅惑と失望を同時に味わい、こう慨嘆する。自我は当時、「唯一の点の回りに存在のすべてが凝縮したもの」(111)と考えられていたが、あらゆる感覚のなかで、嗅覚はこの自我の存在をもっとも敏感に感じさせる感覚とされた。それは、水音のリズムを聞くことによって内面の虚無へといたる道とはまたちがった入口である。ところで、『孤独な散歩者の夢想』の作者が、無臭覚症の症状を呈していたことはだれの目にも明らかであるが(112)、後世の歴史家が嗅覚の役割を過小評価するに至った裏には、ルソーの影響力が(少なくとも言説の次元では)多分に働いているのではなかろうか。

他のいかなる感覚にもまして、嗅覚が特異体質を明るみにだすことに当時の人はすでに気づいていた。『百科全書』の「嗅覚」の項目の執筆者は、匂いをかぐことと、体気の発散あるいは停止との緊密な関係に関して「どんな人も自分では気づかぬ神経の傾向を持っている」と指摘している。麝香に対して社会のエリートたちはしだいに不寛容な態度を取るようになったが、それは各人の感受性が高まったことを反映している。これ以後、ほぼ一世紀にわたって、今日ならむしろアレルギーと見なしたほうがいいような体の変調が特異体質の名でよばれることになる。嗅覚学の唱道者によれば、とりわけイポリット・クロケの言を信ずるなら、においに対する態度というものは、その人の最も内密な性向を写しだし、オルガニズム全体がそれに従わされてしまうという(113)。

そこはかとなく漂う花の香りのつかの間の衝撃からは内面性の体験が生まれるが、ここでそれを糞便の臭いの強いる体験と突き合わせてみるのも悪くない。当時、体内の腐敗のリズムを知覚することがどれほどおおきな強迫観念になっていたか、われわれはすでに知っている。「われわれは腐敗の中に生きており、自分自身のうちに刻一刻と耐えがたいものになる臭いを抱えている」とカラッチオリは叫んだ(114)。排便の場所は次第に特定化され、個人的なものとなるが、排泄物処理が各個に任されるこの過程で、排便の場所は内的モノローグの場所ともなっていく。ヴェルサイユに設けられたフランスでたった二つだけしかないイギリス式ウォーター・クロゼットは王とマリ=アントワネット専用とされる。[115] 王とマリ゠アントワネットはこのように、フランスで新しい私生活の経験を味わう最初の人間となる。この逸話は社会的慣習の個人化のプロセスの中に含まれるが、そのプロセスはナルシシズムにとっては好都合なものである。まもなく、個人的なものとなった墓はその臭気を失う。すでに、回復の見込みのない入院患者は腐敗するので病院から締め出そうという動きが現われてきていた。一八一三年、フォデレは、瘰癧《るいれき》患者は「からだから出る腐敗した発散物ですっかり汚染されてしまった空気の中に絶えず閉じ込められている」[116] ので、これは病院から排除すべきだと勧告している。

嗅覚は、他の感覚以上に、世界という組織体のハーモニーを感じ取ることを可能にする。自然の匂いは、はかなさそれ自体によって、こうした宇宙的調和についての感情を生み出す。死が理解不可能なものに思え、[117] より良き世界への希望が生まれるのもこういった感情のおかげである。「つかの間の衝撃」は「突然の呼び掛け」[118] となる。ロベール・モージはこの変化の深さを明晰に分析している。「自然と人間のあいだの一体感は、内的な合一が可能だという幻想を人間にあたえる。感覚は、いったん切れてしまった心と精神の間の糸を結びなおす。たんなる香りが自我意識の覚醒をもたらす。こうした自我の自覚の結果、それまで無縁なものだった自然が自我に結びつけられることになる」[119]。

このような共存の経験は新たな官能を明示する。それはもはや本能の渇望ではなく、ヴァトレが定義したように、「外部の事物と感覚と魂の状態との間の最も完全な関係」[120] を基本とする芸術のことである。こうして、どれほど人目につかぬ花にもそれなりの目的があることが明らかにされる。そうした花はさながら「人間のためにだけ作られたかのように思える」[121]。洗練された感受性に恵まれた人間は嗅覚のめくるめくような力を思いのままにすることができるが、セナンクール以上にこうした力を見事に表現した者はいない。春の花々は選ばれた者の魂に「より内密な生」への突然の呼びかけを行なう。「黄水仙《キズイセン》が（擁壁の上に）咲いていた。それは欲望の最も強い表現で、その年の最初の香りだった。わたしは、人間のためにあらかじめ用意された幸せをつくづくと感じた」[122]。「大部分のひとは植物が発散する匂いと、この世の幸福を得る方法との間によもや関係があろうとは気づかないだろう。彼らは、そのために、こうした関係についての感情を一種の想像力の誤りと見なしているのではなかろうか。人によっては全く異質なものに思えるこうした二つの知覚は、それらを結びつけている鎖をたぐりよせる術を心得ている天才にとって、それほど異なったものではないのではなかろうか」[123]。

野に咲く花の重要性はいくら強調しても強調しすぎることはない。それは慎ましく、自然で、気まぐれな香りを持っているが、その香りは天が花に無償であたえた才能であり、心の最初の動きを価値あるものにする無限の航跡である[124]。野の花は、測り知ることのできぬ欲望を明るみに出し、乙女のイメージが形作られる際の原型を描きだしていく。

十八世紀末のこの時期に[125]、庭園と山は多様な探求の場所となった。香りにみちた孤独な場所に、旅人はたんに休息や官能的快楽を求めにくるばかりではない。腐敗した大衆から遠く離れたところへ逃れることで、無意識的記憶への希望が生まれ、ナルシシズムが蘇り、宇宙的調和の感情が予告され、恋する孤独な男は感情を吐露することができるようになる。ところで造園家によって造営された庭園を見ることよりも、また峨々たる山岳を眺めることよりも、あらたな官能性への道を容易に開くもの、それは黄水仙《キズイセン》の香りである。このように春の匂いをめぐってさまざまな機能が輪郭をあらわにしてくるが、嗅覚美学の時代が到来したときには、その機能は徐々に香水へと付与されることになる。だが、さしあたって重要なのは、肉体、そしてとりわけ環境を脱臭化することである。その目的は、人びとに感覚的な落ち着きを与えることであり、この落ち着きがなければ、自我が官能的な衝撃を受けることはありえないのである。

腐敗熱を取り除き瘴気をおさえるための医学的処方、存在の内奥において進行する腐敗の生み出す形而上学的不安、ナルシシズムの上昇とそれが喚起した嗅覚的自由への渇望、自我の存在と世界の調和を明かす自然の匂いに絶えず気を配ろうとする意志、当時まだ不明瞭で未分化だった社会的発散物によってひきおこされた恐怖、こうしたものがやがて一つに合流し、十八世紀の中頃から実行に移された悪臭追放の戦略を推進していくことになる。

これらの歴史的事実はそのどれもが、悪臭に対する許容限度の厳格化、微妙な匂いの香水の流行、身体衛生の一定程度の発達等の説明となっている。知覚革命は、膨大な量の医学的言説を生みだすことになったが、この医学的言説は、見方によっては悪臭追放の手段とも見え、また同時に悪臭追放の前提となった人類学的変動の要求する代価とも思われるものなのである。ところで、知覚革命それ自体は、このような医学的言説をはるかに越えたところで、社会全体にさまざまな形で大きな影響を与えていくことになる。

II　公共空間の浄化

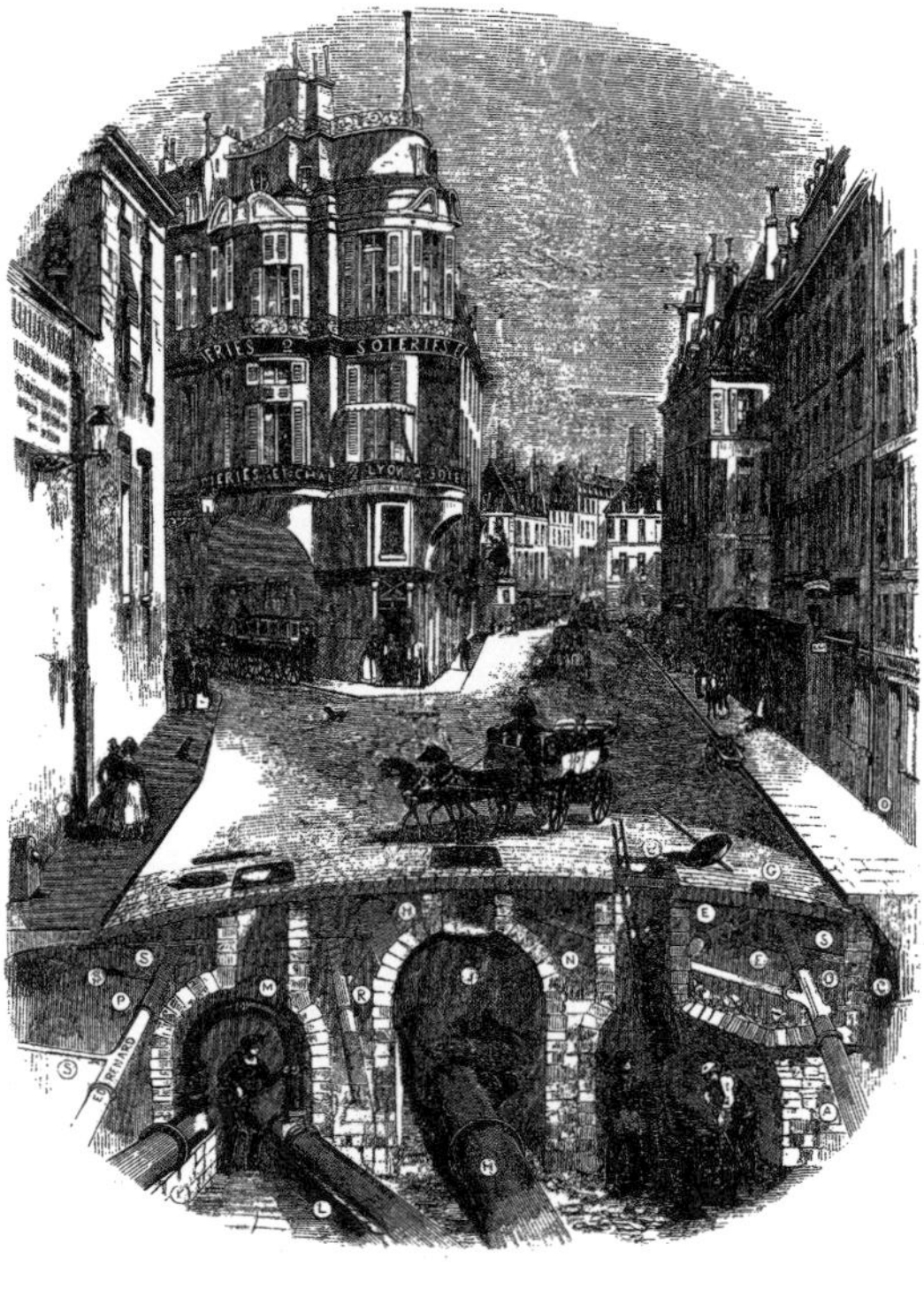

19 世紀の後半，舗装技術の進歩と下水道の発展によって，ようやく除臭化戦略が軌道に乗り始めた。ただし，パリでは 19 世紀末になるまで完全下水放流方式は普及しない。
（Edmond Texier : *Tableau de Paris* より）

第1章　悪臭追放の諸戦略

舗装、排水、換気

十八世紀末の公衆衛生学的関心の高まりは、数多くの著作を生み出した。といっても、拙論の目的はこうした著作の一覧表を作成することではなく、この時代の言説の読みかえしを行ない、感覚の歴史という視野からさまざまな所産の検討を試みることである。当時できあがりつつあった公衆衛生学的政策は、悪臭を強迫観念とする、すでに長い歴史を持つ過去からモデルを引き出してきたものだった。すなわち、古代科学の遺産であるさまざまな慣習は、十四世紀頃、都市の条例の分野でふたたび姿を現わしてきたが、公衆衛生学的政策はこの習慣を自らのうちに取り込んだのである。とはいっても、こうした公衆衛生学は古代的な慣習をたんにふたたび実践するだけにはとどまらなかった。医学思想の進化、さらにいえば化学の進歩がすでにその近代性を保証していたからである。

形成途上の公衆衛生学的戦略は、疫病が猛威をふるった時のような一時的な性格を持つことはもはやない。それは永続性を主張し、総合を図り、管理者的観点から決定を調節する。「都市問題の発明」(1)や「都市＝機械」という機能的観念の勝利をきっかけに、「トポグラフィー的な清掃」が課題となるが、それは、街路の浄化や流刑地の整備にはっきりと現われているような「社会的清掃」と不可分のものである。一七四〇年から一七五〇年に至る一〇年間を境として、首尾一貫性を目指す公衆衛生行政は、後光が差したかに見えた医学者たちの指揮のもとに活動を開始する。医学者たちの後光のもととなるのは有効性の威光とはいわぬまでも、少なくとも「個人的利害には無関係な」「透明な知」が彼らに与える権威である。都市と墓を同一視する傾向の強かった揺籃期の人口統計学は、都市の悲観論を一層強固なものにし、社会福祉事業の緊急性を強調する。

それればかりでなく、消毒すること——そして当然、悪臭を除去すること——はユートピア的計画の要素も含んでいた。すなわち、それは、有機的な時間の証言を隠蔽し、糞便、経血、動物の死骸の腐臭、死体の悪臭といった、死の予言たる、持続の否定しがたい印を抑圧することを目指す計画である。(2)無臭状態とは、瘴気を武装解除するだけではなく、生が流れすぎ、生命存在が死して次の存在へと引きつがれていくのを否定することにほかならない。それは人が死の不安に耐える助けとなる。

悪臭除去を目的とするこうした公衆衛生学の要請のうちで最も古くからあるものは、人が空気を吸う空間を大地の発散物から隔離することである。地下の息吹の流れを中断し、立ちのぼる瘴気から身を守り、大地への浸透を妨げて土地の将来を保証すること、そして出来る限り悪臭を封じ込めること、これが常に変わらぬ関心事となる。乾燥が不可能とわかったところでは例外なく、泥土を埋没させ、恐るべき土の裂け目を水底に沈めることによって、クモの巣のように薄くて軽い発散物が漏れでてくることを防がなくてはならない。港の泊渠《はくきょ》、あるいは潮汐の流れにさらされる水路などでは浚渫《しゅんせつ》が不可欠になったときには、(4)海水がそうした場所を完全に覆いつくすのを待ったほうがいい。(3)シャプタルは、沼地の岸辺は砂で覆うように勧めている。

「わかりにくい舗装技術」はベルトロン神父によって事細かに規範化されたが、[5] この舗装法に対する絶えざる関心も同じ気づかいによって説明される。[6] 都市の文化主義的伝統からは、ローマ人にならった舗装道路の夢が生まれてくる。舗装された街路は視線を楽しませ、人や車の流れを楽にして、多量の水を用いた清掃を容易にする。だが、舗装はなによりもまず、大地の汚染あるいは水溜まりの腐敗から人びとを隔離することを意味する。市場に隣接する倉庫の中では舗石が必要不可欠なものとされる。[7] 淀んだ水の広がりにことのほか脅かされた都市カーンでは、休むひまなく舗装が行なわれている。[8] イギリスから輸入された、歩道という新しい考えかたは、フランスではきわめてゆっくりとしか普及しなかったが、これもまた同じ要請に基づいている。歩道は一七八二年、テアトル・フランセ街（現在のオデオン街）沿いに初めて姿を現わした。

　言説の段階では、当時すでに、舗装範囲を村の通りや農家の内部にも拡大すべしという主張が行なわれていた。[9] ハワードは病院の中庭の敷石を平らな石に変えるよう忠告している。[10] 糞尿溜めの内部の舗装は、汚染の浸透をくい止めうる唯一の方法として、改革案の中心となる。その改革案の詳細をここで記せば、それは驚くべきものとなるにちがいない。[11] とはいえ、フランクランが指摘しているように、舗装はジレンマを招いた。すなわち、たしかに舗装は悪臭が立ちのぼるのを防ぐにしても、大地への水の浸透を妨げるから、雨によって土が洗われるのを遅らす。そのため、地下水が新しくなることがなくなり、過去の汚染が取り除かれにくくなってしまう。一言でいえば、舗装は汚水の停滞を助長するのである。

　建物の潰瘍《レプラ・ドモルム》に対して、公衆衛生学者たちはモーゼの戒律をふたたび取り上げ、彼らなりに解釈をほどこす。古い漆喰はけずり取って新しいものに変え、壁には杭を打ち込み、そして大地と直接触れ合うレンガは土と混じりあった腐敗物質を吸収しているのでこれを撤去する。こうした対処方法はたんに技術的な要請に基づくものではない。[12] 壁や丸天井や板張りを漆喰で固めたり、塗装したり、ペンキを塗ったり、白く塗ったりすることは瘴気に対してみずからを装甲することである。プラスター壁が成功した根拠はここにある。それはただたんに視覚を喜ばせるばかりでなく、汚染に対する戦いの有力な武器となる。奇人のバノーは自分の発明した有毒ガス防止用のニスを、壁や家具ばかりか衣服にも塗りつける。(13)ハワードは、ラ・コルトの病院ではニス塗りの瓦で仕切り壁が八ピェの高さまで覆われていることを自画自賛している。(14)

悪臭の貯蔵所を密封してしまおうという意志が現われてくるのはきわめて当然なことのように思われる。とはいえ、こうした意志には軽視しえぬ意義がひそんでいる。なぜなら、産業の生み出す悪臭公害に対して公衆衛生学者たちが取った戦略を支配しているのはまさにこうした意志だからである。(15)やがて学者たちは密封工程での製造法を実用化するが、こうした製造法は、都市の中心部で化学物質の製造が行なわれうる根拠を提供することになる。こうした方法はやがて必要悪主義の観点から、将来の統制手段の基軸の一つと見なされるに至るが、この当時には、糞便にかんしてようやく具体的な形を取るようになっていた。たとえばベルトロン神父は糞尿汲み取り用の樽を頑丈に組み立てることを主張して、モデルとなる樽をみずから作り出し、トゥーレは、今後は糞尿運搬馬車の大部分が漆喰で固められることを確認して喜んでいた。(16)

大量に流れる水に対しては大きな重要性が与えられていたにもかかわらず、水の使用法は相変わらず曖昧なままだった。清掃とは、洗うことよりもむしろ、「排水する」ことを意味した。重要なのは水が流れること、つまり汚物が排泄されることである。ハーヴェイの発見以来、有機体論的な観点から、血液循環のモデルが、空気、水、及び物質の動きを処理する時の模範となる。非衛生の反対は動きである。「実際のところ、動いていて、マッスを形成するもので、腐敗する可能性のあるものはなにもない」(17)と、ブリュノ・フォルチエは指摘している。重農主義者の学説はこうした要請を経済学の分野に移し変えたものである。ジャン＝クロード・ペローが強調したように、(18)循環機能の再認識は都市の表象の転換をもたらした。すなわち、排水路の建設と「城壁の取り壊し」を速めたのである。動きの効能が認識されるにしたがい、運河網の整備と汚物の排泄が奨励されるようになり、道路の傾斜を重視する考えに正当性が与えられる。排水によって都市を乾燥させること、それは系統的な腐敗の停滞を未然に防止し、都市の将来を守り、科学技術によって水路調節を確実にすることである。というのも、人工的に汚物が堆積するような場所では、自然だけに水路調節の仕事を任せてはおけないからである。

都市に隣接する瘴気性の沼地の干拓が日程にのぼるようになる。一七六〇年、ヴォルテールはフェルネーの近郊を衛生的にする決心を固める。[19] 一七八一年にはヴォワイエ侯爵はロッシュフォールの周りを囲む沼地を槍玉にあげる。ベルナルダン・ド・サン＝ピエールは排水の宣伝家になる。[20] ここでわれわれにとってより重要なのは、街路を乾燥させることである。もちろん、車道の清掃はもっとも古くから人びとの関心を集めていたことだった。ジャン＝ノエル・ビラバンは、この問題がすでに、十四世紀にペストが大流行した際、とりわけナルボンヌで検討されていたことを強調している。[21] 時代が下るにしたがって、戦略は一段と細かなものになる。一六六五年から一六六六年にかけて、疫病の恐怖がきっかけとなり、アミヤンの街路が清掃される。[22] 市当局は「悪い空気」を広げる恐れのある泥と汚物を除去するよう命ずる。一六六九年に、いよいよ悪疫が腰を落ち着けてしまうと、汚染に対する衛生的な戦いの手段は多様化する。家畜や家禽は屠殺することが決まり、各建物ごとに便所を掘るように命令がだされる。アミヤンの状況は典型的なものである。ピエール・デイヨンは当時ラジュネばかりかラ・リュールやアンベール地方でも同じような方法が実践されていたことを指摘している。[23]

十八世紀に入ると、公衆衛生行政はより肌理《きめ》細かなものになり、日常的な活動を目指すようになるが、このことは、ここでもう一度確認しておくことにしよう。一七七九年にはパリの街路の清掃は懸賞論文の主題となる。下水道の問題はすでに絶えざる論争の種になっていた。[24] 汚物を封じ込め排泄する計画が次々に現われる。糞便の非共同化の次には、塵芥の非共同化の問題が学者たちを刺激する。ショーヴェはリヨンをモデルとして持ち上げる。この都市では、「建物の各階に箱が取り付けられ、ほうきで集められたゴミはそこに捨てられる。毎週、付近の農民が定期的にやってきて、このゴミをもっていく」(25)。トゥルノンは、人びとがゴミを捨てにくる場所には、石の代わりに中空の鉄の車よけをおくようにと提案する。彼はまた、それぞれの建物の近くに、「引き戸」(26)のついた換気孔のような形の小さな小屋を建物の正面《ファサード》と舗道に密着して作ることを勧める。

改革者たちは汚物と浮浪者を、つまり塵芥の悪臭と社会的な悪臭を同時に排除する計画を練る。ベルトロンは道路掃除に乞食たちを利用することを提案し(27)、ショーヴェは困窮者と不具者をこの仕事にあてたいと考える(28)。ラヴォワジエは一七八〇年に、ベルヌは最も清潔な都市であると、賛嘆をこめて記している。すなわちベルヌでは「毎朝、徒刑囚たちが、梶棒のついた四輪の巨大な荷車を引いて通りを歩く。徒刑囚たちは鎖で梶棒につながれている。また、これよりも長くて軽い鎖で同じ荷車につなぎとめられている女囚たちは、その半数が通りを掃き、それ以外のものがゴミを荷車にのせる仕事をすることになっている」(29)。マチュー・ジェローは、町を浄化する仕事は、番号をふって鉄球をくくりつけた徒刑囚に任せるように提案している。彼によれば、徒刑囚は「街路を掃除し、かき集めた泥を、仲間たちが引いている放下馬車の中に積み込むことになる。同じように、彼らは、下水や汚水溜めの泥を取り除き、馬やロバのような大きな家畜の死骸を片付ける。猫や犬のような小さな動物の死骸は、たいてい泥の上に捨ててあるので、泥と一緒に浚っていく」(30)。毎日、彼らはそれぞれの建物のあらゆるゴミと糞便が詰め込まれた樽を持ち去り、その代わりにきれいに洗浄した前日分の樽をおいていく。

アルレット・ファルジュとピエール・サディーは(31)、当時の公衆衛生的警察令の反復的言説を分析している。すなわち、多量の雨水が流れる雨樋を禁止することによって(一七六四年)、車道の路央下水溝を干上がらせ、糞尿を投げ捨てることを禁じ(32)、各建物の前の道路の清掃を義務づけ、遊歩道、橋、河岸の散水を確実に行ない(33)、毎朝、車よけのわきに置かれた家庭のゴミを密封荷車に回収し、糞尿の汲み取り法を改良し、下水網を広げること、これが、人びとが解明しようと試みた例の「汚物の循環」の各段階に対応する主要な方法である。

糞尿の汲み取り方法を改革しようという意志は新たな公衆衛生政策の重要な要素となる。われわれはその理由を知っている。一七二九年十一月八日の警察令以来、汲み取り人夫の親方は独占権を持つようになったが、いっぽうでは次第に厳密化した規定に従うことを強いられるようになる。一七二六年五月三十一日の警察令は汲み取り人夫たちが糞尿を通りの下水溝に流したり、セーヌ河や井戸に捨てたりするのを禁じている。汲み取り業者たちは穴のあいた樽は使用しないように自己規制しなければならなかった。また、彼らは自分たちが通ったあとの道路は掃き清め、洗い流し、清潔にしておくことを義務づけられ、作業は夜間のみと決められていた。糞尿処理場へはかならず直行し、途中で酒場に立ち寄ることは避けるよう命じられた。これらの禁止命令の各項は、まさに、実際には手抜き仕事がどの程度まかり通っていたかを裏づけ、将来の統制主義の発生を読み取ることを可能にするものだが、事実、統制主義はやがて汚物を扱う労働者のなかに自己の実験領域を見いだすこととなる。

一七七七年、[34]糞尿溜めの消毒が懸賞論文の主題として出される。二〇人以上の学者が、[35]それもなかなかの大物が（フルクロワ、ギトン・ド・モルヴォー、アレ、ラヴォワジエ、パルマンチエ、ピラートル・ド・ロジエ……）この研究に参加し、有毒ガスを分析することによって最も優れた消毒剤を発見しようと努めた。目標は悪臭を未然に防ぎ、排水の毒性が確実になくなるようにすることである。

水を使わずに汚物を排除するということは、泥と家庭のゴミ、ないしは糞便と家畜の死骸をすべて受け入れるような汚物処理場が拡大することを意味する。パリのゴミ捨て場の数が増加する一方では、フォブール・サン＝ジェルマンとランファン・ジェジュ（フォブール・サン＝マルソー）の下水溜めが取り壊される（一七八一年）。このときから、糞尿コンビナートとしてのモンフォーコンの長い独占の歴史が始まる。モンフォーコンの存在がこれ以後どれほど大きな強迫観念となっていったかはよく知られている。

最初、ひどい悪臭に対する戦いのひとつとして提起されたこの衛生政策は、じきに、少なくともパリではたいした効果のあがらぬことが明らかになる。ただひとつだけ重要な進歩は汲み取り方法にかんするものである。それ以外では、当時の描写を信ずるなら、悪臭はいっそうひどくなっていた。二〇年前には都市の街路はいまほど不潔ではなかった、と一七八二年にロネスは書いている。(36) 馬車の増加、かつては「路央溝」に雨水を流していた突起雨樋の禁止、商人が店の前の道路を掃除しなくなる原因となったショーウインドーの普及、などの要因が、汚物の増加の説明となるだろう。残る問題は、こうした分析が新たな感覚的要請にどのようなものを負うているかを推し量ることである。

これ以降、「換気」ということが公衆衛生戦略の基軸となる。何にもまして制御しなければならないのは空気の流れである。気体性流動体の流れを確保することは、汚物を排除すること以上に、停滞と固定に対する恐怖と関連している。こうした停滞と固定は墓の冷たさと沈黙を連想させるからである。(37) ネオ・ヒッポクラテス学派の気体論はそこに自らの理論的根拠を見いだす。換気は空気の弾力性と消毒的性質を回復させる(38)(そしてこれは換気の効能の第一のものである)。それればかりか、ヘイルズが強調しているように、(39) 大気の動きは、水に振動を伝えることによって、停滞して腐敗した水を浄化し悪臭を取り除く。換気するとは、結局のところ、地表近くに溜まった空気の層を一掃して、(40)「瘴気の無秩序な循環」(41) を抑制し、自然が自由に規制力を及ぼすことのできない病的な流れを制御することである。やがて、悪臭除去の動きが、こうした空気流のコントロールに承認を与えることになる。

強迫観念的な換気はミシェル・フーコーがあれほど強調したあの視線の恒存性を導き出す。監視することと空気流の循環をコントロールすることとは、明らかな親近性を持っている。すなわち、両者とも、汚染された空気が淀む薄暗い片隅に対する戦いを内に含んでいるのである。だが、われわれにとっては無臭状態と行動の監視との間の関係ほど重要なものはない。換気を行なうさいに、人間のからだの新しい空間性というものが考慮にいれられるようになったとき、また換気によって他人の体臭から身を守ることが可能になったとき[42]、ナルシシズムの飛躍の基礎となるような、人間とその体臭とのあの恒常的な対峙が成立しうるのである。われわれが検討しなければならないのはこうした歴史である。

風の利用や機械の（とりわけ、ふいごの）使用、そして熱源の方向への強制通風による換気などが実践面では共存していた。一七一三年、ゴージェは『火の力学』を出版する。この本はすぐにはそれほどの影響力を及ぼさなかったが、やがて重要な基礎文献となる。このフランス人学者の掲げる第一の目標は暖房と換気を同時に行なうことである。すなわち、暖炉を中心にして還流する空気流のコントロールによって、城の書斎、御婦人の部屋、そして病気の貴族の居室を暖めると同時に換気するのである。ゴージェはまず私的空間を対象にした。彼は上流階級の道楽仕事と知的余暇を快適なものにすることを目指した。大胆にも、彼は空気に弾力性を取り戻させることによって婦人病を治そうと試みたのである。一七四二年に、アーバスノットは同じ方法を用いる。彼の目には「空気の正しい管理」は養生法の一部分と思えた。もっとも、それは病人の部屋にのみ関わることだった。

十八世紀が三分の一ほど経過した時期に起こった変化は決定的だった。一七三六年にデザギュリエは、トゥラルとゴージェの著作にヒントを得て（彼はそれを英語に翻訳した）英国下院の空気を入れ換えることに成功する。彼が用いた方法は送風車の形をした遠心力利用の換気装置だった。シャンドス公爵はこの機械を二つ自分の書庫に備えつけた。それは二五年以上にわたって動き続けた。一七三九年、サミュエル・サットンは船の中心部に備えつけた窯の吸引通風によって船舶の換気を行なうように提案している[43]。これより二年後、ヘイルズとスエーデン人マルチン・トリーウォルドはふいごを使った機械的な換気装置を作り出した。

十八世紀の末まで、人びとは、さまざまな方法の長所短所を議論し、ためらいがちにそのうちの一つを選び取るだけでがまんしていた。一七四一年には、トリーウォルドの装置がスエーデンの艦隊で実験され、成功をおさめる。

ヘイルズの機械はいくつかの炭鉱で使われ、ウィンチェスターの病院やニューゲイトの監獄でも使用される。[44] ニューゲイトの監獄では、換気は各建物の屋根の上に取り付けられた風車で行なわれ、風がないときには「人間の手か、さもなければ動物の力を借りた」。[45] 風車が作り出す風は「罪科の軽い囚人」のためのものだった。サットンはデットフォード港とポーツマス港の二隻の船で自分の装置を実験したが、一七四一年からその機械はイギリス海軍の何隻かの軍艦で採用された。[46] フランスではモローグ子爵とデュアメル・デュ・モンソーがこうした新しい機械を宣伝するのに努めたが成功はしなかった（一七四一年）。彼らはそれを国王の軍艦に備えつけるように勧めた。

実際のところ、汲み取り作業の悪臭を除去するために用いられた、糞尿溜めの換気装置は、すくなくともパリでは、まずまず普及した部類に入る唯一の機械となる。人びとは汲み取り作業に入る前にこれを使用する。それは、いくつかのふいごの付いた木製の大箱で、これを糞尿溜めの汲み取り口の上に備えつける。「三本の通風管（うち二本は水平）によってそこに風が送り込まれる」。[47] 蒸気は「感覚器官が知覚できる範囲よりも遠い」高さのところへと排出される。効果は議論の余地がなかった。この換気装置のおかげで「糞尿溜めの汲み取り作業は、作業が行なわれている建物の内部ではほとんど気づかれぬほどのものになった」[48]と装置の設計者は主張している。これは、装置の効果を監視するために一七七八年に設けられた委員会のメンバーも断言しているところである。

換気装置のうちで最も簡単なものは扇子だろうが、これを別にすると、実に種々雑多な器具が使用され、時と場合に応じて、私的空間と公的空間の換気を行なっていた。医者によっては病人のいる部屋の空気を新しくするため、シーツを激しく振るよう勧める者もいた。[49] インゲンハウスはアパルトマンのどのドアもぴったりとは締まらないようにして、空気の流れを作り出すように提案する。[50] この提案はしばしば取り上げられるが、やがて激しい非難の対象ともなり、効果があるかどうかさまざまな論議を呼んだ。ハワードはインゲンハウスを支持すると表明して、この方法を病院でも採用するように勧めた。[51] バノーとチュルバンは沼地の縁に沿って、ポプラ、ニレ、シラカバなどの並木を植えるように進言する。彼らの考えによれば、大きな枝振りのこうした木々は梢が揺れると、葉が箒の役目をして低く淀んだ大気の層を撹拌するのだという。[52] 彼らはまた、同じ目的で、こうした腐敗した場所には水平の方向に回転する風車を設置するように提案する。それればかりか、彼らは、風車を移動式の台の上に乗せて、非衛生な地域を巡回させ、それぞれの区域の換気を行なうことさえ考える。ボームは、[53] むしろふいご、あるいはフォレスチュスの進言でドレスデンに建造されたタイプの風車のほうを勧める。モンファルコンは、当時、ラ・ブレスの医者が「沼地の発散物の悪影響を無化するすばらしい方法として、ダンス」を奨励して[54]いたことを指摘している。

都市内部の馬車交通は、びっくりするような分析の対象となった。実をいえば、馬車というのはきわめて両義的な道具だということがわかったのである。すなわち、それは大衆が発する発散物にたいする避難所ではあるが、それと同時に、[55] 悪い空気が溜まる場所でもあるので、馬車を使う人は大変な危険にさらされることになる。また揺れが激しいので消化が妨げられ、馬車を使いすぎると痛風やリューマチにかかりやすいため一層危険である。[56] いっぽう、都市全体の規模から見ると、馬車は換気装置の役割を果たすから、出来るかぎり台数を増やしたほうがいいということになる。[57]

鐘を打ち鳴らしたり、大砲を爆発させたりすることによって生じる大気の動揺は腐敗の脅威が切迫してきてからも、あいかわらず最も強力な換気装置と考えられていた。ナヴィエの考えによると、白兵戦の時代には、兵士たちは、死体や馬の死骸で汚染された戦場の空気を吸い込むため健康を害することが多かったが、大砲の登場以後は、大砲の砲火が汚れた空気を清め脱臭化したというのである。[58] 思いもかけなかった迂回路を通って、大砲は公衆衛生の推進者へと変身することになる。大砲の爆発によって大気が掃除され、汚染が取り除かれるのである。ジャン＝ノエル・ビラバンは十七世紀以後、芳香剤による薫蒸が硫黄の添加、そしてしばしば大砲の火薬の添加によって、いっそう強力なものにされたことを指摘している。[59] ボームは爆薬を仕掛けることによって沼地の空気を純化することを計画する。(60) バノーとチュルバンは何列かの砲列を一斉に発射させる試みに好意的態度をとる。(61) 一七七三年には、ディジョンのサン＝テチエンヌ教会の内部で、死体の腐臭を一掃するために、人びとは実際に火薬を爆発させた。(62)

水の流れを管理しようとする意志は、そっくりそのまま換気にも関係していた。空気と水の間には衛生的な交換作用がある。風は河川と池を清潔にする。つまり沼地の空気を撹拌することによって水の健康を保証するのである。沼地の水を動かすことができたら、もうそれだけで沼地を純化したことになる。ちょうど、これと反対に、滝はあいかわらず最も強力なふいごと考えられていた。水の流れの動きは大気にそのまま伝わるからである。バノーとチュルバンは、換気という幻影の頂点に位置する人物だが、彼らは池の真ん中に滝を設けたり、あるいは噴水を作って水の束ができるようにすることを提案する。彼らはまた、食堂のテーブルの端に小さな滝のようなものを取り付けることを勧め、さらに水槽に金魚を飼うように進言する。というのも金魚が動いて水を揺り動かすから、というのである。(63)

河床は、さまざまな気体や液体の流れが集まってくる場所だが、これもまた都市の衛生の向上に役立つ。うまく整備すれば、それは最も有効な調整装置の一つにもなりえる。セーヌ河を二つの堅牢な河岸の間に挟みこみ、絶えず水が衛生的に流れるように工夫すれば、家畜の死骸や汚物がたまって波間から悪臭が立ちのぼり、有毒ガスが発散されるといったこともなくなる。これがパリの公衆衛生学者が最もこだわりつづけた夢想だった。ブリュノ・フォルチエは水の流れを調整し利用しようとする計画が数多くあったことを強調している。(64) このように運河化された河川の河床が作り出す空気の流れは水の流れの厚みと速さに劣らず注目に値する。

空気の自然な動きを支配し組織化するための仕組みは、機械仕掛けのふいごや強制的な吸引通風に比べて、はるかに大きな役割をになっていた。とはいえ、船舶で幅広く用いられていた唯一の換気装置は、イギリス艦隊の場合でも、あいかわらず、空気を船の内部に吹き込む送風帆だった。この帆を利用した換気装置は凪ぎの状態のときは機能せず、船の歩みを遅らせるといった明らかな欠点があったにもかかわらず、水夫たちはおおむね満足を覚えていた。水夫たちはこれをほかの装置と取り替えることに長いあいだ抵抗することになる。この装置はまたある種の集団的な建物でも使われていた。ハワードはそれがメイドストーンの刑務所にもあったことを指摘している。(65)

通気によって衛生状態を保つことは伝染病予防の有力な方法であり続けた。都市の外部の風通しのよい場所に設けられた「掘っ立て小屋」「あばら家」「バラック」などは火によって簡単に消毒できるため、伝染病の歩みにブレーキをかけるのにしばしば役立ってきた。つまり、そこに病人を押し込めてしまうのである。(66) 十九世紀の中頃まで、「通気室」は「芳香室」とともに隔離所の主だった部屋のひとつであり続けた。疑わしい積み荷は、いったん荷解きが済んだあと、その部屋で長いあいだ風の浄化力にさらされた。

気体論の理論が啓蒙主義の建築に与えた影響はよく知られている。ようやく生まれつつあった機能主義と功利主義は文化主義的伝統と対立するか、あるいは少なくともその意味を変えようとした。計画の立案者の野心は「建築の手段はすべて、空気を捕え、循環させ、排除するためにのみ用いる」(67)ことだった。きれいな水と流し水をはっきりと分けると同時に、腐敗した発散物と新鮮な空気の流れが混じらないようにするという発想が建造物の設計から生まれる。建物の構造それ自体が換気をめざすようになり、旧来の建築観は根拠を失う。丸天井や丸屋根は機械へと変身する。その使命は瘴気を吸い取ることである。丸天井や丸屋根によって目に見えない悪臭が螺旋を描いて上昇すると、専門家が屋根にのぼってこれを採取してくる。その際の悪臭の度合いは、建物の有効性を計る基準になる。(68) リヨンの病院はこの点でモデルとなるものである。スフローは、楕円形の形態のおかげで空気が淀むことなく、すべて上のほうへと昇っていくような丸天井の部屋を考案する。(69)

拱廊の目的はこれ以後、建物の下部の換気を可能にし、瘴気の逆流を断ち切ることに変わる。柱廊は空気の入れ換えを確実に行ない、散歩者が空気の戯れに身をさらすことができるようにする。門と窓を大きく取り、向かい合うかたちで扉を部屋に取り付け（この方法はしばしば賞賛された）、廊下を広くし、[70]悪臭の導管になる塔や螺旋階段は廃絶するという方針は気体論的強迫観念の強まりを雄弁に物語っている。建築家たちは天井の上げ戸や風窓、開閉小窓などを偏愛するようになる。換気の必要性が叫ばれるようになると、暖房のそれは二次的なものとして格下げされる傾向が出てくる。ハワードはガラスを断罪するに至る。[71]とはいえ、ガラスの使用は次第に広まっていく。

こうした強迫観念が強まるにしたがって、地下貯蔵所、地下室、地下に埋没した部屋などは、大地からの発散物を吸い込むばかりか、必要不可欠な空気の循環が行なわれないという二重の危険性によって槍玉にあがるようになる。洞窟は恐怖を呼び覚ます。こうして、一階を放棄して、二階に住むべしという主張が行なわれるようになっていく。ボームは人びとを強制的に二階に住ませたほうがいいと考える。[72]このような確信は農村部の住居形態に対する新たな批判を生み出す。ようするに、公衆衛生学者の忠告が聞き入れられたということである。建築がそれを証拠だてている。カーンの町に関して行なわれた研究の中で、ジャン＝クロード・ペローはこの時期から二階以上の階へ人びとが移り住むようになったことを指摘している。[73]新しく建てられたアパルトマンは昔の住居よりも換気が優れていた。クロード＝ニコル・ルドゥーは、階段のおかげで高層の建物の上階にも人が住めるようになったという理由で、これを賞賛する。偉大さの象徴であるこうした高層建築はまた空気の浄化力に対する信仰をも表わしている。

住居の内部においては、これまた同じ理由によって、家具の配置が見直されるようになる。なかでも注目の的になったのはベッドである。最も重要なのは、ベッドの位置を変えることができるか否かという問題である、とハワードはくりかえして言う。ベッドは新しく、清潔で、ほかのベッドから離れていなくてはならない。彼によれば、ベッドは部屋の真ん中に置いたうえで、大地との接触を極力さけるようにするのがいいという。トゥナンは、こうするために、ベッドは鉄製で（木は瘴気が浸みこむ）、台枠は組みひもで格子状にすべし、と主張する。[74]ついで、ハンモックが刑務所等の施設で大流行する。というのも、ハンモックは作業用の空間を取ることができるうえに、なおかつ換気の要請に答えるものだからである。外国の例が模範となる。たとえば、アンヴェールの孤児院で用いられた鉄製ベッドはたいへん丈が高く、しかも部屋の真ん中に置かれていた。

　こうした功利主義的な問題に今度はユートピア的な要素が絡んでくる。公衆衛生学者は密集回避をもうひとつの大きな課題としていたが、この問題は各人のからだから出る発散物を調整すること、つまり肉体を相互に切り離すことの究極目標である個人発散物のコントロールへと道を開く。ル・ロワは病院の各ベッドの頭に特殊な排気口をとりつけることを提唱する。[75] こうすれば、病人は自分の発散する空気の中につかりながらも、他の病人の臭気からは守られることになる。といっても、実際に隔壁があるわけではなく、たんに空気のながれが調整されているにすぎない。かくしてこの建築家は組み込みベッドとは正反対の発想のベッドを設計するようになる。進行していた方向転換をこれ以上明白に示す計画はほかにない。つぎの世紀に、囚人の独房の換気に関する論争で口火を切ったのもまたこのル・ロワである。

　周知のように、こうした考えかたは啓蒙の世紀の都市計画を支配することになる。とりわけ、計画の段階での影響は著しい。一七六二年にジャカン神父が説いてまわった聖なる都市は、高台の上に建てられる構想になっていた。従来のような都市の周りの高い壁がないため、この都市では風が「蒸気や発散物を一掃してくれる」[76]という。悪臭源となるような職業（各種のなめし革業者や染色業者）は墓地や病院や屠殺場と同じく都市の外へ放逐される。工場は郊外に建てられる。道幅の広い通り、所々に噴水を配した大きな広場が空気の循環を容易にする。ジェローは同じ理由から、「わが国の都市の城壁はすべて取り壊すように」[77]と訴える。通りを作り直さねばならない、とボームは書く。この目的のためには廃墟や廃屋の残骸を使うことも可能だろう。[78] モデル病院については無数の計画が生まれたが、それはさながら庭園の中の小屋、あるいは「空中に浮かぶ島」[79]のようなものとして構想された。モーナ・オズーフが詳しく分析したクロード＝ニコル・ルドゥーの理想都市は、他に類を見ないような才能によって、気体論的な流れの影響を自らのうちに取り込んでいる。[80] ショーの町の家屋や公共建築物は「いっさい密着せずに一つ一つ独立している」。明白な機能性、建物同士の間隔の開き、それに左右対称性（これもまた、少なくとも部分的には公衆衛生学的な要請に答えたものである）などは、都市の健康状態を示す以外に、都市の構造が一目で読み取れ、しかも見る人にとって視覚的幸福感があるといった長所を作り出す。

一七八三年四月十日の日付を持つ王令は、具体的な施策の実現へむけての意志を表明している。ついにこの次元でも悪い空気に対する戦いが開始されたのである。空気の流れが妨げられないように規範が制定される。それはとりわけ通りの広さと建物の高さに関するものだった。こうした規制がどこまで適用されたのかを知るのは困難である。とはいえ、モーリス・ガルダンは、これと同じ時期にリヨンの町で交通路の道幅が広げられた事実を確認している。[81]

密集回避、消毒

人間が密集するのを回避し、都市の諸施設の占める空間の新たな分割に着手すること、それは通気作業を完了し、臭気の流れを調節し、社会的発散物の病原的性格に歯止めをかける方法として登場する。[82] 自然の均衡に対する絶え間ない挑戦である人間の密集は、調節的規範の制定権を持つ公衆衛生行政を生み出す。このように、分配の問題が考慮に入るにつれ、[83] 嗅覚には重要な役割が与えられることとなる。

肉体相互間の空間性は吐息を基準にして決められるようになる。すなわち、これまでわれわれが指摘してきたような感覚的不寛容が、やがて各人のあいだの必要な距離を決定する。こうして人びと相互の間に距離が置かれるようになって一〇年、二〇年とたつうちに、今度は逆に、便所の新しい配置法が現われてくる。公的空間においても私的空間においてもしばしば支配的だった嗅覚的混在が徐々に破壊されていくのである。排泄物の個人化が進むと、糞尿の臭気は閉鎖的な便所の内部に封じ込められる傾向がでてくるが、臭いの強さという観念をいっさい度外視すると、台所の臭いがプライベートな空間の臭気と混在することは徐々になくなり、病院の臭気と刑務所の臭気の混在もなくなる。

こうした新たな態度は、腐敗と猥褻の面での雑居性がもたらすとてつもない危険を、さしあたっては曖昧な形で強調するものだが、半世紀のち、ヴィレルメはこうした新しい意識から生まれたあらゆる社会的結果をあらためて明らかにすることになる。(84) 他者という、感知しうる、暖かい、心おちつける存在に対する魅力が、アナテマ（排斥）の怒りに、はっきりと破れ去ることになるのだ。ハワードが行なった刑務所の採暖室に対する批判は労働者用住宅にたいする批判を先取りしたものだが、これにはまたあとで触れなくてはならない。

ジョルジュ・ヴィガレロは、(85) 各個の肉体のあいだに距離が置かれるようになったのは軍隊が最初であることをほのめかしている。そのなかだちとなったのは姿勢の教育と集団隊形の決定であるという。いずれにしろ、各人のベッド、そして墓のまわりで、密集回避の戦いが遂行されていた。ジャン＝ルイ・フランドランは、この戦いに賭けられているものの重要性をつとに強調している。(86) 十八世紀におけるベッドの歴史は睡眠の個別化のあの長い過程の一行程でしかない。フィリップ・ペローは、その過程の出発点を十六世紀の末期に寝間着というものが復活したときに置いている。(87) 当時、まだ少数派でしかなかった感受性をもっていた人びとにとって、集団で寝るベッドの雑居性と暑さは他者の耐えがたい吐息をかいだときに感じられるだけになっていた。個人用ベッドの登場は、多少とも長い期間にわたって、自分自身の臭いへの排他的な注意がはらわれることを前提としていた。それはナルシスト的な夢想が引き伸ばされることを許し、内的独白を誘い、個室を必然的なものとする。幼いマルセル・プルーストの目覚めはこうした進化がなければ考えられなかったものだろう。

ロベール・ファーヴルからジャック・ギレルムへ、さらにミシェル・フーコーからブリュノ・フォルチエへと至るすべての専門家は、新たな規範が制定されるにあたって病院が決定的な役割を演じたことをはっきりと認めている。この時期に病院で個人用ベッドが各々の病人の領土と化し、空間的な単位に変貌したのである。ここにいたってトゥノンの役割の重要性が明らかになる。(88) この病院の理論家は新陳代謝という考えに立って改革の必要性を説明する。病人はそれぞれ、体温の変化を自由にたどらせてやらねばならない。したがって、同じベッドに何人もの人間が寝て、中間的な温度というものができあがってしまうことはなんとしても回避しなくてはならない。同衾を強いられる病人にとってこうした中間的な温度は一様に有害な結果をもたらすことになる。

ここでもまたリヨンの病院がモデルと見なされる。一七八〇年、ネッケルが宰相をつとめていたとき、パリ市立病院の新しい規約が制定され、ベッドはすべて個人用と決められる。一七九三年十一月十五日、国民公会の決定はこの原則を人権宣言の論理的適用として、強制力のあるものとする。当時、人びとが推進しようとしていた在宅療法の戦略の指針となったのも同じ志向性である。それはしばらくのあいだ病院消滅の希望をはぐくむ。(89)

十八世紀の中頃に、個人用の墓が復権しはじめる。(90) 死者それぞれに墓穴を用意すれば、墓地の悪臭は減るだろうという考えである。当初、公衆衛生学者のあいだの議論でしかなかったものが、じきに人間の尊厳と慈愛の命ずるところとなる。次の世紀に入るとすぐにこの考えかたは強制力を発揮する。ということはつまり、個人用のベッドよりも時期的に普及が早かったということである。死体からは病原となる光線が放射されるというマレの理論に着想を得て、ヴィク・ダジールは、死体から出る光線が混じりあわないように、それぞれの死体は四ピエ以上離すように要求する。(91)

死体を分散して埋葬しようという意図は、初め言説の次元に限られていたが、やがて、大革命が起こる以前に、早くも現実のものとなる。この点で典型的なのはイノサン墓地の墓穴に詰め込まれていた死体の大掛りな引っ越しである。この光景は文字通りの叙事詩だったらしく、トゥーレはすっかり魅惑されてこれを歌い上げている。[92]

澄んだ空気が最良の防腐剤となり、人体や汚物から立ちのぼる発散物が腐敗の脅威を撒き散らす以上、通気し、汚物を排除し、人びとを密集しないようにすることは、それだけでも消毒をほどこすこと（デザンフェクテ）に等しい。ところで、この言葉は、語源であるアンフェクシオン（汚染／悪臭）という語と同様に、いささか意味に曖昧なところがある。というのも元になるこのアンフェクシオンという言葉は病原となる性質と同時に汚染された空気の悪臭を、さらにはある種の感染の仕方の優位さと同時に有機的均衡の喪失を意味しているからである。とはいえ、これ以外の方法も、瘴気を消し、汚染した大気に本来の性質を取り戻させることを目標にしている点では変わりはない。こうした消毒方法にはそれなりの歴史があり、それは必ずしも芳香剤による消毒方法には還元できない。

十八世紀の末期、ラヴォワジエの発見が認められる以前に、化学者たちは熱に浮かされたように反汚染素（アンチメフィティック）を探し求めた。それは、悪臭と、人を窒息させる力と、病原となる危険とを同時に除去しうるものになるはずであった。[93] こうした探求は化学的な消毒剤／除臭剤の開発を速めた。これによって引き起こされた研究と論争の大部分は糞尿と死体の脅威をめぐるものであった。

燃焼のメカニズムが発見される直前の時代においては、火の持つ消毒力に対する信頼は相変わらず揺るぎないものであった。ジャン＝ノエル・ビラバンは十四世紀以後、ヒッポクラテスの流れをくむこうした古代的考え方の影響力がどれほど大きなものになっていったかを見事に実証している。一三四八年には、ボルドーの一街区全体が浄化のために焼き払われた。次の世紀には、同じ目的で、トロワの町の何軒かの家が市の当局者の手によって焼かれた。[94] 一七〇九年の冬には、パリで困窮者に暖をあたえるために燃やされた大掛りな焚火のおかげで、壊血病が一掃された。あるいは少なくとも、こうした事実があったと口々に伝られた。[95] ナヴィエが一七七五年に、首都ではもっと薪小屋を増やすべきだと主張したのはこのためである。ペストが大流行した一七二〇年の八月二日、マルセーユの市当局はシカール父子の助言を入れて、三日の間、城壁と広場と通りを火であぶるように命じた。それは「中世の巨大で無益な火刑[96]」さながらで、市にとって深刻な薪不足を招いた。伝染病がはやったあとには、町から追い出された病人たちの隠れ家に使われた掘っ立て小屋、あばら屋、バラックなどはことごとく焼き払う習慣ができていた。われわれは、大革命の当時まで、汚染された船舶はすべて焼却する習慣が残っていたことを知っている。

ランチーシのあとを受けて、沼地の専門家たちは、沼地には焚火を数多く燃やすように進言した。とりわけ、人夫たちが乾燥作業や泥土の浚渫に従事するとき焚火は是非とも必要である。ナヴィエは死体の発掘を行なうときには絶対に焚火をたやさないように命令する。ラヴォワジエ自身も一七八〇年に刑務所の空気を浄化するのに適した(と彼が考える)この方法を推薦した[97]。デュアメル・デュ・モンソーは船員の一団を上陸前に乾燥室に入れて消毒するように警告する[98]。一七八八年、トゥーレは脱水乾燥によって乾燥人糞を作る方法を激讃した[99]。

学者たちは、水にはこれと同じ消毒作用があるとは考えなかった。水の淀みを防ぐのは空気の場合よりも難しいからである。それに、湿気は乾燥よりも危険が多い[100]。ラヴォワジエはもちろん刑務所を洗浄するように進言したが、その際には充分な注意を払うように警告するのを忘れなかった。とはいえ、ラヴォワジエの仕事のあとでは徐々に石灰水に対する信頼が芽生えてくる。この石灰水はいわば最初の化学的消毒剤で、ハワードもボームもその除臭力を高く評価した。石灰を燃焼させると空間を消毒することができる。バノーとチュルバンは湖沼地帯には石灰炉の数を増やすように提案する[101]。建物の壁を洗い、腐敗を無化するためにマルコレルが作り出した溶液は、ナルボンヌの便所で素晴らしい効果を発揮した。ハワードは自室の壁に石灰をふりかける[102]。彼はみずからが提案した消毒戦略の中でこの物質に特別の地位を与える[103]。

ラボリとパルマンチエは糞尿溜めにたまった汚水を石灰水が無臭化することを確認する[104]。ルーアン・アカデミーの秘書ダンブルネー氏によれば糞尿の液体部分の中にこの物質を溶かすと、肥料の効果が四倍になるという。彼はさらに付け加える。「この石灰水によって糞尿の臭いは完全に消え、蜂蜜に似た匂いしか残らない」[105]。石灰水は死体も無臭化し、動物の糞尿の腐敗を速め、肉体から発散される「本源空気」と結び付く。石灰水のおかげで瘴気は霧散し、大気のなかに昇っていくことができなくなる。また「有害な発散物は押しとどめられる」[106]。その作用は死体が無に帰するまで続く。一七八三年、ダンケルクで行なわれた死体の発掘に際しては、石灰水を用いたせいで、発散物が立ちのぼるのをしばしのあいだ防ぐことができたという[107]。

だが、それはともかく、もう一度ここで本質に立ち戻ることにしよう。一七七三年の初め、ディジョンのサン＝テチエンヌ教会の地下室に埋葬されていた死体を取り除くことが決定された。ところが、悪臭があまりにひどかったので、硝石を爆発させ、薫蒸を行ない、芳香剤を燃やし、「四盗人の酢」で敷石を洗っても臭いはなくならなかった。隣接した家々も汚染され、流行熱の危険が生まれた。そこで人びとはギトン・ド・モルヴォーに相談した。ギトン・ド・モルヴォーは三月六日の晩、六リーヴルの塩と二リットルの濃硫酸で混合液を作り、ついでこの塩酸で薫蒸を行なった。結果は完璧な成功だった。「翌日、空気を取り替えるためにすべてが開け放たれたとき、悪臭の跡はきれいさっぱり消え去っていた」[108]。四日後、「教会は聖務を再開することができた。ギトンは「汚染された空気を完璧にしかも短時間で浄化する新しい方法」を発見したのであった。彼は嗅覚革命を開始したのである。

この年の終わり頃、ディジョンの刑務所の内部で監獄熱が猛威をふるい、三一人の死者をだした。ギトンはさっそく薫蒸に取りかかった。ギトンの言葉を信ずるなら、翌日、「すべての腐敗臭は完全になくなったので、ある外科の学生がそこにベッドをもちこんで一晩すごしてみたいと申し出たほどだった」[109]。翌年から、ヴィク・ダジールは獣疫が蔓延した南仏の牛舎を消毒するために塩酸の使用を勧めるようになる。だが、ギトン流の薫蒸法は執政政府の時代まではほとんど用いられなかった。

悪臭は、その当時まで、瘴気が物質化したものと思われ、病原となる脅威と同一視されていた。ギトンは、悪臭が潜在的に有害な腐敗物質の「構成要素」となる「例の同化力」を有しているとあいかわらず確信していたにもかかわらず、ある種の物質の属性をそのうちに見て、これを化学変化によって破壊しなければならないと考えていた。悪臭の除去はやがて成功を収める。すなわち、新しい物質の登場である。

もはや、問題なのは、胸のむかつくような悪臭を覆い隠すことではなく、それを破壊することである。「化学者の目から見ると、この二つの違いはきわめて大きい。つまり、覆い隠された悪臭というのは、いくつかの物質が混合して生まれた漠とした物質であり、それぞれの構成部分は絶えず離反しようとする傾向がある。これに対し、臭いを破壊することはある種の化合の結果であり、この化合によって、臭いをだす物質は破壊されるか、あるいはその属性を変化させる塩基に結合されるのである」。ラヴォワジエの発見は、ギトンがのちに独自の理論を完成させることを可能にする。より一般的には、ギトンは、瘴気を含んだ腐敗性の物質の燃焼を速めるあらゆる酸化剤を強く推奨することになる。

一七八〇年、ジェームズ・カーマイケル＝スミス博士は、おそらくこのフランス人化学者の導き出した結果を知らずに、硝酸の薫蒸によってほぼ同じ結論に達した。彼の方法は、一七九五年、伝染病に襲われたロシア艦隊の二隻の軍艦ピメン号とレヴェル号で用いられ、これまた「悪臭の破壊と空気の改善」を可能にした。翌年、カーマイケル＝スミスはフォートンの陸軍病院の悪臭を取り除くことに成功する。

新たな戦略の実験室

公衆衛生学者たちの関心は人間の密集する場所に集中していた。彼らは、全面的な調節を行なう必要があることを力説する。ここにおいて、人体と空間の除臭化の戦略が形づくられ、やがてそれは半世紀後、農家と労働者用住宅に転用される。兵士のテント、軍艦、病院、監獄などは、私的空間を将来除臭化するための実験室となる。

こうした過程で陸軍病院は大きな役割を演じたが、それを別にしても、身体衛生の最初の規範は軍隊の内部で、とりわけプリングルの影響によって徐々に出来上がっていったものと思われる。たとえば、悪臭を阻止するために、コロンビエは一七七九年、(112) 兵士は少なくとも週に一度下着を取り替え、靴下は二度以上履き替えるようにと要求する。とはいえ、こうした規律制定の努力の重要さを誇張するのは差し控えよう。警察条例、命令書、規制を訴えた書物などはこの点にかんしては相変わらずきわめて控え目だからである。実行に移されたものがほとんどないのはこれを反映している。脱走兵が自分たちの行為の弁明をしようとするときにも、兵営の衛生状態が劣悪なことや、衛生規律がないがしろにされていることなどを言い訳にすることはなかった。こうした沈黙はほかでもない、幹部の怠慢と兵士の無頓着があったことを十分にうかがわせるものである。(113)

医者たちの目から見ると、緊急性という点で、まず軍艦が衛生学的なモデルとなるべきものであった。一七五八年以来、リンドは軍艦の衛生状態を規範化しようと努力する。(114) フランスではモローグ子爵が海上の衛生的規範をこれ以上はないというほどに詳しく明示する。彼は船底から汚水を頻繁に汲み上げてその悪臭を和らげるよう提案し、上甲板と中甲板の間で食事することを禁止する。さらに彼は汚物を絶えず取り除くよう勧める。船の乗組員はからだを洗い、髪には櫛を入れるようにしなければならない。船長は「船員たちの衣服を外気に触れさせるために、ハンモックの整頓を(115)」しばしば命じることになる。

キャプテン・クックの船はこのうえない参考となる。というのもクックは「大洋を横断するさい、乗組員および積み荷がもちこんだ病原体をすべて駆除する術を(116)」完全に知り抜いていたからである。クックは常に清潔さに気を配っていた。空が晴れわたるとそのたびごとにハンモックと掛け布団を上甲板に運ばせた。積み荷はすべて紐をほどき、中身を空気にさらして、航海中に瘴気が発散してしまうように注意した。食糧は腐敗の原因となるので、警戒をおこたらなかった。汚水の染み込む危険のある予備の帆やその他のあらゆる布地はときどき風を通すように命じた。食糧は船倉の奥に置かれていたが、「旅のあいだじゅう、ハッチは槇皮で固く閉じられ、隙間はすべてタールピッチで密封されていた」(117)。積み荷の発散物と乗組員の発散物が混じりあわぬよう、厳密な区別がなされていた。このキャプテン・クックの船は、船倉の底から立ちのぼった瘴気で乗組員全員が死亡したあの幽霊船の対極にあり、いわば衛生都市の最初の雛型となっていたのである。こうした衛生都市では、人びとは瘴気的な発散物から守られ、水気を含んだ脅威は空気と火が未然に防いでくれることになっていた。

地上でこうしたモデルの役割が振り当てられたのは病院、とくに陸軍病院である。ミシェル・フーコーとフランソワーズ・ベガンは、病院がこのころから空気を分配し瘴気を排除するための機械へと変貌していった過程を例をあげて証明している。一七六七年以後、ボワシューはあらたな戦略をはっきりとした言葉で言い表わす。病院に詰め込まれた負傷者たちは腐敗した空気によって死んでいく。したがって「病人の吐く息の量を減じるためには、病院の各部屋の人数を少なくして、汚染の原因となるものはすべて、できる限り慎重にこれを遠ざけ、最上の衛生状態に保つように心がけなければならない。有害な吐息を排除するには空気を絶えず新しくしておくことである。(……)丸天井や吹き抜けの天井を設け、火はストーブではなく暖炉のなかでもやし、サットンの装置やヘイルズの換気装置を設置する」(118)。こうして空気の抜け道を作るのである。外の空気の流入を容易にするには扉や窓を開け、風窓の数を多くし、それぞれのベッドの近くに管を配置するようにするとよい。そして最後に薫蒸を行なうようにする(119)。

これより二〇年後、ジャン＝ノエル・アレはまず除臭化を目標とする公衆衛生戦略を提起する。ボワシューの忠告を受けて、この公衆衛生学の父は悪臭に対する組織的な戦いを説いてまわる。「病人には服は着せず、ベッドのカーテンはズックにする。大便器はしっかりと掃除してから密封し、小便所はいささかの臭いも漏らさぬように工夫する。掃き掃除は頻繁に行ない、とくに食事と包帯の取り替えのさいには念をいれ、そのあとで出来る限り慎重に水を流すようにする。そして床を掃く場合はできる限り砂を用いるようにする」[120]。

こうした考えに刺激されて数多くの計画が現われる。なかでも一七八七年、科学アカデミーが建築家たちに協力を依頼したのはその目覚ましい例だった[121]。人びとは「建物全体が換気に適した構造になること」[122]を目指す。設計図でも放射状のシェーマが幅をきかすようになる。実現されたいくつかの建築物は新しい要請を体現している。とりわけイギリスでは、プリマスの陸軍病院とグリニッチの廃兵院がこの傾向を代表している[123]。サウスウォークのガイ病院の天井に設けられた換気装置は上のほうの階の暖炉と連動するようになっていた。この病院では便所はまったく臭いを外にださなかった。というのも、扉が開くと同時に便器に水がながれるような仕組みになっていたからである[124]。フランスでは、各地の陸軍病院、サン＝ランドリ病室（一七四八年）、リヨン病院、サン＝ルイ病院などが改革者たちの参考例となった。一七八六年、C・F・ヴィエルはサルペトリエール病院に水道橋と何列かの便所を設置させる[125]。すでに彼は（一七八四－一七八六年）、ビセートルに大規模な下水道を敷設していたが、下水は、堆肥を作る装置をつかってもそれほどには浄化されなかった。

病人を脱臭するということのなかには、身体的なコントロールが、とりわけ糞便の監視が含まれる。換気だけでは十分ではない。各個人の行動を変化させる必要がでてくる。病院はこのような面から、規律の多い場所へと変わっていく。規則は厳しいものとなる。ゴスポート近くのハスラー病院の規則では汚れた下着を身につけることが禁じられていた。病人のシャツは四日ごとに取り替え、シーツは二週間ごとに替えることが定められていた。ナイトキャップ、パンツ、靴下は一週間に一度新しいものにしなくてはならなかった。男たちは三日ごとに髭をそる規則があり、病人が着衣のまま寝たり服を掛け布団がわりにすることは禁じられ、「ハンモックの頭の部分とベッドのまわりにパンやバターやその他の食べ物を食べ散らかしておくことは」[126]厳禁された。「生理的欲求は所定の場所でしか満たしてはならなかった」[127]。また「大声をだしたり、騒いだりすることは」許されなかった。賭け事も喫煙も禁止され、礼拝が義務づけられた。「いかなる者といえども、冒瀆的な表現、禁じられた罵りの言葉、呪いの言葉を使ったり、泥酔、不潔、嘘などの罪を犯してはならない」[128]。チェスターの総合病院では、「病人はすべて入院のさいにそれまで着ていた服を脱ぎ、清潔な服に着替える決まりになっていた」[129]。

目標とされていたのは、画一性であり、数世紀来の習慣の破壊であり、無意識的行動の禁止である。無意識の行為はこれ以後アナーキーで危険なものとみなされることになる。病院はこうした前駆的な例によって個人的な衛生観念を身につけるための学習の場所となる。しかしまだ、こうした観念を民衆の私的空間にまで普及させようとはだれも思いつかない。トゥノンはパリの市立病院に便槽付きの便所を備え付けるようとする。したがって、入院患者だけが、いささかの特権をもって、こうした新しい快適な道具を利用することができるようになる。

これと同じような計画が刑務所の改革者たちの心を占めていた。だが、彼らはあるジレンマにぶち当たっていた。人間の移動に制限を加えなければならない場所で、水や空気の流れと汚物の移動をどうやって確保すればいいのか。いいかえれば、囚人の監禁は必要不可欠だからこれは絶対に確保しなければならないが、その一方で、停滞と固定の危険をどのようにして回避すべきなのか。ようするに、空気の流れを確実にすることと、囚人をカテゴリー別に分割することをどうやって折り合わせるか。通気には窓や扉の数を増し、その面積を大きくすることが必要だが、牢獄は乗り越えられないような壁でまわりを囲わなくてはならない。こうしたジレンマを解決するために、ハワードは扉のかわりに格子戸を、羽目板のかわりに柵を用いることを提唱する。さらに、帆付きの換気装置、あるいは手動のふいごを用いれば、足踏み車のように、換気の必要性と囚人の運動をほどよく調和させることができると考える。

やがて、刑務所の内部での糞尿の管理は容易ならざる仕事であることがわかってくる。幽閉を解かずに、糞尿だけを囚人から取り除かねばならない。次の世紀の学者たちはこの特殊な問題を衛生学的に解決しようと努力することになるが、(130)ラヴォワジエはすでに一七八〇年から刑務所の糞便の脱臭化を計画する。このために彼が提案したのは、刑務所のまわりに運河を掘り、その中に刑務所の便所の排水管が通じるようにすることである。汚水の量は二、三日ごとに開かれる水門で調節されるが、その水流の力によって糞便は運河の外に押し流される仕組みになっている。便所にはまたガス抜きの管がついていて、悪臭は屋根の上に開いた狼口形の排気口から排出され、刑務所内部に広がることはない。(131)

病院とはちがって、刑務所では看守が強い権力をもっているので、囚人の行動をより強く規制することができる。刑務所は修道院同様、だが修道院とはまたちがった理由によって公衆衛生学的実践の特権的な学習場となる傾向があった。理論家たちが労働に付与した更生的価値に加えて、身体的に清潔であることの更生的な価値が現われる。ハワードはポーツマス近くに停泊していた監獄船に詰め込まれた囚人にかんして次のように言う。「私だったら、土曜日をまる一日使って囚人たちに自分たちの服を洗濯させ、破れた箇所を繕わせ、髭剃りをさせ、体を清潔にさせ、船内を掃除させ、ベッドをたたいて空気を通させるだろう。こうして彼らを清潔な状態に慣らすようにすることが大切である」。(132)何人かの将校は「もっとも清潔な者はかならずもっとも正直でもっとも礼儀正しいふるまいをする。そしてもっともだらしない者は悪事や乱雑な生活に身をまかせる傾向が一番強い」と指摘している。

「整理整頓・清潔」(133)の要請、掃除・洗濯の学習には多様な目的が隠されている。教化的な狙いと本能の必然的な抑圧が、それまで消毒のことしか問題にされていなかったところにひそかに入り込んでくる。犯罪者の体臭は文字通りの意味で解されるようになる。体を洗う術を心得ていると犯罪者は更生が早くなる。改心した罪人は、新たな社会的洗礼を受ける準備がととのっているのだから、まず自らのくさい体臭をなくすことによって、自己の再生を証明すべきである。というのも、それまでは、その体臭が彼を共犯者たちに結びつけていたからである。

この点では、オランダの監獄が模範となる。そこでは囚人のひとりひとりが自分の部屋とベッドの台枠と寝藁を持っている。当時のイギリスの刑務所の規則にあたってみると、ここでもまた同じような配慮が強調されていることがわかる。ランカスター刑務所の規則の第七条はこんなふうに書かれている。「看守は、囚人が使用できるように、石炭、石鹼、酢、毛布、敷き藁、雑巾、砂、ブラシ、ほうき、バケツ、洗面器、手拭、石炭籠などを備えつけておくようにすること。それは囚人自身、および刑務所の各部分が清潔で衛生的な状態に保たれるようにするためである」。[134] いずれ掃除洗濯の名人となるはずの囚人が刑務所に到着すると、彼はまず着ているものをぬがされ、からだを洗浄され、囚人服を着せられる。監獄熱と戦うためには、なによりもまず囚人を脱臭化しなければならない。(第十二条)。「一人ないしは数人の囚人が交代で、毎日朝食の前に、昼間使う部屋、共同寝室、独房を掃除し、また火曜、木曜、土曜にはこれらの部屋を水洗いするよう看守は監視していなければならない」。しかるべき場所には掃除・洗濯の日課表が張られていた。「顔や手を洗わなかったり、外目にもいかにも不潔だとわかるような囚人は」その日の食事をとりあげてもよいことになっていた(第十三条)。なかで一番清潔な囚人には、「労働、清潔、整理整頓、礼拝への精励などを奨励するために」日曜に特別割り増しの食事が与えられた。ヨーロッパ大陸にもこれと同じように清掃の行き届いた刑務所が存在していた。たとえば、ブレロー刑務所や、あるいはローマのキャピトーレ刑務所などがそれである。

一人一ベッド主義の提唱者だったラヴォワジエもまた、[135] 囚人が刑務所に入るさいにからだを洗浄させ入浴を強制すべしという考えを抱いていた。やがて通気の歴史のなかで画期的な発明が行なわれることとなる。ラヴォワジエは各独房にそれぞれ二つの開閉口をとりつけるように進言したのである。すなわち、ひとつは隔壁の上部に設けて、ここから汚染されて軽くなった空気が排気されるようにする。もうひとつは扉の高さのところに取りつけて新しい空気がそこから入ってくるようにする。

病人と囚人のために考えだされたこうした衛生学的モデルを、ヴィク・ダジールが家畜飼育業者に押しつけたモデルと比べてみると、興味ぶかい事実が判明する。すなわち、健康的で脱臭化された家畜小屋、元気で清潔で秩序づけられた家畜といった要素は、集団的な健康を確保すると同時に各自の行動を規制しようとするという点で、病院や監獄と同じ意図に貫かれているのである。

第2章　さまざまな臭いと社会秩序の生理学

嗅覚論の短い黄金時代とラヴォワジエ革命の結果

かつてラマツィーニが明言した臭気の博物学をつくりあげるという計画は、十八世紀の末には、実現不可能な夢ではなくなる。王権の失墜以来、感覚論哲学は公認の独占権を有するに至っていた。再建されたアカデミー・フランセーズのなかで哲学者たちは一八〇三年まで「感覚と観念の分析」なる分科会を形成する。とはいえ、嗅覚論的知識を作りあげるためには科学用語を練り上げることが前提になる。コンディヤックの観点からみた場合、匂いの知覚作用を翻訳できるような言語をつくりだすことは、すでにそれだけで、嗅覚を、かつてそれが縛りつけられていたかに見える動物性から引き離す試みに等しかった。第一、嗅覚的感覚を体系化しうるような言語なくして、こうした嗅覚的感覚の憂慮すべき錯綜を、いつの日か秩序あるものに変えることができるのだろうか?(1)

こうしたわけで、臭気を定義し分類しようとする試みは次第に数を増していく。それは、新しい、だがうんざりするような企てであり、どこをとっても主観性だらけで、最後は学者たちを不満状態のままに置き去りにしてしまう。リンネ、ハラー、ロリー、ヴィレーは、それぞれかわるがわる、匂いのカテゴリーのリストをつくりあげるが、いずれも決定的なものではない。まもなく、嗅覚という感覚は科学的用語の網の中に捕縛されるのを拒否するものらしいことがわかってくる。

少なくとも、学者たちはある種の確信を得ていた。すなわち芳香剤に対する信仰は分析の誤りに基づいているということである。すでに、匂いを出す断片の旋回運動について論じたロミュー（一七五六年）とプレヴォー（一七九七年）の論文は昔のドグマに厳しい鉄槌を下していた。一七九八年、フルクロワは、あらゆる種類のにおいは「空気中ないしは液体中で発臭性物質がたんに溶解したものにすぎない」(2)と断言する。やがてベルトレが決定的な証拠をもたらす。このときから、物質はそれぞれ「揮発性と溶解性の性質にしたがって」特有のにおいを持つということが認められる。テオフラストの古代的な断言は科学的な確信へと変わっていく(3)。

フルクロワの理論の勝利はラヴォワジエの発見の心理的効果を一層複雑なものにする。呼吸の現象が理解され、燃焼の現象と同一のものと見なされると、窒息の恐怖が一段と激しいものになっていく。なぜなら、窒息のメカニズムがこれ以後は完全に把握されるからである。その一方で、臭素理論の敗退は悪臭に対する不安をかき立て、嗅覚的警戒心を正当化する。つまり、発臭性の粒子以上に瘴気に似ているものがあるだろうかというわけである。

四半世紀のあいだ、だれひとりとしてフルクロワとベルトレの理論を再検討しようと思うものは現われない。イポリット・クロケもこの理論にくみする。一八二一年、ロビケは新しい角度から問題を提起する。彼の考えによれば、発臭性の粒子が拡散するには、ガス状の化合物の中にそれが入り込まねばならない。そのために、ある種の運搬手段、《媒体》が必要とされる。この媒体は硫黄のこともあるが、アンモニアである可能性が強い。このアンモニア・ガスの役割の重要性はパラン＝デュシャトレによっても認められたが（そしてそれは一つの例にすぎないが）、その結果かえって糞尿臭のかき立てる不安がいっそう煽られることになった。

かくして、リンネの論文以後、科学的な嗅覚論は、おぼつかないながらもようやく学問としての形を整えるようになる。ヴィレーは一八一二年から、暫定的な総括を行ない、古代科学の成果と最近の発見を突き合わせていく。同じ年、イギリスの学者プラウトは味覚の分析を可能にするのはまさに嗅覚であることを証明する。これはヨーロッパ大陸でもシュヴルールが確認したことである。一八二一年にはついにクロケが圧倒的な論文『嗅覚論あるいは臭気概論』を出版する。これは二十世紀の中頃まで基本文献として読みつがれることになるが、まさに巨大な集成であり、いささか怪物的ともいえるほどの巨人的仕事である。やがてたえず剽窃の犠牲となる運命にあるこの論文は、科学的発見と予感的な直感と、何とも信じがたいような伝聞とがとなり合わせになっている。いずれにしろ、辞典や専門書の執筆者にとってはまことにありがたい代物で、これ以後、こうした執筆者はこの作品を、とくに嗅覚の衛生学に関する部分をただ引き写すだけで満足することになる。

クロケの著作が世に出たとき、感覚論には重大な脅威が迫っていた。嗅覚論に対する関心の高まりの基盤を築いたのは、ほかならぬ感覚論の勝利なのであるが、こんどはこの感覚論が危機にさらされることになる。ラヴォワジエ革命の結果、当然ながら、感覚的印象が退けられて、物理-化学的分析が前面に現われたからである。学者たちは、探求を二つの方向で押し進める。すなわち、ひとつのグループの学者たちはあの補縛しがたい瘴気なるものをそれぞれ独自の道具によってとらえようとする。彼らは前世紀に確立された汚物の無気味なリストを検討し、そこに瘴気を探ろうとする。というのもこうした汚物の害毒はあいかわらず人びとの強迫観念となっていたからである。ベルトレは腐敗物のガスを分析し、化学者たちは糞尿溜めからたちのぼるガスの正確な一覧表をつくりあげる。ブサンゴーを始めとする多くの学者たちは奇妙な装置の力を借りて沼地の発散物を濃縮したり、巨大な布のスクリーンで採取した「腐敗素」を分析しようとする。ショシエは人間の呼吸の生み出す物質を分析するが、これよりも一層野心的なブラシェは各個人の体臭を決定する微妙な汗の化学的構成を割り出そうとする。

一方、ほかのグループの学者たちは水電量計を携えて、かつてフォンタナ神父とプリーストリーがさまざまな場所で企てた空気の分析を一段と詳しいものにしようと試みる。この企てにおいて、最初に意味のある結果を得たのはラヴォワジエである。「非常に多くの人が、閉じられた囲いのなかにかなり長時間いた場合、そこの」空気は異常なほど強い炭酸ガスを含んでいることが明らかにされた。(4)フンボルトとゲー＝リュサックは一八〇四年に酸素の減少を突き止めている。これにたいし、マジャンディの度重なる挫折に続いて、化学者たちも、パリの各街区の大気含有物の違いを突き止めるのに失敗し、都市の空気を浄化する希望を捨て去る。フォルジェが指摘しているように、「浄化的要素の勝利は（今後）閉じられた空間に限られる」(5)ことになる。デュマとブサンゴーによる新しい分析方法の確立は一八三〇年代に再び研究を活発化させる。とりわけ、ルブランとペクレは、この分析方法のおかげで、空気中の炭酸ガス含有量を関数とする空間の健康度の基準を定めることができるようになる。

とはいえ、感覚的なものが完全に権威を失ったと断定するのは性急にすぎるだろう。たしかに、空気の動きや流れを明らかにするものとしての触覚は、空気の撹拌が必ずしも浄化につながらないという事実が判明して以来、以前ほどには重要視されなくなっていたし、また嗅覚は、学者たちが臭気は空気汚染を正確に反映するものではないという事実を確認したことによって、その役割に疑問が呈されるようになっていた。しかし、日常的実践の場においては、流体の性質を見きわめる仕事はあいかわらず嗅覚がになっていた。とりわけ、科学的にも瘴気が存在するという確信がまだ強かったことは忘れるべきではない。すなわち、瘴気とは「空気に付け加えられた物質であり」、あいかわらず、その神秘性を失っていなかった。その「危険を化学がわれわれに教えてくれたことはない。だが、化学よりも繊細なわれわれの感覚は、長く人が留っていた場所の空気の中には有毒な物質が存在していることをはっきりと教えてくれる」(6)。したがってわれわれは瘴気が感覚に影響を及ぼすのを予防し、「瘴気が多量に存在する場所では、嗅覚という優れた指標がなんらかの臭いを見いだす場合には[7]」、常に空気を新しくするよう努力しなければならない。ルブラン自身も瘴気は「不快な臭い[8]」によって自らの存在を示すものと考え続けていた。

汚染空気の分析、およびその浄化度を測定する方法の研究に捧げられた当時の論文を注意深く読んでみると、測定器具の不正確さに対して学者たちが失望し、こと志とは違って感覚的な体験にすがらざるをえなくなった経緯が明らかになる。結局のところ、艦隊の換気の基準となるのは嗅覚である、とグラッシは断言する[9]。その点は、刑務所の独房内の汚染された空気が浄化されたことを確認する手掛かりが嗅覚だったのと同じである。

功利主義と公共空間の臭い

執政政府の時代以降、公衆衛生学はさらに首尾一貫したものになる。この分野におけるイデオローグたちの考えかた、とりわけ、社会秩序の生理は医者が導くべきだとするカバニスの主張は、やがて支配階級のうちにその反映を見いだすことになる。とはいえ、いくつかの点においては、公衆衛生学の戦略はあいかわらず過去の遺産をひき継いだものだった。十九世紀の中頃まで、汚物の脅威に対する戦いを導いてきたのはあいかわらず嗅覚的不安だった。その理由はすでに見たとおりである。衛生委員会でパリの住民たちが口にした不平の大多数はいつの場合でも腐敗した動物性物質が近くにあることに対するものだった。専門家自身も、産業廃棄物に対しては楽観論を示していたにもかかわらず、腐敗臭を発する作業場には非難を隠さなかった。この点では、パラン＝デュシャトレの懐疑論は、彼に対して向けられた激しい攻撃からも察せられるとおり、例外にとどまっていた。

首都の中心部への人口の集中は「糞尿と汚物が上げ潮となって押し寄せる[10]」という強迫観念をかきたてる。この幻覚は、有象無象の脅威が四方八方から迫ってくる沼地＝都市というルイ＝セバスチャン・メルシエに取りついていたイメージを受け継いだものである。この点で、一八二六年という年は明らかなターニング・ポイントをなしている。この年、汚物がパリに充満する危険が現実のものとなった。アムロの下水が詰まり、ロケットとシュマン・ヴェールの下水がふさがり始めたのである。悪臭を放つ池がパリのど真ん中に広がり、糞尿処理場が市門付近を汚染する。[11] かつて死体を墓地から運び出すことがそうだったように、「汚泥の移動」[12]が火急を要する問題として持ち上がってくる。[13] いまや、排泄物をシステマティックに除去する方法を整備することによって、排泄作用の都市的生理を制御すべき時である。当時の小説の中で強迫観念的なイメージとなっていた屑拾いに、[14] この計画を成功させるためのきわめて重要な役割が与えられることになる。すなわち、屑拾いたちは、各家の汚物をより分け、整理し、小動物の骨や死体といった有機的なごみを集め、こうして、すでに昔から厳重な監視の対象となっていた汲み取り人夫の仕事を補う役目を担うことになったのである。[15]

糞尿溜めの中に積み重なって古くなっていく糞便の危険ではなく、都市の喉元にまで詰まってきた汚物の危険が意識にのぼってくる。すなわち、汚物を排泄するために地上および地下に張り巡らされた都市の既存の血管では汚物を押し流すことができなくなってきたのである。この事実が王政復古の時代に意識されるようになった背景には、都市の糞尿および自らの排泄物ですっかり汚染された郊外の村から首都に向かって迫ってくる瘴気の脅威が明らかになってきた事実があげられる。十八世紀の末以来、孤立した状態にとどまっていた専門家たちが、孤立にもめげずしばしば指摘してきた糞便の還流の問題が、これ以後、当局者たちの頭をはなれぬ強迫観念となる。かつてルイ=セバスチャン・メルシエが行なった事実確認に公式の保証を与える形で、衛生委員会の報告者はつぎのように書く。「今日、諸君がパリを離れ、どこでも好きな街道を行くとしよう。途中で諸君は必ずや数多くの清掃用放下馬車に出会い、さらには本物の糞尿処理場から吹いてくる風にどこまでも付きまとわれることになるだろう。よそから来るとき、どの方角から来ようと、呼吸する空気に腐敗した蒸気がまじっていればそこはもうパリの近郊だとわかるほどである。(……)まもなく、この世界一の都市の記念建造物の尖塔が目に入ってくるよりも先に、諸君は嗅覚によって自分がそこに近づきつつあるのを知ることになるだろう」[16]。この年、衛生委員会は外郭大通りに沿って、舗装された幅広の溝をつくるように進言した。それは首都の中心に流れ込む汚水をセーヌ川のほうへ誘導するためのものである[17]。一八二八年、衛生委員会の報告者は昔トゥーレが行なった警告をあらためて取り上げる。「パリを取りまく土地は、広い範囲にわたって、あのくさい人肥がすっかり浸みこんでしまっている」[18]。都市はみずからの排泄物でまわりをとりかこむようなことを行なってはならない、と、この報告者は付け加えている。コレラの大流行はこの強迫観念をかきたてることになる。一八三五年、衛生委員会の専門家たちは郊外の村に溜まっている汚物の視察を決定する。ジェヌヴィリエで、彼らは、道端といい中庭といい、いたる所に悪臭を放つ汚物が積み上げられているのを確認する。

実をいえば、本当の新しさは、腐敗物質や糞尿に対する不安(これはすでに古い歴史を持っている)が激化したことにあるのではなく、こうした感情が当時支配的だった功利主義と衝突するか、あるいは逆に結合したことにある。瘴気に対する恐怖が、損失の強迫観念と二重写しになる。これ以後、汚物の有用性が人びとの注意をひきつける。今度は、排泄物を再利用しようという欲望が嗅覚的警戒心を刺激する。

十八世紀末の時代に関して確認したのとは異なって、糞便についての言説のなかでもっとも頻繁に現われるのは、これ以後、利益という言葉になる。胸のむかつくような発散物は瘴気と同時に損失を表わすに至る。「あらゆる悪臭は都市部では公衆衛生への侵害を意味し、農村部では肥料の損失を表わしている」[19]とミルはいささか図式的に要約している。ミルによれば、悪臭は「さまざまな要素が失われ、散逸したこと」[20]の証拠である。糞便の鼻の曲がるような臭いは物質の破壊を証明している。それは香水の微妙な香りが、取り返しのつかない不毛な消費を示しているのと同じである。功利主義と節約の必要性が、衛生への気づかいを一層強いものにする。この三つの要素が相まって悪臭追放を促進させる。

資源回収の欲望は数え切れぬほどの計算を生み出す。経済学も糞便を計算に入れ、利益と損失を数え上げようとする。十九世紀の初頭には、すでに、学士院の委員会がパリの汚物をすべてセーヌ川に投げ捨てるという考えを否定している。それは汚物がセーヌ川の水質を悪化させるからではなく、こうした方法によって引き起こされる浪費を回避するためである。(21) パラン＝デュシャトレは糞便の輸出は首都の大きな財源になりえると考え、一八三三年からこの生産物を鉄道で運び出すことを構想する。彼の希望は政府が輸送会社を後援することだった。彼は各人に支援を呼びかける。「諸君らに、この事業への資金援助をお願い致したい。ぜひとも、この会社の株を購入していただきたい(22)」。彼の概算では一八三四年に、パリ市は一〇二、八〇〇立方メートルの糞便を産出し、モンフォーコンの糞尿処理場だけでも一年に五〇万トンをもたらすはずだという。

ベルトランは、リール市の糞便産業からあがる利益を三万フランと算定する。(23) スポーニは、水を流して糞尿をすべて下水に押し流す方式を採用したりすれば、イギリス人にとっては毎年二五万フランの損失になると考えた。(24) 一八五七年、『医療化学新聞』の編集者は、三三二、〇〇〇立方メートルの糞尿をセーヌ川に捨てることは二七五、六〇〇トンの肥料を失うことになると計算する。以上はほんの一例にすぎない。彼らは、精神分析学者たちが金銭と糞便《ステルクス》のあいだに認めた関係の正しさを例証する形になる。おそらくは統計史家と経済史家もこの点を考慮にいれたほうがいいのではなかろうか。マルサスからピエール・ルルー(25)までその歩みをたどることのできる損失の強迫観念、排泄作用にかんする社会生理学の健全な歩みを確実なものにしようという意志、人間と財産を記録しその流れを確保しようという配慮、こういったものが一つの総体を形づくっている。このような歴史のいずれかの次元を抑圧しようとすることは、必然的に、過去の部分的な理解にしか行き着かぬ結果を招くのである。

公共空間の悪臭追放戦略は以前に比べてはるかに重要なものになったが、これ以後は排泄物を回収して、価値のあるものに変え、再利用しようという方向に変わる。[26] 功利主義の（知られざる）この側面に刺激されて生まれたさまざまな計画の立案者たちは、社会的表象の秩序のうちに、すべてを再利用しようとする自らの願望を投影する。彼らは汚物を回収し処理を加える過程を社会的排泄物再利用のモデルと見て、こぞってこれを称賛する。彼らは塵芥の活用になぞらえて社会的汚物の採算性を考える。十八世紀末に何人かの公衆衛生学者によって立案された漠然たる計画が、これ以後は学術的な計算の対象となる。それればかりか、人びとの頭にあるのはもはや囚人や乞食のことではなく、生活困窮者、とりわけ「老人」のことである。こうした人びとに汚物を回収させれば、彼らによって引き起こされる財源の支出も部分的に埋め合わせがつくという考えである。したがって、排泄物もまた社会福祉の一部に組み込まれることになる。排泄物は有産階級の努力を軽減するというのである。モデルとなる都市はベルンではなくベルギーの諸都市となる。ブリュージュでは[27]汚物は民衆階級の人間と老人によって回収されている。市当局は手押し車を金銭的余裕のない人びとに貸し与えている。こうした政策のおかげで、ガンとリエージュはきわめて清潔な町になっている。[28]

ミシェル・シュヴァリエは、パリに、男用と女用の無料公衆便所を設けることを提案し、監視役に困窮者を配置するよう勧める。[29] 彼によれば、道路工夫や街路清掃夫を指図する役目は社会福祉事務所がひきうけるべきだと言う。スタンスの市長は実験を試み、公道の清掃を慈善事務所に登録した者たちに任せてみる。[30] 一八三二年から、シュヴァリエは精力的にキャンペーンを行ない、どの地方都市でも農村でも、人口密集地から離れた場所を選んで穴を掘り、そこに汚泥を捨てるように勧める。こうしたことを行なったあとで、住民の負担で、生活困窮者を何人か選ぶようにするといいと彼は言う。「ロバか駄馬の引く荷車を彼らに与えて、平日は、村とその近辺を「たえず」巡回するようにさせる。彼らはシャベルとほうきで落ちているすべての汚物を拾いあげ、それを村の捨て場所に運んで行く。「こうしたたえざる清掃」により、相当な量の肥料が確保され、快適で清潔な衛生状態が保たれる[31]」。新しさは仕事の性質にあるのではなく、（それは馬糞拾いの仕事をまねたものである）、シュヴァリエの提案する作業のリズムにある。活動が恒常的に行なわれているおかげで、汚物の全面的回収と絶対的な清潔さが、つまり、悪臭追放と衛生状態が同時に保証されるというのである。

人間の糞尿はその肥料としての優秀性が明らかになったこともあって、ますます回収が急務とされる。[32] 固体状態であろうと、液体状態であろうと、それは肥料のうちでもっとも養分に富んだものである。「一キログラムの小便は一キログラムの小麦に相当する」[33]とスポーニは断言する。ドミニック・ラポルトはこれに関連した一群の論文を引用しているが、その論文の目的は県知事たちの関心を糞尿のこうした例外的な特質に引きつけることにあった。[34] 一七二〇年十二月三十一日付けの警察令はすでに、パリ圏でこうした肥料の使用を規制し、かつ奨励している。だが、一七六〇年から一七八〇年にかけて、はっきりとしたかたちで人肥離れが起きる。アンシァン・レジーム末期には、肥料として用いられた糞尿の量は、人肥が伝統的に使われていたフランドルなどの地方をのぞくと大きくおちこんでしまう。だが、次に再び曲線は上り勾配に転じ、新たな人肥使用の時代が始まる。[35] それは功利主義の上昇に呼応している。この関心の盛り返しは衛生委員会に新しい政策の決定を迫ることになる。糞尿の混在（それは即、肥料としての価値が失われることを意味した）を避けたいという気持ちが強かったので、委員会は一八三五年、液状物質と固形物質を分離する機械を奨励する方針を取る。[36]

イギリスの例にならって提案された完全下水放流方式の問題は未解決のまま残されていた。この解決策がパリにおいて採用されるには十九世紀の最後の最後まで待たなければならないだろう。とはいえ、すでに王政復古の頃から、この方式には信奉者がいた。それに、パリでは部分的にこのシステムが機能していた。陸軍士官学校、廃兵院、ビセートル牢獄、ラ・サルペトリエール病院、造幣局などでは糞尿はすべてセーヌ川に通じる下水に流し込まれていた。モンフォーコン糞尿処理場の液体は環状大下水溝によって回収され、セーヌ川に放流されていたが、一八二一五年からは側面下水溝によってサン＝マルタン運河へと放流されるようになった。

こうした放流方式は地方の都市では世紀末まで、それどころか第二次大戦までかなり広範にもちいられることになる。一八六〇年に、ドゥール川下流はリール市の下水道といっても差しつかえないものと化す。糞尿溜めの汚物と屠殺場の残骸はすべてこの川に流れ込んだ。その結果、汚泥が運河の中にたまり、悪臭が町じゅうにひろがった。(37) カーンでは、オドン川は文字どおり蓋のしていない下水道と化した。この問題は、百年以上も前から盛んに論じられ、新聞が記事に困ったときに使う「埋め草」(38) となる。一八七六年、ネヴェールのニエーヴル川は「巨大な汚水溜め」(39) にすぎなくなる。この町で都市空間の組織だった脱臭化が図られるのは世紀末まで待たなければならない。

スポーニからゲノー・ド・ミュシーに至る完全下水放流方式の支持者たちは、糞尿の移動と循環を保証し、停滞の恐るべき脅威を取り除くのはこの方式しかないとくりかえし力説する。この方式はまた、糞尿溜めとは反対に、気流のコントロールをも可能にするというのである。「下水道はたえず監視下に置かれる。監視はたやすく、しかも白日のもとに定期的に行なわれる」(40) と一八八二年にもエミール・トレラは主張をくりかえすことになる。

では、なぜ、こうした解決策が一世紀近くものあいだ放棄されていたのか。これを説明するにはどのようにしたらいいだろうか。ジェラール・ジャクメは論争の複雑さを的確に指摘し、この方式の採用に反対するさまざまな利害がどのように絡みあっていたかをみごとに解き明かしている。(41) それによると、この方式では建物の所有者はまず下水の加入契約をする必要があったが、この加入契約はかなり長い間、きわめて重い負担と考えられていたのである。一八五六年の時点で、三万二千軒のパリの建物のうち給水設備の整っていたのはわずかに一万軒にすぎない。完全下水放流方式はまた、当時有力な圧力団体となっていた汲み取り会社を破産させる危険があった。もっとも、学者たちの声高な主張が抵抗に輪をかけるようなことがなかったら、この程度の障害はのりこえられたかもしれない。ここでもまたわれわれは損失に対する強迫観念に出会うのである。シュヴルールは(42) その危険を指摘する。すなわち、糞便を脱臭化することは、それだけ糞便に含まれる養分を奪い取ることになる。衛生に対する配慮のあまり、こうした危険が視野から失われている、と彼は付け加えている。浪費の原型ともいえる完全下水放流方式は言うに及ばず、糞尿溜めに大量の水を流すことも空気中の窒素含有量を減らすことになる。汲み取り人夫たちはその点をよく心得ていた。彼らは、水で薄められていないという点で、金持ちの家の糞便よりも貧乏人の便所にたまった糞便のほうを高く評価していた。ベルグランはこのうえない正確さで、糞便の価値を社会的に順序づけ、首都の糞便の窒素含有量の地理的分布図を作成する。(43) 功利主義は、このように、街路と公共空間の除臭を推し進める一方で、パリを始めとするフランスの多くの都市で、完全下水放流方式が採用されるのにブレーキをかけることになるのである。功利主義のこうした正反対の効果については、その矛盾した側面を強調しておくことも必要だろう。

王政復古下では、人糞は化学工業の一次原料の地位にまで昇進していた。新しい糞尿処理場のあるボンディには工場が作られアンモニアが製造される。こうして、衛生上の要請と功利性の要請がみごとに結びつく。糞尿を消滅させるという難題は解決されたのである。そこで公衆衛生学者たちは、便所内で排泄物を即座に良質の肥料に変えることのできるような物質を使用することを勧めるようになる。(44) ついで、汚物の化学は気宇壮大な計画を次々に生み出していく。一八四四年、ガルニエは小便処理のための大規模な工業コンビナートを建設することを夢見る。彼はそれを「アンモニアポリス」と名付けるように提案する。(45)

一八二五年は、屠体《とたい》解体処理〔廃馬や食用に適さない屠殺牛を解体し、皮、骨、脂などを取る作業〕において、新しい時代の始まりを告げる年だった。(46) この変化が起きる直前、モンフォーコンの囲いの内部では、悪臭が前例のないほどの強烈さに達していた。パンタンとロマンヴィルの村人はたえずこの猛烈な悪臭をかがされていた。臭気の流れの専門家であるパラン＝デュシャトレは、このむかつくような気流の詳細な研究に取りかかったばかりだった。(47) 幸運なことに、地形の関係で首都の大部分はこの悪臭を免れていた。だが、コンバ市門付近は猛烈な悪臭にさらされ、また、風向きによってはときどきマレ地区やチュイルリ公園なども影響を受けた。これより三年前、ラシェーズは苦々しげにこの悪臭のことを語っている(48)。

一八一五年、衛生委員会の活動に関する報告書の中で、モレオンはすでに問題を提起している。すなわち、「毎年パリで屠殺される一万頭から一万二千頭の馬の筋、血、油、骨、内臓などを、その場で商売用の物質に変えるにはどうしたらいいか」(49)という問題である。一八一四年三月三十一日を例にとっても、このわずか一日の間に三千頭の動物が屠殺されているのだから、死骸処理は火急を要する問題だったのである。

一八一二年には、すでにパヤン、プリュヴィネ兄弟、ブリエなどの化学者たちは馬の死骸の脂肪を液化し、肉の部分を圧縮することによって肥料を作り出す製法の許可を得ていた。一八一六年には、フークが「馬の屠体解体作業で生じる肉、骨、内臓などからさまざまな色の石鹸と溶解液を作り出す」(50)方法を出願する。一八二五年以後、グルネルに居を定めたパヤンの新しい工場はこの工業を革命的に作り変える。密閉処理と骨炭の使用は従来の汚らしい屠体解体作業を「健全な作業に変え、莫大な収入をもたらすことになった」(51)。

石灰による獣脂の処理もまた、かつては絶えず苦情の的になっていたこの工業を脱臭化することになる。息子のバリュエルの研究のおかげで、骨片、枝肉、浄化水などから塩化アンモニアを作る製法も進歩した(52)。一次原料の需要増加にともない、屠殺場の邪魔になっていた屠体の残骸もきれいに回収されるようになった。その結果、町自体も清潔になる。プリュヴィネの工場がクリシーに建って以来、「パリでは捨てられた骨が壁のようにうず高く積みあげられたり、大通りの真ん中に転がっているといった光景はもう見られなくなる」(53)。舗石の上をながれて屠殺場付近の空気を汚染していた大量の動物の血はこれ以降、乾燥剤の製造に用いられるようになり、乾燥剤の工場はその生産品を、植民地にできた砂糖精製工場に輸出するに至る(54)。

利潤の追及は非衛生に対する強迫観念よりもはるかに確実に公共空間の脱臭化を導いた。すなわち、利潤の追求が行なわれた結果、動物の死骸の腐肉、血、骨などの悪臭から公共空間が解放されたのである。たしかに、初めのうちは新しい化学工場はむかつくような臭気を撒き散らしたかもしれない。だが、密閉製造の技術の進歩、脱臭剤の使用の増加、非衛生な工場を規制する法律などによって、こうした公害は次第に減少していく。

かくして、腐敗する動物の肉が引き起こした激しい不安は徐々に解消されていった。前世紀に詳細に分析された肉の腐敗のリズムはこのころにはさらに速まっていたので、変化は一層唐突のように見える。悪臭が消滅することによって瘴気は悪魔ばらいされたように突然生み出されなくなる。屠体解体作業が示したモデルはこれ以後人びとを魅了する。パラン＝デュシャトレは成し遂げられたこの革命に対する称賛を隠そうとしない。脱臭化され、注意ぶかく選別された死体の各部位も、それぞれ合理的な利用法がある。[55] 問題は、首都になお残る非合法の屠体解体作業を禁止し、死体処理の独占権を新しい工場に与えるようにすることである。パリ警視庁によって任命された何人かの委員はこれに必要な立法を検討することになる。発散物を「大気中の非常に高いところに[56]」運ぶことのできる「高炉」の設置が義務づけられ、死体処理の脱臭化が完成する。

人間の死体の利用可能性について言及することは当時はまだタブーに属していた。パラン＝デュシャトレは、カルチエ・ラタンの解剖学教室の手伝いの少年たちによって集められた人間の脂肪が不正に使用されていた事実を伝えるのに多くのページを費やしているが[57]、敬虔なカトリックだけあってこのタブーを犯すまでには至らない。一八八一年になって、技師のクレティャンがある計画を発表するが、彼は、なんと、なげかわしい予知能力によってこれを前衛的アイディアと称する。「あらゆる埋葬の目的は、生命を失った肉体の残部を有用な物質に作りかえることにあるべきだ[58]」と彼は書いている。

塩化物の革命と気流の制御

これ以後、悪臭を放つガスの正確な分析に基づいて、科学的脱臭法がすみやかな速度で発達していく。日常生活においては、ギトン式の薫蒸法が普及する。[59] またアルトワ伯の工場で一七八八年から製造されたジャヴェル水がこれ以上の発達を見せる。[60] やがて、ふたつの発明が、このディジョンの化学者の作品を完成させることになる。まず薬剤士のラバラクは塩素のかわりにさらし粉（塩化カルシウム）を使うことによって、腐敗の進行を止める方法を発見する。決定的な実験は一八二三年八月一日に行なわれた。この日の朝七時三十分、遺体が発掘され、大オルフィラは法医学解剖を行なうことになっていた。ところが、死体の腐臭がものすごかったので、大オルフィラはラバラクの意見を入れて水に溶かしたさらし粉を遺体の上にふりかけたところ、「驚異的な効果」が現われた。「悪臭はたちどころに消え去った」。[61] 警視総監のドラヴォーはこの実験から素速く教訓を引き出す。彼は「首都の便所、男子便所、便壺」などを塩化カルシウムの水で消毒するよう命じる。一八二四年、ラバラクは『腸処理工のための教本、汚染されずに働く方法を含む』を上梓する。

ルイ十八世の死はラバラクの成功をより確かなものにした。王の遺体は腐爛が激しかったので恐るべき悪臭を発していた。そこで薬剤士が呼ばれることになった。薬剤士はシーツを塩化カルシウム溶液で浸して、それをスクリーンのように王の体の上で伸ばした。そしてそのシーツで王の遺体を包みこみ、ついで長いあいだ塩化カルシウム溶液を上から振り掛けた。こうして彼は悪臭を消し去ることに成功したのである。[62]

ラバラクのバケツは間もなく、あらゆる公衆衛生学的な大事業に必要不可欠な道具となる。一八二六年、アムロ下水の浚渫に駆り出された人夫の消毒でもそれは威力を発揮する。[63] 一八三〇年の七月革命の際に、犠牲者の死体を消毒したのもこの新しい液体であった。栄光の三日間は塩化カルシウム溶液の決定的勝利を画する。トロシェ博士はイノサン市場の広場とルーヴルの列柱の前に掘らせた墓穴にこの溶液を振りかけた。[64]それから数日後、ラバラクのバケツのおかげで、パラン＝デュシャトレはサン＝テュスタッシュ教会の地下墓地に乱暴に積み重ねられた死体の悪臭を消すことに成功する。七月革命から二年もたたぬうち今度はコレラが発生した。この時、人びとは貴重なこの溶液の力を借りて首都全体を消毒しようとする。警視総監のジスケは、この溶液を用いて肉屋やハム屋の陳列台を拭き、「墓穴や溝や土木工事の跡などから立ちのぼる腐敗した発散物を」「無毒化する」[65]よう命令した。また、市場のタイル、通りの舗石、大通りの溝などにこの溶液を撒くことを命じた。

ラバラクの発見はやがて人体解剖の際の難問を解決することになる。それ以前には、恐るべき悪臭が解剖教室にたちこめ、医学部の学生と教授はこのため日々拷問にひとしい苦痛を蒙っていた。[66]なかには汚染に対してたえず恐れを感じながら暮らしている者もいた。解剖は屠体解体作業と同様、カルチエ・ラタンの狭い通りの建物のなかで行なわれていたので、近所に住む人びとから悪臭に対する苦情が絶えなかった。だが、秘密の建物での解剖が禁止され、医学部の新しい解剖教室で手術台を炭酸カルシウム溶液によって日常的に洗浄することが義務づけられてから問題は一挙に解決にむかう。こうした改革は、首都の一区画全体の悪臭追放にあずかって力あったといえる。[67]

あと残っているのは、病院の恐るべき臭いを取り除くことである。ラバラクはさっそくこの仕事に打ち込む。彼はかの有名な塩酸ナトリウムの溶液をつくりあげるが、それはやがて有効なことが明らかになる。この溶液のおかげで「生体の腐敗が妨げられた」[68]と専門医たちは誇張をまじえずに書き留めている。炭疽、「変質した性病性潰瘍」「最悪の病院壊疽」、また癌それ自体もこれ以後は「消毒された」（つまり脱臭化された）のである。

もう一つの重要な発見はサルモンが一八二五年につくりだした物質である。はるか以前から、炭粉には消毒作用があることが知られていた。サルモンは動物の糞便を土性物質で焼くことによって、「腐敗して悪臭を放つあらゆる糞便[69]」を即座に脱臭化できる動物性の黒味《くろみ》をつくりだすことに成功した。実験から生じた物質はまた貴重な肥料となった。サルモンはこうして公衆衛生学者と経済学者を和解させた。バルザックの『人生の門出』の中で「ピエロタンの馬車[70]」に閉じ込められた主人公たちはあの不快な乾燥人糞の臭いに鼻をふさいでいたが、サルモンはこれを時代遅れの肥料に格下げしたのである。

十八世紀の中頃から、糞便を消毒するための方法が何十という単位で相次いで考え出された。一八五六年、スポーニは一七六二年以後に発表された計画をすべて列挙しているが、期間をこれだけに絞っても、その数は五七にものぼっている[71]。ほぼ一世紀の間に、最も偉大な学者たちがみな考えを巡らし、実験をかさねたのである。誇張ではなく、卓越した化学者で糞便の脱臭化を試みなかった者は皆無だとさえ言ってよい[72]。結局、有効な解決策をもたらしたのは動物性の黒味《くろみ》、ついで硫酸鉄であった。こうした物質のおかげで、かつて糞尿の汲み取りが生み出した恐怖は消え去った。リヨンでは十九世紀の中頃、しばしば例にひかれる《肥料協会》が白昼に活動を行なっていたが、とくに苦情が殺到したということはない。「店のなかに糞尿溜めの開口があったが、そのために客が寄りつかなくなるということはなかった」。パリでは、一八四九年十二月十二日の警察令によって、糞尿溜めの汲み取りの際に硫酸鉄と塩化亜鉛を使用することが決められた。リヨンにくらべて進歩はより緩慢だったが、それは提案された脱臭化の方法がきわめて多かったため最善の策が講じられるのが遅れたためだろう。もっとも、ヌーヴ＝サン＝トギュスタン通りに一八一七年から設置されていた無臭の公衆便所はすぐに模倣されたわけではなかった。

人が密集する場所を脱臭化するには、空気の流れをコントロールする必要がある。通気を可能にするだけでは充分ではない。その上さらに空気の流れを誘導しなくてはならない。これができない限りは、片すみに空気が淀み、悪臭が発生するのを妨げることは不可能である。換気の分野での進歩は、こうして輪郭ができあがっていった。イギリスにおけるトレッドゴールド[73]、フランスにおける実践家ダルセと理論家ペクレの仕事はこのような新たな計画を反映したものである。

ダルセの弟子の技師グルヴェルは「どんな方法でも人がそれを自由に操れない限りは失敗する」と断言している。換気の仕方を知っているだけではなく、ある場所の空気を誘導し分配する方法を心得ていなくてはならない。嗅覚的環境を制御できるというのはこうしたことなのである。

こうした計画は閉じられた回路を称賛する方向へと向かっていく。「換気が、大気の変動や風の作用、及び扉や窓の開閉などといった、換気のプロセスから独立した要因に左右されている限り、上手な空気の入れ換えはありえない」。ダルセは「よほど規則的で強力な方法を採用するのでもなければ、一本のおおきな空気流があらゆる付随的な空気流を、変動も中断もなく支配することはできない」点を理解していた、とグルヴェルは書き留めている。

ピアソンの密室はこの点ではモデルと見なされるものである。肺結核患者が南フランスに長期滞在せずに自宅療養できるように、このイギリス人の医師は患者たちのために快適な室温を確保しようと努力する。彼が考えだした方法とは、まず暖炉をふさぎ、ドアと窓ガラスを二重にして、室温調節のきく人間用の一種の温室をつくりだすことである。こうした生活条件の改善は日常的行動形態のコペルニクス的転回を意味していた。ダルセが一八二二年に考案した新型の台所で家事をする主婦はドアや窓を開閉するのを手控えるようになる。「こうして、やがて主婦は古い習慣に打ち勝たざるをえなくなる」とダルセは認める。「従来のシステムの住宅では、窒息をふせぐために主婦はすべてのドアやガラス窓を開け放って多量の空気を台所に入れ、充満していた有毒な煙とガスと入れ換えをしなくてはならなかったが、われわれのシステムでは、（……）通気は恒常的に行なわれている。部屋のなかには蒸気は一切ない」。

これと同じ理由によってダルセはサイフォンの使用と密封式の工場を奨励する。新しい換気法の登場は、オーブンとボイラーが暖炉に取って代わるのを早める。滑らかな表面のほうが空気の流れを制御するのに都合がよい以上、

165　第2章　さまざまな臭いと社会秩序の生理学

新システムを論理的に追及していけば、それは当然、空気と水が障害なく流れるエナメルとニスの長所を認めるところへと行き着く。世紀末に登場した清潔でこぎれいな（クリーン・アンド・ディーセント）浴室は、空気と水の流れを支配しようとする王政復古期から顕在化してきたこうした意志のなかに、その遠い起源を持っている。(79)

換気すべき空間の内部で、ダルセは二つの原理をシステマティックに適用しようとする。すなわち「一方では強制換気、もう一方では空気の恒常的な供給」(80)である。はっきりと革新的なのは後者のほうである。そのほか、ダルセによれば、除臭は完全燃焼を前提としているという。彼が自ら建設し、その後たえず宣伝しつづけることになる無煙かまどはこれと同じ関心の範疇に属している。

刑務所は相変わらず人びとの不安の中心であり続ける。他のいかなる場所においても、空気循環の必要性がこれほど緊急の問題とされたことはなかった。そこで、ヴィレルメは、換気可能な空間を限定することが必要不可欠な前提条件であると見なし、その実現を許すものとして、刑務所の回りに塀を巡らすことを提案する。この塀はまた囚人が脱走するのを防ぐ役目もする。(81)囚人の排泄物を脱臭化することは二の次であった。

刑務所の内部のことに話を限れば、今度は独房が、落ち着いて脱臭化のテクニックを実験することのできる実験室となる。傑出した化学者たち（デュマ、ルブラン、ペクレ、ブサンゴー）からなる委員会のメンバーは嗅覚をたよりにして、汚染された独房を完全に除臭するのに必要な時間と通気する空気の量との関係を割り出そうとする。学者たちは悪臭を放つバケツのまわりに腰を落ち着けて、時間刻みで「あらゆる独房の換気と浄化の基礎となる」(82)図表を作成するのに成功する。ただこの場合、換気の基準となるのはあくまで、囚人の排泄物の悪臭を消し去ることのできる空気の濃さであって、人間が生き延びるのに必要な酸素の量ではない。

同じタイプの実験は、生徒の汗と不潔な衣服で汚染された学校の教室でも行なわれたが、その結果、各生徒一人につき一時間あたり六立方メートルの空気があれば、あらゆる臭気を除去するのに充分であることが証明された。(83)

これから割り出せば、大人が集まる場所を脱臭化するのには一時間あたり十二立方メートルの空気の流れで足りると算定できる。こうした新しい基準は技術者たちにさまざまな着想を与えた。マザス刑務所ではグルヴェルが、便所の排水管を使った「下方通気」によって千二百の独房を「浄化する」のに成功した。さらに、これとはまったく別の防臭弁式便座を採用することによって、デュヴォワールもまたパレ・ド・ジュスティス（パリ裁判所）の独房で良い結果を得ることができた。(84)

一八五三年以降は、ヴァン・エッケの機械式換気装置が刑務所等の施設で模範として重きをなす。この装置はデュクプレシオーの称賛を呼ぶ。(85)ブリュッセルのプチ＝カルムの独房に設置された風速計は、この新しい換気装置が一時間につき一人頭四〇立方メートルの空気を入れ換えたことを記録したが、当局者の要求していた数値は二〇立方メートルでしかなかった。なかでも特筆に値したのは、廊下から見ることのできる針つきの文字板で、それは昼夜を問わず、「換気の実際の数値を明示し、ちらっと見るだけでゼロから最高値の八までのさまざまな段階を知ることができる」。(86)この換気装置は強制通気を利用してはいなかったが、それにもかかわらずダルセの夢を実現したのである。囚人の体臭を除去するのに必要不可欠な換気をこうして自由にコントロールすることができるようになったのは、絶えず測定されている調節可能な空気の流れのおかげである。装置が規則正しく動いていたことは、これが成功したことを雄弁に物語っている。「実験が行なわれたすべての期間をつうじて、文字板の針は第四段階と第五段階のあいだにほとんど一定した状態でとどまっていた」。(87)一八五六年にはこの型の装置がボージャン病院に設置された。翌年、ヴァン・ヘッケの換気装置は、トゥーロンからカイエンヌに五百人の徒刑囚を「運搬する」任務を負った「アドゥール」号上ですばらしい効果を発揮する。この装置のおかげで、主任外科医は航海のあいだじゅうに一枚も加療必要証明書を発行する必要がなかったという。(88)

とはいえ、人が閉じ込められる場所を換気装置によって除臭するには、排便の規律が保たれている前提がなければばならないが、当局者たちは等しくこの規律の不在を嘆くことになる。[89] 学校や私的空間でこうした規律が確立するよりもはるか以前に、[90] 精神病院では、衛生状態を良くしようとする意志が、糞便を回収しようとする気持ちとしばしば結びついて、驚くべき規律的慣行を生み出していた。[91] ジラール・ド・カイユーが看護人たちに要求したことは、狂人たちに一定の時間に決められた場所で用便をする競争を強いることであったが、彼の命令はこの点ではいかにも意味深長である。観察結果は、こうしたテスト的訓練に充分な可能性があることを示していた。「便所に行く頻度に関して言えば、狂人は理性を奪われているというまさにその理由によって、失禁については容易に我慢を強いることができる。公共施設の健常者にはこうした我慢をさせることはできない[92]」。

同じ年、公衆衛生学年鑑に発表されたデュポンシェルの驚くべき計画は、集団的な場所の糞尿臭を除去し、設備の構造それ自体によって規律を強制しようとするこうした意志を激烈な形で反映したものである。[93] 兵営と病院を脱臭化するために、デュポンシェルは「ミナレット」と呼ばれる便所塔を建設することを提案する。船のトップ・マストと、そして恐らくはダルセの鳩小屋からヒントを得たと思われるそのバロック建築は、用を足す人間から便所を汚す可能性をすべて奪い去ろうとしたものである。兵士あるいは病人にとって、汚すべき床も壁もない。というのも、彼らは、鉄製の取っ手にしがみつき、ほとんど宙づり状態に近い便座に腰をかけて用を足すのだが、その便座には金属性のタラップを渡って行かなくてはならない仕組みになっているからである。

ダルセは、衛生委員会の同僚たち、とりわけ友人のパラン＝デュシャトレと同様に、あらゆる産業を衛生的にすることを夢見ていた。強制通気のおかげで、さらには無煙炉と反射炉の設置により、彼はもっともひどい悪臭を放つ工場のうちの何軒かを脱臭化するのに成功する。養蚕所も「蚕の吐き出す息と汗、排泄物、脱皮した殻、死骸、発酵した敷き藁によって汚染され[94]」、すでにオリビエ・ド・セールの不安をかきたてていた。一八三五年、ダルセは養蚕所の悪臭を取り除くことに成功する。彼は同様にして金と銀の精練所の「衛生状態を改善し」、葉脈を焼くタバコ工場を「衛生的にした」。こうして、ダルセのおかげで、都市住民にとって耐えがたい存在になっていた悪臭工場はその後も都市の真ん中に居座って操業を続けることができるようになったのである。

かくして換気産業なるものが発達することになるが、それは悪臭の側からの根強い抵抗もあって、かなり長いあいだ繁盛する。(95) この分野では、フランスはあきらかに遅れを取っていた。フランスの建築家は、イギリスの同業者とはちがって、物理学の進歩にも疎く、技師に対しても軽蔑的な態度で臨み、また第一に数が少なかったので、なによりもまず形態の美しさを重視しつづけていた。最優秀の建築家に与えられるローマ賞を獲得して、イタリア旅行をするほうが、暖房や換気のメカニズムを学ぶことよりもずっと箔のつくことだった。こうしたメカニズムの知識はあいかわらず暖炉職人にまかされており、それが建物全体の概念を支配することはごくまれなケースで、さきに挙げた例はむしろ例外に属していた。換気の理論家の意見は聞きいれられることがなかった。民間の技師の同業組合はまだ充分に組織化されていなかったので、建築家と物理学者の仲立ちをするまでには至っていなかった。これに対し、イギリスではほとんどすべての公共建築、および数多くの住宅と船舶が換気設備を備えていた(もっともしばしばそれは簡単なものだった)。いっぽう、フランスでは、模範となるような建物は七月王政のもとでいくつか作られたにすぎない。パリの芝居小屋はブルジョワと貴族の常連が毎晩のようにたくさん詰め掛けたので、公衆衛生学者たちはさかんに彼らの健康を懸念していたが、ヴァリエテ座の客席は明かり取りを吸引通風口として利用したダルセの装置によって換気され、まもなく劇場建築のモデルとなって、ひろく模倣されるようになる。

第3章　政治と公害

コードの成立と嗅覚の優位

大革命からパストゥールの発見まで、公衆衛生学は、ここでもまた、ほかからの力を借りることによって事に当たったものと思われる。すなわち、当時、形を整えつつあった統制主義は、アンシァン・レジーム下に公布されながらその時代にはしばしば有効性に疑問のもたれていた条例の中から都合のいいものを広範囲に選びだした。また、エコロジックな夢想が膨らんでいく過程で、初め墓地に対し、ついでくさい民衆の多く集まる場所に対して激しい非難が浴びせられたが、こうした非難がきっかけになって、まず公衆衛生学の進むべき道が準備され、ついで、不安のモデル、警戒のモデル、そして干渉のモデルが描き出されていったのである。このように、産業公害をめぐって十九世紀に行なわれた論争は、あまりに性急にその根本的な近代性が取り沙汰される危険があるが、実際は多くの観点から見た場合、あくまで一つの到達点にほかならないのである。新しさは、改めてくりかえすなら、決定が首尾一貫していた点にあった。執政政府の時代以後、公害とそれに対処すべき政策とを同時に定義するような真の「コード」が徐々に練り上げられてきたが、新しい公衆衛生学はここで消毒作業のリズムを一段と速めようという野心を抱いた。今度、公衆衛生学の標的となったのは空間と社会の総体である。

統制主義の出現にかんしては、はっきりとした歴史がある。一七九〇年と一七九一年、産業技術と衛生状態について二つの法律が発布された。だが、その効果はきわめて限定された範囲にとどまることになる。というのも、その法律には、非衛生な施設についての分類は一切扱われておらず、また産業によって引き起こされる損害に対しては、判定の基準も定義も盛り込まれていなかったからである。裁判所は無力のままで、判例は漠然としており、しかも恣意的だった。こうした立法的措置のおかげでアンシァン・レジーム特有の非有効性の伝統は固定化されてしまったのである。

革命暦XI年メシドール十八日（一八〇二年七月七日）、行政当局はセーヌ県衛生委員会の創設により、永続的な諮問・統制機関をもつことになる。すなわち、このおかげで、あらたな野心的事業が可能になったわけだが、それは同時に以前よりも詳しい規範が定められることを意味していた。学士院の物理・数学分科会は内務大臣の懇請を受けて、革命暦XIII年フリメール二十六日（一八〇四年十二月十七日）、非衛生で危険な施設の段階評価表を提出する。この文書はほぼ三年のあいだ行政当局の行動の指針となる。一八〇六年二月十二日デュボワ知事は行政命令を発して、作業場を新設しようと思う工場経営者は事前に開業の申請を行なわなければならないとした。この行政命令はまた、工場ないしは作業場の計画図の提出も義務づけていた。そして、警視一名を伴った「専門家」が現場の視察を行ない、「合格」あるいは「不合格」の調査報告を作成することになった。

一八〇九年、ソーダ製造工場の近隣住民から激しい苦情が寄せられたため、内務大臣はふたたび学士院の協力を要請する。革命暦XIII年フリメールの段階評価表では漠然としすぎて判定がしにくいことが判明してきたのである。

二〇年ほど前から、工場の発展は都市住民の苦情を招いていたが、それがあまりにひどくなったので、もはや都市の真ん中に工場が無頓着に作られるのを黙認してはいられなくなってくる。屠殺場、腸処理場、獣脂溶解場、などはあいかわらず警戒の対象となる。とはいえ、これ以後は、不安のヒエラルキーの中で、悪臭を放つ他の施設が特別の位置を占める。プルシャン・ブルー、強力接着剤、乾燥人糞などの製造工場がそれである。これらの工場はフランス全土の大都市に広がっていたといわれる。学者たちが酸性蒸気の毒性を告発する口調は、腐敗性瘴気の有害さを槍玉に上げたときの激しさに比べればさほどでもなかったが、濃硫酸、酢酸鉛、塩化アンモニウムなどの製造工場、そしてとりわけ帝政期のはじめに増加したソーダ工場等に対する世論はきわめて厳しかったようだ。さらに、金属にかぶせる金めっき、および鉛、銅、水銀等の混じった化学調合物なども近隣の苦情を招く物質のリストに入っていた。(1)

皇帝自身の行動が、新たな非寛容な態度を典型的に示している。グルネルにできた焦性油の工場の廃液がサン＝クルーに流れてきて悪臭が発生し、すっかり不愉快になったナポレオンは今後こうした物質をセーヌ川に投棄することはまかりならんと命じた。(2)

今度は学士院の化学分科会に調査が委託された。化学分科会は警視総監にパリの工業施設をしらみ潰しに調査するように要求した。調査報告を分析した結果、化学分科会は分類の見直しを進言したが、見直しは一八一〇年十月十五日の勅令によって承認され、この勅令は以後あらゆる措置の参考となる。一八一五年の王令はこの勅令を大筋でなぞったものにすぎない。これらの勅令や王令はどれもある種の哲学に貫かれているので、ここではそれを多少なりとも分析しておく必要があるだろう。

規制は産業主義的な発想からきていた。工場経営者を近隣の妬みと悪意から守り、安寧を保証し、そうすることによって、その企業の発展を可能にすること、これが主要な関心であった。学士院の学者たちは、みずから認めているように、産業を順化させ、都市の中心部にそれが無くてはならぬものにしようと考えていた。それはかつて、蹄鉄屋、金物屋、樽屋、鋳物屋、機織りなど、「近所の人にとって多少とも迷惑な職業」に慣れるように世論を誘導することができたのと同じであった。アンシァン・レジームに計画されていた、作業場を郊外に移転する構想はすっかり忘れられてしまった。(3) この新たな寛容的態度は、化学の発展と「火を誘導する技術」の進歩がまもなく公害を消滅させるだろうという確信によって一層強固なものにされていた。すでに、一八〇九年の報告書には、ソーダやプルシャン・ブルーを製造している工場のなかには、まったく近隣に迷惑をかけずに操業しているところもあると書かれている。

これ以後、非衛生という言葉の定義は、多少ともアンシァン・レジーム末期の医学的(というよりもむしろ市役所関係の)文献に慣れた読者にはきわめて限定的なものと映るようになる。十八世紀末の化学者たちの警告的な調子は影をひそめ、今度は(しばらくのあいだ)楽観論が学者たちの言説を支配する。金属の腐食と植物の腐敗によって確認された有毒な瘴気だけが唯一、非衛生という言葉に値するものになる。たしかに、「動物性ないしは植物性の材料を大量に切り刻み腐敗させる」(4) 作業場は「近隣の人びとの健康に有害なもの」ではあるが、肝心なことは、あくまで不快という観念がはっきりとした形で拡大したことであって、非衛生という観念は顧みられることがない。化学的発散物の大部分は「火をもちいて作られ」、しかも濃縮することが可能であるという口実で、非衛生には当たらないとされていたらしい。「酸、アンモニア塩、プルシャン・ブルー、酢酸塩、鉛華等の工場、肉屋、澱粉屋、なめし革業者、ビール業者なども、(そして硫酸工場さえも)、正しく操業を行なえさえすれば、近隣の人びとの健康を害するようなことはない」、と革命暦XIII年フリメールの報告書にははっきりと書かれている。

不快という観念そのものもいたって限定的なものと思われる。それは嗅覚的な定義へと還元されてしまう。このことはわれわれにとっては格別驚くには当たらない。一八一〇年十月一日の勅令の第一条はこれをはっきりと示している。「本勅令の発布以後、非衛生ないしは不快な臭気を発する工場あるいは作業場は、行政当局の許可なしに操業はできないものとする」。工場騒音に関してもいささか言及があるが、それは、世論に寛容を呼びかけるためのものでしかない。煙それ自体もさしあたっては注意をひきつけない。ほこりもまた関心の埒外にある。いわんや景観には、引用したどの文書の中でも、まったく言及がなされていない。視覚的に不快な印象を与えたり、日照を妨げたりするおそれのあるものがあっても、それは無視される。

したがって、工場経営者は地主や家主というものさえなかったら、ほぼ完全に安心していられただろう。地主や家主は、産業の無秩序な発展に対する唯一のブレーキであった。迷惑を計る基準、決定的な要因は、工場や作業場の近くで不動産の売買価格ないしは賃貸価格が下落することだった。議論は絶えず蒸し返された。一八一四年二月九日、工業大臣は一八一〇年の衛生勅令のなかに、烱眼にも、工場経営者と地主・家主とのあいだの唯一の仲裁法を見て取ることになる。(5) といっても、工員の健康といったものはほとんど考慮に入ってこないし、近隣住民の健康も二次的な関心事でしかない。

一八一〇年十月十五日の勅令はやがて非常に多くの細則によって補われる。こうした細則は一八三二年にトレビュシェによってまとめられて「各種産業、各種職業についての明確かつ詳細なプログラム」(6) となる。新しい規制法は工場や作業場を三つの段階にわけ、(7) 開業前に許可を与えるシステムをすべての工場や作業場に適用することを目指していた。この規制法によって、工場や作業場の無秩序な増加に歯止めをかけ、公害と近所迷惑を防ぐためのコントロールが確立したのである。

寛容の訓練

新しい規制法の実施を監視するのは衛生委員会の役目だった。一八二二年から一八三〇年にかけて王国の主要都市にはこの種の衛生委員会が次々につくられ、技師、化学者、医者が委員会に加わった。これらの専門家たちの態度は条文の指針となった原則とぴったり一致していた。すなわち委員会のメンバーの妥協的態度をみれば、彼らが、細部にわたる監視を行なうための強力な実行力を有する実践部隊たりえないことは歴然としていた。衛生委員会の使命はなによりもまず、悪臭によってひきおこされた不安を解消し、工場の近隣住民に平安な生活を保証することであった。公害に対して彼らが示した楽観的態度は化学の進歩への揺るぎない信仰に基づいていた。それは糞尿によって都市が覆われることに対する彼らの恐怖と好対照をなしている。必要悪主義の教義に着想を得たこれらの衛生委員会の公衆衛生学者たちは、安全弁をこしらえておく必要があること、一言でいえば必要悪は甘受しなければならないことを確信し、公害への寛容が生まれるように運動した。光には純化作用があるという理由で、彼らは非合法の暗闇をかりたてるだけで満足した。それればかりか、介入を行なうにしても、苦情や陳情という形で世論がはっきりした姿を取るのを見てから、ようやく重い腰をあげるしまつだった。当局から派遣された公衆衛生学の専門家たちは監視官というよりもむしろ調停者としての役割を演じることが多かった。

当時、公共空間を悪臭で汚染していた産業的臭気の除去がなぜ遅々として進まなかったのか、以上のような理由からあきらかであろう。それは、立法府が嗅覚に与えた重要さとは相矛盾する失敗であった。きわめて多くの牛舎が衛生委員会の合意のもとでなおパリ市内に存続していた。専門家の言うところでは、化学的蒸気は大部分の場合、近くでそれを吸い込む工員以外には危険ではないということだった。こうした化学的蒸気を発するという理由だけでは、工場や作業場を閉鎖するということなど思いも及ばなかったのである。非衛生という観念は今度もまた隣近所にしか適用されなかった。不快という観念について言えば、工場や作業場で働く者は慣れによって有害物質や不愉快な臭いもさほど気にならなくなるのだから、労働者は不快とは関係ないものとされた。たとえば、一八〇九年に学士院の化学者は次のように記している。「このように、硫酸、硝酸、塩酸、過酸化塩酸などの工場に入ると、突然、鼻をつくこの種の酸の臭いに襲われるが、労働者たちはほとんどそれに気づきもしないし、また気分が悪くなることがあっても、それはついうっかりと多量に酸を吸い込みすぎた場合に限られる」。モンファルコンとポリニエールは一八四六年にこう考察することになる。「注目すべきは、労働者たちのかなり多くが、作業場の環境に順応することである。苦情をいう者はほとんどいないし、そこで生活することを余儀なくされている環境の不健康さに気づいている様子の者もきわめて少ない(8)」。労働者階級の健康に工業が及ぼす弊害を調べるのは統計学者の仕事であり、無感覚になった労働者ではそれを測定することはできない。

衛生委員会の専門家たちは、技術の進歩について巧みに予備教育を行なうことによって、都市住民に、近くに工場があることを受け入れさせていった。この点にかんして、手順はほとんどいつも同じだった。すなわち、新しい技術革新が起きると必ず近隣住民の苦情をひきおこすが、つぎには彼らも諦めの態度を取るようになり、最後は新たな近隣関係を黙認するにいたる、というものである。十八世紀末に見捨てられ、一八三九年に激しく非難された石炭もようやく社会に根をおろし、そして、それとともに蒸気機関も容認されなければならないものとなる。「酸の蒸留」、ついで照明用ガスの生産と燃焼もこれと同じ経過をたどっていく。パラン＝デュシャトレの態度はこうした容認への意志の極端な例であるが、この意志があったがために、新しい感覚的な要求が広まっていったにもかかわらず、フランスの諸都市は長いあいだ悪臭に支配されることになるのである。

だが、悪臭を放つ非衛生な状態に対する戦いの歴史は、立法的な文書のなかにだけ読み取れるわけではない。それはかならずしも容認の勝利と同一化されるのではなく、一方では、野心的な計画と困難な戦いもそこに含まれている。しばしば汚辱にまみれたこの戦いは、時には叙事詩的な高みにすら達した。

執政政府の時代や帝政期は、パリで遂行された街路清掃の企てが、きわめて部分的にではあれ成功した時代であるが、そのあとの王政復古期は、具体的な計画実現の時期ではないにしても、少なくとも大いなる野心が表明された時期ではある。かつて、公衆衛生学者の政治的な主張が、『公衆衛生学および法医学年鑑』[9]の誕生（一八二九年）に立ち会ったこの時代ほど明確に表明されたことはなかったものと思われる。この時期には、昔から人間の密集する場所、とりわけ兵営や刑務所などを消毒する目的の戦略が形づくられたのである。[10]とはいえ、糞便の大波に対する戦いは徐々に努力を結晶化させつつあった。ビエーヴル川は、一八二一年にその悪臭が頂点に達したが、[11]すでに部分的には消毒されていた。ラ・ロケット、シュマン・ヴェール、アムロなどの下水の浚渫はすでに見たように、換気、薫蒸、消毒などのテクニックを実験するまたとない機会となった。ヴァンセンヌとクリシーの総合的清掃計画は、ようやく深刻な問題と受けとめられるようになった郊外の汚染を取り除く意志を明確に示したものである。

七月王政の初期の数年は一つのターニング・ポイントとなっている。一八三二年のコレラの大流行は全王国的規模で消毒戦略の決定を強いる結果になる。すなわち、のちにみるように、このコレラの流行をきっかけとして、民衆的な私的空間の消毒が開始され、小休止していた衛生的統制主義が活発化する。

すでに、新たな不安が生まれていた。ルイ・シュヴァリエはルイ＝フィリップ治世下において、都市環境のなかで視覚の要求が高まってきたことを正しく指摘している。[12]同様に、新たな集団的、民衆的感受性が輪郭を現わしてくる。呼吸現象が――それと肺結核が――人びとの精神状態に対する支配力をさらに強める。ところで、それは石油利用の突然の高まり及びウィルキンソン式熔鉱炉の普及、それにガス照明の採用と軌を一にしている。この時期以降、パリにおいて増加した苦情は、石炭の利用[13]（一八三九年）、蒸気機関の稼働、タールやゴムを造る工場の開業[14]（一八三六年）などに対する苦情だった。煙が関心の対象となるが、今度は臭いが原因なのではなく、煙が黒く、光線を通さないため、肺に害を与え、建物の正面を汚し、大気を曇らすという理由からだった。当時、すでに日照に対する気遣いが生まれていたのである。

とはいっても、行政当局と専門家たちは（その楽観主義にはこれ以後かげりが見えてくる）ただ手をこまねいていたわけではない。かなり前から、専門家と警察官は、レンガ製の高い煙突が、そして付随的には囲い塀が、不快な煙と蒸気を無害なものにすることができると考えていた。このほか、実験により、無煙炉の有効性が証明された。[15]こうした装置のおかげで、石油の燃焼、タバコの葉脈の焼却、砂糖の精練などによって生じる煙雲は消滅させることができるようになった。とはいっても、行政当局がいささか本腰を入れてこうした煙の渦巻きの弊害を取り除こうと努力するようになるのは（ただし、さしたる成功は得られなかったが）一八五四年までまたなければならない。

人びとが感じる不安の質が変化したことは、公共空間に関する描写のなかに嗅覚の話題が登場する機会が減ってきたことからも明らかである。一八四六年、モンファルコンとポリニエールは、[16]その労作のなかで、非衛生ないしは危険な、あるいは不快な二一三のカテゴリーの工場から出る「不都合」を正確に列挙した。そこで挙げられている不都合を量の面から分析してみると、まだ嗅覚的な公害の優位が目につき（六九・四％のカテゴリーの工場で触れられている）[17]、あいかわらず騒音（二一・七％）[18]とほこり（二一・七％）には無頓着なことがわかるが、煙に対する関心（二一・五％）が高まっていることが如実に反映されている。この記録を一八六六年の衛生勅令の発布に[19]際して挙げられた不都合のリストと比較してみると、騒音、ほこり、そしてとりわけ煙に対する関心が年とともに次第に高まっていくことがわかる。

第二帝政の政策はこうした感受性の変化をはっきりと表わしている。一八五三年セーヌ県知事に就任したオスマン男爵はパリの薄暗さを減ずるために全力を傾けることになる。オスマンが遂行した都市計画は、部分的には、中心部の薄暗さを取り除くという目的を持っていた。パリは相変わらず悪臭ただよう町であったが――われわれはその理由を知っている――、公共空間の管理において嗅覚的関心の果たす役割はすでに重要さを失い始めていた。

オスマンの政策が「浄化の社会的二分法」[20]として読みうるとしても（これはこれで間違いではない）、またかつてはほぼ全市域にわたっていた悪臭がパリの内部で社会学的に再分配されたことが事実だとしても、それは二〇年ほど前からある種の緩慢な変化が起こっていたからにほかならない。この時以後、嗅覚的無頓着さと貧乏人の体のくささに注意が向けられるようになるが、それは悪臭を放つ空間が生み出した例の不安を受け継いだものといえるだろう。教育によって感覚的許容度の敷居が平準化されない限り[21]、浄化への欲求は当然ながら、選別的なものとならざるをえない。その場合ブルジョワジーの発展のための空間が消毒されるのは、その不動産的価値を高める目的なのはあらためて指摘するまでもない。この種の場所では汚物の量と悪臭の強さが減じるほど金銭的価値は増す。だが、さまざまな労働者がひしめきあう賃貸し家屋の場合、これを衛生的にすることはさしあたりむしろ逆に家主の負担をとてつもなく増大させる結果になる。利潤の追求それ自体がこうした臭気の社会的分配をさらに強固なものにするのである。次はこの分配の分析を試みなければならない。

III　におい、象徴、社会的表象

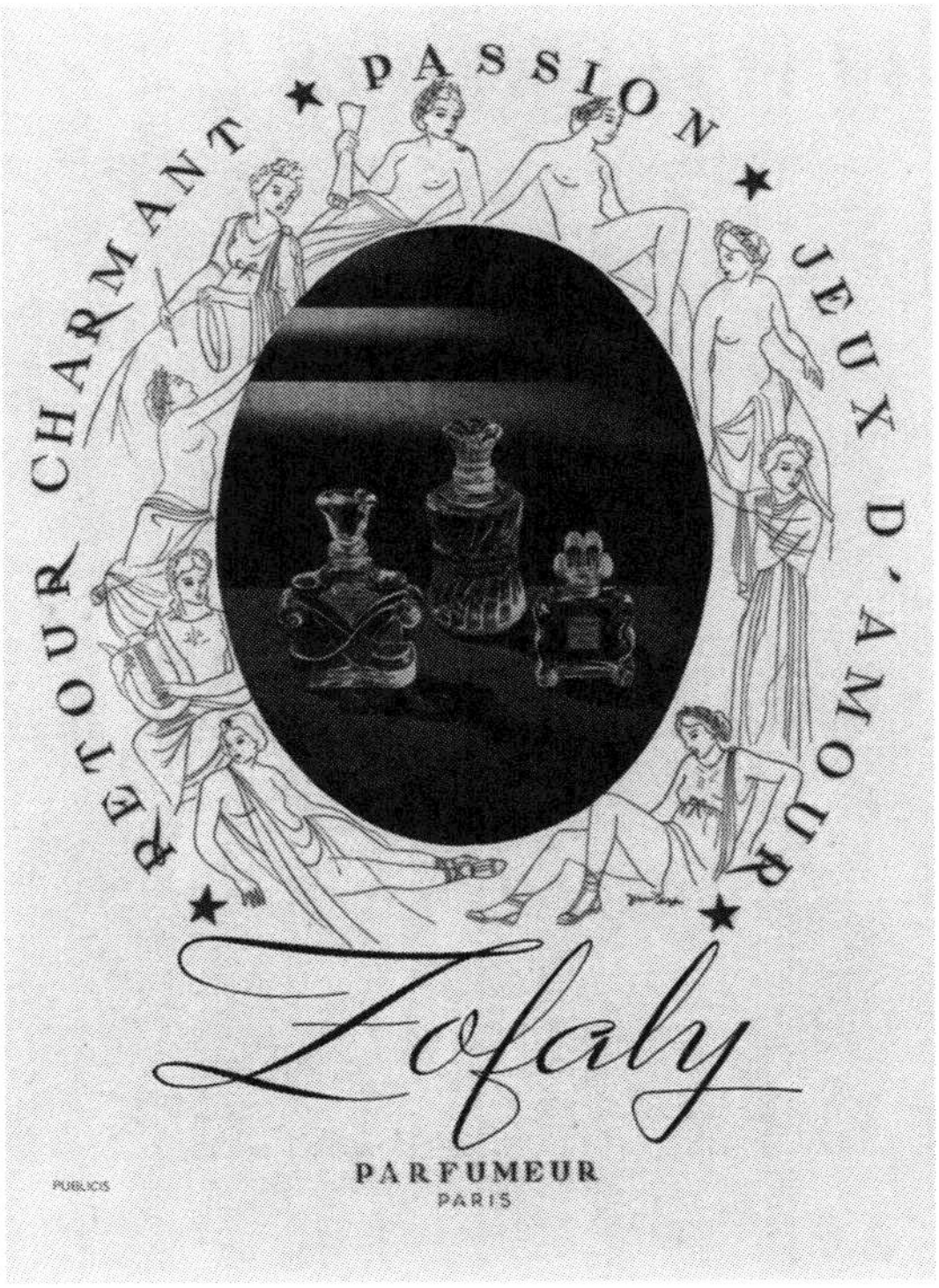

19 世紀後半から香水製造が飛躍的発展をとげ，ひろく普及してゆくにともない，香水商は調香法だけでなく香水のネーミングや壜のデザイン，さらに広告にもさまざまな意匠をこらした。(*Formes et Couleurs* より)

カバニスと親和力の感覚

ラヴォワジエの諸発見に勢いをえた化学がさまざまな空間表象を一新し、従来の気体論が放棄されてゆくにつれ、匂いの理論も変化のきざしをみせはじめる。嗅覚論の学問的確立こそ果たされずに終わったものの、この理論的変化のおかげで、嗅覚という感覚は新しい意味あいを帯びるようになり、匂いのメッセージに思いがけぬ重みが授けられるようになってゆく。

カバニスを一読して印象深いのは、感覚論の方法態度を批判する姿勢がみうけられることである。「正しい分析であれば」、とカバニスは書いている。「どの感覚であれ、他のいっさいの感覚のはたらきをよそにして、ある特定の感覚のはたらきだけを別個にとりあげたりするはずがない」。「もろもろの感覚はたえず相互に依存しあって(いる)」。バラの匂いがまさにバラの匂いとして感じとられるのは、「同時に他の感覚作用が一緒にはたらいているおかげ」でもあるのだ。(1) このことを見誤ったコンディヤックは間違っている。

ことに「それぞれの感覚は、もろもろの感官をつかさどる総括系統のすべてがあらかじめ作動していなければはたらくことができず、しかも総括系統全体が同時にはたらいてこそ各自のはたらきを維持できるのであるから、各々の感覚はどんな時にも必ずこの総括系統の習性の影響を受け、それぞれ多少なりとも総括系統の普段の性向を分かちあっている。したがって、一つひとつの感覚が受けとる印象の性質は、感覚系統の感受性の度合や、この系統と運動系統とのバランス関係のいかんによって大きく左右されるのである」。(2)

いっぽうでまた嗅覚は、多くの器官と「近親関係」にあるから、交感感覚としてあなどりがたいものである。味覚と密接に結びついていることはすでに知られているところだが、鼻と腸管の結びつきもあげておくべきだろう。

腹部の病気のなかには、無嗅覚症をひきおこすものもある。『人間心身関係論』の著者はまた、フリース(3)より一世紀も前に、長きにわたる論争をまねくもととなった例の事実についても、力説している。すなわち、鼻の粘膜と生殖器官とのあいだにはいろいろな関係があるという事実である。

カバニスは、もろもろの感覚器官が相互のあいだでとり結び、また他の諸器官とのあいだでとり結ぶさまざまな関係をもとにして、新しい感覚論をうちたてようと夢みる。カバニスのこの「感覚の生理学史(4)」は、実際のところ、メーヌ・ド・ビランが『日記』においてひたすら専心した、あの「感覚存在論」とほど遠からぬものであり、新しいパースペクティヴをきりひらくものであった。おかげでせっかく確立しかけていた嗅覚論《オスフレオロジー》は、こうした生理学的歴史の関心の埒外に置かれる結果となった。というわけで、その後嗅覚学が長いあいだ停滞を続けたのも驚くにあたらないのである(5)。くわえて、王政復古時代になると、医師たちはやっきになってコンディヤックの体系に反駁を試みようとかかり(6)、遅ればせながら生気論も勢いを盛りかえして、匂いの科学をなおざりにする傾向はいっそう拍車がかかることになった。

とはいえカバニスは、同時に、「個人の生活は感覚のうちに在る(7)」と考え、嗅覚を、人びとのあいだの共感と反感の感覚として特権視した(8)。萌芽期の嗅覚論と同様に、カバニスは、個々人の体臭や体の匂いの特殊性を強調する。身体の匂いは年齢や性別や気候に応じて変化するということだけを指摘してこと足りていたような時代は、もう過去のものとなってしまったのだ。そのひとの発する匂いや、嗅覚のはたらかせかた、それらが明かすものは、個性そのものである。フルニエ医師も、『医科学事典』の嗅覚の項で、「感覚作用にこれほど個人差のある器官は」他にない、と言明している(9)。

この嗅覚という感覚の鋭敏さは、生活習慣《ハビトゥス》によって変化する。「社会的拘束の中で暮らす人びとは、どちらかといえば植物的な匂いに親しんでゆく。これにたいし未開人は、動物の屍体の腐った臭いをはるかに鋭くかぎわける」[10]とヴィレーは指摘している。キルヴァン医師も重ねて指摘するであろう。文明は強烈なにおいを耐えがたいもの、危険なものにしてしまった、と[11]。このように、医学と同様に人類学も、動物性の香りがすたれ、植物性の香りがもてはやされるようになった事実に正当な根拠を与えることになる。

こうして、もうひとつの矛盾が明らかになってくる。甘くほのかな香りを感じとるには、いつでも嗅覚を働かせられる状態にいなければならず、したがって無臭の生活環境がなければならないが、このような感受性は、匂いをかぎわける識別能力に反比例して育成されてゆき、たゆまぬ修練あってのものだねである。ヴィレーの記しているところだが、「カムチャッカの人びとは、メリッサ入りアルコール飲料の香りと、オーデコロンの香りと、二つの区別が全くといっていいほどつかないが、逆に、腐った魚か、浜に打ちあげられた鯨か、となると、遠くからでも二つのちがいを鋭くかぎわける[12]」。

同様に、夜も昼も汚れた空気につかりきって、油っぽい臭いにまみれながら肉体労働に精をだし、からだからもむっとする強い体臭を放っているような働きづめの労働者は、嗅覚が麻痺してしまう。諸器官の発達をつかさどる補償の法則にしたがって、腕力が強くなるかわりに、鼻がきかなくなり、デリケートな匂いをかぎわける能力が失われてしまうのである。デリケートな嗅覚は、肉体労働に縁のない人びとだけにそなわるものだ。諸器官のあいだにみられる不平等性は、人びとのあいだに存在する不平等性を反映したものにすぎない[13]。

以上のような見解はいずれもみな、嗅覚のブルジョワ的管理(いささか不適切な表現かもしれないが)と呼びうるものの基礎をなしており、こうした見解をもとにして、快い香りを至上のものとする一個の知覚シェーマの体系がかたちづくられていくのである。

そのひとだけにそなわる何ともいえぬデリケートなからだの匂いや、匂いにたいする繊細な感受性は、洗練された人格を表わし、汗くさい労働に無縁だということを証しだてる。このような感じやすさは、いきすぎて危険な場合すらないではなく、神経の発作を起しそうなうら若い娘がもっともデリケートな存在とされてしまう。こうして保護された世界、匂いに素早く反応する世界のなかで、匂いのメッセージは重要な意味あいを帯びてゆく。ここにあって嗅覚は快楽をつかさどり、匂いにたいする繊細な感受性は無垢の証しとみなされるのである。

こうして、またしても知覚の歴史は矛盾をさらけだしてしまう。感覚のはたらきに化学的な分析がとって代ろうとし、嗅覚研究が始まろうとする一方で、嗅覚の作用はもうひとつのプロセスに巻きこまれてしまうのである。十九世紀を特徴づけるのは、階層分化がしだいに細かく複雑になってゆき、人びとの社会的な生活習慣が洗練されてゆく過程だが、嗅覚のはたらきもそのプロセスの一環をになってゆく。個人、家族、社会といった各レベルでの体の匂いの微妙な綾といったものが、人びとの交わりを規制するようになり、人びとを近づけたり遠ざけたりし、誘惑の力を授け、恋びとたちの快楽をあやつり、同時にまた、社会空間の新たな分割に力を貸すのである。

第1章　貧民の悪臭

貧困の分泌物

パストゥールの理論が勝利をおさめる以前、十九世紀の嗅覚史上に起った最大の出来事は、社会にたちこめる臭気がしだいに人びとの注意をひきはじめたということである。悪臭ただよう土やよどんだ水や屍体をはじめ、動物の死骸といったものもしだいに議論の対象にのぼらなくなり、これにかわって、衛生学的著作や、小説、さらにはようやく登場しはじめた社会調査などが、いずれもこぞって、人間という生きものの織りなす不安な沼地に眼をむけ、その縁をくまどるさまざまな臭いを書きとどめるようになってきた。嗅覚の領域でおこった、生命的なものから社会的なものへのこのような移行は、カバニスの企図を映しだしている。空間や人間の記述は、その標的を変えたのだ。においの分析にたずさわる観察者たちの対象は、病院や監獄のように人びとがごたまぜにつめこまれている場所、あるいはまた、分類不可能な臭いを放つ臭気ふんぷんたる群衆、などといったものだけにとどまらなくなるのである。新しい警戒心がめざめて、貧困の臭いの追放にのりだし、貧乏人とそのあばら屋の放つ悪臭を発見しようとしはじめる。

　このような転換によって、否応なく戦略も刷新をせまられることになる。すでに戦術は変化のきざしをみせはじめ、公共空間から私的空間へとその矛先を変えていた。「道路の広さや家屋の適切な配置、村落の清潔さ、泥地の乾燥などが重要なことは充分に認めたうえで、なおかつ（われわれは）、外側の壁ではなく、ひとの住む部屋の内部こそ衛生にもっとも気を配らねばならぬ場所だと主張したい」(1)。一八三〇年から一八三六年にかけてフランスを襲った流行病に関する報告書をすべて読了した後で、ポワリーはこのような結論を下している。同じことを一四年後に、パソが見事に要約するであろう。「大都市の衛生とは、つまり私的住居全体の総和のことである」(2)。こうして、いまや貧者の住みかのただなかに分け入り、悪臭を退治する時がやって来たのだ。

　このような新しい企てはブルジョワジーのなかに、一個の表象体系と行動規範をつくりあげようとする動きが起ってきたことと、わかちがたく結びついている。そこで嗅覚は一つの要素として組みこまれているにすぎないが、それを過小評価してしまうのは早計であろう。しだいに拡大していく社会分化が自覚され、複雑な文化的階層差が意識されてゆくにつれ(3)、匂いの分析もこみいったものにならざるをえない。他者の匂いは、決定的な裁定基準の地位を占めることになるのである(4)。こうした状況をふまえて、チャールズ＝レオナード・プファイファーは、バルザックが『人間喜劇』のなかで、ブルジョワやプチブルジョワの社会的地位、あるいはまた農民や娼婦のおかれた状況を、それぞれの発散するにおいによっていかに厳密に裏付けようとしたかを明らかにしている(5)。

　あらゆる排泄物《エクスクレタ》の放つ悪臭を根絶すれば、肌からたち匂うひとそれぞれのにおいが解き放たれ、そのにおいが、自我の深いアイデンティティを明らかにしてくれる。民衆のふんぷんたる臭気は、そうした階層に人格という考えかたが育ちにくい証拠なのであるが、彼らの臭気におそれをなしたブルジョワは、触覚上のタブーがあるだけになおさらのこと、匂いというこの密やかな官能的メッセージの吐息にますます敏感になってゆく。

このような姿勢には、明らかに重要な社会的意味がふくまれている。嫌な臭いをさせないということは、死人や罪人のようにくさい腐臭を放つ民衆から自己を区別できるということであり、さらには、そのような民衆のあつかわれかたを暗黙のうちに肯定できるということである。勤労階級の悪臭を強調し、彼らがそこにいるだけでその悪臭に染まるおそれがあると力説することは、結局、自己正当化のために恐怖感をいだくことにつながってゆく。このような恐怖感こそブルジョワジーお気入りのものであり、おかげで彼らは良心のやましさを表にださずにすむのである。こうして、悪臭追放と服従とを象徴的に結びつけた一つの衛生学的戦略が導入されてくる。暴動であれ流行病であれ、「社会的惨事には大いなる悪臭がともなっている(6)」という考えかたは、プロレタリアの臭気をとりのぞけば、規律と労働の確立が果たされるのではないか、という考えに通じることとなる。

知覚のしかたの変化につれ、医学的言説も変化してゆく。人類学と経験論的社会学の研究成果が現われはじめ、もろにその影響をこうむった医学は、新ヒッポクラテス主義の基本原理のいくつかを途中放棄してしまう。地形、土壌の性質、気候、風向き、などといったものは、しだいに決定因とは考えられなくなってゆく(7)。かわって専門家たちがこれまでになく喧しく言いはじめたのは、人間が一カ所に押しこめられたり、排泄物の近くにいたりしては危ない、ということであった。なかでも彼らがいちばん危険視したのは、「貧困の分泌物」である。一八三二年のコレラ流行に関する報告書の結論は、まさにそうしたものだった(8)。医師と社会学者たちは、ある特定の住民が流行病の温床になっていることを割り出したのだ。すなわち、悪臭ただよう泥のなかにうずくまっている住民たちである。

こうしてみると、排泄物がどれほどの恐怖感をあおりつづけたか、うなずけようというものだ。排泄ということがこれほど喧しく言われたのもめずらしく、これ以後というもの支配階級は排泄の恐怖にとりつかれてゆく。生理作用のうち消しがたい結果であるこの糞というしろものを、ブルジョワたちは何とかして否定しようとするのだが[9]、忘れたと思ったころに容赦なくめぐってきては、また脳裡につきまとう。糞というやつは、身体を滅却しようとするせっかくの努力とまっこうから対立し、われわれが有機的生命とよりを戻すのを助け、その生々しい過去を語るのだ。「こうした汚物の正直さは、良いもので、われわれの心をなごませる」[10]。下水によどむ排泄物が語りだす過去の歴史に耳を傾けながら、ヴィクトル・ユゴーはそう述懐している。パラン＝デュシャトレをはじめ大勢の人びとが、アウグスティヌス主義的な生命器官説の見地にたって、必要悪たる都市の排泄作用のメカニズムを探索しようと努めだす。こうして都市の腹のなかを踏査してゆくうちに彼らが出会ったのが、汚物を相手に働く労働者たちだった。というわけで、いまや排泄物をもとにして社会表象ができあがる。ブルジョワたちは自分たちが抑圧しようとするものを貧民に投影するのである。彼らブルジョワは汚物と結びついた民衆像をつくりあげるのだ。おのれの小屋に糞まみれでうずくまっている臭い動物、というモデルができあがる。こうしてみれば、貧民の悪臭を力説する姿勢と、ブルジョワジーの内なる除臭の欲望とをきりはなして考えるほうが不自然であろう。

ここで簡単にこれまでの歴史をふりかえってみておかねばならない。十八世紀の人類学は、われわれがみたように、情熱を傾けて身体のにおいに取りくんだが、それを貧困と結びつけてとらえようとはせず、そのにおいに気候や食物や職業、あるいは体質のおよぼす影響を読みとろうとした。老人の臭いや酒飲みの臭い、壊疽患者、サモイエード人、馬丁などの臭いを分析したが、貧乏人の臭いをとりあげることはめったになかった。群衆の放つ悪臭がとほうもなく恐れられたのは、人びとがごったになって密集している状態が危険だというだけの理由からだった。わずかにハワードが、貧乏人のいるところにただよう空気は、金持の周囲にある空気よりも汚れていると断言しているが[11]、貧乏人に特有のくさみを具体的に述べているわけではない。ハワードの言わんとするところはただ、財産状態に応じて除臭のテクニックを変えたほうがいいというだけのことだった[12]。

それでも当時の医学をみわたしてみると、ある種の人びとは動物的な体臭を放っていると考えていたふしがうかがわれる。長いあいだ貧窮の極にはいつくばっている者は、体液が必要な熱処理を受けず、「人間に固有の動物化の段階」[13a]に到達していないので、強烈に臭う、というのである。そうした人びとに人間らしいにおいがしないのは、つまり彼らが退化しているからではなく、人間になるための生命閾値をこえていないからである。こうしてできあがってくる狂人やある種の囚人の姿は、そっくり鎖につながれた犬そのまま、じめじめした小屋にうずくまって、寝藁は糞《ふん》にまみれ、水肥さながら小便をたれながしている畜生の姿だ。こうしたところから、汚物にまみれたたれながし、という人間像が生まれてくるのであり、そのイメージは、きたるべき七月王政下にできあがってゆくプロレタリア像、くさい臭いをさせながら働く人間、というイメージの先駆けとなっている。[13b]

十八世紀には、ほかにもまだいくつか、このような人間像といっしょにされるカテゴリーの人間が存在していた。まっさきにあげられるのは、当然のことだが、売春婦である。売春婦もまた汚物と縁が深く、排泄物が姿を消すと、売春婦もめったに姿をみせなくなる。フィレンツェでは、とショヴエは記している。道路は舗装され、下水溝は蓋がかかり、ごみは柵の囲いのなかにおさめられていて、「通りのいたるところ、花々と芳しい香りのする樹々が点在し」[14]、街の女はひとりとして見あたらない、と。

ユダヤ人もまた汚ならしい人間として通っていた。彼らに嫌な臭いがするのは、そもそもその特有の不潔さのためであるという。これもショヴエの言葉だが、「これらヘブライ人たちが寄り集まるところ、彼らが我がもの顔に横行する区域はどこでも、ひどい悪臭がただよっている」[15]。

職人たちも嫌な臭いをさせていたが、屑屋にいたると悪臭は頂点をきわめる。というのも屑屋はそのからだに、排泄物や屍体からたちのぼるむかつくような臭気を背負っているからである。[16] 家内奉公人もまた、生活状態は改善され、衛生状態も良くなっていたものの、まだまだ汚ない臭いのする人種に数えられていた。はやくも一七五五年にマルワンが、奉公人の寝起きする場所はできるだけ換気をはかるようにと忠告している。[17] 一七九七年になるとフーフェラントが、奉公人を子ども部屋から遠ざけるようにと命令を下す。[18]

十九世紀に入ってからコレラの大流行が過ぎさるまでの間に、排泄物への強迫観念と結びついた人間像、近代のヨブともいうべきたれ流し人間のイメージは、神話となって定着する。ようやく行なわれはじめた社会調査は、なによりもまず、都市の不可触賤民たちを対象にとりあげた。泥土や塵芥や糞尿を相手に働く人びと、性を売って暮らす人びと、いずれも悪臭のともがらである。下水掃除夫とか腸処理工とか屠畜処理人、汲み取り人、汚物溜めや浚渫《しゅんせつ》現場で働く人夫、などといった人種が、経験論的社会学のパイオニアたちの注意をよびさます。パラン＝デュシャトレはほぼ八年を費してパリ市内での売春の実態調査にとりくんだが、そうした調査がいかに大きな認識論的意味をになっているかは、他のところで強調したとおりである。[19] 衛生委員会の記録に目を通してみても、この手の人びとが特に関心の的になっていた事実は確かである。

以上にあげたような人種はあらためてふれるまでもなく明らかな例であるから、別の例をとりあげてみよう。寝藁にうずくまっている囚人というのも、依然としてよく取り沙汰されるテーマであった。たしかに理論家の眼からみれば、そのようなイメージはもはや過去のものだったにちがいない。それでも刑務所の実態の解明にとりくんださまざまな研究をみてみると、[20] 明らかにそうしたイメージが生き残っており、その手の囚人像が描かれていてもめずらしくないのである。医師のコテュは、ランスの監獄のなかの牢を訪れたときの様子をくわしく語っている。「一歩足を踏み入れたとたんにわっと襲ってきた悪臭に、いまでも息がつまりそうな気がする（……）。できるかぎり優しく慰めるような口調で声をかけると、堆肥そのもののような寝藁のなかから、ひとりの女の顔が浮かびあがった。かろうじて頭をもたげたきりだったので、まるで斬り落された首がその堆肥の上に転がっているようにみえた。哀れな女は、顔だけ出して、身体のほうは汚物のなかにうまっていた」。「着るものがないので、寝藁のなかにもぐりこみ、厳しい寒さをしのぐほかなかったのだ」(21)。

悪臭の原型ともいうべき屑屋はといえば、一八二二年の一年間だけで、一七件もパリ衛生委員会の報告にのぼっている(22)。この屑屋たちは、骨やら動物の死骸やら、道路でかき集めたありとあらゆる残骸をゴミ捨て場に投げすて、後からその中に入りこんでこれらを選りわけるのだが、政府は、くさい臭いのするこうした捨て場を街なかから閉めだそうと苦労していた。ただし「ブルジョワの屑」を拾う者だけは、委員会も大目にみていた。これなら民衆の悪臭を伝染させる心配はなかろう、というわけである。屑屋は貧者の臭いを一身に背負い、体中その臭いにそまり、彼らの放つ悪臭は象徴的な価値を有していた。ヨブや腐りゆく囚人とはちがって、屑屋は自分のたれ流す汚物の上にうずくまるのではない。民衆の汚物のグロテスクな生き絵となって、屑屋は他人の堆肥の上で暮らしているのである。

ヌーブ＝サン＝メダール通りやトリプレ通り、あるいはブーランジェ通りに眼をやると、次のような人びとがみつかる。「ぼろを着て、下着も靴下もなく、たいていは靴もはかずに、どんな天気だろうと平気で通りを歩きまわり、よく雨に濡れて帰ってくる（……）、街中のゴミのなかからかき集めたいろんな物をしょって帰ってくるのだ。そこからぷんとにおってくる悪臭は、そっくり彼らの身体にもしみついていて、まるで彼ら自身、堆肥が動いているのかと間違えそうなくらいである。なにしろ通りでやっている仕事が仕事で、年がら年中、堆肥をかいでまわっているのだから、そうなるといっても無理ではないだろうか(23)」。自分のねぐらにもどって来た彼らは、くさい屑に囲まれながら、汚れて嫌な臭いのする藁の上にごろりと横になるのである。

ブランディーヌ・バレ＝クリエジェルは述べている。コンドルセからエンゲルス、ヴィレルメからヴィクトル・ユゴーにいたるまで、貧民の住まいを訪れた彼らの息を呑むような驚愕のまなざしには、この「屑屋のゴミ箱屋敷」、「地獄の住処《すみか》」、「すさまじく野蛮で強烈な、もうひとつの世界から吹きあげてくる悪臭」、「永却に回帰する冥界の力」[24]を前にした、ある種の呪縛されるような感情がないまじっている、と。嗅覚に関する研究をみわたしても、地獄の悪臭にふれた記述が頻繁に登場してパレ゠クリエジェルの指摘を裏付けているし、本書のめざす方向もまたここにある。排泄物であれ売春であれ屑屋であれ、呪縛と排斥のあいだを揺れうごくたえまない往復運動が、嗅覚に関する言説のリズムをつくりなしており、衛生学者や社会調査にたずさわる人びとの姿勢を規定しているのである。

強調すべきことだが、同性愛者も汚物にちかい悪臭にそまった人種である。肛門的なもののシンボルであり[25]、便所に遠からぬところに位置する彼らは、やはり動物的な悪臭のともがらなのだ。カルリエが示唆しているように、男色家がえてして強烈な香りを好むという事実は、麝香と排泄物のにおいの親近性を解きあかしている[26]。

水夫についてはあまりふれられてないので、くわしくみておこう。ありとあらゆる悪臭のたまり場である船舶は、早くから換気と除臭技術の実験室となっていたから、そこで生活する者をとりあげてみるのは有意義にちがいない。アルチュール号の悲劇的な運命があかしているように、水夫こそ、誰にもましてむかつくような臭気の犠牲となり、命を失う危険にさらされている人種ではないだろうか。

船舶衛生要覧の作成者たちの見解はきっぱりとしたもので、水夫は嫌な臭いがし、人に嫌われる、という。「彼らの生活はきまって放埒で、酔っぱらうのを無上の幸福と心得ている。身体にはタバコの臭いにくわえ、ブドウ酒やらアルコールやらの臭いがまじり、ニンニクをはじめとかくゲテ物を食べたがるので、そんな食物のにおいも混じっている。着ている服にもたいてい汗と垢とヤニの臭いがしみついていて、なんとも芳しい香りを発散している が、そんな結構な香水に、近づく者はぞっとさせられる」[27]。「精力盛んで好色な」船乗りたちが発散する悪臭は、長期間の禁欲か、でなければマスターベーションを強いられる結果であり、強烈な精巣分泌物の臭いがいやがうえにも彼らの悪臭を倍加する。

さいわいなことに水夫は――そしてここでは船乗りが民衆のイメージに重なっているのだが――鼻がきかない。デリケートな感覚をもちあわせていないから、士官たちのような嫌悪感をいだいていないのだ。イタール医師が確認していたではないか、アヴェロンの野生児は自分の便に嫌悪を示さない、と。[28] こうして衛生学者たちは民衆の悪臭と彼らの鼻の鈍感さとを結びつけてゆき、そのことによってブルジョワの悪臭嫌いはますます嵩じてゆく。たしかに水夫は視覚が「鋭くてよく目がきく」（使いなれているから）ことは認めるにしても、嵐や砲音のすさまじい響きになれているので「聴覚はやや鈍く」、「嗅覚はあまり使わないので鈍っており、触覚は荒仕事のせいで鈍麻している。味覚はといえば、がつがつと物を食べ、微妙な味わいを知らないから、舌が駄目になってしまっている」[29]。「船乗りの感覚器官のはたらきは総じて不活発である。荒々しい肉体労働のせいで神経髄が鈍くなり、知的活動にたずさわらないから麻痺しているらしい」[30]。おそらく水夫はみずみずしい花々の芳香などには無感覚であろう。それというのも野の自然の風景から遠ざけられているので、「その魅力を感じわけたりするほどの繊細な感覚を、もはや持ちあわせていないのである」[31]。つねひごろ荒々しい感情ばかり味あわされている船乗りたちは、デリケートな情念などいだくこともできないにちがいない。民衆の感性は不完全とはいわないまでも少なくとも劣っているのであって、そのことは思考の貧しさ、感情の幼稚さにつながる。これにたいし士官のいだく心理は、逆証《ア・コントラリオ》として、乗組員の明白な劣等性をあかしており、してみれば乗組員が士官を尊敬するのは当然なのである。

　コレラの流行がおさまると、道徳面を問題とした統計調査活動がふたたび行なわれるようになったが、社会調査の対象にとりあげられたのは、もっぱらプロレタリアの貧困状態であった。これ以後、摘発の的にあがるのは、象徴的に汚物と結びつけられた、何らかのけがらわしい人種の悪臭ではなく、民衆全体の悪臭なのである。奉公人や乳母や門番たちに嫌な臭いがするということは[32]、ブルジョワの家庭にプロレタリアの臭いが伝わってくるということだ。であってみれば、この当時、「通いの乳母」は例外として、こうした連中が屋敷から閉めだされていったのは当然のなりゆきだったにちがいない。神経症を病んだフロベールは、民衆の臭いに対するこのような嫌悪感を誰よりもまざまざと示している。フロベールは「地下室の通気孔からただよってくる」臭いに悩まされたのだ。一八四二年五月二日付のボナンファン夫人への手紙で彼は書いている。「無事に戻りました。ただ、乗合馬車の屋上席で隣りあわせた奴等がむっとする悪臭を放っていたのには参ってしまいました。私の出発の折に貴女もごらんになったあのプロレタリアの連中です。おかげで夜通しほとんど寝もやらず、あげくにカスケットもなくしてしまいました」(33)。このような過敏な嗅覚をもっとも極端に示しているのがユイスマンスであろう。

医学的言説を研究したジャック・レオナードは、言語学的分析を試みているが、いくつかの用語、すなわち、みじめな／きたない／だらしない／悪臭／におう、といった用語が頻繁に結びつけられて用いられている事実を強調している(34)。民衆を教化し、家庭生活になじませ、教育をほどこして統合しようとする努力が実を結ぶまで、少なくとも四半世紀のあいだ、プロレタリアは嫌な臭いがするというのは、ステレオタイプともいうべき通念になっていた。金持ちには、空気と光、みはるかす広々とした地平、とっておきの庭。かたや貧乏人は、四方をふさがれた暗い空間に、低い天井、重たくよどんだ空気、そしてたちこめる悪臭。資料をめくっていけば、枚挙にいとまないほどくりかえしこの種の言説にお目にかかるが、なかでもいちばん典型的といってよいのは、パリ衛生委員会の記録と、一八四八年に憲法議会の命で作成された、農工業労働に関する調査書であろう。

この手の貧困状態の記述には、いくつかの主導的なイメージがつきまとっている。かつてある種の職人たちにただよっていた悪臭と同様に、貧乏人の悪臭は、彼らが自分たちの排泄物《エクスクレタ》を始末する際に示すあのだらしなさもさることながら、彼らに汚いものがしみついていることが原因なのだ。土や木や壁のように、労働者の皮膚には、いやそれ以上に彼らの着ている服には、くさい汁がしみこんでいる。ポンペランの製糸工場では子どもたちが発育不全に陥っている、と医師のイヤサント・ルダンは書いている。「子どもたちがこんな状態に陥っているのは、工場内できたない油を大量に使用する結果、空気が汚染してしまい、そうした悪い空気を吸って育つかららしい。子どもたちが身につけている着物にはその汚れがすっかりしみこんでいるので、側に寄るとむっと鼻をそむけたくなるような臭いがする」[35]。スゴンディニーの製糸工場も、まけず劣らず不衛生なありさまだ。子どもたちは、見るもぞっとする。「仕事場から出てくる子どもたちの姿を見ると、油のしみついたぼろをまとっている」。機械油の臭いをぷんぷんさせながらピュイの中学校の教室を巡回する灯火係に、ジャック・ヴァントラは嫌悪をもよおす[36]。一八八四年になっても依然としてアルヌー医師は次のように述べてはばからない。リール地方の貧民が「金持にくらべて下劣なのは、その仕事のせいではなく、狭くてきたならしいバラック（というのも貧民には家がないから）のせいであり、彼らのまわりにただよい、彼らのからだの中までにじみこんでいる不潔さのせいであり、さらには、いつも汚物と一緒に暮らしているせいであって、彼らにはそんな汚物を遠ざける暇もなければ手段もなく、だいたい彼らのうける教育が、汚物の恐ろしさを教えたりなどしないのである」[37a]。ティエリー・ルリュも、第一次大戦前夜の北フランスにおける労働条件をあとづけつつ、次のような事実を認めている。製糸工場に働く女工たちは、機械から流れでる液体のせいで「シロ」と呼ばれ、「亜麻の樹液の臭いがしていた。その臭いのおかげで、外にいても製糸工場の女工だとすぐにわかった。その臭いは彼女たちの皮膚にこびりついていたのである」[37b]。いささか時期はずれるが、大衆小説も、このような労働者の臭いを伝え、そしてその臭いのかきたてる嫌悪感を語り伝えている。そこで工場が語られるのは、工場で働く人びとの姿を描くためというより、息のつまるような悪臭と暑気を強調したいのである[37c]。

庶民の着ている服にしみついたすえたタバコの臭いもやはりライトモチーフのひとつであった[38]。どう調べてみても、十八世紀末の時点では、タバコの臭いはほとんど容認されていなかったようである。それでも放屁や便所くささにくらべれば、支配階級も大目にみていたらしい。十九世紀前半になってくると、パイプ、葉巻につづいて紙タバコも登場し、タバコが公共の場を占領してゆく。一見こうした現象は除臭をはかろうとする動きに逆行しているようにもみえるが、当時の医学のなかには、依然として煙に消毒効果があると考えていたものもあったことを忘れてはならないだろう。こうしてタバコを広めていったのは、水夫とならんで、老兵たちや帝政下の老近衛兵たち、王政復古下の予備役軍人たちであった。(39)

これ以後というもの、タバコには必ずうさんくささがつきまとう。タバコは粗野のしるしである。(40a) ほとんどの衛生学者がタバコを告発している。ミシュレは、タバコが性欲を減退させ、女たちを孤独におとしいれたと弾劾しているし、アドルフ・ブランキは、こんな麻薬を女子どもに吸わせないようにと要請している。「それこそあらゆる無分別のはじまり」だからである。(40b)

タバコにたいする嫌悪感は時として社会学的意味を帯びる。フォルジェは、水夫たちは吐く息といい手といい衣服といい噛みタバコの臭いをぷんぷんさせている、と慨嘆している。それでも、一種の補償行為なのだからと、しかたなく認めながら、せめて量を減らさなければ、という。「なにしろ船乗りときたら、諸君がコーヒーや舞踏会や観劇を楽しむようなあんばいにタバコを楽しむのであって、文学者がヴォルテールをむさぼり、学者が抽象的な問題に熱中するのと変わらない」。(41)「タバコだけが貧乏人の想像力を助けてくれるのだから」と、エルネスト・ブールダンもやはり『喫煙者の生理学』のなかで慨嘆しつつ述べている。(42)

しかしながらタバコの勝利はまた自由主義の勝利の象徴でもある。タバコは、男同士のつきあいというものができてきたことのあかしであり、やがてその小道具になってゆくだろう。タバコが普及したのは徴兵制に負うところが大きいが、その徴兵制と同様、タバコは平等主義的、「愛国的」美徳をひけらかすのだ。その世界でタバコは貴族の称号を獲得する。「タバコを吸う男同士はたがいに平等なのだ(……)。金持も貧乏人もいやな顔ひとつせず仲良く並びあうではないか、タバコを売っているところならどこでも」。(43) ただし、平等はそこだけであるが。タバコは

「立憲政府の強力な支柱(44)」であり、七月王政とともにタバコの勝利はいよいよ堅固なものとなる。われわれにとって重要なのは、こうしてタバコが大々的に普及してきたのとまさに軌を一にして、勤労階級は悪臭を発散するという見方がかたまってきたことである。

医師の記録や、貧民のところを訪れた人びとの記録をみると、プロレタリアの臭いはたまらないという強い嫌悪感がありありとみてとれる。こうしてめざめてきた新しい不寛容な姿勢がなぜこれまで指摘されてこなかったのだろうか。これ以前には、医師がそのような嫌悪感をいだいたような様子はうかがわれないし、ただ感染を恐れて用心していただけだと思われる(45)。十九世紀も六〇年代に入ると、民衆の臭いにたいする嫌悪の念は、あからさまな声となってゆく。これまでにない不寛容な姿勢がめばえたのか、それとも新しい感性の飛躍があったのか、その理由は判然としない。とにかく医師にとって患者の住む家は、毎日たえしのばねばならぬ拷問の場所になっていった。モンファルコンとポリニエールの二人ははばからず語っている。「まったく彼らの住んでいるところときては、息がつまってしまう。そんな悪臭の巣窟にはとても入っていけたものではない。貧乏人のところへ往診に行く医者は、たいてい部屋にただよう悪臭にたえきれなくて、戸口か窓辺の近くに行って処方箋を書く(46)」。

貧乏な患者は平気なのに、医者の方はもはや動物的な臭気にたえきれないのである。一八五一年、ジョワレ医師は次のように書きしるす。「その家に入っていくなり、あたりにただよう悪臭がむっと鼻をついた。その臭気ときたら、文字通り息がつまりそうな我慢ならぬしろもので、悪臭ふんぷんたる動物の寝藁の臭いかと思うほどだった。病人のベッドのまわりがいちばんひどかったが、戸が半開きになって外気が入ってくるのに、部屋中その臭気がこもっている。私はハンカチで口と鼻を覆っていたが、その女患者を診ている間中ハンカチを手放せなかった。ところがその家の住人も患者自身も、そんなひどい悪臭を不快がる様子をみせなかった(47)」。リールの建物の地下室からたちのぼる臭気に襲われ、身体中その悪臭を放っている汚い男たちに怖気をふるったアドルフ・ブランキは、「人間どものつめこまれたその穴倉[48]の入口を前におそれをなし、腹立たしげに言っている。「人間とおぼしき影」がうごめいているそんな地獄に「万が一」降りてゆくとしたら、医者と警官を連れていかねば、と。

工場のなか、船舶の甲板の上、そして病人の部屋で、知覚の閾値、というより嗅覚の許容度は、社会的帰属を明らかにする。ブルジョワの悪臭嫌いは、身体的接触を回避しようとする恐怖症をうみだし、またその口実ともなった。女性の羞恥心を尊重しようという理由もさることながら、病人の悪臭が、聴診器の使われはじめた原因なのである。[49]

自習監督や中学の教師、さらには大学教授までが嫌悪感をそそったというのも、身体のメッセージを通してうかがわれる社会的距離の表われの一つである。最後の大学教授に関してはポール・ジェルボーが、当時の彼らのイメージはアンチ・ヒーローそのものだったことを見事に明らかにしている。[50]欲求不満をかかえた、もう若くないこれらの独身者たちについて、昔の生徒だったブルジョワたちが憶えているものといえば、精液の臭いとすえたようなタバコの臭いだが、そんな彼らは、出世の夢をはたせない駄目な奴等なのだということになった。民衆出身の聖職者たちから臭ってくる体臭と同じように[51a]、彼らの臭いはたえずその出自をあばきたてるのである。

悪臭嫌悪はしだいに庶民階層のなかにも浸透してゆく。夜になると、身体につきまとう肉体労働の跡を何とかふり払おうとするような、労働者のなかのはずれ者が、新しい感受性にめざめてゆく。そうして自分と異なる文化を受容してゆくにつれ、これまで味わったことのない苦しみをなめさせられるようになる。今までなら、人びとが群れなすあの雑踏のぬくもりに心が温まったものを、それが嫌になってくるのだ。鉄道工事の土工をやっていたノルベール・テュルカンは、仲間がぷんぷんさせるタバコとブランデーの臭いに、嘔吐をもよおしそうになった。寝台を共にせねばならぬ破目になったが、その後で彼は告白している。それからというもの、他人と接触するたびに嫌悪を覚えずにはいられないようになってしまった[51b]、と。

小屋とあばら屋

一八三二年のコレラ流行の後、民衆の住居とそこにただよう息づまるような空気がいっせいに論議の対象となり、新しい強迫観念の存在が明らかになった。嗅覚をおびやかす不安材料のヒエラルキーのなかで、「屋内によどむ空気」(52a)が公共空間の汚水溜めにとってかわったのである。この間の事情は周知のことであるから、くわしく述べるまでもないだろう。ここではいくつか指摘しておくだけにとどめたい。パリ市内でいっせいに非難を集めたのは、民衆の住む建物の共用部分からにおってくる悪臭であった。ようするに糞尿と汚物の発する悪臭が苦情の的になったのである。ところでこうした階層では、便も屑もまだプライベートなものではなかった。したがって悪臭を告発しようとすればどうしても住民の雑居状態を告発することにつながっていったのである。この点に関して衛生学者の述べているところをみると、いずれも驚くほど似かよった意見がならんでいる。ラシェーズ、アタン、バイヤール、アドルフ・ブランキ、パソ、ルカードル、ツトゥレー、ルダン、他にも大勢の衛生学者が、口をそろえて執拗に同じことをくりかえしている。歴史心理学の領域に属するこうした強迫観念的な苦情の表明がどんな役割をはたしたのか、くわしく分析してみるのも興味深いかもしれない。マリー＝エレーヌ・ジルベルベールが明らかにしているように、大衆小説も、このような胸のむかつく臭気ただよう屋内光景を描きだすのに一役買っていた。それも不思議はなく、大衆作家たちは、社会調査の担当者からヒントをもらっていたのである。(52b)

溝にたまってよどんだ尿の臭い、敷石の上で乾いたり、壁にしみついたりした尿の臭い。やむなく貧民の住む建物を視察しに訪れた人びとは、そんな臭いに襲われる。うねうねと曲りくねった果てるともない路地をくぐりぬけると、ようやく建物の中にたどりつく。部屋の内に入りこむには、「天井の低い、狭くて薄暗い通路を通らざるをえない。その通路には、各階から流れてくるありとあらゆる汚物や油じみた汚水であふれそうな川が、悪臭を放ちながら流れている」(53)。貧民の住むくさい住居に入っていくということは、地下の闇の世界を探検するにもひとしい企てであった。アドルフ・ブランキは、リールの街の狭苦しい中庭やルーアンのバラックのなかに、なかば警戒しつつ、なかばは憑かれたように、踏みこんでゆく。かつてパラン＝デュシャトレも同じような気持にかられながらパリの下水溝の中を巡ったものであった。通路の突きあたりにある小さな中庭は、狭さといい薄暗さといい、じめじめした湿気といい、ブランキの眼にさながら汚物を底に敷きつめた井戸かと映る。食物の滓《かす》が腐り、洗濯に使った水と食器を洗った水が一緒になって流れてくる。あらゆる悪臭がまじりあってそこからはいのぼり、どの階にも嫌な臭気がたちこめている。同じような言い方でなぞらえれば、階段はまるで排水口だ。むかつくような臭気を発する汚水が滝となって流れ落ち、各階ごとに、くずれた踊り場のくぼみにその汚水がよどんでいて、そのうえ便所から流れでる汚物がそこに合流する。その便所ときたら、戸が開けっぱなしで、べっとりと汚らしく便のはりついた便器が丸見えである。医師のバイヤールは、パリの第四区にある建物の踊り場で聞こえたあの「汚水のゴボゴボいう音」がしばらく耳について離れない(54)。こうした建物では、何もかもが、いっしょになって悪臭を放っている。とにかく糞尿の臭いがひどく、場所によってその臭気に多少の差がある程度である。このようなありさまでは、臭いのくわしい分析などおよそ問題になりようがない。

いざ部屋の中に入りこんでみると、足の踏み場もなく、いろんな道具類やら、汚れた下着やら、食器やらがごちゃまぜに積み重なっている。そんな散らかり放題の床の上に、貧乏人は、しばしば動物といっしょになって「うずくまっている」(55)。これではあばら屋というよりむしろ家畜小屋というにふさわしい。「貧乏は狭苦しい小屋の中にこもりたがる」(56)。以後、この狭苦しい小屋が、気体論者たちの強迫観念の的になる。学者たちは具体的な換気基準を設けていたので、空気が不足していることは明白と思われた。これ以後というもの、悪臭は、瘴気のありかを明かすというより、むしろ窒息の脅威となってのしかかる。これは重要な心理の変化であり、これによって新しくめざめた警戒心がどのようなものか理解されるのである。

実際、議論が集中したのは、こうした住居の狭さであった。寝る場所が狭いうえに中庭もせせこましく、通路も細く狭い。ふだんゆったりとした生活に慣れたブルジョワからみると、その狭苦しさが息づまるような印象を与え、当時書かれたものを読むと、一様にそうした印象がにじみでている。空気不足に恐怖をいだいているからなおさらのこと、職人たちがすし詰めになって暮らしている屋根裏部屋の息づまるような雰囲気が強調されるのである。こうして、天井の低い中二階や、門番が犬のようにうずくまっている門番小屋、商人の住む店の奥、学生や店員の住む間借りの狭い部屋などが非難の的になっていた。

ところが、貧民宿《ガルニ》や、労働者の共同部屋になると、輪をかけてひどいありさまだった。ルイ・シュヴァリエは、地方からやって来た出稼ぎ労働者たちが嫌な臭いをさせて仲間に嫌われた事実を書きとめている[57]。都市の労働者たちは、リムーザンやオーベルニュからでてくる季節労働者たちの身体にしみついたその地方独特の臭いを嫌がって馬鹿にし、それが「アパルトヘイト」に口実を与えることになって、おかげでこれらの農民たちはなかなか都市になじんでいかなかった[58]。マルタン・ナドも昔をふりかえりながら、今さらのように腹を立てて言うだろう。そういえばクルーズ地方からやって来た石工たちは、共同部屋で悪臭をぷんぷんさせながらいっこうに平気だった、と。オーソンヴィル子爵もピエール・マズロールもそろって、こうした共同部屋の棚に積まれたチーズやラードからにおってくる臭気を槍玉にあげている[59]。

それにしてもリムーザンの労働者たちの共同部屋はまだしも規律があるほうだった。どこかの貧民宿では夜になるとんでもない混乱状態を呈するとか。そんな想像がブルジョワたちの脳裏からはなれない。そんな宿を見にやってきた者は、何もかも一緒くたになった光景に、息がつまってしまう。ここでは屑と屑が仲良く暮らしていて、畜生じみたふるまいがまかり通っているのだ。住人たちは、誰かまわず平気で交尾するという噂ではないか。(60)あのジャクルサルドに宿をとる人びとを描きつつ、ユゴーは語っている。「この人びとはたがいに識りあっているのだろうか。いや、彼らは相手をかぎわけるのだ」、と。(61)

「一人の人間が住むには狭すぎる個室も、たくさんの人間がつめこまれた広い部屋も、いずれも同じような悪い影響を及ぼしている」。(62)民衆の住居についてポワリーはこう書きしるしている。この階層で、病人のいる部屋となれば、またしてもあの沼が出現したにもひとしい。ここには赤道下のジャングルにある沼の条件がそっくり集まっている、と医師のスミスは断言している。(63)あの腐臭を放つ熱気がそこに潜んでいるのだというわけであり、最後にはそんな熱についても、運動失調症と衰弱をともなう緩慢な窒息のせいではないかと考えられるようになった。(64)悪い臭いは空気不足の証拠であり、空気が不足すると労働力が発揮されなくなってしまう。恥ずべき怠慢とされているのも、たいていは「非衛生な住居の汚れた空気（……）からくる衰弱」にすぎない。(65)貧乏人に空気を与えなければいけない。医師も衛生学者も口をそろえてそう叫びたてる。空気を入れかえ、除臭をはかるのは、経済的な要請であった。アンドラル、ルイ、ブイヨー、ショメル、ほかにも大勢の人びとが、せま苦しい雑居生活の及ぼす影響を測定すべく、さまざまな観察をかさねる。ボードロックによれば、瘰癧《るいれき》というのは他でもない雑居生活がもとになっておこる病気である。コレラに関する研究は、「症状の重さと住居の狭さとのあいだにほぼ恒常的といっていい関係（があること）(66)」を確かめた。この病気が「チフスに似た性格を帯び、致死率が高い」のは、おそらく住居の狭さが原因になっているのだ。ヴィレルメも、コレラが貧民宿で猛威をふるった事実を強調している。人びとの密集度がいちばん高い諸街区がもっとも死亡率が高いのである。

空気の鮮度をはかり、したがって人びとの密集状態の及ぼす害を予知するとなれば、どんな物理器具よりやはり嗅覚の方が優れている。ところが、公共空間の場合と同様に、ここでも採光への関心が高まってきていた。ゆるぎない視覚の優位をもたらしてゆくあの大転換が、こうした領域においても始まっていたのである。ボードロックは、薄暗い場所は無気力や身体のむくみや筋肉の弛緩を生みだす、とも指摘している。光の不足は血液循環をさまたげ、若い娘のあの恐るべき貧血症をひきおこす。ジャン・スタロビンスキーは、こうした貧血症が想像界で占める位相を強調した。(67) 闇は、夜の生きものたちを悲しませ、心を荒ませるのだ。いかがわしい薄明りは、(68a) 健康と労働意欲をそこなうとともに、性的な道徳心をもあやうくする。ミシュレも断言するだろう。夫の第一の務めは、子どもと若い母親に、「きれいな日光を浴びるよろこび」(68b) を与えることであると。

農夫が不衛生で汗がくさいというのは、昔から言われつづけてきたテーマであり、サンチョ・パンサがドゥルシネーアの腋の下はさぞかしくさいだろうなと想像する場面をみてもそれがわかる。(69) ルソーの同時代人にしても、いろんな苦情をのべたてなかったわけではない。われわれがみてきたように、トゥーレからルイ＝セバスチャン・メルシエにいたるまで、都市周辺の田園からただよってくる汚水溜めの臭いは憤懣の種になってきた。農村というもののの性格もまた、深いところでこうした悪臭嫌悪とかかわっているのである。すでに一七一三年にラマッィーニが、くさい推肥がそばにあると危険だと告発しているし、それ以上に、麻の繊維をとりだす作業が恐るべき悪臭を発散している、と指摘している。(70) プリーストリーのなした発見や、とりわけインゲンハウスのなした発見が重視されるようになる前から、樹木が近くにあると危険ではないかと恐れられていた。ただでさえ土からたちのぼる空気が害を及ぼし、農夫の命を脅しているというのに、樹木の害がそれに輪をかけているのかもしれない。菜園にただよう空気そのものが、(71) 肥料の放つ悪臭とないまじって、さまざまな危険をひそませている。沼と同じく、村は瘴気を発生させるのである。

そうしたすべては、ジュリーの庭やジャン＝ジャック〔ルソー〕の夢想からはるかに隔たったところにある。一見するところ相反する二つの表象体系が交錯しているのである。この二重性は、ひきつづく十九世紀の間中ずっと、農村についての想像力の複雑さをつくりだすもとになってゆく。(72) さしあたりこの十八世紀にあっては、矛盾は表面的なものにすぎない。ルソーやその弟子たちの讃美する田園は、芳香を放つ空間として描かれ、その空間のなかには、村にただよう悪臭もなければ、そこに群れ集う農民たちの姿もなく、ただただ馥郁たる花々の香りがすみずみまでたちこめている。要するに、あたかも孤独のために創られたかのような田園なのであって、そこを訪れる旅人の目をさえぎるものといえば、せいぜい一戸立ちの農家やら、水車やら、山小屋ぐらいのものであり、悪くても小部落や羊飼の姿が一瞬ちらと視界に入ってくる程度にすぎない。

農民や田園生活に関するこのような牧歌的なヴィジョンは十九世紀まで生きつづける。絵画的な興趣を求めての旅もそうだが、ことに挿絵の図版が、こうしたヴィジョンをはぐくんでいった。(73) 触覚と嗅覚が、医学的実践という立場にたった農村との日常的接触にかかわっているのにたいし、逆にまなざしによる民族学は、距離をとることを可能にする。つまりそれは、嫌悪のエコノミーをつくりだすのに力を貸すのである。画家の絵筆はやすやすと現実に変容をくわえ、象徴の秩序のなかに組みいれてしまう。

しかしながらこうした農村もほどなく、清らかなエーテルを浴びた山の頂のアンチテーゼとみなされるようになり、暗い色調で描かれるようになる。谷間の奥には、社会的な瘴気がくすぶっており、旅人は山の斜面に踏みとどまっていなければならないのだ。オーベルマンは低地を避け、ベナシス医師は低地を取り壊そうとする。あながちこれも望みのない企てではなく、はやくも一七五六年にハワードが「泥小屋」を小ざっぱりした山小屋に変えるのに成功していた。なにしろハワードの眼から見れば、カーディントンの農民たちはそんな泥小屋で野蛮人同然の暮らしをしていたのである。(74)

農民を描いたバルザックは、彼らの悪臭にあからさまな嫌悪感を表明しているが、チャールズ＝レオナード・ブファイファーはそのような箇所を網羅的にひろいあげている。たとえば、その一例。「野良で生活している二人からむっと強烈な野性の臭気がただよい、食堂いっぱいにこもっていたので、感覚が繊細にできているモンコルネ夫人はとてもたえきれず、ムーシュとフールションがそれ以上長居しようものなら、自分の方からその場を離れていたにちがいない」(75)。

事実バルザックが『田舎医者』(一八三三年)を書き、『農民』(一八四四年)を書いた時代には、村にたちこめる悪臭がもう何年も前からごうごうたる論議の的になっていた。パリ衛生委員会で読まれた農村県からの報告書といい、農民の生活環境を調べた医学論文といい、あるいはまた七月王政や第二共和制時代にまとめられた調査書といい、どれひとつとっても不衛生な農民空間を激しく非難していないものはない。だからこそ当時のフランスの田園を対象にした社会史の研究は、いずれもみなこうした非難の声に多大な紙幅をさいているのである。私自身も以前に二〇ページほど、十九世紀中葉におけるリモージュ地方の農民の不衛生な状態についてまとめたことがあるが(76)、ここでそのような詳細にわたる農村描写を要約するまでもなく、冗長でもあろう。そうした農村研究にたずさわる人びとは、ブルジョワの立場に立った観察者の数豊かな言説を、さした疑問もなく引いているのである。むしろそれより、錯綜したイメージの体系を解きほぐす方がはるかに有益な試みであろう。なにより明らかにすべきことは、歴史的事実のなかで本質的なものは、おそらくほとんど変化をこうむらなかった一個の現実なのではなく、伝統的に続いてきたその現実のなかからたち現われてきた新しい知覚のありかたであり、新しい不寛容なのだということである。エリートのなかに起ってきたこの感覚の変容と、その変容のひきおこした言説の波が、やがて衛生革命を命じることになり、近代への道をきりひらくのだ。

こうして表象秩序のなかに、ある変転がもたらされる。デリケートな都市の住民たちがあれほど忌避した泥や汚物が、農村のイメージを浸蝕してゆくのである。農民は、これまでになく「百姓」視されるようになってゆく。水肥や糞《ふん》になじみ、家畜小屋の臭いがすっかりしみついてしまった百姓である。一方、都市の方は、これまで公共空間の悪臭が非難の的にされてきたが、やがてそんな汚物どもを——徐々にではあれ——追いはらってゆく。半世紀もすれば、都市は自分の貧民たちの垢おとしにほぼ成功するだろう。都市と農村空間との関係が逆転するのである。都市は腐敗するもののない場、金銭の場となり、田園は貧困と腐臭を放つ排泄物の象徴の場となる。(77) 一世紀以上もの長きにわたって、農村からの出稼ぎ労働者のあつかわれかたと、都市からやって来る旅行者や観光客の態度に典型的に現われてきた一個の農村表象を再検討してみるためには、農民主義的なイデオロギー(78)では不十分であろう。都市と農村のイメージの新しい関係がうちたてられるには、導水や機械化や家事の電化が普及し、エコロジスト的なプロパガンダが成功するのを待たなければならない。が、それは本書の課題ではない。

七月王政下、農村のあばら屋の査察にあたった人びとがまとめた報告書をみると、どの記述も大同小異で、いくつかの決まり文句がならんでいる。あまりに凝りかたまった言い方に、読むほうがうんざりしてしまうほどである。すでに一八三六年からこうしたありさまで、ポワリー医師のとりくんだ報告分析をみてもそれが明らかである。(79) 住居のせせこましさ、窓幅の狭さ、空気不足に採光不足、タイル張りでない分だけなおさら湿っぽい地面、煙の害、家畜の糞《ふん》の臭いと洗濯炊事の臭いがいっしょになって放つ悪臭、あまりに住居に近すぎる家畜小屋や酪農場、そしてそこからただよってくる腐ったような鼻をつく臭気、以上のようなものが、農村を描くにあたって必ずでてくる要素である。他にもまた、寝汗のしみついた深々とした「羽布団《クウエット》」を使っていることとか、家畜が同居していて人間と呼吸を競っていること、雑多なハム類が天井からぶら下っていることなどが、査察官の非難の的になっている。農民の身体が清潔でないという指摘はめったになされなかった。査察官につきまとっていた強迫観念は、農村の動物的な臭気であって、洗練の欠如というのはいまだ問題になってなかったのである。いま形をなしつつある規範的体系がはやくも農民にまで適用されるなどということはありえないであろう。(80) 農民に要求されたことはもっぱら、堆肥や家禽類の糞《ふん》を遠ざけること、戸や窓をできるだけ大きく開け放つことだけであった。

十九世紀も後半になってくると、貧民の悪臭はそれほど脅威的ではなくなってゆく。衛生学の発達につれて、彼ら貧民はいまだ衛生学からとりのこされた一定の居住地域へ追いやられていく。農民はこれ以後もずっとそうだが、都市では季節労働者とか女中とか門番、そして北フランスの「シロ」のように特にきたない仕事についている一定の労働者たちが、人びとの嫌悪感を一身に背負うことになる。だがその嫌悪感にしても、はやどこか昔を懐しむような感じがただよい、軍隊仲間が当時をふりかえって言いあう冗談めいたものに変わってゆく。[81] ゾラの『ごった煮』のあの裏階段の場面などはこうしたコンテクストで読むべきものであって、ひょっこり姿を現わした民衆に不愉快な思いをしたといっても、なにもその民衆に本気で脅威を感じたりしているわけではないのである。

ルンペンや浮浪者が一種独特な臭いの持主とみなされてゆく。ということは、まさにプロレタリアがその脅威的な臭いを失ってしまったということである。ゴンクール兄弟によれば、コガネムシの臭いというのは「警視庁筋で、浮浪者独特の臭い、橋の下で寝る人間につきまとう臭い、とにらまれている。徒刑囚の臭い、囚人の臭いなのだ」[82]。というわけでわれわれはまたしても監獄にもどってくる。プロレタリアの漠とした臭いを知覚することに始まったサイクルが、ここで一巡したわけである。これ以後というもの、脅威の臭い、学者たちが注意をとぎすます臭いは、人種の臭いになるであろう。[83] が、それはまた別の歴史である。

貧乏人の垢おとし

七月王政にたちもどろう。貧民の悪臭をかぎつけた以上は、彼らの悪臭を除去しなければ、いや、こういったほうがよければ、彼らを消毒しなければならなかった。大事なことは、胸のむかつくような有機物の臭いを一掃してしまうことだった。その臭気こそ死のありかを示すものであり、そんな臭気を放っておけば、かつてあれほど人びとの命を奪ったあの「臭素熱[84]」がぶりかえしてくる恐れがあった。衛生学者の企てに道徳的要請がふくまれていたという事実は、後にデュルケームが二つの区別を提唱したにもかかわらず[85]、ことに十七、八世紀に関しては繰り返し指摘されてきた。ここ七月王政時代にあっては特にそうした道徳的意味あいが著しい。民衆からその動物的な臭気をとりさり、排泄物から遠ざけてやることは、社会病理に対決すべく実施された治療学の一環であった。悪臭がおさまってしまえば、暴力もまた影をひそめるのである。衛生学は「精神的な悪徳にたいする」特効薬である。「(……)清潔さを愛する民衆は、やがて秩序を愛し規律を愛する民衆になってゆくだろう[86]」。すでに一八二一年に衛生委員会の報告官モレオンはそう記している。ジェランドも一八二〇年に次のような考察を残している。「清潔さというものは、保全の手段でもあれば、秩序と保全の精神を表わす表徴でもある。貧民の多くがいかに清潔さからほど遠いことか、見るだに嘆かわしいありさまだ。これこそ彼ら貧民が陥っている精神的な病いの憂うべき徴候である[87]」。

それから二〇年後には、臭いのしない労働者というイメージが、モンファルコンとポリニエールの願ってやまない夢になる。「清潔、節制、労働。これこそ、清らかな空気に次いで、勤労階級の安寧のための基本的条件である」。良き労働者の住居というのは「贅沢ではないけれども、目障りなもの、鼻につくものがなにもない[88]」。「こうした労働者は健全な空気をたっぷりと吸い、毎日の生活に必要な水も十分に使える。だからこそいっそう元気はつらつとして、これまで以上に稼ぐようになるのだ。自分の住まいに満足していれば、財産や法律をもっと尊重しようという気持になってくるし、自分の務めをはたそうと、よりいっそう責任を自覚するようになる[89]」。働き者のつましい労働者はくさくなく、こうしてゾラもポーリーヌを愛し、「家庭をきりもりするその腕の健康的な匂い[90]」を讃美するのである。

といってもまだこの時代には、入浴など問題にならず、身体衛生も非常に範囲が限られていて、二、三の限定した職業にしか及んでいなかった。風呂を使ったのは、鉱夫とか、石炭の粉をかぶったボイラーマン、そしてエリートと密接な接触をするある種の奉公人ぐらいに限られていた。ただし入浴といっても、身体の脂をおとし、しみついた臭いをおとし、垢をおとすこと、せいぜい「顔を洗う」程度のものである。これにたいし脂じみた衣服にたいする闘いがどれほど重要視されたか、この点はどれほど強調してもたりないだろう。清潔であるということは、何はさておき脂じみておらず、くさくない服を着ていることを意味した。[91] 民衆に、着ているボロを洗わせること、民衆階層での身体衛生といわれれば、その後もずっと長い間、命令事項の第一はこれだった。一八二一年にカデ・ド・ヴォーが断言している。[92] 衣服の表面に垢がはりつき、そのうえ粗末な下着をきているおかげで、民衆階層の女性は女らしい雰囲気がかもしでず、性的魅力が台無しになってしまっている、と。

都市にあっては、「共用施設」の不潔さに手をほどこし、狭い中庭にたまった汚物を取りのぞくことが何より火急の課題であった。これらの課題は、共同便所を半プライベート化すること、その階に住居を持ち共同便所を使用する各戸に鍵を支給することによって達成されてゆく。[93] こうした階層における「プライバシー」の発展とは、何はさておき、他人の排泄物と臭気から身を守ることであり、糞を家庭内におさめる工夫をして、不測の事態によって羞恥心をおびやかされたりしないようにすることだった。共同便所特有の誰ともつかぬ雑居状態をなくしてしまうこと、扉を閉めること、排気口をとりつけること、こうしたことが、排便の規律を確立するための不可欠の前提条件だった。このような規律があってはじめて、悪臭を根絶することができる。往来で立小便をする者がないかどうか見張るのも大切なことであり、それが、よき門番の務めの一つになってゆく。必要とあらば門番は、外にちょっとした柵をしてもいいし、溝を板で囲うのもいいだろう、とパソは書きとめている。[94] 要するに、このような企ては、「共同的なもの」をしだいに「私的なもの」に変えていくことをめざしていた。壁にしみついた臭いを消してしまうために、壁にのろを塗ったり、たびたび壁を塗りかえたりすることも、こうした階層に奨励された、さまざまな補助的措置の一つであった。明らかなように、このような改善をとげてゆくには、給水会社に加入を申込む必要が生じてゆく。ということからもわかるように、幾重もの障害が行手にひかえていて、このような実践はなかなか普及していかなかった。

田園や幾多の小村では、糞尿の悪臭対策をめぐって、堆肥を所有し使用する農民たちと、行政官とのあいだに、あの果てるともない闘いがくりひろげられてゆく。農民たちの抵抗は激しく、追いつめられているだけに、しばしば凶暴な様相を呈した。(95) 勝負は、たいてい衛生学者の敗北に終ってしまうことになる。なんとか堆肥を地下に埋めさせようとしても、決して受けいれられなかったのである。他にも、のろを用いたり、新しく窓を設けたり、家と家との間の壁を取り壊したりする措置が講じられて、農家の毒気退治が期待された。(96)

残る課題は理想の街づくりであった。ミュルーズやブリュッセル、あるいはパリのロシュシュアール通りのような労働者用共同住宅の実現である。このような街の立案者たち、ならびにヴィレルメをはじめとする衛生学者たちは、(97) 微に入り細に入った戦略を練りあげて、その街の懐からあらゆる雑居性を閉めだし、家族の私生活を保護し、廊下や階段といった空間にただようい かがわしさを追い払うべく、何度も討議を重ねた。(98) ただし、衛生的かつ道徳的な効果を狙ったこうした巧妙な戦略は、きわめて象徴的なものではあったが、当時はまだほんの少数の人びとの関心のなかにしか存在してなかった。

われわれにとっていっそう重要なのは、民衆の住まいを視察しようとする動きである。ここでもまた一八三二年のあの恐るべき流行病が新しい戦略を生みだすさまがみてとれる。天災せまれりの知らせが届くや、街区委員会が組織された。彼らの使命は、街区内の全戸を訪れて、不衛生の元凶を探り、家主たちに警察の定める諸規則を守るよう命じることだった。これらの委員会は実際その通りに職務を果たし、リュクサンブール街区の委員会などは、二カ月たらずの間に九八〇軒もの家を訪れている。警視総監ジスケも、これらの組織からおよそ二千通にのぼる報

告書を受取ったと述べている。(99)

海の向うのイギリスでも、一八四八年に衛生局本部が設立されるが、それを待つまでもなく、民衆の住まいは以前から「衛生取締りの重点地区」(100)となっていた。ここでは地区委員会が権限を任せられる。ロンドンでは、戸別訪問に先立って、任務を帯びた視察官が見まわりにあたり、報告メモを持ち返った。そのメモには、「洗うべき家、のろを塗るべき家、悪臭を除去すべき家、中庭や地下倉にタイルを張るべき家、水を供給すべき家、排水、通風をはかるべき家、要するに何らかの手で浄化すべき家々が、それぞれチェックされて」いた。(101)これらの記載事項が正しいかどうか医師が判断し、その承認がおりると、各戸に通達書が送付され、うけとった家主は、二週間以内にその命令事項を実施せねばならない。一八五三年の一年間に、こうして視察官たちは全戸数の二〇パーセントにのぼる三一四七軒の家を見てまわり、一五八七通の「警告書」が送付されることになるだろう。

フランスでも非衛生な住居を取締る法律が久しく待望まれていたが、一八四六年からパリ衛生委員会当局が手を下した仕事によって下準備がすすみ、まずは一八四八年十一月二十日、パリに警察令が下った後、結局一八五〇年四月十三日に法律が発布された。この法律は、中心となった起草者ヴォゲ侯爵の言葉をかりれば、住居にたいする「いっそうゆきとどいた指導体制」(102)の確立をめざそうとするものであった。こうした次第で、法文の附加条項に載った見本の視察カードをみても、(103)共同便所の実態やそこにこもる臭気を調査しようという準備がすでに整っていたことがわかる。モンファルコンとポリニエールは、さぞかしこの法律を心から喜んだことだろう。なにしろ二人は、動物園の動物たちが入れられた檻にたいするような姿勢で、政府が貧民の住居の監視にふみきるのを心待ちにしていたのだ。(104)パソもまた、警察官が労働者の共同便所を視察すべきであり、彼らに調書をとる権限を与えるべきだと要請している。(105)が、実際のところ、この法律はほとんど施行されないままに終り、この点に関してはすべての研究が見解の一致をみている。(106)

第2章 「家にこもるにおい(1)」

喘息恐怖症と遺伝性の臭い

十八世紀の半ばから、個人住宅を建築するに際しては、空間をさまざまな機能に従ってふりわけ、それぞれ別個の用途に充てるような形で家づくりが推進されてきた。新しく快適さを求める要求があがってきたのに応えようとするものであった。こうした新しい住まいをみてみると、いやそれより建築家たちの設計プランをみたほうがいっそうはっきりしているが、たがいに通りぬけられるようになった部屋のつくりは姿をけし、廊下の数がふえて、各部屋の独立性が保たれるようになっている。客用の応接室と家族団欒の間は切り離されてゆく。クロード＝ニコラ・ルドゥーは生理的かつ精神的な治療学の立場から、ひとりひとりが風通しのよい空間のただなかに身をおけるような住まいが望ましいと説いていた。

こうした住まいの変化にともなって、あらたに感覚の変化をうながす要請がいっせいに現われてくる。はやくも一七六二年にジャカン神父が、住居に嫌な臭いをこもらせないよう、また台所を清潔にしておくように、と説いている。(2) 部屋の中で水を大量に使いすぎないよう気をつけ、ワニスもほどほどにしておくこと、煙をたてないこと、犬猫を中に入れないようにすること。神父はまた、「便器」を遠ざけるべし、カーテンは開けておくべし、と勧めている。神父の本を読めばわかるように、私生活の衛生化をはかるにあたって悪臭探知と除臭戦略が定着してくるのはもっぱら十九世紀だと考えるのは誤った見方であろう。そのような私生活の衛生は、支配階級むけにごく早くから工夫されてきたのである。だが一八三二年以降になると、にわかに不安感が強まり、あらためて悪臭が強調され、どの勧告も異口同音に同じことを説きたてるので、集団心理のうちにおこってきた急激な変化がくっきりと浮かびあがるのである。

ここでもまた感性の変容は、より幅広い意図の中に組みこまれている。この意図にもとづいてブルジョワは、一方で民衆をいっそうぬかりなく監視しようともくろみつつ、同時にその民衆から自らを区別し、また自らを守りたいという気にかられるのだ。悪臭追放という本書のテーマは、住まいの中に閉じこもろうとする傾向、つまりは私生活圏の形成というものにかかわらざるをえない。ようするに、すでに十八世紀から始まっていたあの「家庭内化《ドメスティフィカシオン》」、ロベール・モージが「ブルジョワの幸福は自分の家以外のところにはない(3)」と述べた、あの「家庭内化」なるものにかかわらざるをえないのである。やがては「家族衛生」となってゆく「家庭衛生」の発展は、身体衛生の発展と同様、公共生活からの後退の裏面をなすものに他ならない。それらは、私的空間の医療化に依存した、ひとつの居住様式をうみだしてゆく。ブルジョワは、自分の住まいに守られ、貧民の臭気とその脅威から遠いところに身をおいて、はやりのナルシシズムの悦楽を味わい、身体のメッセージの微妙な味わいを楽しもうとするのであり、これ以降は、こうした身体のメッセージが、これまでにない繊細さをそなえた感情の交わりの襞を織りなしてゆくことになる。

善良なるジャカン神父の時代以来、いくつか重要な出来事があいついだ。ラヴォワジエのおかげで、空気を浄化するのは空気の動きでないことが明らかになった。一定の空間を前提にすれば、新しい空気を入れることによってはじめて、成分に変質をきたしたこの流体をもとどおりにすることができる。したがって大切なのは、有機体の量的質的必要にこたえるべく、それぞれ人の住む空間にあわせ、通風ばかりでなく換気をもはかることである。こうしたことから、ひとりひとりに何立方メートルの空気が必要か、個人差に応じた基準が定められてゆく。浄化というのは、もはや空気の動きにあるのではなく、きれいな空気がどれだけあるかという成分の問題であり、空気流通の調整の問題である。ランビュトー街貫通工事が進められたが、バイヤール医師は、(4) いちだんと公共空間の通風がよくなるだろうという期待をいだいたわけではなく、今後は近くの住民が呼吸できる空気の貯えが保証されると思っただけなのである。

さらには、屋内での嗅覚のはたらきは、呼吸という生命機能とかつてない密接なかかわりを結んでゆく。七月王政という社会は、呼吸の営みにじっと耳をこらしている社会である。空気の質に注意を払う新たな要求が生まれ、汚濁した空間やこもった臭いが嫌われ、いっかな衰えようとせぬ肺結核はもっとも恐ろしい死の病いとみなされるようになり、喘息もこれ以後は正しく理解されるようになって、喘息のメタファーは次第に紋切型として使われてゆく。そうしたすべてが、あたりの空気を恐れ、気にかける、同じ一つの不安感の現われなのであり、学問的権威がそうした不安感をいっそうつのらせてゆくのである。ルイ・シュヴァリエは、集団をおそう喘息神話がいかにして都市の新しい見方をつくりだし、都市空間およびそこにある建物や排気孔がどのような受けとめかたをされたかを明らかにしたが、靄《もや》がこれまでにない恐怖感をそそったという事実を探りあてている。「ひとをぞっとさせるような瘴気をひとつ残らず寄せ集めてまぜこぜにしたおぞましさ」、とデルフィーヌ・ゲーは書いている。「(……)蒸気と煙がからみあって、地面から屋根まで一緒にして覆っているありさま、(……)煙突から吐きだされるものと下水溝からたちのぼるものが混じりあって一つになったそのさまは、なんという恐ろしい、命とりの光景であろう」(5)。この社会は、一方で内にこもりたいという誘惑にかられながら、また他方で「屋内の空気にとりこめられる」恐怖におびえ、二つのあいだで煩悶し、「日光浴」にあこがれつつ、そのくせ貧血症の娘たちや神経を病む女たちを冷えびえとした屋内に閉じこめておくのである。

公共空間においても私的空間においても、デリケートな感受性の発達は、「領域侵犯」(6)という発想をうながす。つまり糞尿や身体から発散する分泌物は、自我の領域を侵すもろもろの行為の一つとみなされるようになるのである。それらはたがいに他を侵害しあうのだ。そばに他者の臭いがするということは、しだいに耐えがたいものになってゆく。ショシエが明らかにしてみせたではないか、空中に散っている汗はおそろしく腐りやすい成分からできていると。

私生活の圏内そのものにあっては、家族の臭いがうとんじられてゆく。この点にかんしては、一八四〇年頃にはじめて警告が発せられる。あれほど美徳が称揚された家族に、危険がひそんでいるのであり、特別な衛生学の必要が説かれるのである。前パストゥール期に生きた人びとの心性にうかがわれるこうした傾向は、あまり注目されていないので、強調しておくべきであろう。病気の遺伝とか素因といった考え方が不安感をかきたてたという事実は詳しく研究されているが、そうした不安感の出現とここに指摘する傾向とは軌を一にしているのである。

はや一八四四年に、当時のもっとも偉大な衛生学者のひとり、ミシェル・レヴィ博士が読者に呼びかけ、「家庭内の空気」の及ぼす害に気をつけ、「家族の吐きだす排気」(7)に気をつけるよう警告を発している。市中の空気が社会の吐きだす発散物の総和からなるのと同様に、「家庭内の空気」はひとりひとりの人間の吐きだす空気の総合となる(8)。衛生学者たちは、公共空間について何度も喧しく言われてきたあの脅威を、そっくり私的空間のなかにもちこんで考えるのである。ところがここに、もはや呼吸可能な空気量の不足とも、集団衛生の欠如とも関係のない、ある特殊な危険性がたち現われてくる。というのは、別に民衆の悪臭が侵入してくるわけでもないのに、「家庭内の空気」がそれじたいで疑わしい場合がありうるのだ。血縁でつながり、それゆえ遺伝でつながった、同じ性質の毒気の累積が有害のもとなのであり、それじたいに病いの脅威がひそんでいるのである。こうしてできあがってゆく「集団的特異体質」が、「家庭環境」というこの「生きものの住処[9]」にしみついている。家族のあいだでこうした「毒気の交わり」が不断にくりかえされてゆく結果、それぞれの家が自らの臭いをもち、またその「家に固有の病気」をかかえることになるのであり、壁々にその毒気がただよっている、というわけである。

ミシェル・レヴィの述べるところを聞いてみよう。「こうして考えてみると、われわれがとらえようとしているのは、密集状態とか、燃焼や照明の際に吐きだされるガス、等々によって空気が汚染されるという既知の出来事ではない。血縁を同じくし、同じ素因をもつ人びとは、互いのあいだでありとあらゆる感化力をたえず及ぼしあい、その結果、その人びとだけに特有の空気がかもしだされるという事実である[10]」。「ひとつところに同居していると、同居している一人ひとりのかもしだす空気がたがいに衝突しあう。そうしてたがいに空気を発散しあって飽和状態に達すると、ひとつの均衡が保たれるが、そのような飽和状態は、すでに病的素因を有する者の素因をますます発達させるし、素因のなかった者に素因をめばえさせる[11]」。

というわけで、良き家族衛生とは、一人ひとりが自由に自分の空気を発散でるような空間を創りだし、互いのあいだの感染を防いで、「家庭環境」の及ぼす害悪を正すことである。かつては社会の吐きだすさまざまな発散物がまじりあう、その恐ろしさが、都市からの脱出や、家内への隠棲願望をひきおこしたのと同様に、家族の吐きだす発散物のまじりあう恐ろしさが、一人ひとりの私的空間というものをきわめて大切にする。家庭のただなかにめざめる、他者の発散物への嫌悪感。それが、これまでにたどってきた、十八世紀中葉に端を発するあの個人化のプロセスをいやがうえにも速めてゆくのである。その嫌悪感から個人ベッドが生まれ、それが勝利をおさめた暁には、個室が勢いを得てくるだろう。

民衆の階層では、このような望みはまだまだ場ちがいである。プロレタリアの家族は、正常化がのぞまれてはいたものの、血縁のはらむ毒気が累積して及ぼす悪影響をこうむるばかりで、病いの脅威をのがれる道もほとんど閉ざされているといってよい。瘰癧《るいれき》病みの少年と、貧血症の少女とは、彼らの家にただよう臭いの風景の中にしっくりとおさまりきっている。貧民の悪臭は、遺伝的退廃と一つのものにされてしまう。

衛生学者の要請と新しい感受性

新しく定着してきた見解は、家庭空間とそこにただよう臭いに関する規範を生みだしてゆく。新たな原理をうちたてようというのである。「もっとも健全な状態にある住居といえば、何といっても一戸建ちの孤立した住居である」一八二五年、ヴィダランは『家庭衛生論』のなかでそう断言している。(12) 他ならぬ家ごとそっくり、社会の発散物の汚染を避け、側に並ぶいろんな「家庭の毒気」が近づくのを避けねばならないのだ。こうした配慮の念から、イギリス式住宅を讃美する声があがりはじめ、やがてそれが憧れの的になってゆく。イギリス式住宅は、農場から離れ、商店からも露店からも、また事務所からも離れた、独立家屋である。ロンドンでは、一軒に一家族しか住まない暮らしかたがすっかり定着している、とミルも指摘するだろう。(13)

きれいな空気がそばにたっぷりあるようにしておくこと、空気の流れを調整すること。この二つもまたきわめて大切な要望事項であったことを重ねて繰り返しておきたいが、これについては詳しい研究がなされているので、あえて論じるまでもないであろう。ただ一つだけこれに関して述べておきたいのは、ミシュレがミシェル・フーコーよりはるか以前に、こうした衛生学者たちの要請と、一望監視の狙いと、教化の配慮と、この三者がわかちがたく絡みあっていた事実を明らかにしていることである。「通風をはかること、清潔にすること、監視すること、この三つは同じくらい困難なことだ」と、ミシュレはアンシァン・レジーム下の貴族の屋敷を語りつつ述べている。「(……)廊下、通路、忍び階段、狭い内庭、そのうえさらに屋根裏部屋、そして欄干つきの平屋根、こうして果てしなく入りくんだ迷宮は、予期せぬ事件を頻々とまねきよせる恰好の場になっている」(14)。

室内のよどんだ空気を追い払い、また家のなかの部屋にこもった臭気を追い払うことが、ここで衛生学者たちの大仕事になる。これからというもの、要覧の作成者たちは、私生活の臭いのよどんでいる場所をかぎつけるようにと、倦むことなく読者によびかける。このような衛生学者たちのもくろみがあったおかげで、当時の住宅にこもっていた臭いの実情がどんなものであったのか、うかがい知ることができる。新しくめざめた不安感にかられて、屋内の実態を調べ書きとめるよう命令が下り、そうして集まった書類の類はおびただしい数にのぼっている。調書や覚書、あるいはたまたまそうした実情にふれた記述の類も含めれば、思いのほか豊富な資料がそろっているが、屋内の臭気が一段と濃いものになったという確証を与えるものはなにもない。ただ、そうした豊富な資料のおかげで、屋内にこもった種々さまざまな臭いの一覧を作成することはできる。

壁にただよう毒気は、公共空間よりもむしろ私的空間のなかでこそいちだんと生々しい恐怖感をかきたて、この毒気がこれまでになく気がかりの的になる。といってもこれは、昔からあった不安感が今さらのようにぶりかえしてきたものにすぎず、部屋の片隅や、目の届かないコーナー、壁と壁の間の隅などが、あらためてひどく気になってきたのである。「そんな場所はほとんど空気が通わず」、薄暗いから、どんなにいかがわしい事態になっていても不思議はない。子どもたちの眠る部屋にこもっている臭気も、狭い門番部屋にただよう臭気といい勝負である。階段とならんで廊下にも特別の注意を払わなければならない。というのも廊下はえてして正しい通風調整の邪魔をしているからである。そこで空気はよどんだり、臭気を発し、また光がとどかないことも手伝って、危険なものに変質しているかもしれない。あるいはまた、むやみに空気の流れが速すぎて、恐ろしい風を運んできているかもしれない。階段も、その気になって注意してみれば、屋内の悪臭をよびよせる煙突の役目をはたしていることがある。そうとなれば階段は雑多な臭いのたまり場であって、そんな臭気は追い払ってしまうにかぎる。同様に、階段でいちゃつく男女の逢引きも取締ったほうがいいだろう。そもそもそれが、家の片隅につきまとういかがわしさのもとなのだから。

アルコーヴは、「原始的な掘っ立て小屋をいいかげんに間仕切りしたにすぎぬしろもの(15)」であって、よく悪臭を発しやすい場所だが、コレラ流行の期間中は、このうえなく恐ろしい命とりの場とみなされた。そこによどむ臭気を追いだしにかからなければ。睦《むつ》みと快楽のこの静かな避難所がにわかに災いの場となって呪われたわけだが、もはやこの時期にはアルコーヴといえば、もっぱら、じめじめと毒気をはらんだ湿っぽさだけが記述の対象になっている。質素な住まいでは、アルコーヴの代わりにただカーテンが使われていたが、これはまたこれで追放すべきものだった。いろいろな家具にひそむ空気もまた要注意ということになり、よくよく念を入れてその臭いを分析してみると、家具特有の危険性がはっきりとしてきた。衣裳棚や箪笥にむっとたちこめる空気は、ネズミやハツカネズミが繁殖するのに絶好の場であり、「そのうえ、衣裳棚を清潔にしておかないと、そこにたまった空気が変質して、場合によっては腐臭の発生源にもなりかねず、危険がないとはいえない(16)」。

フーフェラントの記すところでは、羽根ベッドは「正真正銘の毒気のたまり場であって、まる一年間そんな寝藁の上に寝かされようものなら、ひどい悪影響を身にこうむらないほうがおかしい(17)」。ジョン・シンクレアも同じくこの羽根ベッドを、悪臭を吸いこむ受け器だときめつけている(18)。ロンドにいたってはもっと手厳しく、羽根ベッドばかりか枕や足掛け布団まで廃止すべきだと要求し、また掛け布団についても、大多数が分泌を盛んにするもので(19)、マスターベーションを誘いやすいと非難している。くさい悪癖は、身体の発散するじめじめした熱気のなかではぐくまれるのだ。シンクレアは、眠るとき寝まきを身につけるようにと勧めており、こうして寝まきをもちいる習慣が普及していったのは御存知の通りだが、その際に「空気の流通を妨げるものがいっさいないよう、首と袖のボタンははずしておくこと」[20]と忠告している。

いろんな用途にあてられた各室に特有の臭いにかんしては、貧民のあばら屋を描いた露骨な描写をみれば、たちどころに判明する。かつてにくらべ糞尿の臭いにはさほど神経をとがらせていないが、溲瓶《しびん》だけは別で、室内で使用されてはいたものの、物議をかもしていた。最悪の対象は、台所である。台所で働く使用人たちは流しの臭いにまみれ通しのありさまで、この流しの臭いは、これから後もブルジョワたちの感性にとって悩みの種になりつづけるだろう。世紀末になっても、台所にたちこめる複雑にまじりあった臭いをめぐって、苦情の声はとだえることがない。[21]隣室を汚染しかねない換気孔、流しの下に押しこめられた、蓋なしのゴミ捨て。おまけに洗いたてのクロスはまだ湿っぽい洗濯物の臭いをただよわせ、その臭いが不潔な女中の身体から発する臭いと混じりあう。それらすべてがいっしょになってできあがる何ともいえぬ臭いは、ブルジョワの住まいのただなかに残る民衆の臭いの名残りのいち早い象徴となっている。

個室になると、衛生学者はすみずみにいたるまで注意をこらし、ことにか弱い娘の部屋には気をつかう。愛娘セザリーヌの部屋のつくりに何くれとなく気を配るセザール・ビロトーの態度は、その典型である。実際、室内の空気には、命とりの匂いがひそんでいるかもしれないのだ。ヴェロ＝ドダ小路の両替商は、自分の部屋にこもった毒気にあたってしまったし、[22]就眠中に花のはきだすガスで息をつまらせる女たち、娘たちの数はかぞえきれない。文明の進歩は新しい脅威を生みだしてゆくが、幸いなことに嗅覚がその警戒にあたる。ストーブからたちのぼる、焼けた鉄板の臭い。[23]また、このストーブそのものについても、マントルピースにはめこんで使われたことはめったになかったとギー・チュイリエが指摘しているが、[24]そうだとすればさぞかし一酸化炭素が逃げにくかったであろう。

そしてまた、足温器からのぼってくる石炭の蒸気[25]——一部には、この足温器こそイギリス人の憂愁《スプリーン》の原因だという俗説もあったものだが。獣脂性のローソクの臭いにかわって登場した灯火用ガスの臭い、あるいは両者のいりまじった臭い[26]。屋内で飼う動物が発散させる臭い。衛生学者たちは、これら一切のものの危険性を強調し、告発する。こうした非難のおかげで、にわかに猫の株があがることになった。犬にくらべ、まだしも臭いがしないからである。ジャン=ピエール・シャリーヌの明らかにしているところによれば、ルーアンのブルジョワジーのあいだに、時代はかなり先になるが、寝室から靴を遠ざける習慣があったという。就眠中に不快な臭いに悩まされないようにするためである[27]。

全病院、全監獄に個人ベッドが普及するというにはほど遠い状況であったのに、一方でプチ・ブルジョワジーはこぞって個室を要求しはじめている[28]。

こうして衛生学者たちはごく早くから、屋内の衛生と徳性を保障するための要請事項を定めようと熱心に努めてきた。偉大なるフーフェラントが世に送るメッセージは、たちまち全ヨーロッパに広まってゆくが、彼フーフェラントは、奉公人ばかりか花や汚れた布類まで屋内から追放するようにと勧告する。要するに、瘴気を発する恐れのあるものはいっさい避けるようにと命じるのである。ことにフーフェラントは、子どもたちを昼間すごした場所に寝かせないようにと要求した。それから数年後にはロンドが、とるべき行為を、わかりやすいアフォリスムのかたちで要約する。寝室のなかに、「吸える空気を消費するようなものはいっさい」おくべからず。「吐いた空気をベッドのまわりにためるべからず。ゆえに、ランプ、火、動物、花、いずれもいっさい禁止。ベッドのカーテン、アルコーヴのカーテン、どちらも開けておくべし[29]」。

衛生学者たちは、呼吸のこの特権的な場のために、一時間につき一二から二〇立方メートルの空気を要求する。あまり長時間窓を開け放しにしておくのも慎まねばならないのだから、そのぶん空間の広大さが必要とされる。医者たちも注意を怠らず、寝室を召使いたちの悪臭から守り、街にたちこめる腐った非道徳的な空気から守ろうと気を配る。

家にこもるにおいを気にする、こうした極端なまでに敏感な感受性は、はたして衛生学者たちだけのものだったのであろうか。それとも彼ら衛生学者は、人びとの新しい姿勢を反映し、普及させたにすぎなかったのであろうか。文学作品をみてみると、どうやら後者が正しいと思わせるような作品が少なくない。レオナード・プファイファーは、バルザックのうちに、衛生学者たちと同様の感性を見出している。[30] この小説家の作品には、台所の空気にふれた箇所が少なからず見うけられる（『人生の門出』、『ゴリオ爺さん』、『ピエール・グラスー』、『ヌシンゲン商会』、『そうと知らずの喜劇役者』……）。バルザックがいち早くゴミ捨ての臭いや、掃除のいきとどかない部屋にこもる悪臭（『ラ・シャントリー夫人』、『新会員』）、「事務室に特有の臭い」（『手まり猫屋』）といったものに敏感だったことがわかる。そこに居つく独身男たちの発散物で汚れてしまった事務所の空気、などというのは、そのうちに紋切り型の表現になっていくだろう。[31] バルザックは、古い建物の一角を占める、空気の通わぬ部屋に特有の臭気（『同』）をかぎわけ、また、身体のぬくもりをおびたベッドのむかつくような臭いをかぎわけるすべを心得ており、かと思うと「ほこりまみれの古びた壁掛けや箪笥からたちのぼる油の腐ったような臭い」（『不老長寿の秘薬』）をあばき、さらには死体安置室にこもる臭気をたびたび分析の対象にしている。人と場所との合一という考え方に固執したバルザックは、それぞれの部屋に特有なにおいと、そこに住みつく人間の気質とを比較検討した。そのことによってバルザックは、住まいにとりついた病いと家庭環境の特殊性とを結びつけて考える衛生学者たちと、発想を同じくしているわけである。

逆に考えれば、ことにパリなどには、良い香りのする邸宅が在る、ということになる。そのような住まいでは、閨房にも玄関にも花々の香りがたちこめている（『役人』、『手まり猫屋』）。物入れの櫃は、芳わしい木でできており、嫁入り前の娘の仕度品をしまっておく衣裳箪笥の小引出しは、部屋中に芳香を放っている（『二人の若妻の手記』）。

バルザックはまた、薬局、ダンスホール、コンサートホール、宿屋、法廷といった、ある種の半公共的な場所にただよう臭いを描きだしてみせるのを好んだ[32]。いちばんの嫌悪の対象は、下宿屋の臭いである[33]。この下宿屋ときては、「むっとこもって、黴くさい、油の腐ったような臭いがする。ぞくぞくするような臭い、しめっぽく鼻につく臭いが、着物にまでしみてくる。食事をした後の部屋、といった感じの臭いだ。料理場、配膳室、救済院の臭い。老若の下宿人がそれぞれにもちまえのカタル性のくさみを発散しているが、それが一緒になってかもしだすこの胸のわるくなるような臭気の成分を測定する方法でもみつかれば、おそらくこうした下宿屋の臭いを言い表わすことができるだろう」。ここでもまたバルザックの分析は衛生学者の分析と一致している。

パストゥール革命をむかえるまで、視覚的なものの優勢をよそに、部屋や家具に独得なにおいに敏感なこうした感受性は持続してゆき、時として非常に鋭いものをみせる。ボードレールやゴンクール兄弟、さらにはユイスマンスを対象にしたさまざまな研究を参照すれば、そのような感受性の歩みをたどることができるが、それは、「住居の魂」[34a]の探求を越えて、さまざまな部屋とさまざまな気分（シュティムング）とのあいだの調和を求める神経症的な探求にいきつくであろう。叔父アドルフの閉めきった部屋のにおいや、森のなかの狩り小屋のにおいは、あのマドレーヌやゲルマント公爵家の館の敷石にまさるとも劣らぬ強烈な啓示をもたらしてくれるのだ[34b]。それから半世紀を経るとバシュラールが、あの内的空間の感覚的構成を分析しようとする[35]。重要なのは、嗅覚の啓示にかんして幾久しく特権的な位置をしめることになるこのような新しい感受性の生成と系譜について、その歴史的年代を確定することが可能だということであろう。

住居のなかのさまざまな部屋がそれぞれにただよわせる独特なにおいがひとたび意識化されると、いやがうえにもその特有なにおいを濃厚なものにし、それによって、家庭内の空気が不快に混じりあわないようにしたいという欲求がめばえる。家庭のなかのいろんな臭いがごたまぜになって一つになろうとする勢いを、押しとどめなければならない。においの混合というものは、そこに示される雑居状態ともども、猥褻なものとみなされるようになる。不愉快な臭いをしめだし、私的空間をもっぱら内面からただようデリケートなにおいの場にする唯一の方法は、部屋の片隅にこもった空気を取り除くほかに、においを選りわけ、もっとも強烈な臭いはあらかじめ汚染されている場所だけに閉じこめておくことである。新しくめばえてきた不寛容な姿勢は、有機体の臭いとデリケートな香水の香りとが混じりあうのを許そうとしない。こうした混合をさけることが、近代的な台所や化粧室やトイレの役割となるだろう。

　内的独白にふさわしいこうしたひそやかな場が確保されてこそ、私室や客間に思うさま好きな香りをただよわせることができる。このような場のおかげで、私的空間のただなかに、香りの美学が生まれてくる。ひそやかな私生活の場をかざるのにふさわしいにおいの芸術の台頭と軌を一にして、香水店も発達のきざしをみせてゆく。においの芸術と香水店の発達は、同一の意志に従っているのである。すなわち、ひとそれぞれが放つメッセージに微妙な変化をつけたい、という関心。そして、個性を表わし際立たせようとする意志。それらは同じ要請にもとづいているのであり、こうしてみれば、閨房にただよう香りの巧みな演出と、その室を訪れる者がそこにかぐ女のにおいとを切り離して論じるのは無意味なことであろう(36)。

　こうして人びとは個室から悪臭を追い払おうと苦慮するわけだが、そのような配慮の対象となる個室こそ、以上のプロセスを象徴するものである。個室は、すぐれて内密な香りの場としてたち現われてくる。この隠れ場のなかで(37)、一人きりになった恋人は、愛しい人の香りをひとり静かに心ゆくまでかぐことができるのだ(38)。においの力をかりて、部屋は魂をうつす鏡となる。涙とひそかな悦楽のこの隠れ場にふさわしい工夫をこらしたデリケートな雰囲気が、閨房《アルコーブ》の動物的な官能性にとって代わろうとするのである。

清掃行為とさまざまな基準

十八世紀末、船舶や兵営、監獄、病院は、通風と除臭の技術改良のための実験室の役割をはたしていた。すでにみたように、この点にかんしては一貫していて、十九世紀になってからも、新たな科学的要請に従った換気の基準が定められ、清掃行為が精密なものになってゆくのは、必ずこうした場所である。(39)

ハワードとともに入っていってみることにしよう。だが今度は監獄のなかではなく、ベニスの検疫所のなかに。そうして、係員たちが、届いた商品をきれいにしている所をのぞいてみよう。そこでは、いろいろな荷が場所を移され、ゆさぶられたり、ひっくり返されたり。布類はひろげられて、振られたり、時には紐にかけて拡げられたりしている。毛皮はばたばたと上下にゆさぶられ、革ははたかれ、あらゆる物が陽に干されている。(40)

さて次は、シャルル・ロンド（一八二七年）が部屋の清掃について述べているのを聞いてみよう。「シーツ類、布団、マットレス、長枕は、いずれも毎日動かしてはたくこと。はたいているあいだは、向かいあった窓を両方とも開け放ち、家のなかに空気が通るように心がけること」。(41)さらにマットレスは、少なくとも年に一度は叩いてはたくのが望ましい。「腐敗した動物性の物質を追い払ってしまうため」である。ジョン・シンクレアもまた、こうした日常的な清掃に必要ないろんな所作を熱心にまとめている。「部屋の窓を開け放し、シーツ類や布団やカーテンを新鮮な空気によくさらして、ありとあらゆる有害な蒸気を」ベッドから追いだしてしまわねばならない。(42)

空気を入れかえ、物を叩いてはたき、持ちあげ、移動させ、あやしげな片隅を箒ではきだすこと、こうしたことが清掃行為の規定をなしている。大切なのはほこりとたたかうということよりも、(43)むしろ家具や種々さまざまな部屋から汚れた空気を追い払い、悪臭を根絶し、あらかじめ腐敗を予防することである。ほこりは蜘蛛の巣と同様、換気不足の証拠にすぎない。たしかにほこりは数多い科学的研究の対象になったけれども、[44] ほこりのなかに腐敗した物質がひそんでいるかもしれないので、それを探知しようというのである。また、フォルジェが船舶上では始終箒を使うようにと勧告するのも、手の届かぬ場所にたまっている恐れのある屑や廃物を除去しようともくろんでのことである。[45] 時代錯誤は厳に慎むべきであり、十九世紀の清掃習慣を、パストゥール革命がひきおこすほこりへの神経症的態度に早々と結びつけてしまわないようにすべきだろう。

とにかく肝心な仕事は、呼吸の必要にかなった広さの基準を定めることであった。すでにアーバスノットが、命がおびやかされる心配のない、一人あたりの最低必要空気量を測定しようと腐心していた。ハワードは断固たる口調で断言している、囚人の独房は奥行一〇ピエ、高さ一〇ピエ、幅八ピエなければならない、と。もっともハワードは、そう命令しておきながら、その根拠を明らかにしようとはしていない。[46] トゥノンは、病院について、各病室の天井の高さは、病気の性質にあわせて変えるべきだと考えていた。熱のある病人は、回復期の病人にもまして多量の空気を必要とするからである。[47] ラヴォワジエもまた一七八六年に、空間の大きさを定める基準をもうけようとしていた。[48]

十九世紀になると、汚濁した空気の分析もすすみ、学者たちは、あの「有機体と空間との適合関係」[49] を究めようと努力する。これまた、年を追うごとに、まさしくシーシュポスの岩の様相をおびてくる課題ではあった。測定基準は不明確だったものの、ルブランとペクレは結局のところ意見の一致をみることになる。彼らによれば、一人あたり一時間につき六から一〇立方メートルの空気が要求されるという。[50] つまりはこれが、家庭衛生の専門家たちのとらえた必要空気量であった。[51] だが慎重な彼らは、いっさいの科学的測定をぬきにして、寝室にこもって就眠する際には、倍量の空気を供給してやるのが望ましいと考えていた。ここから推定して、モンファルコンとポリニエールは、厩舎に入れられた馬には一時間につき二〇立方メートルの空気が必要だと主張することになる。[52]

以上のような空気の基準にてらして、最適空間なるものが定められたらしい。それにしてもいいかげんな算定というべきだろう。というのも、一定空間に閉じこもった一個人が吸える空気の量は、通気の度合に応じて変化するだろうし、そのうえ空気の必要量は、人それぞれに異なり、さらには温度や湿度によっても異なるからである。それでもペクレはかまわず結論を下し、室内に固体の占める体積を差し引いた場合、三〇台のベッドをそなえた病室なら一三三五立方メートルの大きさが最適である、と決定した。ポワリーにつづいてモンファルコンも、この基準を家庭空間に適用する。

政府はかなり早い時期から、衛生学者の算定した数字を採りいれていた。一八四八年四月二十日の警察令は、各人につき四〇立方メートルの空間を供与するように、と命じている。同じ年、パリ市衛生委員会内に設けられた非衛生住宅対策委員会も、一人あたりおよび一部屋あたり一三立方メートルの容量が望ましいと提言している。さらには気体物理学が、前世紀の衛生学者たちの勧告の正しさを裏づけたということも記しておくべきだろう。ポワリーは書いている。部屋の天井は、高さ三メートル以下であってはならず、三メートル五〇センチは欲しい、と。さもなければ、頭の位置が「気体のいちばん希薄で不衛生なところ」(53)にくることになる、というのである。

真実のところ、以上にみたような基準は、大部分が理論的なものにとどまっていた。フランスでは、本書がこれまでに明らかにしてきたような戦略を実現した例を一覧化するには至っていない。とはいうものの、衛生学者のさまざまな命令や、快適さを求めて(54)スペースを機能別にふりわけ、家事の場、応接間、団欒の間を区別しようとする意欲、さらには、他人に貸せるようなスペースをふやして利益をあげようとするもくろみなども一緒になって、いくつかの都市では、時代を追うようにしたがい、伝統的家屋の設計変更がすすめられてゆく。こうして一八九四年、フォルヴィル描くリール地方のモデル家屋は、何からなにまで不快な臭気をしめだすような工夫がこらされている。「台所、洗濯場、トイレは、付属の建物に追いやること。そうすれば、そこからただよってくる不潔な臭気が住まいのなかに入ってこずに、中庭か庭に逃げてゆくだろう(55a)」。同じような変化が、トゥールの街にもおよんでゆく。

「個人住宅」の手狭な庭を、美的ならざる新しい建物が占領し、その一階に台所を、二階か三階に化粧室および洗濯室をおさめる、というわけである。

こうしてみれば、十九世紀初頭につくりあげられたいくつかの模範例は決してないがしろにできない重要さをもっている。それらは先々、大いに普及してゆくモデルなのである。旧くからの伝統の維持と頑固に変わらぬ生活態度をあまりに強調しすぎると、歴史家は大勢的傾向にのみ眼をうばわれて、革新的傾向の遅々とした歩みをすっかり見おとしてしまう結果になりかねない。数量的な歴史は、同時にまた例外的事象をもあつかうべきであろう。ことにそれが先駆的事象である場合にはなおさらである。

われわれのあつかう領域では、英国がイニシアティヴをにぎっていた。イギリス式解決策は魅力的であった。フランスでは、そこにふくまれるさまざまな改革が反発をよびはしたものの、やはり魅力的だった。イギリスでは、「だれも次の真実に異を唱える者はなかった。すなわち、住居のなかで嫌な臭いがするということは(……)、公共の衛生が脅されているということである」[55b]。イギリス式戦略は、次の三つの原理を適用することからなっている、とミルは要約する。まず、どこよりも台所と便所(ウォーター・クロゼット)に、「水圧が高く、自由に蛇口をひねれる水道の水を供給すること」、し尿汲み取りを廃止すること、そして新しい便利な設備を採用すること、である。この設備にかんしては、フランソワ・ベガンが実にみごとな研究をまとめている[56]。要するにここでは、空気流の調整と汚物の自動排棄処理が、水流の調節とともに工夫されているのである。

十九世紀の半ばごろ、ロンドンでは、三〇万の住民が水の供給をうけていた。グラスゴーでは、「裕福な家をみるとどこでも、各階にウォーター・クロゼットと、湯のでる風呂、シャワー付きの風呂が備わっている」。いくつかの中小都市でも、市税を使って、導水設備網と水洗便所が同時にすえつけられた。トータルな浄化設備が一挙に実現されたわけである。ラグビーでは、一一〇〇戸につき「七〇〇から七五〇戸の家が水道をひいていて、少なくとも蛇口を二つ、一つは台所に、一つはウォーター・クロゼットにそなえつけている」[57]。クロイドゥン、ウォリック、ドーバーでも、同じように設備が進歩していた。

数十年もすると、英国諸島とヨーロッパ大陸のあいだにはかなりの差がついてゆく[58]。イギリス人にくらべるとフランス人は不潔であっても比較的平気であり、水の使用を好まず、強い体臭にたいしても長いあいだ寛大な態度をとりつづけ、糞便や汚物の処理もずっと各個人の責任にまかされてきた。だが、このようなフランス人の態度は、ただたんに、何となく改革を警戒する気持があるからとか、イギリスにくらべて貧しかった、あるいは都市化が遅れていたから、といった理由だけでかたづけることはできないだろう。人びとのふるまいを左右しているのは、身体や、有機体の機能、そして感覚のメッセージに対する集団的態度なのである。歴史家たちがこのような身体文化の過去にほとんど耳を傾けたことがなかったのは遺憾なことだといわねばならない。

水洗装置をとりつけず[59]、導水も遅れ、便利な設備も開発が進まないとあって、フランスでのモデルづくりは、もっぱら通風と、家庭内の新しいスペースづくりに頼ることになった。これについては、ブリキ張りの小部屋が画期的だった。リヨン・ミュラールとパトリック・ジルベルマンによれば[60]、このアイデアは一八二七年にさかのぼり、同年ダルセが出版した『浴室仕様』にうかがうことができる。それから一七年後にはポワリーが、化学者や技師のうちだした新しい要請事項をまとめている。「良い台所というものは、広々として、天井が高く、床には敷石を張り、掃除がゆきとどいていて、天井や床近辺の通風がよくなければならない」。「おもに使う炉の吸気口とつながった」吸気口を設け、「それによって空気の流通をはかり、石炭からでる発散物を吸いこむようにすること」[61]。流しの臭気は、蓋をかければ、防ぐことができるだろう。

水は不足しているし、し尿処理システムもないとあって、共同便所の設計をまかせられた衛生学者たちは、いやがうえにも知恵をしぼらざるをえなかった。ねらいの重要性はよくのみこめていた。一八五八年、この問題を検討すべく任命された委員会の報告者グラシは、「便所はもっとも清潔な場所でなければならない」と結論を下している(62)。下水掃除夫を道徳的な労働者のモデルにしようとした、あのパラン＝デュシャトレの態度を想わせないでもない奇妙な逆転の発想で、便所の浄化が私的空間全体の無臭化につながる連環の始まりとなることが期待されたのである。貧民施設の共同便所、民衆の住居の共同便所につづき、ブルジョワのトイレは、衛生学的な規律を学ぶ特権的な場となった。「便座の上の方に棚なり何なりの障害物を設けるようにして、便座の上に乗る者がないよう、また便座という呼び名で示されている以外のポーズをとる者がないようにしなければならない(63)」と、これもグラシが記している。便所の清潔さとは、「監視と規律の問題」以外の何ものでもないのである。

まずは学校で排便教育がほどこされ、そこでの修業がやがて私生活のなかにも及んでゆく。この問題について書かれた文献はおびただしい数にのぼった(64)。監査官と衛生学者たちは規範を定め、装置を選び、さまざまな実践を試みて、生徒らをしつけた校長を模範として表彰した。たとえば、ラ・レユニヨン街の男子小学校の校長。数日間で生徒たちに、便座の上に乗らずに腰かけさせる習慣をつけさせたというのである(65)。一つの要望事項が何度もくりかえされた。すなわち、教師は、自分の席から共同便所の床と天井に眼がとどくようにすべし、というものである(66)。女子の寄宿校では規律がいっそう厳格だった、とロジェ＝アンリ・ゲランが書きとめているが(67)、まさにその通りだった。教師は、尿意、便意をこらえるように、と女生徒たちにかたく言いわたしていた。淑女たるもの、自分の生理的要求をコントロールして、あらゆる肉の欲求《エラン》に抵抗するすべを心得るべし、というわけである。

衛生学者たちは工夫をこらした設備を勧めるだけでは満足しなかった。新しいねらいは、トイレを真に一つの部屋にしてしまうことであり、住居の内部で、トイレはますます重要なものとみなされてゆく。トイレの内装は年々贅沢なものになってゆき、ヴィクトリア王朝期のイギリスで、またシャルル・ド・ゴールがつとに指摘していた通り(68)、ヴィルヘルム帝政下のドイツで豪華の極みに達するが、トイレを一つの部屋に昇格させるというこの驚くべき、しかも意味深いもくろみが達成されてゆく過程で、こうした豪奢を追求する傾向が必然的に現われてくる。グラシは理想のトイレのイメージを次のように描きだしている。便器は吸管付で、陶器製あるいはニス塗りの素焼き製の漏斗型。便座とその上蓋は磨いたオーク材にし、床も同様。尿器をそばに一つ設けて、溲瓶をそこに空けるようにし、すえた尿の鼻につく臭いが住居のなかにひろがらないようにする。吸管ないし吸引装置があれば除臭は大丈夫だろう。やむをえない場合には、便槽の上部に排気孔を設ければ悪臭を排出できるにちがいない。一つ以上の便座をおいたり、また、「トルコ式に、ただの手すりだけで隔てられた穴を並べたりすること」は、いずれも御法度である。(69) 何はさておき廃絶すべきは、昔ながらの排便の雑居性であり、もはや我慢ならなくなった、糞尿のまじりあった臭気なのである。

くりかえしておくが、実際にこのような理想が実現されたのはごく一部にかぎられていた。地方では、ブルジョワたちでさえ、糞尿は、窓から汚物の山の上、いやそれどころか道の上にぶちまけるのが、相変らずありふれたやり方だった。一八四九年のル・アーヴルでは、(70) 金持ちの建てた新しい家だけが糞尿溜めをそなえつけていた。パリではほぼ一世紀も前から非難の的になっていたこの設備が、ここでは進歩のうちだったのである。リモージュでも、市庁舎から百メートルもはなれていないマニーニュ広場で、二十世紀の初めでもいまだに人びとは排水口に糞尿を運んできてぶちまけていた。

近代的なW・Cよりさらに後になって、ようやく化粧室が登場する。本書のあつかう時代にぎりぎりセーフというところで、十九世紀末にかなり広汎に普及していくが、(71) たいていは「便器を一つと、洗面用の水槽を一つそなえた、暖房のないコーナー」程度のものだった。ルーアンのブルジョワジーを対象に、ジャン＝ピエール・シャリーヌがそう指摘しているが、(72) シャリーヌはビデを見落している。よくテーブルの下に忍ばせていたのである。便器からただよう蒸気と、香水のエッセンスを含ませたスポンジからただよう香りが一緒になって、この狭苦しい場所を息苦しくしていた。が少なくとも、石鹸のにおいが部屋まで伝わっていくようなことはもうなくなっていた。このような化粧室の出現が遅かったという事実は、強調しておかねばならない。化粧室の出現は、私生活の場が特別なものとなってゆく長いプロセスのなかで重要な位置を占める一つの目印であり、十九世紀の家庭空間の歴史上、間違いなく枢要をなす出来事である。

　化粧室の除臭は、さらに遅れて浴室が普及してから後にようやく開始されてゆくことになるが、このように浴室が普及していったからといって、入浴の習慣が定着していったのだと混同してはならない。浴室をそなえるのは、これ以後もずっと長いあいだ、裕福な屋敷か、観光用ホテル、デラックスな売春宿だけの特権なのである。[73] 一九〇〇年にアルフレッド・ピカールが記しているところによれば、パリで浴室をそなえているのは家賃の高い住居に限られていた。[74] そうした浴室では、裸のまま動きまわれるし、身づくろいの動作も思うがまま、何にも邪魔されずに心地良く自分の世界にひたることができたから、これ以後長い間ここにはみだらな雰囲気がただよい、コックのあたりによく刻彫されていたレダの小像が、そのなまめかしい雰囲気をことさら強調していた。

　十九世紀には数少ないこのような浴室は、重厚な家具をそなえ、あたたかい壁覆いが張りめぐらされていたが、たいていはスペースの大きいものであった。その理由はおわかりの通りである。衛生学者たちは、大理石づくりでは冷たすぎるのではないかと、鉄製の浴槽を勧めていた。また、壁の瘴気から身を守るため、内壁を板張りにするようにと忠告し、特に大切なのは、四方の壁をきっちりと仕切って、湿気やじめじめした臭気から他の部屋を守ることだと説いている。二十世紀初頭になると、例の伝統的家具は閉めだされ、配管工事が整ってすえつけ場所も固定した、給排水装置一式が採用されて、浴室の除臭が可能になってゆく。さらに後になると、「清潔で品の良い《クリーン・アンド・ディーセント》」[75] 幾可学的空間が重視されるようになり、浴室は、別にこれといった感性と結びつくわけではない、無害な場所になっていくだろう。[76]

第3章　私生活《アンテイミテ》の香り

ブルジョワジーの住まいのなかにプライバシーが発達してくるにつれ、匂いの管理のしかたも新しくなってゆくが、これにともなって、女らしさの巧みな演出ができるようになってゆく。身体のメッセージに細やかな計算がいきとどくようになり、強烈な匂いの発現を抑制しつつ、それでいて匂いに新しい価値づけが与えられるような計算がはたらくようになってゆく。視覚の領域でさまざまなタブーが存在していただけに、嗅覚が驚くほど大切にされるようになったのだ。「女のただよわせる匂い」といったものが、女性のセックス・アピールの心そそる要素になるのである。そうはいっても、娘にかんしては処女性が讃えられたし、妻についての新しい表象《イメージ》、妻の役割とその美徳のイメージも、いまだあからさまな性的挑発を許すていのものではなかった。つつしみを失わず、欲望をそそりたてること。洗練された恋愛遊戯のなかで、それが、嗅覚に負わされた役割であった。女と花の新たな結びつきに、端的にそれが現われている。

「どこまでも清潔に」[1]

悪臭にひそむ危険を小さくするため、くさい垢をおとそうとするさまざまな試みがなされていたが、医学のなかからもちあがってきた新しい議論がこうした実践の正しさを裏付けることになった。ラヴォワジエとセガンによって、皮膚呼吸の産物が何であるのか正確に知られるようになってからというもの[2]、皮膚呼吸を防げないようにと、いっそうの配慮がこらされるようになっていた。ブルセの生理学は、「浄化《デピュラシオン》」[3]を確実にする役目をになうさまざまな分泌器官の衛生に細かく気を配るように、と教えた。医学理論は、身体を各部分にわけてとらえる見方をとり、これにともなって身づくろいの習慣がつくられてゆく。大事なことは、何よりもまず、手、足、腋の下、鼠蹊《そけい》部、そして生殖器官を清潔に保つよう、たえず注意をおこたらぬことだった。ブルセは適度な刺激をさけるべしという考えかたをうちだし、おかげで酸化金属の入った化粧品を禁止しようという動きに拍車がかかる。感覚論にたいしてはすでに異論が唱えられはじめていたとはいえ、依然としてその影響力は強く、入念に手洗いを励行して触覚の敏感さを保ちつづけるよう、厳しいいましめが出されていた[4]。

身体的な美の基準に照らせば、衛生には最大限気を配らねばならなかった。うす蒼い静脈の透けてみえる真珠母色の肌という貴族主義的な理想が、美容の範となっていた。ポンパドゥール夫人の顔色のような、しみひとつない純白の輝くような色白さが、ほぼ一世紀にもわたって至高の鑑とされてきたのである[5]。このような美の典範を守ろうとすれば、身体の外目にふれる部分を洗わねばならず、また、「柔らかくて、白く、肉がしまって、むっちりした」[6a]手を保つため、むやみに外出せず、外では涼しい木陰にいるようにし、手袋で保護しなければならなかった。

貧民の垢をおとすということは、すなわち彼らをしつけ、賢くしてやることにひとしい。また、ブルジョワにむかって身体を洗うようにと説くことは、ブルジョワが自らの階級の美徳を身につけるよう慣らしていくことである。フランクリンの説く知恵の一三の原則のなかでも、清潔さは一〇番目にあげられており、ちょうど、精神的安定と純潔という原則の前にあげられている。[6b]「衛生というものは、健康を維持し、つねひごろから秩序や清潔さや節度を尊ぶような習慣を身につけることで精神を養うものですから、それだけでも立派に美の真髄なのです。というのも、このような得がたい美質は、他でもない、はつらつとした健全な身体を大切にし、清らかな魂の発揮する力を大切にしようとするものですから」[7]。ヴィダランは、節約と清潔とのあいだにある、思いがけぬ結びつきに気づいている。[8]清潔さというものは、もっとも広義に解してみれば、食物や衣服の浪費をふせぎ、ゴミとして廃棄するか否かを見きわめたり、管理したりしやすくするものであり、時には廃品の再利用まで容易にしてくれるものだ。だから清潔さは、損失をふせぐ闘いの数々の武器のひとつに数えられるのである。[9]自分の身体をけっして汚さぬよう、腐敗したものにさわらぬよう、そして皮膚の表面からありとあらゆる排泄物《エクスクレタ》をぬぐいとるようにと教えこむことは、こうした見地にたてば、予備教育のなかでも最良の教育なのである。

慎み深さを良しとする考え方は、知っての通り、身体衛生の実践を押しすすめもし、また押しとどめもした。奇妙だといえばいえるが、嗅覚は、そこここに張りめぐらされるタブーの網の目のなかにとらわれてしまうのである。リチャード・セネットは、ヴィクトリア王朝時代のブルジョワジーが、人前で放屁するのではないかと不安にかられ、生理的、心理的な混乱に陥ってしまったさまを描きだしている。[10]実際のところ、礼儀作法の手引書をみても、そんなことで人びとが緊張していたらしいような気配はほとんどみあたらないが、確かにそこには匂いにたいするこれまでにないデリケートな感性がうかがわれる。一八三八年、ブラディ伯爵夫人の記すところでは、召使いにたいして、彼らが感覚的に嫌がるようなことはいっさいやらせてはいけない、という。病気のとき以外、「彼らに靴を脱がせてもらうようなことは決して」[11]やってはいけない、と。

こうして衛生をひろめてゆく要因がいろいろうかがわれる一方で、身体衛生の発達にブレーキをかけようとするさまざまな動きも後をたたなかった。まず第一にあげられるのは、家のなかの設備が遅々として整わないことである。みだりに水を使うことに、医者たちが根強い不信感をだいていたからであった。衛生学者たちの言説に禁止事項や要注意事項がずらりと並んでいるのをみても、そのことが手にとるようにうかがわれる。あいかわらず月経周期が入浴の間隔を左右していた。月に一度以上、入浴するようにと勧めるような専門家はめったになかった。フーフェラントは、週に一度の入浴という大胆な処方をうちだした数少ない医者のひとりであったが、フリドランデールは大胆さをさらに一歩進め、むやみに入浴するのはよくないとしつつも、子どもなら週に一、二回は入浴してもよい、と説いている(12)。

水につかるということは、あえて危険をおかすことであったから、性別、年令、体質、健康状態、さらには季節にあわせ、入浴時間や水温や、入浴の間隔を調整し、その危険を加減するのが大切だった。入浴というのは、清潔さを保つためのわかりきった日常的習慣などではなかったのである。入浴は全身に深い影響を及ぼす行為であった。だからこそ精神医学者は入浴に期待をかけ、場合によっては道徳学者さえ期待をかけたものであった。このことは入浴という行為の両義性を明らかにしており(13)、婦人科医が不安を抱いたのもそのせいであった。ドラクーは、娼婦の不妊症は身づくろいにかまけすぎるからだと指摘している。「からだの手入れに身をやつす(14)」あまり、母になるよろこびを味わうことのできなくなった女性が少なくないと言う。もっと悪いことには、入浴は美をそこなう。風呂を使いすぎる女性は、「一般に血色が悪く、肥満してしまうのも、組織の発達というより、水ぶくれにちかいものである(15)」。若い娘が入浴しすぎると、虚弱体質になってしまうおそれさえある、という。

トゥルテルが命じるところによれば、食後や身体の弱っているとき、そしてもちろん月経期間中は、水につかるのをひかえるべし、とのこと。ロスタンの勧めでは、脳充血をさけるため、入浴する際には頭をしめらせた方がよろしい[16]。風呂に入るとぞくっと寒気がするが、「もういちど寒気がしたら」、ただちに湯ぶねからあがって、すばやく身体をふき、入浴の疲れをとるため、しばらくベンチに横になること。そうすれば、部屋に湿気がこもる心配もなくてすむ。

身づくろいの時間を短縮し、自己満足の快感を防ぐはたらきをするシャワーがすっかり定着してしまうまで、風呂はなにかと物議をかもした。裸体がタブー視されたことも、風呂を普及させない方向にはたらいた。生殖器官をぬぐうという行為は、問題であった。「ぬぐい終わるまで、眼をとじていなければなりません[17]」、とセルナール夫人は女性読者にむかって説いている。なるほど、水が鏡がわりになって、あらわな姿を映しだすかもしれないのだ。医師マリー・ド・サン・ユルサンは、若い娘が入浴するときの、おろおろと困惑した様子を描きだしている。「はじめて風呂にはいる娘は、恥しさに顔をあからめながら、透きとおった水のなかに入ってゆくが、いままで見たことのない自分の宝が映っているのに気がつくと、ますます顔をあかくする[18]」。こうした事態をものものしく論じながら、著者は思春期の娘には時期を選んで身体衛生の習慣を教えるべきだ、との見解をうちだしている[19]。ブラディ伯爵夫人の結論は次のようなものであった。「処法でそう命じられた場合には、入浴すること。そうでないかぎり、月に一回の入浴がせいぜいでしょう。深々と浴槽にからだを横たえるのが好きだなどという性向には、どこかしら遊惰で柔弱な傾向がうかがわれて、若い娘にふさわしいものではありません[20]」。

以上のような状況をふまえれば、あれこれと議論だけは盛んになったわりに、実践のほうは遅々として進まなかったのも、さぞかしとうなずける[21]。人びとは、医師の命令に従って入浴したのであった。楽しみで入浴するには、せめて病気治療のためというお墨付が必要であった。入浴というのはたいそうな儀式だったわけだが、それも驚くにはあたらない。水を運んできて、桶なりタライなり、鉄製の浴槽なりを一杯にし、その後、使った水をすてるという作業は、洗濯や、季節の変わり目の大そうじと同様、ものを元の状態にもどすという、周期性を特徴とする大がかりな家政のしきたりの一つだったのである。

というわけで、主だった変革といえば、身体の一部を洗う習慣がひろまった程度のものであった。このことは、まだまだ一部の人びとに限られていたとはいえ、足浴や手浴や腰湯、半身浴が普及していたことから明らかである。とにかく身体を汚すまいとする気づかいがうまれ、身体を洗う周期が変化しはじめ、さらには、そうした配慮が大切だと説く識者の意見も力を貸して、ブルジョワジーのなかに、衛生につとめる習慣を身につけようとする姿勢ができあがってゆく。ブルセの理論は分泌という現象を重視したが、この分泌の生理学によって、身体の各部の身だしなみに気をつける習慣が大切だとされたのであり、また、都市の衛生化にたずさわった役人たちの理想と実践を支えていたのも、この生理学だった。ブルジョワの身体については、衛生が大切だとねばり強く説きすすめられ、いっぽうで衛生学者は都市の排泄物を相手にどこまでもこれを排斥しようと努めたわけだが、実のところこの両者は同じ企てにほかならない。すなわち、汚物の脅威を無くしてしまおうとする企てである。この脅威がどのようなものであったかといえば、悪臭の危険におびえたというよりむしろ、汚物がつまってしまうのではないかと、それを恐れたのであった。

身体を洗う機会がふえていくにつれ、洗浄に用いられる液剤の数もふえていく。香水の信用が落ちたのといれかわりに用いられるようになったのだが、くわえてこの液剤は、身体に活力をつける効果があるというので大いに推賞されたマッサージの塗擦剤に使われただけに、いっそう伸びが著しかった。マッサージにかぎらず、日頃の身体の手入れ、身だしなみにはどういうものがあるか、たちまちリストが作成される。わざわざ頭に垢をつけるようなポマードの流行は、もうすたれていた(22)。理由は考えるまでもない。髪の衛生といえば、もつれをほどき、定期的に目の細い櫛を入れ、就眠前にブラシをかけ、編んでおくことだったのである。サレルノ学派の唱えたあの禁止令が生きていて、髪は洗わないことになっていた。セルナール夫人は、ほこりを払うには、かわいたタオルでふくのがいい、と勧めている。[23] おしゃれな女性がせめてもできることといえば、石鹸液をスポンジにふくませ、慎重にそっと髪になでつけるぐらいのことだっただろう。シャンプーが用いられるようになるのは、第三共和政以降にすぎない。とはいえ、それも幸いだった、といえるだろう。というのもそれまでは、髪からただよう香りは、女らしさの切り札のひとつとされていたのであり、香水も、女性はむやみに使ってはならない、とされていたのである。

口腔衛生も、細やかになってゆく。ロンドは、くさい息をしないよう、毎日歯みがきを励行するように忠告している。たいてい行なわれていたのは、前歯だけをみがくやり方だったが、[24] かたくそれをいましめて、歯という歯はすべてみがくように、というものであった。セルナール夫人は、よい香りのする粉を使うように、とすすめている。[25]

身体のすみずみまで衛生につとめる習慣も大切だったが、さわやかな体臭はそれ以上に、質が良く清潔な下着を身につけるかどうかにかかっていた。[26] この方面でも、下着を取りかえる間隔が短くなってきたことに、進歩のほどがうかがわれる。衛生学者たちは、週に一度は取りかえさせようと努力した。こうして洗濯の間隔が短くなり、[27] 神経がとぎすまされて、清潔な下着のよい香りに敏感になってきたことから、タライや下着入れの箱や箪笥の引き出しなどにも香水をふくませるようになってきた。いわゆる身体衛生が普及してゆくずっと以前から、こうした習慣の方が先に普及していって、衛生の習慣を促進したのである。[28]

とはいうものの、ブルジョワジーにおいてさえ、新しい生活態度が定着してゆくのは、実のところ、まったくもって遅々とした歩みであった。化粧室がめったになかったことをみれば、そのことがわかる。ビデがひろく用いられるようになったのは、十九世紀も終わろうとする頃だった。[29] イギリスからの舶来品であるタブを使うのは、長いあいだスノビスムのしるしであった。一九〇〇年の時点で、パリのブルジョワジーの大部分は、依然として時たま足湯につかるだけで満足している。[30] 競売売立目録によれば、当時の医者たちは、半身浴用の浴槽をかなりそろえていたらしいが、つまり彼らは、衛生を促進する任務を帯びた前衛であった。[31]

こんな時期であったから、エリートも知らない生活習慣を民衆に押しつけるなど論外だっただろう。というわけで民衆は、あいもかわらず、油じみて臭い垢にまみれたままの生活を強いられるか、せいぜい公衆浴場にとびこんで、腐臭ただよう非道徳的な混浴にまみれるのが関の山だった。ギー・チュイリエの指摘によれば、ニベルネー地方で身体衛生の習慣がひろく定着するのは、一九三〇年以降のことだという。(32) それまでのあいだ、学校や兵営や体育協会で行なわれた訓練は、ほとんどうわべの外観だけに的をしぼったものでしかなかった。櫛の使用をめぐってくりひろげられた闘いの一件や、教師が行なうならわしになっていた衛生指導のための巡回の様子をみても、あるいはまた、フィエ夫人が『二人の子どものフランスめぐり』のなかで授けているさまざまな忠告を読んでみても、はっきりとそのことがうかがわれる。(33)

それでも、いくつか特定の場所では、ブルジョワジーの企図にそって練りあげられた諸規範がいち早く適用されていた。この方面で実験室の役割をはたしたのは、寄宿舎もさることながら、やはり監獄であった。監獄では、新しい要請を象徴するような、先駆的な実践が、いろいろとくりひろげられていた。一八二〇年になると、ヴィレルメが、(34) 囚人たちに髪をとかさせ、毎朝洗顔の務めをはたさせるよう、また、手は一日に数回、足は毎週洗わせるよう、要請をだしている。ヴィレルメは、毎週一回、囚人たちに、衛生検査をほどこすように説いた。彼の要望は、新しく入ってきた囚人の身体を洗うようにすることであり、また、司法当局が短髪を規則化するようにすることだった。一世紀もたてば、衛生学者は学校の児童に、そっくり同じことを要求するようになるであろう。

ブルジョワジーの赤ん坊に乳をやりにくる「通い」の乳母たちも、衛生学の規範に従わされたが、里子をあずかる家庭で実施されていた規範にくらべても、いっそう厳しいものだったにちがいない。医師たちは、こうした乳母たちについては、日に一度は入浴させるよう、また、口と胸と生殖器官を毎日洗うことを義務づけるようにと、勧告していた。(35) これらの女性が自分の村に帰ってからどの程度の影響力を及ぼしたのか、そこのところは定かではない。

田園では、小川で水浴びするのが唯一の身だしなみの習慣といった、伝統的に不潔な階層が、衛生学者の定める掟のつくりなす支配的な価値－象徴の体系に組みいれられるようになるには、まずもって水を治めることが先決だった。この点にかんしては、まだほとんど研究がすすんでいないが、十九世紀半ばにかけて目立った進展がみられた。ここでは、ミノ村の例が何からなにまで典型的な参考例になる。新しく整った水回りをみればわかるように、水飼い場、雨水溜め、ブナの水飼槽、洗濯場、泉といった複雑な水の利用システムが共同体一帯にめぐらされてゆく。こうして、一八七五年ごろには、村の治水がすっかりできあがっていった(36)。これにつれて村の女たちの社交の場も、使われなくなった井戸端をはなれ、新しい仕事の場を中心にかたちづくられてゆく。同時に、家庭衛生と身体衛生の戦略がはじまり、むろん、これまた遅々とした歩みではあったものの、都市で練られた複雑な戦略がくりひろげられていこうとする。こうした農村地域においても、水路を統御することによって、日常のさまざまなふるまいを規制するあらたな機構《エコノミー》の創出が可能になっていったのである。

嗅覚と優雅の新しい表象

七月王政時代に入ると、ダンディを気取る洒落者か、あるいは「男色」家でないかぎり、優雅な紳士はもはや香水を使わないようになっていた。せいぜい、かすかにタバコのにおいをただよわせる程度だったが(37)、女性をこのタバコのにおいで悩ませないよう心がけねばならなかった(38)。男性が自己を顕示するような時代はすでに終りを告げたのであり、モードや衣裳の歴史家たちがみごとにこのことを明らかにしている。よく知られているように、男性のおしゃれはこまごまとしたニュアンスに富んだものになってゆくが、こうしてできあがってゆく新しいおしゃれの典範は、もはや香りのニュアンスを問題にしてなかった。とにかく強烈な匂いをさせないということが、つね日頃から衛生に気をつけていることの証拠とされ、まさにそれが趣味の良さの決め手とみなされていた。清潔さを象徴するように、下着からかすかにただよう、ありともつかぬ匂い、それが、無臭のブルジョワのあかしであり、そのブルジョワに、もはや体臭をかくす濃厚な香水など不要であった。

そのかわり女性のほうは、男性の旗じるしとなり、「夫が生産する財の儀礼的消費のにない手[39]」となって、父親なり配偶者なりの地位や財産を象徴する使命を授けられたのは、周知の通りである。凝った布地や、派手な色づかい、これみよがしの華美は、これ以後、女性だけのものとなる。それらは浪費のしるしであり、こうした浪費こそ、およそいっさい労働とは無縁な高みに女性をまつりあげるものであった。

嗅覚の領域でも、優雅の典範はますます洗練の度をつよめてゆく。十九世紀末まで、人びとに許容された香りの範囲は、ごく狭いものだった。大なり小なり流行の波はあったものの、上流社会は、マリー・アントワネットの宮廷で定められた美学を遵守していたのである。ことに七月王政時代は、医師たちが臭いの衛生にやかましく、香りのメッセージは軽微なものをこえぬよう、また、香水は自然のほのかな香りにとどめて、麝香や竜涎香《アンバー》や麝猫香《シベット》などの、動物性の強烈な香りはさけるように、と勧めていた[40]。

このように繊細さが好まれ求められるようになっていくにつれ、美容術も新しいものになってゆく。美しさと「優雅な清潔さ[41]」を一致させようというのが、そのねらいであった。髪紛やおしろいが（白も紅も）まったく使われなくなり、ポマードもむやみには用いられなくなった事実が、この間の事情を語っている[42]。トゥルテルは、衛生とモードの新しい要請を次のようにみごとにまとめている。「真の化粧品とは、清潔を保つための水性の液剤であり、垢をおとし、皮膚を柔らかくするための塗油剤のことであって、たとえば、いろんな乳液、新鮮な油脂、鯨蠟、植物脂肪、カカオ脂、石鹼、アーモンドペーストなどがある」。ことに「金属性酸化物はいっさい[43]」使ってはならない、とトゥルテルはつけくわえている。大切なのは、顔料や塗料で顔をおおわずに、皮膚に空気を通してやり、気孔をひらいてやることであって、そうして女らしい匂いがひろがるようにしてやることだった。

香水がすたれていったという事実は、どの観察者も一致して明らかにしている。大物のひとりであったリンメルをはじめ、専門の調香師たちはみなこれを嘆いたものだった[44]。おしゃれな女性たちは、邸内に調香師を召しかかえて香水をつくらせるしきたりを、ふっつりとやめてしまった。それまで、この調香の仕事は、微妙な香りをかぎわける鼻の修練の場であったものを、それがめっきり影をひそめてしまったのである。この事実は、どれほど強調しても大げさではないだろう[45]。ルイース・クレーもまた一八六〇年に、浴用の香水製造は事実上なくなってしまった、と記している[46]。髪粉が用いられなくなってからというもの、髪に香料を使うべきかどうかについては、長期にわたる論争が続いていたが、どうやらこの件に関しては、とびきりあだっぽい女性だけが[47]、思いきって大胆なところをみせていたようである。

若い娘は香水を使わないのが良き趣味とされた。それというのも、そんな風に露骨に男心をそそるような真似をするのは、慎みぶかい乙女にあるまじきふるまいであり、そんなことをしては、結婚相手をみつけたいという胸の内をありありとみせてしまうも同然ではないか。それればかりでなく、香水を使ったりするのは、せっかく娘に授けられた強力なきり札の一つをむざむざと捨ててしまうことではないだろうか。いまだ男性の精液にけがされていない華車《きゃしゃ》なからだだけにただよう匂いを、わざわざ消してしまう必要はどこにもない。たとえ、ごく淡い匂いの香水だろうと無用である。「処女の放つマヨナラの甘い香りは、アラビアのありとあらゆる香水を集めたより、いっそう甘美にひとを酔わせる[48]」。

どんな場合でも、いわゆる香水を皮膚にすりこんだりしてはならなかった。ただ、芳香性の化粧水――バラやオオバコ、ソラマメ、イチゴなどのエキスを使ったもの――や、オーデコロンだけは許されていた[49]。身体と身体がふれあわないよう気をつけるエチケットは、これまでになく固く守られるようになった。このような礼儀作法がきびしくなるにつれ、身につける小物も数が少なくなり、かたちも小ぶりになってゆく。衣裳ダンスにほのかな香りをこもらせ、その香を下着にしみこませるのは良き趣味だったが、身づくろいに使う布類に香水をふくませるのはもはや良き趣味とはみなされなかった。心をときめかせるような芳しい香りは、もっぱらハンカチと、[50]いくつかのアクセサリーだけにかぎられる。すなわち、扇とか、舞踏会にたずさえてゆく小さな花束を包むレースとかで、いちばん官能をくすぐるものといえば、手袋や、指なし長手袋、スリッパなどだった。

とはいえ、このように新しい禁忌がもうけられると、それなりのみかえりもあるものである。香水は、身近な品々に使われるようになり、その香りは、女の威光を遠くからうつしだし、そのありかをさししめす。そのような香りは、ひきたて役となって、女のからだの匂いをほのめかせ、際立たせる使命をおびる。要するに、和解しがたいものを和解させる使命をおびているのである。距離をおく、ということは、結局、誘惑するのに役立つ。つまるところ、この慎ましからざる慎ましさは、エロティシズムに有利にはたらくのである。

このように複雑な意図を考えれば、いきおい動物性の香水がすたれ、花の香りがもてはやされるようになったのも無理はない。花の香りは、肉体の匂いと競合せずに、女と花との奇妙な共犯関係をつくりなしてゆくのである。「自然の香りと陽光、ここでこそ嗅覚がはたらかねばならない」と、一八三八年、ロンドは公言し、[51]ブラディ子爵夫人も、妥協的な意見を述べている。「わざわざ調合した香水は使わないようにと申しあげましたが、自然の花々の放つ香りであれば、身体に何の害もあたえないかぎり、たいへん結構だと思います」[52]。自然なものという要因も大切だったが、この際、優雅であるかどうかを決定するのは、調合の加減であった。香水と、香水よりは幅ひろく許されていた化粧水と、二つのリストを並べてながめてみると、第二帝政の中頃まで、少しの変化もなく、一定のままである。一八六〇年頃になると、香水製造業者たちは製品の質を高めようと努力しはじめたが、その際、ハンカチ用香水に用いられた基本的なエッセンスの種類は、依然として数のしれたものだった。リンメルによれば、ベースになるのは次の六つである。バラ、ジャスミン、オレンジの花、カッシー、スミレ、チュベローズ。(53)この六つの香料をベースに、組みあわせを考えていろんなブーケをつくりだすのが、香水製造業者の腕のみせどころであった。ポマードの製造に際しては、このほかに黄水仙や水仙、モクセイ草、ライラック、西洋サンザシ、バイカウツギも使えたらしい。このような状況だったからといって、なにも理論家たちの命令が厳しかったから、とだけはいいきれないだろう。一八六一年にドゥベーが指摘しているように、パリの調香師たちは、「強烈な香り、くらくらするような、神経にさわる香りをしりぞけ(……)、清々しい香りの香水しかつくりださなかった」(54)のである。

強烈な香りをさけようとするこうした傾向を、同時代の人びとは理にかなったものと受けとめていた。医師たちは、十八世紀末にたたかわされた旧い論争をむしかえす。以来、動物性の香水が信用を失い、腐敗物質とみなされるようになった、例の論争である。こうして、動物性香水がほとんど使われなくなったのを、彼ら医師たちは良い傾向だとよろこんでいた。呼吸にかんして正しい衛生学をうちたてなければという考えがひろまり、それだけに、動物性の香水に対する警戒心はなおさら大きくなっていった。動物性の香水を身につけると、心理面に混乱をきたすのではないかという危惧の念が強まったが、それは、精神医学の発達にともなったものだった。「香水の濫用は、ありとあらゆる神経症をひきおこす」と、すでに一八二六年に医師のロスタンが書いている。(55)「ヒステリーやヒポコンデリーやメランコリーは、そうした神経症のもっともありふれた例である」。なかでも貧血症の娘たちにとって、このような危険性は実に深刻であり、妊娠した女性とならんで、彼女ら娘たちは、正真正銘の嗅覚異常(嗅覚《パロ》錯誤《スミー》)に、いや、悪臭症《カコスミー》に悩まされているのである。医師オブリーは、若い娘を対象とした論文のなかで次のように記している。「彼女たちは、角《つの》の焦げた匂いとか、他にも大なり小なり腐臭性の臭いを我慢している。いや、それどころか、好きこのんでそんな臭いをいちはやくかぎつけるのだ」(56)。このことだけでも、とかく貧血症に悩む若い娘たちに香水を使わないようにと勧めるのに十分な理由となったにちがいない。

医学の言説に目を通すと、きつい、息づまるような香りは不道徳であるというテーゼが、明瞭ではないが、言外に読みとれる。とくに女性の読者に警告を発しているくだりに、それが著しい。パストゥール革命が始まると同時に、攻撃の矢はにわかに激しさをます。香水でひとを誘惑しようとしたり、「品のよくない煽情性」[57]を求めたりするのは、「遊惰でだらしのない」教育のあかしであり、神経をことさら刺激して、「女性化傾向《フェミニスム》」を助長し、淫乱な性向を助長する、というのである。あわれな「変質者」にあげられる人びとの数はますますふえてゆき、そこにタルディユの「嗅ぎ魔」が加わることになる。時まさに、強壮効果と消毒効果のある液剤《ローション》に有利な時代であった。

このような精神医学の戦略は、何よりもまず腐敗にたいする恐れから強烈な香水に異議を唱える声があがりはじめた時代にくらべると、いっそう教化的な性格をつよめ、おかげで、イポリット・クロケの大著の公刊以来いささか停滞気味であった嗅覚論《オスフレオロジー》は、たとえば香水の使用の一件をみてもわかるように、再び活発化する。ことに経験論的心理学が嗅覚にたいしてあらためて関心を示したのもこの時期であった[58]。

しかしながら、事はそう簡単にわりきれるものではないだろう。自然な匂いがもてはやされ、刺激的な動物性の香水がかたくななまでに忌避される時期が長く続いたという事実は、明らかに、もうひとつ別のことを意味している。そのような洗練された嗅覚のありかたは、社会心理について教えるところが少なくないのである。それらさまざまな社会心理のどれを特に、というのではなく、ここでは、まだ十分にあとづけられてない方面を、いくつか指摘しておきたいと思う。

「ブルジョワは、自分の富を、見せびらかすために使ったりしない[59]」、彼らにとって、富は存続するために必要なのだ、とロベール・モージは書いている。すでに述べたが、このことだけをとってみても、浪費の象徴である香水がなぜ敵意をもってあつかわれたのか、理由は明らかであろう。なにしろ、はかなく消えてゆく香水は、量を重んじる精神をあなどる、許しがたい損失のしるしなのである。だが実を言えば、このような議論は、十九世紀のブルジョワにはそれほどあてはまらないように思われる。十九世紀のブルジョワは、ヴェルナー・ゾンバルトが描くような、たんなる義務をはたす人間、享楽に敵対し、およそ感覚的なものの一切に敵対するような人間ではもはやないのだ。彼らは、自分たちの地位を正当化したいという思いにとりつかれ、これ以後というもの、血統にあこがれるようになり、貴族的な放埒さを羨んで、その真似をしようとしはじめる。年を追うごとに彼らブルジョワは、社会のなかで、本能を抑制する人間の代表ではなくなってゆく。それどころか、贅を見せびらかすことにかけては、彼らこそ、再びその口火をきった張本人だといっても過言ではないだろう。ショセ゠ダンタンのさまざまな流行が、たちまちその華々しさで、フォブール・サン゠ジェルマン街のひかえめな魅力をしのいでしまう。したがって事態を理解しようとすれば、最良の方法は、こちらショセ゠ダンタンの側から考えてみることだ。七月王政のなかばまで、良き作法が決められたのは、ここ、ショセ゠ダンタンであった。シンプルなものを求めようとする新しい傾向が、この界隈に定着してゆき、それがいかにして優雅の規範となっていったか、いろんな論者のなかでも特にフィリップ・ペローが、みごとにそれを明らかにしている。王政復古以来、社会的なヒエラルキーはますます細分化されてゆき、社会的表徴も複雑になっていって、予想もしなかったような分割線がひかれていった。清潔をこころがける新しい習慣が富める者と貧しい者をわけへだててゆくいっぽうで、局外者にはそれとわからぬような細かい諸々の規範が、富める者の世界をさらに細分化してゆく。嗅覚のメッセージにデリケートなものが選びとられたという事実は、間違いなく、社会的差異《ディスタンクシヨン》をつくりだすこのような複雑な戦略の一担をになっているのである[60]。

そればかりでなく、優雅が尊ばれていったこのような社会層で、特に花の香りが好まれ、動物性の香水がうとんじられたという事実は、ひとつの「王政復古」現象としても解釈できるのではなかろうか。というのも、そうした傾向は、アンシァン・レジーム末期の流行《モード》への回帰を表わしていると同時に、けばけばしいおしゃれの放棄をあらわしているからだ。反＝大革命の象徴であった伊達男《ミュスカダン》ぶりとまではいかなくても、少なくとも例の派手な「伊達女《メルヴェイ》ぶり《ユーズ》」や、執政官時代の成りあがり者たちのおしゃれに背をむけているのである。そこには、帝政時代の宮廷ではやった美々しい派手な衣裳を拒否しようとする姿勢がうかがわれる。けれども、このような流行現象は、複雑にいりくんでいるので、ともすれば極端に異なる諸説をすべて肯定するようなことにもなりかねないから、そうした流行解釈にのっとって考えるよりも、別の原理にたって理解したほうが確かなように思われる。

当時、女性のものとされたあらゆる美徳のなかでも、十九世紀は特に慎ましさを絶対的なものとした。化粧が禁止されたり、濃厚な香水が嫌われたりしたという事実は、道徳、視覚、美学にかかわる、複雑な一大表徴体系の一部をなしている。「かざりけのない清潔さ、心身の自然な魅力と優雅、ほがらかさと慎ましさ、そうしたものこそ、数ある美容のなかでもいちばん効果のあるものである」[61]。すさんだ肉体からただようあくどい匂いや、強烈な香り、麝香の香りのするおしろいなどは、娼婦の閨房か、淫売宿にまかせておけばよいのだ。ここでは、売娼婦という反面教師のおかげで、優雅の定義がよくわかるようになっている。

かすかな香りを放つ、自然な女ー花、というサンボリスムがしだいに広まってゆくが、そこには、情動を抑圧しようとする強固な意志がはたらいている。ほのかな匂いは、透きとおった身体というイメージをよびおこすのであり、その身体は、ただひたすら魂を映す鏡であってほしいのだ。これまた、動物性の脅威をやわらげ、女のもつ欲動を鎮めようとする、大いなる戦略といえるだろう。女はバラであり、スミレであり、百合であれ、とにかく猫とか、麝香の香りのする動物だけにはなってくれるな、というわけである[62]。こうして、女を語る言説のなかでは、花々のイメージが優位を占め、禽獣の系列からかりたイメージは放逐されてゆく。このように優勢になってきた植物の系統のなかでも、特に想像力をかりたてる源泉になったのは、野や畑の清らかな花々であった。熱帯のつる草や、異国の植物、有毒の花々といった、心まどわす異国趣味はまだ先のことである。うら若い乙女をめぐってはぐくまれていく、このような甘いサンボリスムは、愚にもつかぬものとみなされているのか、長いあいだ研究対象にとりあげられることもなくなおざりにされているが、そこには、執拗なまでに心をかたむけて女を聖化しようとする企みがひそんでいる。聖母マリアの祭壇を飾る花々さながらに、女が花と咲き匂わんことを。聖体の祝日に仮祭壇を飾る花の姿そのままに、女が自らの身体を飾らんことを。初聖体を縁どる花づたがかぐわしく香るように、女の秘める美徳の数々がかぐわしくたち匂ってその生命を清めてくれんことを。そうすれば、身心をかき乱すあの動物性の脅威は、はや恐るるにたらぬものになるだろう。このような領域にあって、貞潔を説く説教は、おそらくかなり大きな位置をしめたにちがいなく、医学的言説だけに研究がかたよって、それが忘れられるようなことがあってはならないだろう。

身体のメッセージの意匠

けれども、何といっても大事なことは、慎ましさというものが何を意味しているのか、その深い意味をさぐることである。何かもの言いたげなよそよそしさ、それとない誘いかけ、ふとした心の乱れの告白、恥じらいに頬を染め、識ってはならぬ誤ちをもしや犯しでもしたらと、たえず気にするそぶり、そうした態度は、たくみな性的戦略をあらわしており、微妙な香りのメッセージというものも、そのような戦略のなかの一つに数えられるのではあるまいか。[63] 処女のからだから匂いたつ自然なにおいや、ほんのりした薄化粧は、誘惑の罠のなかでも、もっともエロティックなものとしてうけとめられていたのではないのか。「香水は、いかにも快く、はっと嗅覚にうったえる程度に工夫すべきである」[64]。ドゥベーは、こうした慎ましさのエロティシズムを数句に要約している。このような大きな戦略の枠組みのなかで、嗅覚はある新しい役割をになわされることになる。かぐわしい香りの誘いかけは、あからさまで露骨な挑発よりも慎ましやかで、いちだんとニュアンスに富み、おそらく裸体の魅力にもまして心かき乱すものであり、それこそ、ひとを誘惑する曖昧さにうってつけなのである。そのうえ香りの誘惑は、表面的には無心な様子を保っておれるという利点をあわせもっている。からだをつつむ衣服が、それとなく身体の丸みを隠すようでいて、その実それをあからさまにし、強調しさえしているのにくらべれば、ほのかに香る身体から発せられる愛のメッセージは、まだしも慎ましさにそむかぬものという。

社交界でのしきたりの変化にともなって――いや、それに先立って――嗅覚の学問的表現も変化してゆく。ひとりひとりが各々ちがった匂いを放つという事実が、これほど注目を集めた時代もないだろう。学者のバリュエルは、各人の匂いを識別する学問的方法を発見したと称した。というわけで彼は、血液の匂いにかんするその発見を司法警察に提供することになる。(65) 指紋が使われるようになるのに先立って、嗅紋を提案したというわけだ。身元調査の知られざる一頁である。

当時はまだ、医師たちの誰ひとりとして、人間にとって性にからむ分泌物のにおいが性欲を刺激する役割をはたすという説を、認めようとする者はなかった。動物であれば、そういう性質の匂いが生殖本能を盛んにする、とロスタンは指摘している。だが「人間はそういうわけにはいかないのだ」、(66) と。エロティックな機能は触覚に授けられるもので、(67) 愛撫だけが性欲を刺激する、とロンドも断言している。イポリット・クロケの記すところでは、動物にとって嗅覚は、「はげしく欲望をそそる感覚」だが、人間にとっては「おだやかな感覚」(68) なのである。ブルーメンバッハやゾーメンリンクといった人類学者は、黒人がいちだんと獣にちかいことを証明したといわれているが、(69) 彼ら黒人たちが、匂いのもつ性的な力になみはずれて敏感なのはその証拠だというわけであった。

家という空間の中心に位置して、女はその演出家となる。慎ましさの規《のり》をこえない範囲で、生活環境をエロティックなものにしようと、たくみな意匠をこらしはじめるのだ。いまや日常の生活の場は象徴の森と化している。この時代の想像力は、他のどの場所よりも、室内空間にみてとれる。バルザックもまた、『結婚の生理学』のなかでそのことを認めている。煽情的なものでさえなければ、植物性の香水は、部屋や閨房の雰囲気をかざるのにふさわしい、と。これにたいし、麝香は、いや麝香ばかりでなく、百合やチュベローズも御法度で、バラも歓迎されなかった。

香炉は、依然として上流社会の若い娘のそなえるべき必需品のひとつだった。[70] 薫香もまだすたれてはなかったが、使うのは病人の部屋だけにしようとする傾向にあった。[71] 新しくはやりだしたのは、芳香を放つ蠟燭で、[72] 蠟燭はもともと必要品であったから、なにもあやしまれはしなかった。とにかく、これ以後というもの、大切なことは、誘惑しようという意図を、必要性という口実のもとに隠してしまうことである。下着に香水をふくませるのは、衛生上のことにすぎない。便箋からただようほのかな香りにしても、文《ふみ》をしたためた女性からたち匂う自然な香りがそこにうつったのだと考えて不思議はないのである。

バルザックは、香水の香がたちこめながら、それでいて嫌味を感じさせないような屋敷の玄関や閨房を描きだす名手であった。[73] オーギュスティーヌを圧倒し、サン＝ドニ通りの呉服屋の娘と、ソフィスティケートされた貴婦人とを隔てる溝をまざまざと思いしらせるのは、ソメルヴィユ夫人の館の心憎いまでのたくみな香りの演出である。閨房は、バルザックの創りだす世界にただよう芳香の極として描かれる。これはいたって当然のことである。というのも、バルザックの作品において、良い香りは、たいてい次のような語彙と結びついているからである。すなわち、花々／女／パリジェンヌ／若さ／恋人／富裕な／清潔な／垢ぬけした、といった語彙。いっぽう、悪臭の方は、次のような語と結びついている。すなわち、汚染された／汚ならしい／すしづめの／貧しい／老いた／民衆、といった語。

鳥をめでるのもそうだが、花に親しむのは無垢のしるしである。「女性は天性から花を好むものなのです」と、ブラディ伯爵夫人はきっぱり言いきっている。[74] 売春婦たちでさえ、失恋した時など、そんな趣味で心をまぎらわせていた。ノヴァーリスからネルヴァルにいたるロマン主義者によれば、うら若い乙女は、現身の肉体をもたぬ密やかな存在であって、無限の呼び声を敏感に聞きとり、野に咲く花さながら、詩の彼方にむかって、かぐわしい小径を架けるのだ。花と女とのこのような親近性、密やかな両者の調和は、いやがうえにも女を象徴的な変身へといざない、両者の混同をはぐくんでゆく。オーレリアの姿が花咲く庭と化すのを待つまでもなく、つとにセナンクールが、つましいスミレについてこう語っている。「ふと眼にするだけで、たちまち欲望をかきたてる魅力をそなえ、それでいて、かすかな不安をいだかせ、そこはかとなくものの虚しさを感じさせる花。ひとを愛したいという漠とした気持。愛されたいと願うひそかな気持。デリケートな情愛」(75a)。好色な男たちなら、花をつみとり、さっさとその香を吸ってしまうものだが、ミシュレはそれをいましめ、花をはぐくむ庭師たる夫に、次のように勧めている。そんなことをするより、「かよわい花を茎のうえに残しておいてやって、自然のままに育ててやるほうがいい」。「ある花には、接木をしてやり、別の樹液をそそいでやること。そんな花は、まだ幼くて成熟していないのだ。またある花は、おとなしくて可愛らしく、よく水を吸う。こんな花にはただ水をやりさえすればいい。生命の水を注いでやるだけで、あとは何もしなくてよい。(……)その愛の花粉は風にのって運ばれてゆく。だから、しっかりと風をよけ、散らないようにしてやること。なによりその花粉を豊かに育ててやることが大切である」(75b)。すでに花ひらいて、身をなびかせる無心な花なら、実をつけてやろうと思うことで、男のよろこびはいっそうふくらむ。

　このように花がうけいれられるようになったのは、新しい出来事である。インゲンハウスによって光合成のしくみが明らかにされ、そのおかげで花がうけいれられるようになったのだ。「花や葉が発散する有害な排気と、香りをはこぶ発散物とは、まったく別のものである」とインゲンハウスは書いている。「前者が危険なものであるのと同じぐらい、後者はその本性からして無害なのである」。「植物の香りは、植物の発散する毒気とは何の関係もない」(76a)。この二つのものの分離は、決定的であった。香りのつよい植物ほど危険性が大きいという考えかたがなくなってしまったのである。花は、葉ほど恐ろしいものではないのだ。危険をさけるためには、植物をそばにおいて眠らないようにすればよいし、日中のあいだ植物を置いていた場所に風を通し、あまり大ぶりの葉をつけた植物は室内におかないようにすればよい。いやそれどころか、天の光をうけた花の香をかげば、女性の傷つきやすい神経は休まるかもしれない」。植物には、およそ神経というものがないから、女性にとってはやさしい伴侶であり、心をしずめ、元気をつけてくれる友、いっしょになって無邪気になれる友である」(76b)。とはいいつつもミシュレは、道徳的な配慮を忘れずに忠告するだろう。花束の「いりまじった香り」は危険だから、「幼い女の子」にはかがせないように、と。

新しい理論に勢いをえて、花は一挙に力をもりかえす。十八世紀の庭園では、花のはたした役割は影のうすいものだった。貧乏人の庭では、せいぜい菜園の縁どりでしかなかったし、イギリス式庭園の人工的な自然景観のなかでも、すでにみたように、嗅覚は補助的な役割しか占めていなかった。嗅覚の使命といえば、視覚と聴覚という高貴な感覚の生みだす印象を補強するものでしかなかった。ピクチュアレスク・ガーデンないしは風景式庭園をあつかった十九世紀初期の研究書を読むと、こうした領域にかんしては、ほとんど事実に変化がなかったことがわかる(77)。変化の動きは、ひろびろと見はるかす庭園からではなく、温室と、ブルジョワの庭の生け垣からおこってこようとしていた。

十九世紀になって温室が普及してきたという事実は、私生活の研究にたずさわる歴史家の注目に価するものであろう。モデルとなる温室のタイプは一つにとどまらない。ウィンター・ガーデンあり、異国の植物を一年中保護するための温度の高い温室あり、また、オレンジ園をひきついだタイプの、それほど高温でない温室ありといった具合である。このオレンジ園のような温室では、気候のよくない時節のあいだ、植物を強い寒気から守るようになっていた。長いあいだ、貴族と大富豪だけのものであった温室は、しだいにその数をふやし、まずはじめにイギリスと中央ヨーロッパ(78)、次いでフランスに普及してゆく。

建築の専門家たちは、温室が母屋つづきになってなければ、と主張した。寒い思いをせずに足を運べるのでなければならないし、雨にぬれるなどもってのほかというわけである。彼ら建築家たちの構想では、たんなる芳香のかおる小径といったものだった温室は、やがてあのプレジャー・グラウンド、つまりフランスでは花菜園とか花卉《かき》園とか呼びならわされたものへと拡大していく(79)。こうした温室は、住まいの延長であり、私生活圏の拡大をあかすものであった。どんな時にも散歩道に使える場、ということは、そこに花蔦をからませたアーケードがしつらえられたり、ベンチが置かれたりしたということで、このような温室は、ふとした出会いの場となり、逢引きの場、アヴァンチュールの場となってゆく。温室は、家庭空間にはりめぐらされた監視の眼をくぐる。つまりそれは、逃げ場なのである。夏場には、高温でない温室なら、休憩室や読書室、食堂に使えただろうし、さらには舞踏場にも使えただろう(80)。

あれこれ考えてみれば、温室は危険のない場所とはいえず、その「病態」をぜひとも規制する必要があった。いろんな植物が発酵するかもしれず、腐蝕土も腐敗してゆく可能性があるから、うっかりしていると、温室はおそろしい沼地となり、住まいのただなかにある瘴気の貯蔵所ともなりかねない(81)。是非とも換気が必要であった。

年とともに、温室はブルジョワ階級にまで普及してゆく。温室は、「今では、ちょっと立派な庭なら、かならずそなえていなければならぬ附属品である」と、一八六六年、エルヌ男爵が記している(82)。おりしも(83)、フランスでは、ゾラの『饗宴』に描かれているようなあの温室でのサロンが流行中であった。

ごく早くから、少なくとも中央ヨーロッパにみるかぎり、温室のなかで、女と花とのあいだに、たくみな結合の妙といったものができあがっていた。極端な場合には、温室がどんどん拡大していって、住居をも占領しかねない勢いだった。いろいろな植物や花々が壁や階段をうずめ、閨房のなかに入りこんでくる。家庭空間は花の装飾と一つになり、住まいのなかには、植物の香りがいっぱいにたちこめる。博物学者ボリ・ド・サン＝ヴァンサンの語るところを聞いてみよう。一八〇五年、意気揚々とウィーンを訪れた折、いかなる衝撃にうたれ、魅了されてしまったか、そのさまをサン＝ヴァンサンは伝えてくれる。「かの地では、ほとんどの貴婦人の住まいが温室で飾られ、冬でもすばらしい花々が香っているのを眼のあたりにしたが、私にとってははじめてのことであり、心を奪われるような思いがした。いまもうっとりと思いだすのは、C…伯爵夫人の閨房で、ソファーはまわりをジャスミンの花でかこまれ、そのジャスミンの下にはチョウセンアサガオが床一面に、そして二階全体に這っていた。寝室から閨房へと通じていたが、そこを通ってゆくのは、ほんとうに茂みをくぐりぬけるような趣きがあり、アフリカのヒース、アジサイ、ツバキなど、その頃はごく珍しかった花々が茂みをなして咲きみだれ、他にも高価な草木が帯状にのびるように植えられ、さらには、色とりどりのスミレやクロッカス、ヒヤシンス、その他の花々がびっしりと床をうずめていた。むかい側が浴室になっていたが、そこもまた温室づくりで、カミガヤツリグザとアイリスが、大理石の浴槽と水道のまわりを、からみあうように飾っていた。二重窓も、まけじとばかり、花をつけた美しい植物で飾られていた……」(84)。

上・中流のブルジョワジー、さらには小ブルジョワジーむけの庭の美学ができあがっていくのは、十九世紀初頭のことである。外国の庭園ばかりが注目の的になって、いくぶん影のうすい感じがするけれども、これこそ本書にとっては重大な出来事である。ブルジョワの庭というのは、造園家たちが、狭い空間を相手どって思案をかさねたあげくにできあがってきたものだ。この際、風景をつくりだすべく自然とはりあったりするのは馬鹿げたことであろう。「ブルジョワの家のかたわらの一アルパンにも満たない空間のなかでは」、花園と「樹林（これだけが唯一のみせ場）のほかに、ふさわしい組みあわせは考えられない」(85)。これほど境界が狭くては、視覚のよろこびにあわせて庭の構図を考えることもできなければ、視線の法則から想を得るわけにもいかず、造園師たちは、「小ぎれいな光景」だけに目標をしぼることになる。ピクチュアレスク・ガーデンのなかでも、これだけは、嗅覚に無視できない地位をあたえていたものだった。

このような造園が実現したのは、ちょうどガブリエル・トゥーアンが、花壇の数をふやして、花々が豊かに咲き匂う公園を再興しようと熱意をもやしていた時期と一致している。トゥーアンの弟子の何人か、ことにバーイは、師のめざした原理をブルジョワの庭の生け垣にも応用し、その構想を体系化しようとつとめた。

庭の持主は、およそ雅を志すなら、なによりもまず、花卉《かき》園と菜園を区別する心がまえをもたねばならない(86)。プチブル階層の人びとは、菜園の縁や帯にしか花を植えようとしない習慣をなかなかあらためようとしないが(87)、そんな習慣はすててかかる必要がある。鑑賞用の庭は垣でかこい、菜園は壁でかこうこと。つまりここでもまた、二つのものを分離することが肝心なのである。住まいに続く空間は、自らが所属する家庭空間にいっそうの広がりをあたえると同時に、それとは区別されて独自に構築されること。「主屋にくわえて、もうひとつ離れがあるようなものだ」。すでに一八〇八年の時点で、アレクサンドル・ド・ラボルドはそう書き記している(88)。

庭で時をすごす際にも、屋内と同じようなすごしかたがいる。ここでもそっくり同じ要請に従わねばならないのである。庭は、「すみからすみまで」清潔でなければならないし、しかも「優雅でととのった雰囲気」が保たれていなければならない。このような庭は、「住居に似通っており、自然の模倣というよりむしろ、きちんと配列された自然物のギャラリーなのである(89)」。箒の仕事を熊手が完成するというわけだ。

けれども、この庭には、もうひとつ全く逆の期待もかかっていた。植物でできたこの住居の狭い空間内で、とにかく散歩道はできるかぎり長くするよう工夫するのがのぞましい。庭は、家にひきこもることのさまざまな弊害を取りのぞき、歩き回れてしかも自由に呼吸できる場にならねばならない。こうして庭は、まがりくねった小径からなる迷宮となる。このような小径は、トゥーアンがはやらせたもので、トゥーアンは、フランス式庭園にみられる旧来の区画分けや、植物のよせかたを廃止しようと苦心し、いろんな円形花壇や、くねった花壇を数多くあみだした。

そぞろ歩きを楽しくし、休憩もしやすいようにと、手のこんだ植物の用いかたが次々と考案されてゆく。葉むらの木陰は、ひんやりと涼しく、芳しい香りがたちこめ、緑の小径は閉じた空間をえがいて、密やかな場をつくりなし、慎ましくあれという掟があやうくなりそうなほどである。富豪の館の温室と同様に、庭の木陰は、思いもそめぬ誘惑のシーンが展開しうる唯一の場となる。こうして、ブルジョワジーの私生活において庭の小径のはたす役割の大きさがうかびあがり、しだいに明らかになってゆく。(90)「ここ、庭にあってこそ、くちびるは、われあらず初めての愛の告白を語り、幸福の初味をあじわって、たちまち、あざやかな赤味をおびるのだ(91)」。

七月王政下にみられた、このような束の間の緑の館は、その後、温室が数をふやし、また装飾用植物専用の金属柵がつかわれはじめ、さらには本格的な造園が流行したことも重なって、跡片が消えうせてしまっただけに、よく知られていないが、その分、かえって、植物の考古学が可能ではないかと思わせるものがある。

こうして多種多様な葉むらの館ができてくるにつれ、その一つひとつを言いあらわせるよう、用語の方も精密なものになってゆく。(92)ボワタールの指示によれば、アーケードという語は、「葉に覆われた短い小径」、「アーチ形に整えられていて、陽の光を通さない」――したがって人の視線も通さない――ものだけにかぎって使うのが妥当である。この手の小型の散歩道は、スイカズラやジャスミン、あるいは香りの良いテッセンなどで覆い、軽い木組みで支えるべきであろう。園亭は、たいてい円形で、金属製の丸屋根をのせ、もっと丈夫な板で支えなければならない。これも、同種のつる植物で覆うこと。休憩所は、シンプルな石のベンチがいちばん多く、彫像や胸像のそばに置かれて、イギリス式庭園のピクチュアレスクな風景のつましい模型といったところである。その休憩所は、ソラやエニシダの樹林で覆う。とびきり豪壮な庭園には、その他に、あずま屋や縁亭、舞踏室、食堂、さらには野外劇場までそなえていた。

空間の狭さを考えれば、ここを散歩する楽しみは、視覚のよろこびもさることながら、それに劣らず嗅覚のよろこびを味わうことでもある。みはるかす風景があるわけではないから、視覚も嗅覚も、花がいちばんの楽しみになる。造園がさかんになって、噴水や堅固な泉水が数多く造られていくようになるまで、ブルジョワの庭には、鳥のさえずり以外に、これといった聴覚の楽しみがない。[93a] 先にみたように、アーケードや休憩所をめぐって、いかに感覚を楽しませるべきか、想が練られたわけだが、そうした感覚の楽しみが庭全体におよびそうな勢いであった。若い乙女が「密やかな香り」をかぎわけ、「つましい花々」の言葉と「神秘」を理解するようになるのは、[93b] 庭を散歩しつつ習いおぼえていくことであって、花束のいりまじった匂いをかぎながら学んでゆくことではないのだ。

今日、当時の造園師たちが推賞した草花をしらべてみると、デリケートな香りの草花であるのが印象深い。もっとも香りの良い花々がならんでいるのは、香水製造のほとんどがもっぱら花のエキスをもちいていた事実と全面的に符合している。なかでも、その後はすたれてしまったが、当時人気をあつめていた草花がある。たとえば、香りのたかいモクセイ草。ラファルジュ夫人は、モンペリエの牢に閉じこめられてからも、このモクセイ草が忘れられなかったというが、[94] 花が美しいわけではないから、どうみても香りに値うちがあったのだと思われる。ほかには、その後しだいに貧しき者の花となってゆくスイートピー、メボウキ、おしろい花、やぐるま草。とはいっても、ブルジョワの庭の二人の女王は、異論の余地なく、アブラナとスミレであった。[95]

住居のなかでも、花々は咲きほこっていた。もはや婦人の化粧室のなかだけではなかった。「植木箱」のなか、「陽あたりのよい窓辺」、さらには「大ぶりの花活け」[96] のなか、いずこも花でいっぱいだった。そこに咲き匂うのは、バラ、ジャスミン、スズラン、モクセイ草、スミレなど、雅の判者たちのすすめる花々。[97] 異国の植物はあまりに煽情的だと思われていた。まだその頃のフランスでは、自分の住まいを植物園にかえてしまうのは、良くない趣味とされていたのである。[98]

第二帝政になると、衣裳に花の飾りをあしらうのが女性の流行になった。「身ごろの飾りには生花が使われる(……)。袖にあしらったり、またスカートにもよく生花が使われ、すそ飾りや襞のところだけでなく、正面にも、二、三列重ねて、生花があしらわれた」[99]。バラ、アラセイトウ、スズラン、ジャスミン、わすれな草。そんな花々がそれぞれ趣向をこらして髪を飾り、まだうら若い美女たちの顔をひきたてる[100]。これにひきかえ、礼儀作法の法典によれば、大人の女性は生花をつかわないのがよしとされた。若い娘と花のあいだに結ばれていた調和は、齢とともにたちきれてしまうのである。若々しい香りを失った女性には造花がのこされていたけれども、それとて、ひかえめに飾らなければならなかった。

こうしてあらためて花がもてはやされるようになるにつれ、花売りの商いも活気づいてくる。パリでは、昔からあるセーヌ河岸の花市では足りなくなった。いろんな広場で週二回、花市がたつようになり、次いでブールヴァールにも市がたつ。新しくできたパサージュを歩いてゆく時など、「ふと眼を閉じれば、まるで素晴らしい花壇にいるのかと思ってしまう」。一八三五年、トロロップ夫人もそう言っているが、パリで甘く感覚にうったえるものといえば何であるのか、そこのところにうといせいもあっただろう[101]。こうした花市に、しだいに数をましてゆく群衆がよく足を運んだ。七月王政の初めから、橋や河岸や歩道にたむろする花売り娘たちは、おびただしい数にのぼり[102]、道徳家たちのあらたな問題の種になっていた。

鉢植えや花束はひろく大衆化してゆく。「しがない女工にいたるまで、自分の屋根裏部屋をかざりたがる」[103]とドゥベーが書きとめている。ポール・ド・コックも、お針子たちを語って言っている。「なにも珍らしい花でなくてもいい。アラセイトウなりモクセイ草なり、そんな花がありさえすれば、彼女たちは満足なのだ。そんな花を水差しにどっさり活ける。それなりに、その花が一週間ほどもって、いい香りをさせればいい」[104a]。花といっしょにいるお針子娘というイメージは、ひとに安心感を与える。自然な香りのたち匂う小さな部屋は、象徴的に、くさいボロ小屋や、汚く卑猥な工場のアンチテーゼとして描かれる。そこに花がある、というのは、ほがらかで清潔でしかも勤勉な若い娘に似つかわしい労働の場があるという証拠なのである。[104b] 屋根裏部屋でも、ゆかしい花はそこに貞潔があることの証拠だった。とはいえ、カーテンが窓辺のブーケをひきたて、その花が客をよぶ売春婦の合図になったのは本当の話である。もぐりの娼婦たちもまた花言葉を知っていたのだ。

田園では、花はそれほど両義的な意味あいをおびていない。娘といえばすぐに連想される初夜のイメージがもとになって、ここ田園ではもっぱら清らかな花が好まれた。[105] 情愛をこめて美しく飾りつけられた花々は、その後さかんになってゆく菜園の縁植えのさきがけともなっていた。新しい田園詩が農村の聖職者に霊感をあたえ、アルスの司祭ジャン＝バチスト＝マリ・ヴィアネーはすでに彼らのあおぐ範となっていたが、この手の田園詩は娘という存在に期待するところが大きかったのである。[106] マリアにつかえる子どもたちと娘たちは、聖壇に花を欠かさぬようにたえず気をくばる。もし司祭館の庭の花でたりなければ、植えればすむことだ。そのほうが、聖体の祝日がきても、籠いっぱいに花を集めやすいし、御聖体の通る道を花びらでうずめる務めもやりやすくなる。

ブルジョワの庭のほうでは、娘と花のあいだにはっとさせられるような対話がかわされていて、両者の微妙な親近性をあかしていた。百合やバラ、そしてスミレといった花々は、ピアノがそうであるように、ひそかな打ちあけ話の相手となって、初恋のおさえがたいため息の聞き役をつとめていたのだ。百合の花の白さとはうらはらに、その香りが心かきみだすものだとしても、胸の想いをせめて花に聞いてほしいという、そんな罪のないことを、誰がとがめだてできようか。ジリヤットが嵐にみまわれ、暗礁のけわしい岩肌に身をうちくだかれているあいだ、そして貧しき人びとがあの悪臭ただよう「ジャクルサルド」の宿ですしづめになっているあいだ、こちら花の香りただよう小庭はデリュシェットの胸の吐息を聞き、その清らかな愛をやさしくつつんでいる。娘は、手ずから植込みに水をやるのだった、とヴィクトル・ユゴーは語っている。デリュシェットの叔父は、「女であるより、むしろ花であれかしと願って、彼女を育てたのであった」[107]。黄昏せまる庭に降りたつ時など、「その姿は、薄やみの世界の魂そのものがそこに花ひらいたかに思われた」[108]。春が訪れると、ジリヤットは恋ゆえに鋭くなり、言葉なき対話をひとりでに理解する。「デリュシェットがどんな花を育て、どの花の香をかぐか、それを見てジリヤットは彼女の香りの好みがわかったのだった。昼顔は彼女のお気にいりの香り、二番目がカーネーション、三番目はスイカズラ、そして四番目がジャスミン、バラはその次の五番目だった。百合はながめているけれど、香りをかぐわけではない。デリュシェットの好きな香りをそんなふうにつかんでおいて、きっと彼女はこんな娘なのだとジリヤットは心に想いえがくのだった。彼女の好きな香りを一つ知るたびに、また一つ美点をつけくわえてゆく」[109]。

歴史家たちは、貧民宿「ジャクルサルド」にすしづめになった人びとや、暗礁を相手に闘う男のプロメテウス的な業ばかりをていねいに描きすぎた。デリュシェットの胸の吐息にも耳傾けなければ、社会機構を動かしてゆくブルジョワジー、この心乱す魅力的なブルジョワジーの夢や欲望を理解しそこなうおそれがある。モクセイ草や百合やバラの歴史は、石炭の歴史に劣らず教えるところが大きいのである。「ほのかな香りは、彼女（ラ・フォッスーズ）にとって、つきるともないよろこびの源なのです。花々の魂がのびやかにくつろぐ雨もよいのとある朝など、その日一日、モクセイ草の放つ香りをじっと味わって夢中になっておりました……」[110]。バルザックもそう語りつつ、うら若い娘と自然の息吹とがかもしだす神秘的なハーモニーに想いをはせている。

かぐわしい香りを放つ花々のこの歴史は、第二帝政末期にさしかかると、様相を一変する。ナポレオン三世の要望にこたえた新しい庭園美学が、造園術に革命をもたらす。「このところ、花にくわえて、葉の美しい植物も好まれるようになってきている」[111]と、一八七九年にエドワール・アンドレが書きとめている。これ以降、植物をえらぶ基準はもはや香りではなく、なにはさておき視覚が圧倒的に優位にたつ。人びとは陛下の好みにしたがって植物をえらび、また、いろいろな植物がよせ集められた時にうみだす装飾的効果を考えて植物をえらぶ。いちばん人気があったのは、色あざやかな植物だった。[112]異国の植物もその数をふやしてゆく。園芸が工場生産化し、本ものの「植物マニュファクチュア[113]」ができたおかげで、異国の植物が大いにさかんになったのである。ブルジョワのなかでもいちばん裕福な層は、植物博物館に熱をあげたが、そうした巨大な温室にたちこめる芳香は、昔日の清らかな趣きを失ってしまった。ここに、優雅と植物の新しい結びつきが始まったのである。ミュシャが一世を風靡する前から、すでに象徴派芸術の数々がそのことをあかしている。ある時は咲きほこる花となり、ある時は毒ある花となって、女はつる草にかこまれ、好んであでやかな花とむかいあう。もはや百合の香をかぐのをおそれるでなく、花に心をうちあけることもなくなったのだ。[114]

香水製造の移りかわり

ここで香水製造の歴史をふりかえってみるのは、とても無理であろう。なにしろ優に数巻をこえようかというテーマである。ただいくつか、感覚の歴史と直接かかわりのある主な出来事をとりあげてみたいと思う。ルイ十六世の即位からコティの香水製造にいたるまで、世《トレンド》にもてはやされたのは、もっぱら甘い花の香りだった。とはいえ、歴史はめぐるというわけではないが、香りの好みや流行には周期の短い波があって、ひたすら奥ゆかしい香りだけが求められる傾向も、時々ふっつりととだえることがある。というわけで、半世紀ごとに、麝香と麝涎香がしばらくの間反撃にでることになる。

恐怖政治のもとでは、香りは政治的立場をあらわしていた。香水は、新しい名称を授けられて、党派のしるしとなっていた。サムソンのポマードをつけることは、愛国の士たる信念の表明であった。「シャツやハンカチに[115]百合の香水や女王の水をふくませるのは、粛清をたたえギロチンをたたえることであった」とクレーも書いている。テルミドールの後になると、ミュスカダンたちが香水をふんぷんとさせて、(116)反動的立場をかざした。一八三〇年革命の折にも、同じように香りが政治と結びついて、「立憲王政石鹸《サボン・コンスティテュシヨネル》」とか、「栄光の三日石鹸《サボン・デ・トロワ・ジュルネ》」とかいったしろものがはやることになるだろう。(117)

総裁政府から、執政官政府、帝政にいたると、動物から採った、強烈な香りの香水がふたたびもてはやされるようになる。貴族が社交界にもどってきたうえ、帝政貴族もふえた時代とあって、香水製造はいやがうえにも活況を呈した。ギリシア、ローマへの心酔が、塗油や香水浴の復活をうながす。「その頃は金よりも高価だった古代の香油を、誰もが髪にぬった。タリアン夫人は、イチゴと木イチゴの風呂をつかったあと、牛乳と香水をふくませたスポンジでそっと身体をマッサージさせるのだった」。(118)チュイルリの宮廷には、ルイ十六世の宮廷にもまして濃厚な香りがただよっていたと、どの証言をみても意見が一致している。毎朝、皇帝の頭と肩に、極上のオーデコロンがたっぷり一壜ほど注がれるのだった。ナポレオンは力強いマッサージが気にいっていった。ジョゼフィーヌが麝香や麝《シ》猫香《ベット》や竜涎香を好んだことは、人も知る通りである。さらに皇后は、マルティニック諸島の香水も取りよせさせた。マルメゾンの皇后の閨房は、麝香の香りに満ちみちて、六〇年の歳月の後にも残り香がただようことだろう。(119)皇帝夫妻がとりかわした私信を読んでみると、二人の性的な交わりに身体の匂いがどれほど大きな役割をはたしていたかがわかる。香りに対するこのような感受性は、衛生学者のだした禁止令にそむくものであった。つまりレチフ・ド・ラ・ブルトンヌ流のバラ水のエロティシズムとは、大きくかけはなれていたのである。

王政復古時代は、すでにみたように、「匂い」の領域にまで、いかにも王政復古らしい傾向がうかがわれる。くらくらするようなきつい香水に眉をひそめる「老婦人の天下」(120)が、ここに幕をあける。ヴァローニュでも、バラの茂み嬢たちは、麝香をふっつりと使わなくなるだろう。雅の判者となった高齢の婦人たちは、植物性のやさしい香りをいつくしみ、自分たちの古風な好みを、若い娘たちに伝えようとする。「香水はもうすたれてしまいました」と、一八三八年、ド・ブラディ夫人は、香水を葬る弔辞とでもいうように語っている。「香水は不健全でしたし、女性に似つかわしいものではありませんでした。なぜというに、香水はひとの気をひくものでしたから」[121]。亡くなった祖母の屋敷になお残る元帥夫人風粉おしろいのかすかな香りに、ルイーズ・ド・ショーリューは、なつかしく子どもの頃の追憶にふける[122]。

すでにふれたが、タバコの臭いがしきりにたちこめるようになったのは、ちょうどこの頃であった。それと同時に、樟脳がもうれつな勢いで普及しはじめ、樟脳臭さをあたりにまきちらす[123]。貧しい人びとの診療にあたった医者たちが樟脳をすすめ、なかでもラスパイユはこれに予防効果があると喧伝したので、人びとは樟脳をかじったり、臭いをかいだり、病人の床にも粉をまきちらし、塗布にもマッサージにも湿布にもこれを使った。

一八四〇年頃になると[124]、においの一覧は複雑にこみいってきて、花とタバコが鼻をつきあわせているといった状況は終息を告げる。男らしさを誇示しようとする流行もおちついてくる一方で、ぼつぼつと、新しい香りの美学が生まれてくるきざしがみえはじめる。おそらくここには、使わない器官は衰えると説いた新ラマルク主義の影響もあったのであろう[125]。とまれ、それから一三年後には、ナポレオン三世の宮廷で、香水が今を盛りともてはやされることになる。かつて、叔父の取巻き連が香水をもてはやしたのと同様に。ただし、その二つの香水は、もはやまったく同じものではなかった[126]。香水の手工業的製法から、製造、販売にかんする一連のデーターを調べてみると、香水工業が急速に発達していった様子がはっきりとうかがわれる[127]。化学的製法が導入されて蒸溜器がつくりだされ、ひきつづき、大量抽出の可能な溶剤による抽出法があみだされて、香水製造は飛躍的な発達をとげてゆく。

オーデコロンを別にすれば、香水製造はもっぱらパリとロンドンに集中していた。一八六七年の万国博は、この二都の香水商に大々的な勝利をもたらす[128]。スペイン、ドイツ、ロシア、アメリカの工場は、もはやありきたりの製品しかあつかわないことになった。香水取引協定が結ばれて、ラインのむこうでの模造品も姿をけしてしまう。何軒かの香水店がかがやかしい繁栄をとげてゆく。はや一八五八年にはジェレ商会がヌィイに工場をひらき、聖ペテルブルク、ハンブルク、ブリュッセルに支店をもうけている。パリの香水商は世界各地から原料をとりよせ、世界中に製品を輸出した。といってもやはり主要な供給地は、なんといってもグラースとニース地方で、いちばん香りの良いラベンダーはイギリスが原産地であった。十九世紀も半ばをすぎると、東洋との取引関係は逆転して、オスマン帝国のほうが入超国になってしまう。これ以後、もっとも評判のたかいバラの精油はパリ製のものということになった。[129]

一八四〇年以降も、香水の製法はますます進歩の一途をたどってゆく。高級香水製造業者は将来の成功を信じて胸をおどらせていた。遅まきながらカントの思想がくつがえされることになったわけだが、こうした事態の理由としては、いろいろな歴史的事実があげられよう。たとえば、新しく流行産業がさかんになってきたこととか、ボナパルトがチュイルリ宮に返り咲いたこと、異国趣味とコスモポリタン志向の時勢だったこと、あるいはまた、アレクサンドル・デュマが十八世紀の香水趣味を復活させようと躍起になったことも関係しているだろう。デュマの努力と平行して、ゴンクール兄弟もまた十八世紀を愛好したし、あらためてルイ十五世様式に夢中になりはじめた他の好事家たちの熱意も、この傾向に手をかした。[130]これ以後、ブルジョワたちは、劣等感をもたずに貴族の真似ができるようになり、象徴的価値を蓄積しようと努力をかたむけることができるようになったのだ。それが、かの「皇帝陛下の晩餐会」の深い意味である。こうして香水は、奢侈と遊惰に下された追放命令が一時的にゆるんだこの好機をとらえ、それに乗じたのだ。いや、というより、これまたこの新しい時代の特徴であったあの美的混淆趣味そのものに乗じたのだ、といったほうがいいかもしれない。ボードレールの万物照応《コレスポンダンス》は、ある文化的事実の反映なのである。イギリスの妖精劇の舞台を、かぐわしい香りの息吹がつつむ。パリでは、オペラ「アフリカの女」の初演の際に、同じことをやってみようではないかという声があがった。[131]

一八五八年、ワースがパリのオートクチュールを創始することになる。(132) ワースのサロンは、ほのかに花の香ただよう温室といった趣きがあり、閨房を思わせる雰囲気をかもしだしていたが、逆にまた彼のサロンが閨房の室内装飾に影響をあたえていた。といっても、もうこの頃は、パリにもロンドンにも、すでに大きな香水商が存在していた時代である。アトキンソン、リュバン、シャルダン、ヴィオレ、ルグラン、ピース、そして、なんといっても、ゲラン。花束《ブーケ》の香は、もう以前のようにシンプルなものではなくなっていた。ヴィオレ商会の調香助手だったクレーは、はやくも一八六〇年の時点で、花束《ブーケ》には三、四年の研究がいる、と言っている。そうはいっても新しい美学は、まだまだ芽ばえたばかりだった。アンシァン・レジーム時代の香水商たちが確立した規範が強固なものだったので、そこからぬけだすのは容易なことではなかったのである。

そうするうちにも、香りを合成しようという調香師たちがあらわれて、想をねりはじめる。一八五五年には、ピースが、匂いの音階なるものを提唱した。(133) 当時の化学者たちは大いに笑ったものであったが、いまや調香師たちが、完全和音（ヘリオトロープ／ヴァニラ／オレンジの花）だとか、不協和音（安息香／カーネーション／タチジャコウソウ）だとかを口にしはじめたのだ。(134) 音楽学校の教師たちのお株を奪って、用語を頂戴したというわけだが、といってなにも理論をうちたてようとしたわけではなく、ただ、ある実践的な試みが問題だったのである。たしかに香りの秘密、したがってその神秘の大部分は、匂いの調合ひとつにかかっていた。さらには、香水壜が洗練されてしゃれた型になっていったことも、香水商たちのこれまでにない野心を物語っていた。香水のはかなさを、クリスタルの永遠性がふうじこめるというわけである。(135) これ以後、ビロトーのあの天才的なひらめきは、なつかしくもほほえましい逸話として記憶に残ることになるだろう。

現代的な調香師のモデルをたどってゆけば、結局、一八八四年のユイスマンスの『さかしま』にいきつく。デ・ゼッサントは調香のテクニックのすべてを心得ている。(136) デ・ゼッサントの偉大なる調香は、一連の秩序だったプロセスをふんでおり、着想から実際まで、すべてがそろっている。彼は既成の調合法にたよらず、自らの詩想に導かれるままに香水をつくりだす。まずはじめに背景（「花咲く牧場」）をしつらえ、（「人間くさい匂いのエッセンスを少々ふりそそいで」）ひとつの雰囲気をかもしだし、そこに、ある情感をこめる（「ふりそそぐ陽光をあびて野を駆けるよろこび、汗くさい笑い」を思わせる香り）、そうしておいて、そこに強烈な現代性（「工場のはきだす煙」）をきざみつけるのだ。コティが「オリガン」をつくりだしたのは、それから二〇年後のことであった。

新しい美的な意匠がこらされてゆくにつれ、言葉のほうも洗練されてゆく。製造の幅がひろがり、いろんな香りのハーモニーの探究がすすんでいくとともに、言葉のほうも想像力にうったえてゆくのである。[137] 咲きみだれる花野さながら、香水の名がずらりと並んでいるが、全体として比較的まとまった、シンプルな詩的風景をつくりなしており、そのなかでいくつか、主だった花の群が際立っている。花束《ブーケ》につかわれる名は、うつろいやすい野の香りの魅力を強調するものだった（「うつろう時」）。スミレ、バラ、ラベンダーは、香水の名のなかでも女王格である。東洋という言葉も、まだ威光を失っていなかった。リンメルによれば、ニーブールの『アラビア記』やその他のエジプト紀行の数々[138]が評判をよんだおかげだという。ナイル河のほとりに滞在したフロベールも、情熱をこめて、砂漠の匂いのあれこれを列挙している。[139] イスタンブールのバザールの描写は、いやがうえにもハーレムの魅惑をかきたてた。逆にまた、香水の名のほうも、東方の世界について、現実ばなれしたイメージをふりまいた。ゴンクール兄弟エドモンとジュールは、アナトール・バゾーシュを描きつつ、次のように書いている。コンスタンチノープルという名を耳にするだけで、「アナトールは詩情と芳香のないまじった夢想にさそわれるのだった（……）その夢想のなかで、『トルコ王妃の水』やら、ハーレムの薫香やら、トルコの男たちの背に照りつける太陽やら、さまざまな想念がいちどきにたち騒ぐのだ」。[140]

それでも、いちばん多い名は、やはり貴族や名門の威信にあやかった名であった。このことからしても、高級香水商がヨーロッパ各国の宮廷と密接な結びつきをもっていたことがうかがわれる。第三共和国のただなかで高級香水が普及していったのは、一面で、各国の皇族夫妻が人びとに親しまれ、非常な人気を集めていたおかげであった。政治的な懐古趣味が奢侈品への欲望をあおりたてるいっぽうで、王妃王女のお墨付が製品の豪華さを保証する役割をはたしていたのである。「三国同盟ポマード」とまではいかなくても、「ジョッキー・クラブ」だの「皇后陛下の花束《ブーケ》」だのを身につけるのは、あたかもそうそうたる名家からなる社交界に迎えいれられたかのような錯覚をおこさせたのである。

数十年もすると、匂いの美学はごくあたりまえのことになってしまう。香料入り石鹸の値段もさがり、オーデコロンは工場生産されるようになって、香水製品をあつかう小売店の数がふえ、客層がひろがってゆく。地方の医者やちょっとした名士連の家の化粧室の棚にも、香水壜がおかれるようになる。[141] 化粧石鹸の大衆化をまつまでもなく、はやオーデコロンが社会的特権を失ってゆくということは、貧乏人もそれなりに自分の分泌物の放つ腐臭と闘いはじめた証拠であろう。

第4章　陶酔と香水壜

時のかおり

十九世紀初頭、開明的な階層においてほとんど他の追随をゆるさぬ勢いを持っていた感覚論(1)は、感覚のよろこびを謳歌する傾向をいやがうえにもあおりたてた。書かれたものをみても、香りの悦び、ことに田園の香りにふれたものが多く、そのことを裏付けている。自然の香りをかぐと、さまざまな情感がめざめ、なにかに駆りたてられてゆくといった、こうした嗅覚のめざめを語る好個の例がバルザックである。バルザックの小説の主人公たちは、花々や干し草（『マラーナ一族』、『エル・ヴェルデュゴ』）、森や野にただよう漠とした匂い（『農民』、『二人の若妻の手記』）に官能をそそられる。「エネルギーにみちあふれ、繁殖力の強いこれらの草々からたちのぼる匂いが」、とブロンテは語っている。「いちどきに君の鼻先をおそって、そっくり一つの思念をあかすのだ。おそらくその草々の魂にちがいない思念を。そのとき僕は思わず、この曲りくねった小径を歩いていく女の姿を、バラ色のドレスをゆらせながら歩いていく女の姿を思いうかべたものだった」(2)。また、若い娘も、春の香りをかぎながら、それまで思いもしなかった自分の運命にめざめてゆく(3)。

砂浜や野の匂いは、いっそう茫漠として、若きフロベールの心をかきみだす。海や海藻のはこぶ潮の香、草の匂い、まぐさの強烈な臭い、どれ一つとっても、懐しきクロワッセへの郷愁の念をつのらせる。フロベールの場合、そのような郷愁の想いにまじって、糞便や屍体の放つ腐臭に心ひかれるロマン主義的な心情も重なっている(4)。それから二〇年後には、ゴンクール兄弟の主人公、アナトール・バゾーシュが、植物園に勤めながら、「動物の味わう大いなる幸福感」にひたる。アナトールのこうした態度は、強烈な匂いがふたたび人びとの心を魅了するようになったことを物語っている(5)。

これ以後というもの、嗅覚は、自我と世界の共存を啓示する「一瞬の衝撃」以上のものを求め、内的存在と匂いたつ風景とがたがいに結びあってつくりだす微妙な変化をかぎわけようとする。人びとは、これまでになく、季節ごとのうつろいやすい香りに敏感になってゆく。時間により、日により、季節によって匂いが変化するといった認識が、内的気象学から生まれてくるわけだが、ルソーにつづいてこのような気象学をうちたてようとしたのが、たとえばメーヌ・ド・ビランであった。コンディヤックの哲学からはなれようと決意したメーヌ・ド・ビランは、たえまない内省につとめ、そこから経験心理学を確立しようと志す。彼の内省的方法は、その経験心理学の領域に、新ヒッポクラテス主義的な医学の立場を導入することになった。「私の感覚は、その活動といい、印象をうけとめる能力といい、きわめて変化にとんでいる」と、一八一五年、メーヌ・ド・ビランは書いている。「たとえば、かすかな匂いにも心動かされる日があるかと思えば、ほかの日には(そうした日のほうがふつうだが)、何の匂いもしない」(6)。香りが心に残ったよろこばしき日には、うれしさのあまり、思わず書きとめずにはおれず、たとえば一八一五年五月十三日には、「かぐわしい香りをかいで、うっとりしている」とあり、一八一六年七月十三日には、「空気がかぐわしい」と記している(7)。

しかしながら、季節に応じて変化する匂いと魂の動きとのあいだにある調和をもっとも深く洞察して書きとどめているのは、ここでもまた老セナンクールである。「スミレは秋にも花を咲かせる。香りに変わりはないけれど、秋のスミレにはひと味ちがった味わいがある。少なくとも、よびさます情感が同じではない。春とは別の想念にひとをいざない、胸のおどるような喜びは感じさせないかもしれないが、いっそうしみじみとものを想わせ、しかも長続きのするよろこびを味わせてくれる(8)」。

これ以後、匂いの追憶はライトモチーフとなってゆく。メーヌ・ド・ビランは、匂いというこの奇妙な感覚を微に入り細にわたってとりあげているが、彼に言わせれば、匂いは、心情と思考をわけへだてているヴェールをとりはらい、過去と現在をへだてる距離をなくして、自我の統一を意識にもたらし、あの「もう二度と《ネバー・モア》」というメランコリーにひとを誘うのだ。「思い出というものは、ものの匂いをかぐという感覚と結びついており、その感覚そのものと同じ性質をそなえているはずだ。つまり純粋に感情的なものなのである。自我と世界が共存するという感情は、さまざまな内的印象からなりたっているが、そうした内的印象と匂いとのあいだには密接な関連があり、嗅覚だけに固有の特徴をそなえている。さまざまな匂いは、それぞれに、青春時代に味わうような、胸にこみあげる何ともいえぬ感情と結びついていて、多少の差はあれかならず同じ感情をよびおこすのだ。かぐわしい樹林のなかにいると、いまだに若やいで、恋をしそうな自分がよみがえるではないか。そこにこそ、思考とは独立した心情の働きがある。だからこそ、この心情の働きがくっきりとうかびあがるとき、われわれは失ったものを一つのこらずしみじみと痛感し、魂はメランコリーにひたるのだ(9)」。

何人かの詩人たちが個人的な経験をあかすや、たちまちそれが科学的真理となり、一八一九年の『医科学事典(10)』には、嗅覚とは「甘美な思い出」の感覚である、と書かれている。とりあげられる匂いの種類も、思い出の内容も、つとめて狭く限定されているのがわかる。たとえば一八二一年、イポリット・クロケは、いつになく叙情的な調子で、次のように述懐している。「春めいた森のかおり」をかぐと、「いまは亡き親しい友の面影」がうかび、「過ぎた日々のかがやかしい出来事がいろいろ思いだされ、未来を想うにも、野心にそそのかされて当てにならぬ夢を追いかけるような気持とはほど遠い、純な幸福を求めたい気に[11]」さそわれる、と。ベラール医師のほうはもっとそっけなく、一八四〇年の『医学辞典』にこう書いている[12]。嗅覚は「追憶と想像力にはたらきかける」。バルザックも、まけず劣らず学者風に、『ルイ・ランベール』のなかでまとめている。「この感覚は、どの感覚にもまして頭脳の組織と密接に結びついており、これが損われると、思考の器官に眼にみえない混乱が生じるにちがいない[13]」。

テニスン、トーマス・モーア、そのほか多くの作家につづいて、ジョルジュ・サンドも追憶のよろこびにひたっている。驚くような密度の高さを感じさせるあるテクストのなかで、ジョルジュ・サンドは香りの思い出を母の姿に結びつけ、また、自分の存在感に結びつけている。「そんなふうに、昼顔の咲いているのを見ながら、彼女（母）は私に言った。『においをかいでごらんなさい、すてきな蜜の香りがするのよ。その香り、覚えてらっしゃい！』今にして思えば、あれが初めての匂いの啓示だったのだ。なぜかはわからなくても誰しもおぼえのある、あの想い出と感覚との結びつきのせいなのだろう、私は昼顔の花をみるたびに、はじめてその花をつんだあの場所、スペインの山々とあの道端を眼にうかべずにはいられない[14]」。

　　現在によみがえった過去が／我らを酔わせる、底深い、魔法の魅惑[15]！

その魅惑をよびおこすことは、以後、ごくありふれたことになってゆく。だが、もうひとつ、これとは趣きの異なった例をあげておこう。というのも、こんどは嗅覚が聴覚に結びついているのである。「僕がまだほんの子どもの頃だった」と、一八七〇年、アルフォンス・カールは書いている。「大好きだった父が、ある曲をつくったのだ。一八二一年にバルセロナを襲ったペストを歌った、悲痛なテーマの曲で、その当時よく歌われたものだった。ところが、その歌を二節も口ずさむと、（……）僕の鼻に、まぎれもなくモクセイ草の香りが匂ってくるのだ――逆にまたモクセイ草の香りをかぐと、すぐにバルセロナのペストのことが頭にうかび、そのペストの年を思いだす(16)」。

こうして匂いの追憶はしだいにポピュラーになり陳腐になってゆくが、そのなれのはてが、あのガストン・ルルーの小説の黒衣の女の香り、探偵ルールタビーユの捜査をうながす、あの香りであろう。

だが、匂いによる追憶が月並なものになってゆくにつれ、その追憶の内容のほうはしだいに深化してゆく。この点にかんしては、チャールズ＝レオナード・プファイファーが、ただたんに昔を思いだすという単純な記憶と対照的な「複雑な記憶」が現われてきた、と指摘している。『ボヴァリー夫人』のほんの短い一節を読んでみるだけで、彼の言わんとするところはすぐに理解できる。「エンマはなかば眼をとじ、大きく息をついて、ふきぬける涼風を吸いこんだ。二人は言葉もかわさず、ただただ押しよせてくる夢想にひたっていた。甘くなつかしい過ぎた日々が心によみがえり、そばを流れる小川のようにひめやかに、豊かにあふれて、バイカウツギの運んでくるやわらかな香りそのままに心をみたした。よみがえる日々は、二人の追憶に、草のうえにのびて動かぬ柳の影よりなお長く、憂わしい影をなげかけるのだった(17)」。

だがドミニックの悦楽はさらにだに繊細をきわめ、愛する者がそばにいた時には味わえないような官能の悦びを、香りの追憶のなかに求めるのだ。去っていったマドレーヌを想いつつ、ドミニックは告白する。「着ている服や身のこなしかたなどのちょっとした特徴、いつも気にいってつけていたから、眼をとじていても、ああ彼女だとわかるあのエキゾチックな香水、そして近ごろ着るようになった服の色まで、（……）すべてがありありとよみがえってくるのですが、その思い出は、彼女がそばにいた時とはまたちがった感動を味わせてくれ、なにかこう、そっとなでて慈しみたいような、哀惜の情がこみあげてくるのでした」[18]。ひとり残された恋する青年は、田園にこもって時をすごすが、その彼にとって、冬という季節は、音や景色や香りの悦楽にみちた追憶にひたるのにいちばん似つかわしい季節である。

香りの永遠性は、ボードレールの好んだテーマだが、これによって嗅覚は、過去をよびおこすという驚くべき能力を授けられる。愛しいひとが亡くなった時、そのひととその愛をしのぼうにも、いったい形見に何が残されているというのか。香水壜にこもる香り、衣裳ダンスや墓の奥に残るにおい、それ以外に何があるというのだろう[19]。ある匂いをかげば、そっくりひとつの社会が、在りし日の文明が、ふたたびよみがえるのだ。ある身分の高い老婦人の話だが、ルイ十八世のサン＝クルーに、ルイ十四世のヴェルサイユにふんぷんとただよっていたあの糞尿の臭いがしていたのに感動して、ヴィオレ＝ル＝デュックに語ったという。糞便の臭いなどおかまいなしのいかにも貴族らしい大らかさにふれて、過ぎ去った自分の青春と、いまは亡きアンシァン・レジームの時代を思いだし、なつかしさにかられてしまった[20]、と。テオフィル・ゴーチェも在りし日の面影を求めつづけたが、ゴーチェもまた、いにしえの香りの「花崗岩にも似た強固な」力の助けをかりて、過去のほうへと「魂をはこぶ」のだという[21]。たえやらぬ薫香は時を越える。聖なる香りがたちのぼれば、犠牲にささげられた過去はよみがえり、さとい信者の眼のまえに、その姿を現わすのだ。「幾年月の鼻を刺す匂い[22]」は、われわれの胸をつく。こうして香水の案内書は、さながら歴史書のような様相を呈してくる。そうした案内書を手がけた作者のひとり、クレーは、香りを愛する情熱が、歴史の底しれぬ深さに魅了される心といかにわかちがたく結びついているか、明瞭に自覚しながら、その思いをつづっている。デ・ゼッサントは、自分のまわりにただよう匂いを科学的につくりかえて、過去をよみがえらせようと企てる。歴史は、そうしてつくりだされた匂いのなかに姿をけし、匂いと一つにとけあう。匂いをかぐということは、自我の統一をあかすとともに、時間の統一をあかしだてるのである。

閨房にくゆる香炉

ひとりひとりが固有の匂いをそなえていると、学者たちは断言してはばからず、してみれば、自分の匂いをかぎ、自分のからだの匂いがどのように変化するのか、こまかく観察することは、すでに自分の本性を自覚することである。ポーリーヌ・クニュは、成熟した自分の肌の匂いをかいで、しみじみと女のさだめを思う。[23]「一人前になった娘」のナルシシズムは、われとわが身をながめて楽しむのと同じように、一人ひそかに自分の匂いを楽しむのである。

骨相学は、そのような思いこみをことさら吹聴した。骨相学にとって、「匂いとは、顔の輪郭や肌の色や声と同じように、人間の性格のあらわれなのである」[24]。周知のように、この骨相学は大きな影響をおよぼしたが、とりわけバルザックに深い影響をあたえた。さればこそ、善良なビロトーは香水商という職業をえらんだのであり、かたや陰気くさいロガンのほうは「蓄膿症」をしょいこむのである。

医学と骨相学は、衛生学を活性化しながら、エロティックな所作の指南役をかってでる。匂いがそれほどまでにひとりひとりの本性をあかすというのであれば、他者の匂いをかぐというのは、めまいがするような意味深長な行為ではないだろうか。社会的な嫌悪感の感覚である嗅覚は、同時に親近感の感覚でもあるのだ。香水のほのかなメッセージ、肌の白さ、脂粉のかおりは、女の匂いへとひとを誘う。[25]愛するひとのからだの匂いの追憶は、情熱をいやまし、哀惜の想いをはぐくむ。このようなこまやかな心くばりは、ブルジョワジー特有のものである。恋人のからだからただよう香りを学ぶというのは、感情教育のプログラムの一コマなのである。[26]

この点からみれば、バルザックの作品には、当時の医学的見解と優雅の規範の両者があらわれている。においのメッセージの魅惑に心をうばわれたバルザックは、「香りの誘惑《パヒューム・アピール》」(27)ともいうべき『谷間の百合』を書いた。「白いドレスを風にゆらせるかのように、彼女は二、三歩、軽い足どりで歩みました（……）。おお、わたしの百合よ！　いつも汚れなく、すらりと咲きほこり、永遠《とこしえ》に白く、気高く、馥郁とかおる孤独な百合よ！　わたしはそう言いました。」(28)この主人公のフェリックス、ド・ヴァンドネスは、カデ・ド・ヴォーに想をえたものらしい。バルザックの小説のなかで、女のからだからたち匂う自然な香りは、花のように繊細な魅力をただよわせている。描写にあらわれる頻度から分析してみると、髪のにおいについての記述がいちばん多いのがわかる。次に多いのが、からだのなかでも人目にふれる部分の描写だが、これについては新しい衛生学の規範が、清潔に保つようにと説きすすめていた折であり、慎ましくなければならないのはたしかにしろ、匂いは禁じられていなかったし、むしろ社会関係のなかでは大切な要素として重んじられていた（首、肩、胸もと、腕、手、顔）。きわめてまれだが、腰や胴のあたりのかぐわしい匂いにふれた箇所があるのも忘れてはならないだろう。

　ボードレールにいたって、女と野の花との例の詩的な結びつきは姿を消してしまう。エロティシズムの領域において、もともとこのような結びつきは、恋の場面の小道具としてひと昔前にはきまって登場したかぐわしい森の光景にかわって台頭してきたものであった。ところが今また、女の香りは様相をかえてゆくのである。もはや、薄ものようにふんわりとただよう香りは消えてしまう。性的な欲望をそそるのは、もはや慎ましやかな体からほのかに匂う香りではなく、裸体の香りであり、横たわる臥床のしめり気と熱気をはらんでいっそうきつく匂いたつ香りである。視覚的なメタファーも姿をけしてゆく。女はもはや百合ではなく、匂袋となり、波打ってひろがる髪、肌、息、そして血の織りなす「においの森」(29)からたちのぼる香りの花束《ブーケ》となる。女の香りは、部屋とベッドという密室のエロティシズムをいっそう密やかなものにするのだ。閨房にくゆる「香炉」(30)となって、女はにおいの束とかおり、対照的に、すえたタバコはうとましき臭いとなり、それにもまして黴くさい部屋は、女の不在を物語る。肉体の放つ匂いが住まいに生命をふきこみ、そうして住まいは、つねに香りが競いあう舞台となる。閨房のかもしだす雰囲気に、欲望はめざめ、狂おしい官能の火が燃えあがる。

ボードレール的な詩情は、しだいに強烈な香水がはやりだし、さらには、娼婦に代表されるような女が女らしさのモデルになっていった世相を反映している。汗ばんだ肉体に心ひかれ、動物性の香水を愛した詩人、おそらくそれ以上に不潔な室内を嫌悪した詩人の趣味は、(31)娼家にたちこめる濃い脂粉の香りを、(32)家庭のなかにまでもちこもうとするものだった。そんなふうに愛欲シーンを家庭内にもちこもうとするふるまいを、判事たちは許そうとしないであろう。(33)

意外なことに、ゾラは鼻がきかなかった。(34)ジャック・パッシーの嗅覚測定にかかると、(35)この小説家はあわれな劣等生ということになる。レオポール・ベルナールはそのことを知らなかったが、その彼にしても、つとに指摘している。ゾラの小説に匂いの記述が著しいのは、自然主義文学の特徴と考えるべきである、と。(36)『ルーゴン＝マッカール』全巻をくわしく分析したアラン・ドゥニゼは、もっと的確な判断をくだしている。(37)すなわちゾラの作品には、時代のへだたりはたしかに大きいけれども、前パストゥール期の医学に特有の匂いへの強迫観念がそのまま表われているのである。公共の場、私的な場、貧乏人の家、金持の家、どこであろうとそこにこもる匂いを描くゾラの筆には、コレラの大流行の後、一八三五年頃にさかんであった衛生学者の言説につきまとっていたのと同じ不安感がつきまとっているわけである。

同様に、この作家がいろいろな人物の匂いを徹底的にくわしく描きだすのも、その時代遅れの考え方からきている。そのような考え方がいかなるものであったかは、これまでに本書が明らかにしたとおりである。場所、感情、愛欲のあいだに成立する体系的な照応関係は、さながら、私生活のさまざまな圏域を、嗅覚の面から細かく分割していった、あの衛生学者や建築家や職人たちのたゆまぬ作業の集大成といった観がある。カディーヌとマルジョランが楽しげにふざけあうシーンも、ルネ・サカールの情熱の動きも、それぞれに匂いのリズムにはこばれている。ルネのいだく感情、味わう悦びの色あいは、彼女がひそかにマキシムと愛をあたためる部屋の雰囲気に応じて変化するのだ。そのルネがいちばんはげしい官能の悦びに酔いしれるのは、悩ましい香りのたちこめる温室の中なのである。

けれどもゾラの小説は、たんに時代遅れとはいえない面もある。ゾラの主人公たちは、においのメッセージによって自らの欲望にめざめ、内奥の自我にめざめるのであり、そのメッセージが彼らを行動にかりたてたり、あるいは制止したりする。レオポール・ベルナールがすでに指摘しているように、『ルーゴン・マッカール』の登場人物にとって、「自分が意識していると否とにかかわらず、行動の第一原理でありしかも究極の原理であるもの(38)」は、たいてい、においによびさまされた感覚なのである。ボードレールが娼家のしどけなく濃厚な雰囲気を家庭のなかにまでもちこもうとしたのを世間は許そうとしなかった。ましてやゾラが匂いにドラマチックな役割をあたえようとするのは許しがたいことであろう。視覚と聴覚という知的かつ美的な感覚と、嗅覚と触覚という植物的かつ動物的な生命の感覚とを同次元におくことによって、おそらくゾラはもっともスキャンダラスな挑戦をなげかけたのだ。

ゾラの世界のなかで、性の誘惑にかかわる感覚は、社会階級によって変化する。民衆のあいだでは、触覚が重要なはたらきをしている。田園でも街中でも、身体がふれあうと、くっきりからだの線が感じられて、たちまち欲望に火がつくのだ。ここでは、男性的な征服欲が有無をいわさぬ力をふるっている。ブルジョワジーにおいて、欲情と感情の動きをつかさどっているのは嗅覚である。視線には隠されているから、たとえちらとでも肌と肌がふれあった折に、ふと匂うからだの色香をかぎとらずにはいないのだ(39)。異性からただよってくる匂いに、あれこれと空想がひろがり、ひきよせられるように血が騒ぐ。そうしながら、いざなうようなあたりの雰囲気に誘われて、遂には結ばれ合うのである。

欲望の新しいリズム

民衆のあいだでは触覚が優先するということは、たかぶる欲望がたちまちのうちに鎮まる、ということでもある。これに対して、繊細なにおいのメッセージは、ブルジョワの愛欲のリズムの緩慢さとつりあっている。つかのまの香りは、やがて来る悦楽の予兆として、なおさらひとを魅了し、酔わせるのだ。香りのはかなさは、彼らがとりかわす愛の断続性を象徴している。じっと愛するひとの香りをかぐのは、やがて訪れる甘美な愛撫の時を予感し、待ちこがれることなのだ。[40a] 観淫症と同じように、匂いに対するある種の姿勢から、欲望の新しい律動が生まれてくる。写真をながめたりするよりも、残り香にただよう品々の香りをかぐほうが、はるかにありありと恋人の姿をしのばせるのである。このようにして遠くにいる相手の香りをかぐこと。フロベールがルイーズ・コレにいだいた、あの断続的な、性急にはしらぬ愛は、まさしくこれに似つかわしい。このような香りへの愛着は、神秘的な絆の探求となり、だからこそフレデリック・モローはアルヌー夫人のかもしだす雰囲気につつまれて生きることができ、レオンもエンマの面影を追うことができるのである。[40b] フロベールの書簡を読んでいくと、手紙、スリッパ、ハンカチ、手袋、そして香ぐわしい髪といったものが、数多い匂いのコレクションに納められていくさまがうかがわれる。この習慣は、ほどなく儀式となり、しだいに手がこんでゆく。視覚と嗅覚とが一つになり、そのさまがこと細かに描かれているが、一八四六年の八月から九月にかけて書かれた手紙を何通か引用してみれば十分だろう。[41]

八月六日　「あなたのスリッパ、ハンカチ、髪の毛、肖像画を、じっとながめています。お手紙を読みかえしては、その麝香の香りをかいでます」。

八月八―九日　「もういちどあなたのスリッパをながめようと思っています（……）。なんだかあなたと同じくらい愛おしい気がしてなりません（……）。そのにおいをかぐと、クマツヅラの香りがし、そしてあなたの香りがして、ひたひたとわたしの心を満たしてくれます」。

八月十一日　「あなたのドレスの襞、あなたのふんわりした巻毛、そこにつつまれて生きる夢をみています。ええ、巻毛をそばにおいているのです！　ああ！　なんといい香りなのでしょう！　どれほど私があなたの美しい声をなつかしみ、あなたの肩をなつかしんでいることか。あの肩のにおいを深々とすってみたいものです！」

八月十三日　「手袋をそばにおいています。いい香りがして、いまだにあなたの肩のにおいを、心地よく熱をおびたあなたの腕のにおいをかいでいるような気がします」。

八月十四日―十五日　「クマツヅラの香水をつかってらっしゃいますか？　あなたのハンカチにもふくませて下さっているでしょうか？　下着にもつけてください。でも、あなた御自身には香水をつかわないでください。いちばん素晴らしい香水、それはあなた、あなた御自身から匂いたつ香りなんですから」。

八月二十七日―二十八日　「かわいいオレンジの花をありがとう。お便りいっぱいに香りがただよってます」。

八月三十一日　「オレンジの花をまたありがとう。お手紙が馥郁と香っています。」

そして九月二十日には、結びの言葉に、「（……）長い巻毛に、何度も口づけを。時々、内側の青いあのかわいらしいスリッパの中をかいで、巻毛の香りを吸いにいくのです。そこに、あなたの髪の毛を束ねてしまっているものですから。手袋は、かたほうのスリッパのなかに入れ、そのそばにはメダルをおき、お手紙もそばにおいています」。

こうして手紙を読んでいくと、恋心がひときわつのる時、あるいは激しく愛を求めようとする時に、香りにふれる言葉がおびただしく筆にのぼっている。もう半世紀もたつと、このタイプの性愛は、フェティシズムとか神経症といったレッテルをはられることになるが、そうなってしまえば、精神医学の分野でもないかぎり、このようなふるまいはそうそう他人に告白できるものではなくなってゆく。ゾラはこれを『生きるよろこび』の主要テーマにした。というのもこの小説は、遺伝的な退嬰化によって神経症になった人間が、他の何にもまして嗅覚に支配されながら生きるさまを描いているからである。幾度となく、ルイーズからただようヘリオトロープの香りが行動のひきがねとなっている。善良なヴェロニックが分別をわきまえて、愛しあう二人のとるべき行動をポーリーヌに教えてやるのも嗅覚のおかげであり、あわれなラザールが幾週間ものあいだ狂おしい時をすごすのも、ルイーズがぬぎすてていった手袋の匂いのせいである。

「ザクセン革の手袋には、まだきつい皮の臭いが残っていた。この獣に特有のあの臭いが。娘の好きなヘリオトロープの香水が、その皮の臭いをほんのりとやわらげていた。匂いに極度に敏感なラザールは、花と獣のまじりあったその匂いに激しく心をかきみだされ、我を忘れて手袋に口づけをし、悦楽の思い出をむさぼった（……）。ひとりになると、もういちど手袋をとりだして、その匂いをかぎ、接吻するのだった。そうしていると、いまも彼女を両腕にひしと抱きしめているような気がした……」[42]。こうして「愛する女の焼けつくような思い出におぼれ」[43]ながら、ラザールは「まごうかたないこの放蕩」に身をやつしてゆく。

もう少したてば、皮の臭いのもつ催淫剤的な効能をめぐって、おびただしい性科学的議論がとりかわされることになるのだが[44]、その矢先に、はや嗅覚は、相手のない自慰的な快楽という微妙な問題にかかわっているわけである。が、実はすでにエドモン・ド・ゴンクールが、ゾラのラザールにひとりの妹をあたえているのだ[45]。まだほんの少女にすぎないシェリーは、香水が大好きで、夢中になっている。そっと麝香をつけてみては、ひそかに禁じられた悦びを味わってみたりするほどだ。こっそりベッドのなかでその香りをかぐのがやめられなくなってゆく。うっとりと酔いしれて、エクスタシーに陥ってしまう。もともとシェリーを生んだ母親も気が狂っていた。シェリーは結婚をしようとも思わない。母親に何も教えてもらわないまま、シェリーは、男性を知りもしないのに妊娠したと思いこんでしまう。エドモン・ド・ゴンクールが創造したいろんなヒロインのなかでもいちばん風変わりなこの乙女は、医者たちが自慰にふける女性はそうなるにちがいないと案じていたとおり、不吉な運命をたどって、処女の身で死んでゆく。この奇妙な代償満足的快楽より他のよろこびを味わうこともないままに。

　この小説が世にでたころ、精神医学者たちはもう十年も前から、嗅覚のフェティシズムを学問的に定義しようと努力していた。一八五七年、タルディユは、女性が排便する時の臭いをかいでは悦びを味わう「かぎ魔」のなんとも浅ましいふるまいを記録するのに、ラテン語をもちいている。(46) それから十年ほどすると、警察官のマセが、この手の「かぎ魔」や、「毛髪愛好癖」の連中、あるいはハンカチ盗癖者たちの奇怪なふるまいを書きとどめている。なにしろこうした連中は、いい香りのする女のうなじの匂いをたとえ一瞬でもいいから嗅いでみたい一心で、百貨店にくる女性客の後をつけてゆくのだという。(47) フェレは、発情にはたす嗅覚の役割を分析し、(48) ビネは、(49) フェティシズムの研究に没頭して、レチフの行動をくわしく考察している。フリース、ハーゲンを筆頭に、ハヴロック・エリスとつづく性科学者たちも、性行動《セクシュアリテ》におよぼす嗅覚の重要な役割を研究しているが、これについては後にふれることにしたい。

　ユイスマンスがこの世界にわれわれを案内してくれる。デ・ゼッサントはつとに予告しているのだ。芸術の世界に香りの調香師が入ってくることを。だが、それにしてもデ・ゼッサントのかつての愛人のなかには、まぎれもない嗅覚フェティシズムの徴候をひとつ残らず示している女がいる。その女は、「頭がおかしくなっていて、神経を病み、乳首を香水にひたしては悦びを味わうのだった。けれども彼女がえもいわれぬ極度の悦楽にひたるのは、櫛で髪をすいてもらう時、あるいは愛撫の最中に、雨もよいの日にこもるあの煤くさい臭い、建てかけの家の漆喰いの臭いをかぐ時、でなければ、夏の激しい夕立にうたれた後、地面からただよう埃の臭いをかぐ時ときまっていた」[50]。なによりユイスマンスの本は、もう一世紀も前からドグマになっていた観のある匂いのヒエラルキーに異を唱えたのであった。デ・ゼッサントは、花にしても、人工的なかたちをした花々を好きこのんで収集し、自然な香りの魅力というものを否定する。工業の臭いがたちこめるパンタンの地に心ひかれる彼は、自然にたいする新しい関係を唱え、現代《モデルニテ》の香りを讃美するのである[51]。

ユイスマンスがこの本を書いていた時、おりしも嗅覚の歴史は大変動をこうむりつつあった。というのも、時代の不安感がそこに集中していたからである。やがて、ガストン・ルルーの作品にも、犯罪者の遺伝的体質や、退行的現象にたいする恐怖感が、行間に読みとれるようになるだろう。ルールタビーユは、幼いころ、父親とともに悪党仲間のなかで育ったおかげで、動物なみに鼻がきき、大いに助かっている。母のほうはなまめかしい香水をつけた麗人だけれども、ルールタビーユは、そんなことにおかまいなし、さっと地面に身をかがめ、四つんばいになってくんくんと土の臭いをかぎ、あっぱれ、数々の謎の犯罪を解決してみせる[52]。

ダーウィン以降の人類学は、人種や民族に固有のにおいを強調するようになってゆく。ジャン・ロランは、シャン・ド・マルスの万博のテントにひしめきあう黒人たちの臭いに胸のむかつくような思いをしている[53]。ベリヨンの考察によれば[54]、この体臭がアメリカにおいて人種的な嫌悪をうみだし、「アパルトヘイト」のもとになったのだという。そのうちに、あの「ドイツ野郎」の体臭を忌み嫌う愛国心がおありたてられてゆくが、それ以前に医師のカバネスが、イギリス人の体臭について胸が悪くなりそうだと述べている。カバネスによれば、彼らの体臭は実に強烈で、部屋のなかにその臭いがしみこみでもすれば、何年も消えないほどなのだ。藻や海藻が身近にある土地に住んでいるからそんな体臭がするのだという説もあれば、トランクの材料につかわれる皮のせいだとする説もあるという。また、日本の学者足立文太郎は、西洋人の体臭がひどいと指摘している。このような人種的対立をまとめて、ベリヨン医師いわく、「臭いにたいする嫌悪感にまさるものは何もないであろう[55]」。こうした見地にたってベリヨンは嗅覚に驚くべき高い価値をあたえ、嗅覚を、人種を維持するための特権的道具とみなす見かたに傾いてゆく。「確固とした家族の形成や家庭環境のかたい絆は、嗅覚の相似性や共感に否定しがたく依存しているのである」。

最後にのこるもう一つのテーマは、これほどやっかいなしろものではない。ウビガンの「数輪の花」(一九一二年)や、ゲランの「青い時」(一九一三年)がよびおこした、かぐわしい女のイメージである。高級香水商のおかげで、香りのおしゃれにかんする新しい規範がつくりだされ、その間に、舞台をあらたにして、女の肌の白さと、その背景を飾る植物のシンボルが、あらたな情景をつくりなしてゆく。

第5章　「汗くさい笑い(1)」

パストゥールの理論が勝利をおさめるまで、悪臭追放の戦略の標的となったのは、おもに公共空間であり、非衛生な建物のうちの共同使用の部分であり、金持の住宅であった。住民のほとんどは、そのような戦略がすすめられていようと、おかまいなしだったのである。民衆階層が新しい規律を身につけてゆくのは、もっぱら病院とか監獄とか兵営を通してだけだったといってよい。衛生法規を普及させようとする試みが学校教育にとりいれられるようになるのは、ようやく一八六〇年代にさしかかろうという頃であった(2)。目下のところ、読み、書き、算数のほうが大切だったのである。その後、軍隊規律が定まり、学校生活の諸条件を規格化しようとする動きもおこりはじめ、さらにはパストゥールの原理《クレド》がひろく信じられるようになっていくにともない、規範化された価値－表徴や、立居ふるまいの作法が、徐々に定着してゆくことになる。こうしてみれば、伝統的な生活習慣があいかわらず根強くつづき、ねばり強い悪臭追放の企てにたいして長いあいだ執拗な抵抗があとをたたなかったのも不思議ではない。だからこそ、堆肥や垢や汚れた空気を相手にたたかった役人たちや衛生学者たちはさまざまな失望をなめさせられたわけだが、彼らのその失望の数々が、感覚上のアンシァン・レジームに人びとがどれほど忠実であったかを物語っている。

手こずる糞便対策

人間を糞尿や堆肥や汚物から遠ざけようとする政策にたいして、フランスでは激しい抵抗がまきおこり、完全下水放流方式がとりつけられなかった事実からしてもその抵抗のほどがうかがわれるが、このような抵抗の姿勢は、さまざまな角度から説明できる。まず第一に、西洋の学者たちは、糞便には治療学的な効能があると、古来からかたく信じつづけてきた。マドリッドでは、アランダ内閣の登場する以前には道に便がまきちらされていたものだ。ショヴェの断言するところによれば、(3) 医者たちが、この悪臭を四里四方にまきちらせば人びとの健康が保たれると勧めたという。ショヴェはさらにつけくわえて、汲み取りの臭いがなくなってしまったら、「そのうちわれわれはペストにやられてしまうだろう」(4) と述べている。少なくとも何人かの学者たちはそう考えていた。なかには、流行病におそわれた町々の道路に糞便をまきちらしてみてはどうかと提案した学者たちもいるほどである。フルクロワは、はたして汚物にそのような効能があるのかどうか、彼なりに疑問をもっていたが、公然とそれを否定するところまではいってなかった。(5)

人びとのこのような信念は、病気の治療にあたっても指針の役割をはたした。チャールズ二世治世下のことだが、悪臭によってペストを退治しようと、当局は、ロンドン中の肥溜めの蓋をひとつのこらず開けさせたものだった。このような行動は、ヒッポクラテス主義の復興を表わしているが、一七八七年の『系統的百科辞典』(6) にも、堂々と真面目にその旨がしるされている。それから半世紀後には、パラン＝デュシャトレが、(7) 汚物の治療学的効能をたたえてやまない。彼によれば、腸処理工や下水掃除夫が健康なのはそのおかげなのである。肺結核にかかった女性で、三人ほど、汚物を相手に働いたおかげで治ってしまった例があった。パランはその三人にインタヴューをして、語っている。「三人とも、きわだって肌がみずみずしく、肉付きがよい」。パランはさらにつづけて語っている。「私の知っている例では、何人か、勇気のある患者がいて、便槽のなかに片足を、あるいは全身をひたしたのだが、脚の病気にしろ、リューマチにしろ、その他の疾患にしろ、これ以外の手当ではどうにもならなかったのに、それで治ってしまった」(8)。モンフォーコンの汚水溜めからあふれでてくる水は、近所の馬の治療薬につかわれたものだった(9)。一八七五年になっても、次のように指摘しているボンディの汚物処理場近辺は、いちどもコレラがはやったことがないと、リジェが指摘している(10)。くわえて、実際に患者の治療にあたった医者のなかにも、糞尿の臭いはたしかに不快ではあるが非衛生ではないと考えている者たちがいた。

このような理論は、一般の医者たちのあいだではたしかに少数意見にすぎず、ほとんどの医者は、腐ったような臭気は危険だと信じていたが、それでもこの理論は民間信仰の支えとなり、汚物の特効性がひろく信じられていた。肉屋たちは、ふだん自分たちが健康でいるのは、屠殺した動物の血や脂や臓物のにおいをかいでいるおかげだと考えていると、バーイが一七八九年に書きとめている(11)。一八三二年になっても、おそるべき汚物溜めで働く労働者たちは、糞尿の臭気は体に良いと信じつづけていた(12)。二〇年ほど後に、彼らを対象にしたアンケート調査が行なわれたが、その際ブリシュトーの明らかにしたところによれば、し尿汲み取り人たちは、自分たちのあびる糞尿の臭いを、からだにわるいとは思っていないという(13)。さらにブリシュトーは、こうした労働者たちはたやすく女房をみつけて一緒になる例が多い、と重ねて強調している。

ところでこの糞尿には、また別の味方がやってくる。肥料商人、農学家、化学者たちが口をそろえて、脱臭薬は糞尿の質をおとす、とさけびたてたのだ(14)。こうして品質が低下した結果、買手が少なくなって、肥料の値が下がってしまうのだ、と彼らは主張する。このような理由から、一八五八年、リール市側が肥溜めの消毒という措置をう

ちだした折、その筋の専門家たちの反対に出会ったのであった。(15)

ブルジョワジーが除臭をはかろうとするのは、彼らが裕福だからであり、少なくとも暮らしに困っていないからである。いまさら手労働にもどる必要がないからこそ、除臭が可能になるのだ。これにたいして貧しい者たち、寝藁とともにくらしている人びとは、臭気にまみれて生活していながら、除臭などというのを嫌がって、自分たちは自分たちで生きていきたいのだと主張する。農民たちも、欠かすことのできない肥料を自分たちの家にそなえておきたいと言いはってきかない。(16)都市では、屑屋たちが、役所のとろうとする措置に反対を唱えた。(17)七月王政のはじめ、泥の徹去をいそごうとする警視庁の決定に対して、彼らはまぎれもない暴動をおこした。自分たちの汚物の山を力づくで守ろうとしたのである。一八三二年四月一日から十五日にかけて、(18)屑屋たちは、泥を運搬する馬車の通行をさえぎり、新しい放下車に火をつけた。群衆も、暴徒の味方をした。彼ら群衆もまた、消毒という措置に不安をいだいていたのである。消毒液が一面に散布されたことも、騒ぎを大きくするのに一役かっていた。そんなことをするのはエリートが人殺し作戦を企てている証拠だと考える人びともいたのである。

このように汚物に執着する人びとの心をいっそうよく理解するには、おそらく、幼児の心理に糞便のはたす役割を考慮し、心理の発達に肛門が大きな役割をはたしていることを考えてみる必要があるだろう。乳児が母親の姿をみないうちから、その存在を感じとるのは、においのおかげであるし、空間というものの認識も、聴覚と嗅覚の差を通してうまれてくる。さらには幼児が男性と女性を区別するのは、それぞれが別のにおいを発散するからである。乳児の便の臭いは、母親へのよびかけだ。母親とのやりとりのなかで、赤んぼうは「下のほうで何か感じるものを排泄し、上のほうで何か感じるものを」、(19)つまり乳房か哺乳ビンをうけとめるのである。二十世紀のはじめになると、イギリス式のおむつが普及しはじめて、小児はお尻をむきだしたまま動きまわれなくなり、大便も小便もしたい時にやり、側にいる者がすばやくぬぐってやる習慣もなくなっていくが、こうして排便のしつけが完成してゆくのであり、しだいに定着していったそのしつけの影響をわれわれもまたこうむっているわけである。

さらには、糞便の臭いに官能のめざめをうながす役割があることも想起しておくべきであろう。この点にかんしては、イヴォンヌ・ヴェルディエが、シャティヨネ地方の森番たちにふれながら、「糞便の臭いは、男のエロティックな感性をはぐくむ役割をはたしていた」[20]ことを強調している。興味深い研究動向を示すものといえるだろう。十九世紀の民衆の性的欲望にかんしてわれわれの知っていることは、すべて、洗練されていない人びとのだいた欲情を理解しがたい立場にいる。特権階級が禁止令を下したにもかかわらず、大多数の人びとが胸のむかつくような強烈な臭いに愛着をしめしていたという事実は、社会心理の歴史をあつかうためのひとつの手がかりともなるであろう。得た知識にすぎず、そのブルジョワたちは、自分たちと同じ嫌悪感をもちあわせていない人びとのだいた欲情を理解しがたい立場にいる。

当時の社会の支配的な言説は、糞便愛好的行為を動物的本能に、すなわち小児性と民衆とに結びつけてとらえていた。これにたいして、しつけを身につけたブルジョワジーの行為は分別あるふるまいだというわけであった。ブルジョワジーは、糞便を視覚からも嗅覚からもしめだすための身体規律を身につけていたのである。いっぽう貴族たちは、礼儀作法の法典のなかでもこと排泄行為の禁止令になると、時には実に大らかなふるまいをみせてはばからなかった。また民衆は民衆で、汚物との仲のよさを大っぴらに見せつけ、下劣なものを昇華したがるブルジョワジーをしりめに、自分らは卑猥な行為が好きなのだと声高に主張する。[21]カーニバルの合戦を調子づけるように派手に糞尿をまきちらしたり、これみよがしにおならを鳴らしたり、時には裸になってみたり、といった一連のスカトロジックなふるまいは、あふれでてくるものをきれいさっぱりと外にだしたいという民衆の意志のあらわれであり、便槽の中で行なわれる蓄積のプロセスのアンチテーゼをなしている。このような放縦なふるまいは、排便のしつけという規律を拒否しようとする意志をしめすものといわれているが、さらに一般的にいうなら、抑制を命じられてやむなく一時的なはけ口を求める行動でないとすれば、およそ「身体のディオニュソス的なはたらきの消失」[22]に抵抗しようとする意志の表われといえるだろう。

卑猥な言葉を浄化しようとする動きは十七世紀のはじめからおこっていたが、これにたいする抵抗はいっそう頑強であった。口ぎたない罵り言葉がひんぱんに登場するこの手の文学はあまり研究されていないが、まさに悪臭追放の戦略がくりひろげられたのと同じ時代に最盛期をむかえていたのである。学者たちが腐敗のおそるべき危険性を告発するのをよそに、こうした文学は、これでもかこれでもかといわんばかりに腐敗を描きだした。「次から次へと種々さまざまなイメージを使いわけながら、不潔なもの、ものが腐ってゆくさま、腐った物の臭い、腐爛した死骸、ねばねばしたもの、排泄物、屑、ゴミすて、汚水溝、下水、の数々がならんでいる。ここでは、人間の糞便など、汚物のひとつ、屑の一種にすぎない」(23)。

腐敗にひきつけられるこのような心理は、支配階級がとりつかれていた腐爛にたいする不安感の民衆的形態にすぎないのかもしれない。けれども、これとはちがった読みとりかたをすることもできる。ドミニック・ラポルトの書いていることだが、「王の高雅な言葉」には、「下品な言葉」もふくまれており、言語上の「排泄の場」ともなりうるものであった(24)。カーニバルに糞尿をまきちらしたり、くさくない汲み取り作業をあざけったり、きたならしい言葉をつかってよろこんだりする動向は、ひとつの役割分担として解釈することも可能であろう。民衆は、階層ごとにうけいれられる臭気の限度がちがっていることを心得ていて、この役割分担をひきうけ、除臭という実践のこちら側にすすんで身をおき、そのことをみせつけてはばからなかったのだ。それだけに、汚物をまきちらしたり、あるいはそれに類することがらを口にしたりすることは、規律をこばむことと同様ひとつの地位を認めさせることであった。自分の汚物をまきちらしながら、貧しき者たちは、汚物をさけるのと同じように自分らとの接触をさける者たちにたいして挑戦をいどんでいたのであり、身ぶりや言葉を通して、社会の糞という己れの地位をいやがうえにも強調していたのである。

空気の二つのとらえかた

除臭の企てにはむかうこうした民衆の抵抗は、換気を拒否しようとする姿勢ときりはなせない。田園では、まだ人格という観念がほとんどゆきわたらない生活環境にあるせいか、動物と人が一体となった家族集団の空気をすうことは、共同ベットのぬくもりと同様に、やってくる冬をしのぐよすがとなっていた。よく知られているように、夜なべをしながら、動物のそばで時をすごすのは、あいかわらずうけつがれていた習慣であり、人びとは好んでそうしたがったものである。長いあいだ、医者たちが、まだ成長してない動物をたくさん入れた家畜小屋の空気は身体に良いと説いていたせいもあって、なおさらこのような習慣が根強くつづいていた。十九世紀のはじめになると、はたして真にそのような治療学的効能があるかどうか、かなり激しい議論がもちあがる。たいていの衛生学者は異を唱え、パリの専門家たちが作成した報告書をみると、はっきりとそれがわかる。それでも、効能を信じる理論がないわけではなく、それも、大物の理論家がそちらにくみしていた。嗅覚論《オスフレオロジー》の雄ともいうべきイポリット・クロケもそちらの陣営に加担し、衛生学の規範を尊重しながらも、動物を清潔にしておきさえすれば家畜小屋の空気は健康に良いと書いている。(25) 保健衛生にかんする公文書を調べてみると、豊富な例がそろっていて、いずれも証拠になっているが、このような生気論的な空気治療説は、十九世紀の間中ずっと公認されていたのであった。こうして動物の吐く息を吸いにいくよう勧められた結核患者も少なくなかったのである。

以上のような事情を考えれば、民衆階層が換気などするつもりはないと言ってはばからなかったのもうなずけようというものである。ことに老人たちは寒がりで、片隅にじっとうずくまっていたがった。(26)「民衆は、カーテンも窓も閉めきっておきたがる」と、フォデレが嘆いている。学校教師のなかでも年長の教師たちは、教えている生徒たちの臭いをかぐのが好きで、教室の窓をあけたがらなかった。[27]「われらがあわれな労働者たちは、ふだん閉めきった住居に住みなれているせいで、病院や作業所に移っても、まるで新しい空気をいれたがらない」と、ハワードも指摘している。[28]一八一八年、医師のルグラの調査によれば、レ・アール界隈に住む老人たちは部屋の空気がいれかわると嫌がったという。[29]スコットランドの医師グレゴリーは、断固として言ってのけている。「貧乏人のところに往診にいく際には、どんな診療より先に、ステッキで、一つ二つ、窓をあけることから仕事をはじめたものだ」と。[30]

病院のなかでも、このような抵抗の姿勢がみうけられた。リヨン市立病院の医師たちは、「空気が自由に流通するのを頑としてうけいれようとしない」[31]し、パンプローナの病院、さらにはロンドン市内の病院でも、いくつか、病室を洗浄したり窓を開けたりしたがらないところがあった。[32a]

以上にみたような換気にたいする抵抗は、ある大きな拒否の意志の表われの一つである。施療行政のもくろむ規律のおしつけは、これ以降も挫折に終わることだろう。監獄を対象にしたものであれ、病院を対象にしたものであれ、歴史家たちの最近の研究成果をみると、規範化をはかろうとする言説の厳しさとうらはらに、人びとのふるまいは無秩序であって、その間のひらきがいかに大きいかをくっきりとあかるみにだしている。規律の勝利を期待して設置されたさまざまな施設のただなかにはたらく反‐権力のたくましい力が、しだいに明らかな姿をみせつつある。王政復古時代、リヨンの民間の慈善施設では、[32b]老人たちはタバコをふかしゲームに興じていたし、孤児たちはうろつきまわり、廃兵院は居酒屋と化していた。寄宿舎も、申しこみが多かったので、数名の寄宿者を同じ一つのベッドに寝かせざるをえず、寝る者同士の間の間隔もせばめざるをえなかった。七月王政をむかえると、あまりの不潔さに眉をひそめる医師たちの非難の声にもおされて、病院を消毒せねばならぬという決定はいよいよ強固なものになる。規律と衛生を人びとにたたきこむべく、政府は断固として闘った。時計をそなえつけ、みだりに外部の者が病院内に入ることを禁止し、便所に通風口をもうけさせる。政府は、かつてアンシァン・レジームの改革者たちが要求した、空気と水の流れを制御するしくみを、半世紀後に勝ちとろうとしたわけであるが、こんどもまたはかばかしい成果は得られなかった。

つらなる社会階層のもう一方の極、ブルジョワジーの住まいのなかでも、換気にかんしてためらいがないではなかった。だが、これは別の理由からである。人びとは夫婦水いらずの家庭にひきこもり、ナルシシズムが定着していって、他人との不快な接触や強烈な臭いが嫌われるようになってきたことから、新しい暮らしかたが生まれてきたが、そのような暮らしかたと、新鮮な空気を吸わねばならないという要請とが相容れなくなってきたのである。これまでにみてきたように、衛生学者たちは、部屋を考案するにあたっては、衛生のため窓はいっぱいに開け放つべきであり、また、閨房にも警戒し、水いらずでこもるよろこびも禁止して、むやみにカーテンや壁かけや壁布をふやしてはならないと、その案配のほどに細かく気をくばっていたのである。一定の時間ごとに空気をいれかえるべしという規範が定められ、家政婦がこの義務にしたがうことによって、真綿にくるまれたような「世紀末」の住まいの空気の衛生が保たれ、同時に街からたちのぼる瘴気の侵入もふせがれることになった。デ・ゼッサントは、姿もみせず声もたてない召使いたちのおかげで、自分の神経症にひたりきり、窒息もせずにおのれのコレクションを楽しむことができるのである。

垢の効能

礼儀作法の規範がさまざまな社会階層にそれぞれどのようなリズムで普及していったか、それを精密に研究することほど重要なことは他にないといっていいだろう。このような研究作業をすすめていけば、いろいろと予期せぬ事実が明らかになるにちがいない。礼儀作法にうるさかったあのフロイト博士は、たかが自分の部屋から階上の診療室にのぼってゆくのに、折カラーをつけずに出てゆくと思うだけでぞっとしたというが、それでいて、ブルジョワの患者の階段の絨毯のうえに平気で唾を吐いている。[33]

テオフィル・ド・ボルドゥーが警告していたのが思いだされるが、ボルドゥーは、衛生学のおかげで街に住む患者の「精液の霊気」が失われてゆくのではないかと懸念したものであった。貧乏人が子宝に恵まれるのは、身体から発散する強烈な臭いが催淫剤的な効果を発揮するからではないかという説をとなえていたのも彼である。[34] アムステルダムの病院の医師たちは、白いシーツを健康によくないと考えているし、ハワードも書きとめている。[35] さらには衛生学者たちが、風呂はあまり使わないようにという見解を述べていたのは周知のとおりである。こうしてみれば、長いあいだ大多数の住民が、たとえくさくても垢には効能があるのだと信じこんでいたのも無理はない。

フランソワーズ・ルークスとピエール・リシャールは、幾千におよぶことわざをおさめた資料集の分析にとりくみ、[36] 農民たちがブルジョワ的規範にたいして抵抗をくりひろげた事実の裏には、なにを許容するかにかんして、精密ではあるがきわめて把握しがたい別個の規範の数々があることをみごとに明らかにした。こと身体衛生にかんするかぎり、彼らは昔ながらの医療法にたよって健康に気をつけていたのであり、これまでどおり野放図に用を足す気楽さをすてたくないという意志が強く、[37] そちらのほうが礼儀作法などよりはるかに大切だった。排泄という生理学的必然が人びとの行動を律しており、いろいろなことわざが、ゲップもおならもこらえるべからず、と教えている。これらのことわざにはまた、誰かが小便をすると、他の者もしたくなる、といったものもあれば、風呂は間違いのもとと、風呂を禁じたものも数多い。風呂は元気をとりもどすために入るものであって、衛生のためのものなどではないのである。体臭には性感を刺激する効果があるといった見かたがうかがわれ、体臭を非難しているようなことわざはめったにない。清潔さをめぐってこれらのことわざがつくりなしている言説は、ひとつの倫理をしめす言説ともみうけられるもので、悪い体液を排泄したり、くさいシャツを身につけたりするのは大いに結構なことだとしているし、小便をするのは酒を飲むのと同じく、男どうしのつきあいを活発にするものだと堂々と認めている。それ以上に驚かされるのは、やがて精神分析がさぐりだすことになる、あの貨幣と糞便との絆を、文字通りなり、メタファーなりで、はっきりと言いあてていることわざもあることだ。ここにうかがわれるような、ひとつの首尾一貫した規範的体系が存在するという事実は、つとにリュック・ボルタンスキーが強調しているところだが、(38) こうしたことを念頭にいれれば、学校や軍隊が生活習慣をかえさせようともくろんだところで遅々としてすすまなかった理由がうなずけようというものである。

垢は、色の白いのをよしとする美の規範にも応えうるものだった。じりじりと照りつける陽ざしにさらされる農村の女たちを陽やけから守ってくれるのは垢だけである。「垢のしたで、きれいな肌がつくられる」(39)。「きたない子ほど丈夫な子」(40)。女性の月経、さらには、もっとひろく女性のおりもの全般にたいして衛生的措置をほどこそうとするのに反対し、そうした動きを禁じようとする慣行があったという事実は、これまでに何度も書かれているので、いまさらここにくりかえすまでもない。それほどたびたびふれられていないけれども、習慣の変化をおしとどめるのに負けず劣らず影響力を及ぼしたのではないかと思われるのは、ある特定の精神的態度である。ブノワ・ラブルは、あたかも汚物に魅せられた砂漠の教父たちさながら、(41) 自分の身体にたかった虫を食べて養分にしていた。ラブルは「垢の効能」を信じていたのだ、とフィリップ・アリエスは書いている。(42) 五〇年後には、弟子のジャン＝マリー・ヴィアネーが師に倣って、同じように品の良からぬふるまいをあえてするであろう。このアルスの司祭の極端なまでの行をおもえば、こうした精神態度がどのようなものであったか、いっそうよく理解できる。この聖人は、おのれの肉体をわが屍骸とよびつつ、鞭うち、痛めつけた。そんな屍骸にひとしい肉体を気づかったとて何の意味があろう。こうしてアルスの司祭は、いにしえの偉大なる苦行者の範にならいたいとあこがれ、『黄金伝説』に想いをはせて、おのが内面に心わずらう者を誰であれ否定した。彼は自分の衣服を貧しき人びとにあたえ、法衣を替えようともしなかった。ひたすら「神への奉仕」のほかは念頭になかったのである。おのが身を卑しめる気持から、司祭は胸のむかつくような腐臭を乞い求めた。そのような腐蝕は、この肉体という抜け殻のなれのはての姿を予告しているのであり、ひたすらその解脱の日の早からんことを願っていたのである。ジャン=マリー・ヴィアネーは、自分の修道院の便槽の汲み取りを手伝い、汲み取ったものを下水溝にあけにいく運搬車のあとにしたがった。(43) 彼のそばで暮らしていた人びとの語るところによれば、歯をみがくなどということはまったくなく、口臭がひどかった、という。アルスの司祭の生きざまを想うと、ゴルゴタから漂いくる臭いはいかばかりであったかと思わせられる。(44) 彼の生きかたからするだに、幾多の修道院で、さぞかし身体衛生にたいする抵抗は大きかったにちがいない。

鼻の放蕩

ブルジョワ的規範を拒否しようとする者たちはみな、あるいは嘲笑の言説を弄し、あるいは反逆の言説をつくりだすが、いずれも、ブルジョワたちが排斥しはじめたものを、逆に偏愛の対象にする。そのような言説にうかがわれる挑発的なまでに頑固な姿勢、そして糞尿や腐臭にたいする愛着ぶりは、彼らの挑戦がいかに大きかったかを物語っている。

若きフロベールが礼儀作法をあざ笑った侮蔑の念は、その後彼があの紋切り型にあびせかけた嘲笑にもまして辛辣なものだった。フロベールは、まさに規範をずたずたにしてやろうとそそのかすのであり、なかでも嗅覚にかんする規範をけとばしてやろうというのである。「長靴のなかに便をたれ、窓から小便をし、くそっ、と叫び、堂々と糞をし、思いっきりおならをし、タバコをきたならしくふかし(……)、ひとの面前でゲップをすること」。一八四二年三月十五日付の手紙で、友人のエルネストにそう勧めている。(45) ラブレー気どりで汚ならしい言葉をならべてはおもしろがる、高校生のころのあの反抗期、フロベールのお得意のせりふは、糞《メルド》だった。慇懃無礼なかたちで欠かさずこの糞という言葉を使っては、スキャンダラスな効果を期待して楽しんでいる。もっとも、若い男の子どうしのなれあい気分でやっているのだから、スキャンダルといってもたかがしれているのはたしかだが、フロベールは、プロレタリアの臭いにはあれほど敏感に嫌悪感を示していながら、いっぽうでナルシシズムのめざめに肛門のはたす役割を明瞭に自覚しており、自我の象徴という高い役割を糞に授けるのだ。(46)

成人に達してからも、『感情教育』の作者は、娘たちのぞんざいなものの言いかたや、わざと「蓮っ葉な言葉」を使ってみせるはしたなさ、生理的要求をこらえたりしないあけすけな態度に心ひかれた。(47) フロベールのこのような姿勢をみるだに、当時の少なからぬ育ちのよいブルジョワが、いかにも卑猥で猥褻な雰囲気のある仲間づきあいにひきつけられたのはなぜなのか、その根源を考えさせられる。

ミシュレは有機的時代に魅せられてやまなかった。彼の手になる歴史は、成長して開花をとげ、そして潰えてゆく肉体の歴史である。この歴史家は、腐敗したものや体内から排泄されたものをまえにしてたじろがず、そんな排泄物が今まさに身体から出てきて、あわや気味の悪いものになりそうな、その瞬間をとらえるべく機をうかがっている。ミシュレはそうして、生命の流れのあとを探っているのである。こうしてみれば、歴史家のなかでももっとも偉大なこの歴史家が、若き妻アテナイスの月経をほめたたえたり、共同便所の薫香を胸いっぱい吸いこんで霊感を得たりしても、なにも驚くにはあたらない。(48)

ヴァレスにいたって、反逆はこのうえなく過激なものとなる。ヴァレスの「鼻の放蕩」(49)は、たんなる挑発でもなければ、死の魅惑への惑溺でもない。『少年』を読んでみれば、そのことがよくわかる。作者は自分の嗅覚の鋭さをこれみよがしにみせつけては楽しんでいるのだ。ジャック・ヴァントラの行動をみるだに、このヴァレスという作家は、およそ上品な態度などといったものとはほど遠く、その対極に位置している。「ぼくはかっと眼を見開いて、鼻孔をふくらませ、耳をそばだてる[50]」といった表現もあれば、「ぼくは鼻孔をいっぱいにふくらませた……[51]」という表現もある。この少年は、礼儀作法などおかまいなく、自分だけの基準をきめて、においのヒエラルキーをうちたてるのだが、そのヒエラルキーたるや、およそ世間の好みなどとはかけはなれたものである。少年は、動物的な本能と自然をほめたたえ、生命と活力を愛し、庶民たちのたまり場に特有の騒々しい雰囲気が大好きで、つまりは推肥や家畜小屋や沼地のにおい、バターとチーズのにおい、そして、果樹園と果物のにおいが、少年にとっていちばん魅力的な香りなのである。食料品店のにおいもそうだが、それにもまして、デリケートな嗅覚の持主にとっては耐えがたいもののひとつであるあのなめし革工場の臭いがまた、少年の大好物ときているが、このような性向は、マゾヒズムからきているのか[52]、それとも、根っから庶民的な感受性を身につけているということなのか。にわかには判断しがたいところである。

「林のむこうに、なめし革工場があって〔……〕、つんと鼻つく臭いがする。ぼくは大好きだ。しつこくて、ぴりっとした、この生《なま》の——もし生《なま》のにおいなどと言えたらの話だが——臭いが。じめじめした場所で皮が腐ってゆくとき、あるいは汗をかいた皮を陽の下で乾かすときと同じ臭いだ。しばらくしてもどってきた時、ピュイの町に着くとすぐ、ああ、あの林の中のなめし革工場だな、とピンときて、その臭いをかいだものだった——歩いていく道すがら、あたりにこんな工場があるたびに、二里ほどむこうからもうその臭いをかぎつけて、よろこんで鼻をそちらのほうにむけるのだ[53]」。

ジャック・ヴァントラのにおいにたいする感受性は、その反抗とわかちがたく結びついている。彼の反抗の背後には、つらい過去があり、その過去をあざやかによみがえらせるのは、他のどの感覚にもまして嗅覚なのだ。少年の思い出のなかで、においは物を選りだす力を保ちつづけ、一挙に時の間隙をうめる。ヴァレスはあの花束の追憶と同じことをやってのけているのであり、その見事な才は、ゾラの場合のように、書くことから生まれたものとは思われない。

ピュイの町には、パヌサック界隈に、一軒の食料品店があり、「市場にただようおだやかなにおいにまじって、その店からは、息のつまるような、生あたたかい、きつい臭いがしていた。塩鱈とかブルー・チーズ、獣脂、あぶら、胡椒などからただよってくる臭いだ。いちばん強烈なのは鱈の臭いで、それをかぐといつになく島の人びとのことが頭にうかび、小屋だの膠《にかわ》だのアザラシの燻製だのがイメージに現われてくるのだった(54)」。

町をはなれてからも、思い出に残るのはいつも何かのにおいだが、そのにおいにしても、『医科学事典』の心理学者が期待するような芳香などなにひとつありはしない。「ぼくが思い出すのはただ、嫌な臭いのする溝のそばを通っていたこと、そして、いい香りのしない草木のあいだをぬってずっと歩いていったことだけだ(55)」。

少年のこのような嗅覚は、将来の社会参加をうかがわせる(56)。町はずれにできた菜園のタマネギのにおいが嫌いだというのは、「律義な庭仕事(57)」などごめんだという拒否感の表われである。大人になってからも、ヴァントラは、反逆運動のために新聞をすりながら、そのインクのにおいをいい香りだといって、家畜小屋の芳香とならべたりしている。ブルジョワを悩ませるようなにおいなら何でもいいのだ。革命とは、ふたたび見出された田野であり、本能にほかならない。ヴァレスは、堆肥を愛するがごとくに共和国を愛するのである(58)。

このような感受性はその後もとだえることなく、系譜をなしてひきつがれてゆく。臭いの思い出はいつも反逆と結びついて、本能と気ままな幼年時代を擁護しつづけることだろう。セリーヌの『なしくずしの死』の主人公は、そばに糞尿がたれ流しになっていようといっこう気にするでなく、排便のしつけにかんすることには何であれ強迫観念的な恐怖の念をいだいている。ヘンリー・ミラーの人生をみても、ブルックリンの町のにおいといい、愛する女たちのにおいといい、しだいに強烈になっていくばかりだ(59)。ギュンター・グラスのえがく小人のマッツェラートは、祖母のスカートのなかで心やすまる想いをしている(60)。このような事実が、なにより雄弁に、においのもつ挑戦の力の大きさを物語っている。

終章　「パリの悪臭」

一八八〇年の夏のこと、パリにただよう悪臭のあまりのひどさに、世間は騒然となった。「だれもが口をひらけば、そのことしかなかった。『くさいですね、なんという臭いだろう！』まるで国中に災禍がふってわいたようなありさまだ。パリの住民たちはあわてふためくし、知事は頭をかかえ、大臣はいらいらしていた」(1)。

この災難をめぐって書かれた記録の数々に目を通すと、当時の人びとがいだいていた嫌悪感のヒエラルキーが、手にとるようによくわかる。(2)人びとの知覚のありかたが旧態依然のままにとどまっていたこと、昔からの不安感がそのまま生きつづけていたこと。記録に、それがはっきりと現われている。とっさに世間は、この災難の原因を、公共空間に溜まっている汚物や糞便のせいだと思いあやまったのであり、工業に起因する臭いが犯人だなどと、ほとんど思いもよらなかったのである。

十月の間中、いっせいに新聞が書きたてた。すでにセーヌ保健衛生委員会がこの問題の検討にとりかかっており、市議会もそれに続いていた。医師を主体に、委員会を結成しようと知事がきりだす。(3)この事件に触発されて書かれた文献をみてもそうだが、専門家たちの残した報告書を読んでみると、公共空間から悪臭を追放しようという戦略が挫折に終わったことは明らかである。政府の命令をよそに、汚物は公道にたまっていくばかりだった。いまだに糞尿を道に投げ捨てている街区も一つや二つではなかったし、子どもたちは通りで立小便をし、汲み取りは昼となく夜となく悪臭をまきちらす。首都で利用される馬車の数が急速にふえていったことも、役人たちの苦労の種をますことになり、集合馬車の宿駅の周囲に汚水の水たまりがひろがってゆく。シャン・ド・マルスからたちのぼる胸のむかつくような臭いは、グルネルとグロ・カイユのほうにひろがっていった。公共施設の建物の様子を書きとどめた記録をみても、事態はいっこうに進展を見せず、同じことのくりかえしばかりである。慈善病院の共同便所といい、屋敷町の奉公人たちが使う共同便所といい、いずれ劣らず、その悪臭たるや、想像もつかぬぐらいひどくなっており、民衆たちの住む建物におよんでは、何をかいわんやである。苦情はいっこうにやむ気配もなく、七月王政以降なにひとつ変わってないのではないかと思わせるほどだ。そうはいっても、パストゥール革命のおかげで、これまで人びとが身につけてきた感受性や、臭いにたいする許容度に疑問がなげかけられてきたことは確かなようである。共和国の勝利とともに、公の取締まりもゆるやかになってゆき、おりから市議会では激しい論議がたたかわされ、そうした動きがあいまって、国をあげての論争が始まろうとし、権力の乱用を告発する声があがりはじめていた。

前パストゥール期の神話の終焉

「パリの悪臭」事件は、パストゥールの諸発見の成果が急速にひろまっていったことを雄弁に物語っている。一八八〇年になると、新しい理論に異を唱える専門家は誰ひとりとしていなかった。瘴気は、科学の舞台から姿を消してしまったのである。[4] もはや自然発生説を擁護する者はいない。学者たちが、病気をひろめるのは伝染性病原菌だと確信するようになってからは、悪臭と病原の脅威とは別々にきりはなして考えられるようになったのである。「くさいものがすべて命をうばうものとはかぎらないし、また命を奪うものがすべてくさいともかぎらない。これだけは何度くりかえしてもよい」(5)。論争のさなか、保守派のブルアルデルがそう言明したものであった。その翌年には、デシャンブル編の事典が、臭気がもとで病気をひきおこすことはめったにない、と認めている(6)。

ちょうど同じ頃、腐ったもののしみこんだ泥や土は、病気のもとになるのではと、恐れられることもなくなってきた。それどころか、コペルニクス的転回がおこって、これ以後というもの、泥や土のもつ濾過能力が高く評価されるようになってくる。この濾過能力は、シュレジングが明らかにし、パストゥールその人が認めたものであった。土が伝染性病原菌を吸いとってくれるというのであれば、土からたちのぼる空気や蒸発気は、空気の清潔さを保証してくれるものだというわけになる。下水にただよう空気にしても、「汚染物質のはきだす蒸気を含むことはあっても、そこに細菌はふくまれていない」(7)ことが、P・ミケルによって明らかにされた。このような新しい発見の数々によって、墓地は恐ろしいものだという昔からの考えかたもしだいにうすれてゆく。一八七九年には、墓地は無害であると断定する委員会も現われてきた。「土の中で腐ってゆく物質からでてくるガスは、決してバクテリアをふくんでいない」(8)。一八八一年、シャルドゥィエがそう記す一方で、コラン教授も、土の中に埋められた動物の死骸は人間に害をあたえないことを明らかにした。

これ以後というもの、専門家たちは、よどんだ水からたちのぼる空気が瘴気をはこぶと考えるのもまったくの誤りだと考えるようになった。ミケルは一八八〇年に次のことを証明した。「すっかり腐りきった有機物質を多量にふくんだ水も、蒸気になって、ほとんど乾燥状態に達しうるが、その際、水中に繁殖している微細菌の一つとして蒸気にはこばれる恐れはない。このような蒸気を圧縮して、一〇〇グラムほどの水を得ることができた。得られた水は、蒸気になる以前の水と同様、くさい臭いがしたが、瘴気とよびうるものはいっさいふくんでいなかった」(9)。

臭気は病いの原因ではなくなり、それにつれて、病気の症候研究からも、嗅覚はどんどん姿を消してゆく。もはや医者たちは、においの特権的な分析家ではなくなったのだ。それだけに彼らは、においにかんしては、くさい悪臭に嫌悪感をつのらせてゆく。つまりは自分たちが所属する中産階級に特有の感性を、彼らも共有していくわけである。これ以後、嗅覚のエキスパートとして登場してくるのは、化学技師たちである。

密封性の導管か、放流か

しかしながら、小さからぬ逆説だが、こうして前パストゥール期のさまざまな神話がとどめの一撃をうけたというのに、学者たちが勧めてきた悪臭退治の療法のほうは衰えることもなく、神話が生きていた時代に練られた戦略はその後も続いてゆくのである。「糞便を徹底的に除去する」(10)方策をさぐるべきだという点にかんしては、すべての専門家がこぞって一致していた。もうその頃には、便が腸チフスをうつすということも判明していた。くわえて、ペルーの人造肥料《グアノ》やチリの硝酸塩類肥料、さらには化学肥料が登場してきて、人糞肥料は使われなくなる傾向にあった。ところが、ここで、二つの除臭戦略が対立しあうのである。第一の戦略は、「パリの悪臭」対策委員会の医師たちの報告書に要約しつくされているが、何よりも、便器の密閉というテクニックを重視しようとするものだった。この戦略のねらいは、多量の微生物を発生させるおそれのある物質と、保護すべき人間環境とのいっさいの接触をさけることにあった。こうした戦略は、水流の制御ではなく、密閉と真空、ならびにポンプの使用、といった手段に依拠している。この場合、水は、溶解の手段ではなく、清潔の維持という役割を負っている。

つまり委員会のもくろみは、便槽を廃棄しようというのではなく、これを完全に密封しようというもので、そのために金属性の便槽にしようというものだった。この分野でも、銅と鉄がぬきんでている。「便所からでた排泄物を、内側が金属でできた、完全密封の管で受け、水や空気との接触をいっさい断ってしまえばよい。こうした導管をひとつにして、汲み取った物質を街から離れた場所にまで運び、その一ヵ所に工場を集中させて、必要な処理をくわえるようにする」。「吸いあげポンプや押しあげポンプを使うなり、真空とか、あるいはまったく別の手を使うなりして、通流をはかること」(11)。この際、便槽は、もはや密封された回路の起点にすぎず、処理工場がその終点をなすわけである。この方法を採らなければ、後はもう、パストゥールも言っていたとおり、汚物を直接に海に運ぶしかない。排泄物を視えないもの、臭わないものにして、住民との接触を断ちきってしまうこと。それが、委員会の医師たちの追い求めたもくろみ――ユートピア――であった。

同じようなもくろみから、いくつか、実現をみたものもある。ベルギーのリエルミュール方式がその例であり、あるいはまた、一八八〇年、ベルリエによってリヨンに設けられた空気による排水組織もそうである。すでに一八六一年、ベルグランが、首都にはこのタイプの解決策が望ましいと考えていたものであった。

以上のような戦略に対立したのが、現場で任にあたった技師たちの戦略である。彼らは、いろんな外国で実現をみた方式によく通じており、一八七八年の国際保健衛生会議にだされたもろもろの意見に力をえていた。これらの技師たちは、委員会の批判など意に介さず、別の解決案をうちだしていた。彼らにいわせれば、医師たちのすすめる解決案では、かえって汚染のひろまる危険があった。というのも、この方式をとるなら、ポンプや栓といった複雑な組織の保全をはかるよう、たえず気をくばらなければならないし、改修工事が不可欠になって、その際にたえがたい悪臭がするにちがいないからである。

そんなことをするぐらいなら、汚物を迅速に流して、微生物の繁殖をふせいだほうがはるかに有効ではないか。技師たちのこの案は、動力学にもとづいていた。つまり、密閉性ではなく、流水の速度をはやめようというものである。糞尿を下水溝に導き、一挙に放流をはかれば、その有害性も消えてなくなることだろう。もはや便槽も排管も汲み取りもいらなくなるし、堆積した糞便の完全消去をはかるためのアンモニア硫酸塩工場も不必要になって、必要なのは、「汚物を一瞬たりとも停滞させずに、できるかぎり迅速な排水[12]」をはかって、浄化のための用地に運ぶことであり、そうすれば、そこの土が浄化作用をしてくれるにちがいない。

このような技師たちの案は、前パストゥール期のイギリスで明らかにされたさまざまな発見に依拠している。英国の学者たちは、翌日までなら、糞便も危険でなく、たいした悪臭も発散しないこと、また、流してやれば、さらに日数ものびることを明らかにしていた。フレーシネが、これらの大胆な理論にくみして、御墨付をあたえていた。[13]ことを証明していた。大陸では、河川の汚染をあつかったイギリスの研究も、下水溝の水は安全だという

一八六〇年代のはじめにロンドンで着工された大々的な下水組織は、以上のような見解にたってすすめられたものである。ブリュッセルでも、フランクフルトでも、ダンツィッヒでも、同じ方式がとりあげられていった。ベルリンでは、計画が進行中だった。フィルヒョーの率いる委員会が、この方式が優れているとの結論を下したばかりだったのである。イギリスでもアメリカでも、問題なのはもはや完全下水放流方式の是非を論じることではなく、「セパレート・システム」の可否、すなわち、給水用のものと排水用のものと、二重の組織を設けるべきかどうか、その決定が急務になっていた。

汚物を流水に流して、ただちに排水をはかるという方式は、公共空間であれ、私的空間であれ、明らかに、いちばん効果的な除臭テクニックである。都市が悪臭を放ちつづけてきたのは、フランス政府が長いあいだこれに反対してきたのが最大の理由なのだ。

沈澱か溶解か

このように都市の除臭が遅れたという事実は、それじたい、非常に意義深い歴史的事実である。衛生学者たちが

かかげてきた反対案は、社会的表象ともぴったり符合している。この分野でも、沈澱と密封便器という戦略と、流れと溶解という戦略とがぶつかりあった、同じような対立がみいだされるのである。密封方式の最大の支持者であったブルアーデル教授は、同時にまた、売春と売春宿取締法のもっとも強固な擁護者であった。いずれの場合にも、封じこめと行政指導に勢心な、この時代遅れの喧伝家は、清潔を保たねばという関心に依ってたっているのである。ブルアーデルは、し尿汲み取り業者組合の弁護と、遺骸やたまった糞便を運ぶ運搬業者たちの弁護をかってでたが、改革者たちに先を越され、二つとも敗訴に終わることになる。

いっぽう流水と溶解を支持する側は、自分たちの案には平等主義という利点があることをかならず力説した。たしかにこちらの案には、「万人のための水」という考えかたがふくまれていた。この立場の推進者たちは、下水施設を利用したがらない高級賃貸住宅の所有者は利己主義だと非難する長文の攻撃文書を作成しはじめる。そのかたわらで、オーデコロンや香料入り石鹼が普及してゆき、パリし尿処理場で働く——共和派の——技術者たちは、金持の糞尿も貧乏人の糞尿も同じ扱いをすべきだと主張する。彼らは、自分らの考えかたをひろめるため、同じ物質なのに、社会階層や住んでいる街区によって処理のしかたがちがうのはおかしいという論法で迫ったのであった。

ここで、パストゥール革命が社会的表象や社会的戦略にどのような影響をあたえたか、みておいたほうがいいだろう。細菌の存在の発見によって、ヴィレルメの創始した疫病学は再検討をせまられた。病気をひきおこすおそれのあるものは、さらに広範囲におよび、しかも容易に知覚しにくくなったのであるから、不安はいっそう大きくなっただけだった。ありとあらゆる水が「疑わしい」[14]と考えなければならない、とマリエ＝ダヴィは言明している。さらには、ありとあらゆる人間が、とつけ加えてもいいかもしれない。多種多様な構成員からなる住民を一つに結ぶ生物学的紐帯は、このことによって強化されることになり、学者たちもよくそれがわかっていた。「大都市での共同生活は、われわれ全員をたがいに連帯させる(……)。(細菌という) この有機体は、外気中に散らばっており、われわれの住宅のなか、肺のなか、飲料のなか、食物のなか、いたるところに侵入してくる（……）。一都市の衛生は、貧しい街区の衛生が保たれていないかぎり、けっして保証されえない[15]」。このような見解がひろまった結果、あらたな警告が発せられ、社会戦略のたて直しがはかられたのである[16]。

とはいえ、このような姿勢の現代性をけっして過大評価しすぎてはならない。あらたに登場してきた言説だけに気をとられていると、これにたいする抵抗もあったことを見すごしてしまいかねないからである。細菌は汚れと結びついているというドグマ――これ以来というもの、この汚れは、垢や埃といっしょにされてしまうのだが――このドグマはあいかわらず存在しつづけていた。貧乏人の住まいには、もっとも汚らしい空気や下水よりさらに五〇倍から六〇倍も多い細菌があると、マリエ＝ダヴィが一八八二年に言明している[17]。悪臭は、もはや病気のもとではないけれども、病原のありかを知らせているのだ。悪臭ふんぷんたる民衆は、不潔さを一身に背負った人びとではなくなったにしろ、もっとも恐ろしい存在であるにはかわりないのである。

これ以後、ブルジョワジーの家族は、体質が変化をきたすのではないかという不安にとらわれる。どうやら病因はうつってくるらしいのだ[18]。細菌は、民衆の血を好んでそこで繁殖し、悪徳と不潔さのなかで栄え、その住処は通りであり、あばら屋であり、建物の七階である。もしプロレタリアと接触すれば、ブルジョワに感染してくるおそれがあるばかりではない。生体そのものが変化をきたしかねないのだ。毒をはらんだ細菌が、社会の垢《あか》溜めからたちのぼってきて、いつなんどき自分たちの繊細な血のなかに入りこみ、遺伝的欠陥に変化しないともかぎらない。そうなれば、巻きぞえをくらうことになるのは子孫全体であり、遺伝形質が変質をきたしかねないではないか。

というわけで、危険は以前よりもひろく散乱し、かつての瘴気にくらべ細菌のほうがいっそう見分けにくくなったにもかかわらず、あいかわらず社会的隔離は重要だったのであり、ただその方法がこれまでより微妙になったのである。売春婦取締りのための新法規ができあがったのは、ヤミの実態を明らかにしようという計算からでたことだったが、これなどは、いっそう大がかりな戦略変更のいちばん目につきやすい一例にすぎず、こうして練りなおされた戦略は、おもに住民を対象にした系統的な保健検査に依拠していたのであった。

エピローグ

それにしても、「パリの悪臭」がなかなか消えなかったというのは、役人たちの仕事が遅々としてはかどらなかった事実を物語っている。一八八九年には完全下水放流方式の採用が議会で可決され、一八九五年にはアシェールの送水路が完成したというのに、第一次大戦前夜にいたるまで、依然として首都パリは、夏になるとくさかった。指定建築物の査察長アダムは、毎年、毎年、災禍の警告を発するありさまで、いちばん悪臭のひどい時期は何日ごろか、リストを作成する努力までしている。それでも事態はいっこうに好転せず、一八九七年にはあらたに対策事業部が編成されたが、それさえ無駄に終わった。

風紀取締警察にたいしても同じような声があがったように、そこここで、世論をもりあげ、役人たちの無能ぶりを非難しようとする動きがおこってくる。一九一一年の夏に、危機が勃発した。散歩をしていた人たちは、息がつまりそうになり、夕方になると、特にひどかった。専門家の話によれば、「ワックスのような、有機体を熱した時にするような」臭気、とのことだった。[19] 今度ばかりは、ヴェルヌィユのおかげで、犯人がわかった。パリ北部の郊外に建った過燐酸石灰工場が元凶だったのである。[20] かつては、おぞましきモンフォーコンがそうであったように、こんどは労働地区一帯がけしからぬ臭気を発していたのだ。人びとがいったい何に不快感をもよおすか、そのヒエラルキーのなかで、工業が糞便にとってかわった。ここに、生活環境をめぐる新しい感受性が登場してくるのである。

むすび

十九世紀の人びとは自分たちの欲望を声高に口にし、歴史のいたるところでその声が聞こえてくる。民主主義者たちは「美しき」共和国に夢をはせ、ミシュレは「民衆」を発明し、社会主義者たちは人類の幸福を思いえがき、実証主義者たちは大衆の教化を説く。けれども、こうした希望の上げ床の下に、もうひとつの言説が、瘴気や麝香や黄水仙の語りあかす言説が存在している。動物性の強烈なにおい、つかの間のあえかな香り、それらは反感と嫌悪感を、共感と誘惑を物語っている。

リュシアン・フェーヴルの教えをよそに、歴史家たちは、感覚にかんするこのような資料にとりくもうとしてこなかった。嗅覚は蔑視の対象とされ、ビュフォンからは動物的な感覚といわれ、カントからは美学の領域からしめだされ、さらに後になると、生理学者によってたんなる進化の残滓とみなされ、さらにはフロイトによって肛門性と結びつけられて、嗅覚は蔑視されつづけ、においの語りだす言説はタブーあつかいにされてきた。けれども、もはやこれ以上、知覚の革命に沈黙を強いることは不可能であり、この知覚革命こそ、いまわれわれをとりまく無臭の生活環境の前史をなしているのである。

決定的な局面をむかえたのは、一七五〇年と、一八八〇年、前パストゥール期の神話が勝ちほこっていた時代であった。これまでの科学史は目的論的で、もっぱら真理の追求にのみとらわれ、過誤のひきおこしたさまざまな歴史的諸結果に眼をむけようとせずに、これを見すごしてきたのである。一七五〇年頃、プリングルとマック・ブライドの行なった腐敗物質にかんする研究によって、いわゆる気体化学なるものが台頭しはじめ、都市病理学らしきものが現われてきて、そこから、これまでにない不安感がかきたてられてきた。糞便、泥、便槽、死体といったものが、激しい恐怖の念をよびさましたのである。社会階層のピラミッドの頂点から底辺にむかって、恐怖感が伝わってゆき、臭気をしりぞけようとする動きがにわかに激しくなった。腐敗がほうぼうに広まるのを防ぎ、むかつくような腐敗の脅威からのがれるために瘴気のありかを探知する責務を、ほかならぬ嗅覚が担わされたのである。

その当時の学者たちは、においにかんしてなみはずれた識別力をそなえており、彼らの呈示する都市像は、臭いに応じて区別され、上下に階層化されていた。とにかく、疫病の温床となる悪臭ただよう住まいがありはすまいかと、その恐怖感からできあがった都市像だったのである。エリートたちは、そうした血膿の沼にたいする恐怖にとりつかれて、社会にたちこめる臭気をのがれ、芳香ただよう草原に逃避してゆく。そこで彼らが見出した黄水仙は、彼らに自我の言葉を語りきかせ、「もう二度と」というあの詩情をよびおこして、世界と自己の調和に眼をひらかせてくれる。

麝香鹿の生殖器ちかくにある嚢、それも、腐敗性の嚢からとれる麝香は、動物性のもの、「再帰液性」のものだからという理由で、嫌われはじめてゆく。麝香とて、脅威の種の一つに数えられるのである。女性の体臭を連想させるその臭いが耐えがたいものと感じられるようになる。新しく、ほのかな香りがはやりだして、宮廷から麝香は追放されてゆく。そのかたわらで、衛生学者たちは戦略を練り、公共空間の浄化をはかり、除臭にのりだそうとする。

大革命が終結すると、屍体が人びとを魅惑し、植物性の香りがうとんじられるようになって、麝香がふたたび返り咲き、象徴的な価値をになう。あびるようにオーデコロンをつけ、動物性の香水のむせかえるような香気にひたりつつ、皇帝夫妻はバラ水と縁をきったのだ。王政復古もまた、においの位階のなかに表現されている。フォブール・サン＝ジェルマンの人士は、においにかんしては、貧血症の娘そのまま、病的なまでに繊細な感受性をしめした。植物性の香りのほのかな味わいが、またもや珍重されるようになったのだ。こうしたほのかな香りは、女性の欲動をしずめる使命をにない、これまでにない自己規制を表わす使命をおびていたのである。

同じ時代に、おそるべき人間の沼という脅威が、毒気をはらんだ瘴気に満ちた死骸と便槽とに代って、人びとの恐怖の的になってくる。不安感のヒエラルキーのなかで、生命的なものから社会的なものへの転換がおこったのだ。本能的なもの、動物的なもの、有機体に特有の臭気、これすべて民衆のもの、ということになる。これ以来というもの、群衆が発散する誰のものともつかぬ重苦しい腐臭にもまして、貧乏人のあばら屋、共同便所、農民の堆肥、さらには労働者の皮膚にしみこんだくさくて油っぽい汗といったものが、嫌悪すべき臭いを一身にせおいこむ。フロベールは、プロレタリアの乗りこんだ乗合馬車にこもる臭気をかいだばかりに、眠れなくなるありさまだし、アドルフ・ブランキも、リール地方の織工たちが折りかさなるようにひしめいている「人間どものうごめく穴」から、むっとたちのぼってくる毒気を前にして、恐れをなしてすくんでしまう。

これ以後、嗅覚にかんしては、これまでになく鋭敏な感受性がめばえ、社会的ヒエラルキーを眼にみえる以上に複雑にしてゆく任務を嗅覚が担ってゆく。ブルジョワジーは、貧者の分泌物を恐れるいっぽうで、このようなデリケートな身体のメッセージに神経をとぎすましてゆくのである。このようなメッセージは間接的な誘惑のにない手であり、身体の接触が禁じられていただけに、その代償として、こうしたメッセージがますます大切にされていったのであった。

民衆の臭いから遠くはなれて——女中が長く部屋にいたり、農民が訪ねてきたり、労働者の代表団が通っていった後などには、空気を入れ替えるのが好ましかった——ブルジョワジーは、苦心を重ねつつ、家にこもるにおいを浄化しようと思いたつ。こうして便所や台所や化粧室から、しつこい臭いがしだいに消えてゆくことになる。ラヴォワジエの化学によって、換気のための正確な規準が定められた。サロンも閨房も、新しく生まれてきた巧みな香りの演出をこらしうるように工夫されてゆく。不快な臭いがして部屋の雰囲気がかきみだされるようなこともなくなってゆくだろう。この私室こそ、私生活の神殿であり、家庭という圏域のただなかに、奥深くしつらえられた親密な空間であった。

ノヴァーリスの夢想にはじまって、花と乙女と女のあいだに、象徴の数々によって織りなされた無言のディアローグがかたちづくられてゆく。ほのかな、植物の香りが、この対話を誘いだし、その言葉をいやがうえにも繊細なものにする。このような対話は、身体的な距離を保ちつつ、それでいて、欲望を語りあかし、女の側からのそれとない誘惑を可能にしてくれるのだ。ブルジョワの庭の馥郁と香る小径は、恋人たちの語らいにまた新たな味わいをそえる。民衆のあいだでは、いってみれば雄がそのがむしゃらな生殖本能につき動かされるまま、女を組み敷くのにたいし、恋する男は、いつか訪れる悦びを思いえがいて、胸をときめかす。女はたくみにじらす術をこころえ、男はじっとその香りをかいで、恋人をしのぐよすがにする。そうすれば、欲望はたえず生き生きと、あきることなく続き、来たるべき愛撫の時は、いやましに甘美なものとなる。相手のからだの匂いの追憶は、情熱をそだて、哀惜の情をはぐくむ。神経症的な収集趣味も、この追憶から生まれてくるのである。

いっぽう屋外では、さらし粉を使用することによって通りの除臭がすすんだばかりか、塵介を再利用しようという姿勢もめばえ、産業公害を防ごうというこれまでにない決意も手伝って、着々と除臭がすすめられていったが、役人たちの野心はこれのみにとどまらなかった。彼らは、貧民の垢をおとし、その「くさみをなくすこと」をもくろんだのである。こうして、不潔な建物や学校、兵営、スポーツクラブのシャワー室などの査察にあたっては、それが任務の一つになってゆく。とはいえ、この方面で身体衛生が最終的な成果をおさめるまでには、まだ長い時間がかかることだろう。さしあたりこの時期には、身なりを清潔にさせること、とくに排便のしつけを教えこむことが努力目標であった。このような環境では、除臭のもくろみは根強い抵抗に出会った。知覚と判断の旧来のシェーマはなくなってしまったのだが、生活習慣のほうは、勝手気ままな生命の表現をなつかしんでやまなかったのだ。除臭という、この大いなる夢、そしてまた、悪臭に鼻をそむけようとする新しい感受性。それらについて、嗅覚はあますところなく教えてくれる。他のどの感覚にもまして嗅覚は、どうしようもなくつきまとう糞便の話を語りきかせ、下水溝の叙事詩を、女性の神秘化を、そして植物のおりなす象徴の世界を語ってくれる。ナルシシズムが勢いをえて、人びとは私的空間に閉じこもり、作法かまわぬ気ままな暮らしぶりは失われて、雑居生活は排斥されるようになっていった。現代史上に生起したこれらの大事件をめぐって、嗅覚は、新しい解読を可能にしてくれる。

さまざまな分裂や対立のもとになってきたのは、空気・垢・糞便といったものをいったいどう考えるかという、二つの異なるとらえかたであった。そこから、欲望のリズムをいかに扱い、欲望にまつわる香りをどう扱うか、相異なる二つの管理のしかたが生じてきた。そうして結局それらの分裂、対立の落ちつくところ、それが、いま私たちの生きている、悪臭のしない、無臭の生活環境なのである。

百年の長きにわたって、人びとの嫌悪感と親近感の歴史をいろどり、浄化の歴史をいろどってきたこれらさまざまな出来事は、もろもろの社会的表象と象徴系をつくりかえしてしまった。それを十分に理解しておかなければ、十九世紀の社会的葛藤の根底にひそむ深みをはかり知ることもできず、ましてや、現代のエコロジーのめざす夢の位相を把握することもできないであろう。

社会史は、たしかに底辺に生きる人びとを重視してはきたけれども、情感の表現にかんしては、あまりに長いあいだ耳を傾けようとしてこなかった。だが、たとえ汚ならしいものであろうと、人びとの基本的な生命の営みについて、もはやこれ以上沈黙をしいるべきではない。ダーウィン時代の誤った人類学が分析を歪めてしまったのは事実にしても、それを口実にしてはならないのである。

訳者あとがき

本書は、Alain CORBIN; *Le miasme et la jonquille — L'odorat et l'imaginaire social 18e–19e siècles*, Aubier Montaigne, 1982 の全訳である。著者アラン・コルバンは一九三六年生まれ。一九八七年よりパリ第一大学(ソルボンヌ)教授。コレージュ・ド・フランスに招かれたモーリス・アギュロンの後を継いで、十九世紀史の講座を担当している。

「心性の歴史」は、アナール派のきりひらいた「新しい歴史」の重要な領域のひとつとして、わが国にもその名は伝わりながら、具体的成果として紹介されたものはまだそれほど多くはない。コルバンの『においの歴史』は、こうした心性の歴史の貴重な試みのひとつである。

十八、十九世紀の西欧近代は、あらゆる意味で「視覚」の時代である。一方にあるのは、権力のまなざしとしての視覚。フーコーが『監獄の誕生——監視と処罰』であきらかにしたパノプチコン(一望監視装置)は、すべてを見えるものとして明るみのなかに駆り出す装置であり、ここでまなざしとは監視する力である。「視」による支配というこのパノプチコンのたくらみを、都市空間全体が具現するように、十九世紀後半、民衆の闇を排除するブルジョワジーの理想都市、オスマンのパリが形成されてゆく。そのいっぽうで、同じ近代の快楽をつくりなしているのもまた視覚である。十八世紀は自然の景観を人工的に模したイギリス式風景庭園が一大興隆をみた世紀であり、ピクチュアレスクと称されるその庭園は、あげてまなざしの快楽のための庭であった。

支配のまなざしと、快楽のまなざしと、いずれにおいてもゆるぎない視覚の優位によって特徴づけられる二世紀、いったい嗅覚の側では何が生起していたのだろうか——コルバンは、リュシアン・フェーヴルが提起した「感性の歴史」のなかでも、もっとも未開拓の領野に挑み、嗅覚の変容をとおしてみた近代史を試みようとする。こうしてできた「嗅覚の歴史」が、訳出した本書『においの歴史』であるが、刊行後、他に類のないその試みは大きな反響を呼び、すでに、イタリア語、ドイツ語、オランダ語、英語、スペイン語の五か国語に翻訳されている。

ボードレールは「閨房にくゆる香炉」と女を唄い、バルザックは貞淑な人妻を百合にたとえ、幾多のロマン主義作家が女を花にたとえて、その香りを愛でた。このような女と花のサンボリズム、身体のにおいのメッセージの戯れは、民衆の悪臭を閉め出したブルジョワジーの内的空間、「私生活の空間」の生成を前提にしている。闇を排除してすべてを明るみのもとへ駆り出すパノプチックなブルジョワの理想都市の夢は、民衆の悪臭を排除した無臭都市の理想と軌を一にしているのである。まなざしが監視の装置となり、この管理のまなざしを個人が内面化して規律が生まれ、身体の「調教」にいたる過程は冒頭にあげたフーコーの『監獄の誕生』にくわしいが、監獄、病院、学校は同時にまた、「鼻」の調教の場であり、その戦略モデルの実験室でもあった。こうして近代史上に登場してくる臭いの調教の言説が公衆衛生学である。本書が公衆衛生学の始祖ジャン＝ノエル・アレのエピソードから始まっているように、嗅覚の歴史は、悪臭追放をめざして、下水と闘い、糞尿溜めと闘う公衆衛生学者たちの叙事詩でもある。そして彼らがめざした公共空間の衛生化は、やがて「室内」という私的空間におよび、自己と他者の放つ身体のにおいに敏感な感性をはぐくんでゆく。イギリス式ピクチュアレスク・ガーデンのまなざしの快楽の裏側に監視という支配のまなざしがあったように、馥郁たる花の香に酔うブルジョワジーの快楽は、衛生という身体の調教と同時現象なのである。

芳わしい香りの悦楽と悪臭の排除という、近代のもつこの二つの顔——もともと本書の原題は、『瘴気と黄水仙——嗅覚と社会的想像力』である。ブルジョワがみずからの内部から排除し、民衆という他者に投影した悪臭と、その排除のおかげで可能になったナルシシズムの悦楽と、表裏一体の関係にあるその二つを、「瘴気」と「黄水仙」という二つのメタフォリカルなタームに託したタイトルである。文中でもたびたびこの二語がキー・タームとして登場しており、タイトルにもそのまま生かすべきかとも考えたが、編集部の意向もあり、邦訳タイトルは『においの歴史』とした。この原題にもうかがわれるように、文学的想像力ときり結ぶコルバンの社会史は、個別科学におさまりきれない豊かな広がりを持ち、私たちを、文学、都市論、身体論、歴史学がインタークロスする領域に導いてくれる。

とはいえ、コルバンの試みたこの感性の歴史を、以上のような筋書きに要約してしまうのは、実は彼のとった方法にもっとも忠実でないやりかたかもしれない。「私たちは真理のみを特権化して誤謬の歴史が教えてくれるものを忘れている」という彼のことばは、コルバンの方法を的確に言いあてている。プリーストリーの燃素説からラヴォワジエによる酸素の発見、パストゥールによる腐敗現象の解明にいたるまで、今日の科学的「常識」が成立するまでの間、臭いをめぐって次々と登場してくる科学的言説の数々は、臭いをめぐる人びとの感性の変化をうかがわせる指標である。都市そのものがそっくり巨大な糞尿溜めといってもよかったパリが悪臭ふんぷんたる都であったことは、ルイ＝セバスチャン・メルシエの『タブロー・ド・パリ』の描写をはじめ、すでによく知られていることだが、この悪臭がはたしてそこに住む人びとにとって嫌悪の対象であったかどうかは、臭気の存在それ自体とはまた別の問題である。それまで悪臭と仲良く暮らしていた人びとが、ある時期を境に、悪臭にたいして脅威を感じ、これを排斥しようとしはじめる。今まで意識の対象にのぼらなかった臭いがにわかに嫌悪感をかきたて、論議の的になり、科学的言説の対象になる。あるいは科学的言説が人びとの感性を先どりして生活の規範となるのである。

臭いは臭いとしてたえず存在し続けているのだが、ある感性の変容がこれを明瞭に意識化してはじめて「悪臭」なるものが存在するようになるのだ。近代はこの意味で悪臭を「発明」したのである。ここに、コルバンの研究がたんなる生活史をこえて、「社会的想像力」の領域に踏みこんだ野心作である所以がある。芳香に快楽を感じ、悪臭を嫌悪する現代の私たちの感性は、歴史的に生成したある知覚の枠組みを前提にしている。無意識の領域に属しているこの知覚の枠組みの探求にとりくんだコルバンの研究は、はじめての本格的な知覚の歴史と評しても過言ではないだろう。

コルバンには、すでに『娼婦』(藤原書店刊) (*Les Filles de Noce, — Misère sexuelle et prostitution au 19e siècle*, Paris, Aubier, 1978) という大著があり、これによってコルバンは感性の歴史家として注目を集めることになった。汚物を遠ざけ、排泄物を管理しようとする姿勢は、性という欲望の管理においても同じであり、悪臭を「発明」してこれを排除すべく汚水処理を生みだした近代は、同じ感性によって排泄装置としての娼婦を生みだす。ここでも公衆衛生学が管理のイデオロギーとしてはたらいているのである。なおコルバンはこの『娼婦』を上梓する以前に公衆衛生学の雄パラン＝デュシャトレの『十九世紀パリの売春』の校訂版 (Parent-Duchatelet; *La prostitution à Paris au 19e siècle*, Paris, Le Seuil, 1981) を出している。

娼婦にかんするコルバンの仕事はすでに邦訳された『路地裏の女性史』(ジャン＝ポール・アロン編、片岡幸彦監訳、新評論、一九八四年) に一部が邦訳紹介されており、同書の解説に『娼婦』の詳しい紹介があるのでついてみられたい。

さらに、最近邦訳された『愛とセクシュアリテの歴史』(ジョルジュ・デュビー他、福井憲彦・松本雅弘訳、新曜社、一九八八年) にも、コルバンの二論、「姦通の魅惑」「新婚夫婦の小聖書」がおさめられている。

フィリップ・アリエスとジョルジュ・デュビーの監修になる大著『私生活の歴史』でもコルバンは執筆陣に参加し、十九世紀に充てられた第四巻で「私生活の楽屋裏」を担当している。コルバン自身のことばをかりて言えば、「私生活のなかでも私的な領域」、すなわち、自我とその内面感覚をあつかったものである。自我の懊悩という、近代的個人の内面に歴史の領野からアプローチする試みは、コルバンならではの仕事であろう。

以上の仕事をみても、新しい歴史家としてのコルバンの活躍ぶりがうかがわれるが、最近作の『空虚のテリトリー——西欧と浜辺への欲望』(*Le territoire du vide — L'Occident et le désir du rivage 1750-1840*, Aubier, Paris, 1988) は、リゾートという、これもまた近代が発明した快楽の誕生の跡を追う野心的な試みである。ボードレールの香りへの酩酊やユイスマンスの香りの放蕩が近代の「社会的想像力」の枠組みのなかにあるのと同じように、プルーストの浜辺の快びも近代史上のある時点で生成した集団的感性なのである。

嫌悪や快楽という無意識の領域を明るみにだし、これを歴史的出来事としてとらえかえすコルバンの感性の歴史は、従来の個別科学《ディシプリン》の枠組みを越えた新しい地平に私たちを誘って刺激的である。

訳出にあたっては、序と第Ⅲ部を山田が、第Ⅰ部、Ⅱ部を鹿島が担当し、それぞれの訳稿を読みあって手を加え、訳語の統一をはかった。(なお序の部分は、著者の示唆にしたがい、英語版への序に多少の変更をくわえたオリジナル原稿を訳出したので、原著の序とは異なっている。また、訳文中の〔 〕は、訳者による注である。本訳書におさめた図版・写真は原書にはなく、訳者の選択に依るものであることをお断りしておく)。原著が長大なので校了まで数年がかりの作業になったが、遅滞をお許しいただいた新評論編集長の藤原良雄氏、共訳にともなう大変な編集作業を負っていただいた山田英春氏に心からお礼申し上げたい。

巻頭の「日本語版によせて」は、訳者のひとり山田が渡仏中、著者コルバンに会う機会を得た折りに、依頼に応じて日本の読者によせてくれた一文である。不明な箇所についても快く訳者の質問に答えてくれたが、その折りに、本書にまつわる興味深いエピソードを語ってくれた。この本が刊行されてから三年後に出版され、たちまち全ヨーロッパ的ベストセラーとなって次々と各国語に翻訳され、フランスでもすでにポケット版がでまわっているドイツ作家パトリック・ジュースキントの推理小説『香水——ある人殺しの物語』の話である。舞台は十八世紀のフランス、「においを支配する者はすべての人間の心を支配する」ことを識った男が、においの秘密に分け入りながら、やがて犯罪を重ねてゆく。しかもこの男は、影の無い男ならぬ、「臭いのない」男なのだ……。だが、このミステリーについて、これ以上ストーリーを明かすのはアンフェアであろう。日本語訳も間近だと聞いている（池内紀訳『香水』文藝春秋）。ともあれこの小説が、コルバンの『においの歴史』にヒントを得たのは明白だと思われるが、フランス語訳が出版されて話題をさらった折り、その真偽のほどについてインタビューをうけたという。コルバンは謙虚に、「作者がそうだと明言してない以上、わたしには断言しかねます……」と笑っていたが、一時代の「社会的想像力」を浮かびあがらせるコルバンの仕事が、小説家の想像力にも訴えかける証左であろう。さまざまな領域にインパクトをあたえるであろう本書が多くの読者を得ることを願ってやまない。

一九八八年十月

山田登世子

(6) Dr François-Franck, art. 《olfaction》, p. 99.
(7) Marié-Cavy, *De l'évacuation des vidanges...*, p. 65.
(8) Philippe Ariès から引用。*op. cit.*, p. 533.
(9) Marié-Davy, 引用中の文 p. 64.
(10) Émile Trélat, *ibid.*, p. 19.
(11) A. Durand-Claye, *op. cit.*, pp. 21-22.
(12) *Ibid.*, p. 23.
(13) *Ibid.*, p. 50.
(14) 引用中の文 p. 69.
(15) *Ibid.*, p. 69.
(16) これについては, Lion Murard et Patrick Zylberman, Rapport manuscrit cité, C. O. R. D. A., 1980.
(17) P. 68.
(18) Cf. A. Corbin, 《L'hérédosyphilis ou l'impossible rédemption》, *Ramantisme*, 1981, nº 1.
(19) O. Boudouard, *Recherches sur les odeurs de Paris*, 1912, p. 6. 1899年の指定建築物査察報告書が引用されている。
(20) これらの工場は，オーベルヴィリェに１，サン＝ドニに２，イヴリーに３，ヴィトゥリーに２，パリに１，建っていた。cf. Brouardel et Mosny, *Traité d'hygiène*, t. XII, 《Hygiène générale des villes et des agglomérations communales》, 1910, p. 161.

があったことを明らかにしている。たとえば子どもの頭の垢をおとそうとしないのは，頭蓋の泉門を保護しようという配慮からである。

(41) Gilles Lapouge, *art. cité*, p. 104.

(42) *L'Homme devant la mort*, p. 472.

(43) A. Corbin, 《La vie exemplaire du curé d'Ars》, *L'Histoire*, mai 1980.

(44) Gilles Lapouge, *art. cité*, p. 108.

(45) *Correspondance*, t. I, p. 97.

(46) Lettre à Ernest Chevalier, 23 octobre 1841, t. I, p. 86.

(47) Cf. Jean-Paul Sartre, *L'Idiot de la famille*, t. III, p. 523. 〔邦訳：J.-P. サルトル，平井啓之他訳『家の馬鹿息子』，1983年，人文書院〕

(48) この点については Gilles Lapouge, *art. cité*, p. 111.

(49) Jules Vallès, *L'Enfant*, p. 102.

(50) *Ibid.*, p. 257.

(51) *Ibid.*, p. 321.

(52) Béatrice Didier による強調。《Folio》版の解説。

(53) *Ibid.*, p. 87.

(54) *Ibid.*, p. 73.

(55) *Ibid.*, pp. 87–88.

(56) さもなければヴァレスは成人してからの激しい反抗が何かに根ざしていることを言おうとしたのだろう。

(57) *Ibid.*, p. 89.

(58) *Ibid.*, p. 373. コック＝エロン通りにある共和主義の印刷所について，ヴァレスは次のように語っている。「堆肥の臭いと同じくらい良いにおいがする。家畜小屋にいるのと同じくらい熱っぽい臭いがこもっている」。

(59) *Tropique du Capricorne*, éd. 《Le Livre de Poche》, 1952, pp. 159–162. 〔邦訳：H. ミラー『南回帰線』〕

(60) *Le Tambour, passim.* これにたいし，ジェイムス・ジョイスがブルームにことよせて描いている女のにおいにかんするさまざまな連想は (*Ulysse*, éd. Gallimard, 1948, pp. 368–369)，ステレオタイプの一覧を呈している。ダブリンのプチブルジョワは「鼻の放蕩」とは無縁なのだ。

終　章

(1) Émile Trélat in *De l'évacuation des vidanges...*, p. 25.

(2) たとえば J. Chrétien, *Les odeurs de Paris*, p. 8.

(3) *Ibid.*, pp. 10 *sq.*, Alfred Durand-Claye, *Observations des ingénieurs du service municipal de Paris au sujet des projets de rapport présentés par MM. A. Girard et Brouardel*, 1881, *passim.*

(4) ただし，しばらくの間は，微生物が微生物瘴気とよばれる。

(5) *De l'évacuation des vidanges...*, p. 36.

潔への本能が欠けているのだと言いたい」。しかし，このような本能がはたしてあるものかどうか。

(23) Alain Faure, *op. cit.*, p. 74.

(24) *Histoire de la merde*, p. 27.

(25) *Op. cit.*, p. 115.

(26) *Op. cit.*, t. VI, p. 539.

(27) Ingenhousz, *op. cit.*, cf. 本書 p. 48.

(28) *Histoire des principaux lazarets...*, *op. cit.*, t. II, p. 262.

(29) Dr Henri Bayard, *op. cit.*, p. 88から引用。

(30) François Béguin, 《Savoirs de la ville et de la maison au début du XIXe siècle》, *Politique de l'habitat*, p. 259. に引用。ギー・チュイリエ (*Pour une histoire...*, *op. cit.*, p. 39) は，20世紀のはじめ，ニヴェルネー地方の労働者たちが依然としてぴったり閉めきった部屋ではたらきたいと執拗に要求したことを強調している。チュイリエは，親方と労働者が一丸となったこうした抵抗の歴史をあげ，これが衛生政策挫折の一因であろう，としている。

(31) Howard, *Histoire des principaux lazarets...*, *op. cit.*, t. I, p. 153.

(32 a) *Ibid.*, t. II, p. 52 et *État des prisons...*, *op. cit.*, t. II, p. 26.

(32 b) Olivier Faure, 《Hôpital, santé, société: les hospices civils de Lyon dans la première moitié du XIXe siècle》, *Bulletin du Centre d'histoire économique et sociale de la région lyonnaise*, 1981, no 4, pp. 45–51.

(33) Sigmund Freud, *L'interprétation des rêves*, Paris, P. U. F., 1967, pp. 209–210.〔邦訳：フロイト，高橋義孝訳『夢判断』，1967年，人文書院〕

(34) *Op. cit.*, p. 426.

(35) *Histoire des principaux lazarets...*, *op. cit.*, t. II, p. 354. これは20世紀になっても民衆階層のあいだにひろく伝わっていた考えである。たとえば，A. Corbin, *Archaïsme et modernité...*, *op. cit.*, t. I, p. 80 をみよ。

(36) Françoise Loux et Pierre Richard, *Sagesses du corps*, 1978.

(37) フランソワ・ベガン (*art. cité*, *Politique de l'habitat*, p. 257) は，さまざまな日常行為の総体をこのようなリラックス行為と規定している。酒を好んだり，雑居生活に平気だったり，働きたがらないとか，放縦な性行為とか，街路を浮浪するとか，名をもちたがらないとかいった行動は，みなこの規定に入る。「作法かまわぬ身体の快適さ」には，努力よりも不潔さのほうがうけいれやすいという考えがあり，雑多な臭気がたちこめていても平気だということになる。こうした考えは，上から課せられた安寧による改善政策に対立するものである。「腿と腿がふれあわなければ，気楽に歩けやしない」と，ジュール・ルナール描くラゴットはきっぱり言う。だから彼女はズボンをはこうとしないのである。

(38) *Prime éducation et morale de classe*, 1969, pp. 83 *sq.*

(39) リムーザン地方のことわざ。A. Corbin, *Archaïsme et modernité...*, t. I, p. 81.

(40) フランソワーズ・ルークスは，このようなタブーのなかにいくつか役にたつもの

第5章

(1) J.-K. Huysmans, cf. 本書 p. 269.

(2) この点については，リムーザンにおける教育の物的状況にかんする拙稿，*Archaïsme et modernité...*, *op. cit.*, t. I, pp. 337-362 を参照されたい。

(3) *Op. cit.*, p. 7. スペイン政府はこの問題についてヨーロッパの諸大学に問いあわせることだろう。

(4) *Ibid.*, p. 8.

(5) *Op. cit.*, p. 561.

(6) R.-P. Cotte, art. 《air et atmosphère》, pp. 587, 1787.

(7) Parent-Duchâtelet, たとえば：《Essai sur les cloaques et égouts de la ville de Paris.》 *Hygiène publique*, t. I, p. 252.

(8) *Recherches pour découvrir la cause et la nature d'accidents très graves...* *Hygiène publique*, t. II, p. 274.

(9) Thouret, *Supplément au rapport sur la voirie...*, *op. cit.*, p. 26.

(10) *Op. cit.*, p. 12.

(11) *Op. cit.*, p. 586.

(12) Parent-Duchâtelet, *Les chantiers d'équarrissage...*, n. 40.

(13) Bricheteau, Chevallier, Furnari, 《Note sur les vidangeurs》, *Annales d'Hygiène publique et de Médecine légale*, t. XXVIII, 1842, p. 50.

(14) シュヴルールについては，本書 p. 158を見よ。V. Moléon については，*op. cit.*, année 1839, p. 495.

(15) Bertherand, *op. cit.*, p. 7, Pierre Pierrard, *thèse citée*, p. 54.

(16) オート＝ヴィエンヌ地方の小村サン＝プリエスト＝リグールでは，農民たちが「飢えで死ぬよりコレラで死んだほうがましだ」と村長にうったえている。村長によれば，堆肥をとりのぞくというのは実現不可能な措置であった。A. Corbin, *Archaïsme et modernité...*, *op. cit.*, t. I, p. 77.

(17) Alain Faure, *Paris Carême-prenant*, p. 107.

(18) Gisquet, *Mémoires*, *op. cit.*, t. I, pp. 458-465.

(19) Cf. Françoise Dolto, 《Fragrance》, *Sorcières*, nº 5, p. 12, また，このパラグラフ全般については，pp. 10-17。

(20) *Op. cit.*, p. 329.

(21) Cf. Pierre Bourdieu, *La distinction*, 1978, p. 574.〔邦訳：P. ブルデュー，石井洋二郎訳『ディスタンクシオン』，I・II，1989年，新評論〕

(22) Alain Faure, *op. cit.*, p. 167. リール地方では (Pierre Pierrard, *op. cit.*, p. 148)，役人たちが，いわゆる「立小便」と何十年もたたかうことになる。第二帝政の間に都市に設けられたはじめての公衆便所はいろいろと皮肉の的となり，パリ式の小便，と言われる。

1881年のセーヌ県衛生委員会の報告書にも次のような記述がある (p. 284)。「敷板はともかく，便器は清掃されてない」。「欠如しているもの (……)，それは心がけだ，清

(42) *La Joie de Vivre*, p. 1019.

(43) *Ibid.*

(44) ハヴロック・エリスが要約している。*op. cit.*, pp. 169 *sq.* ハーゲンは，革の臭いが性器のにおいをよびおこすと考えている。

(45) *Chérie*, 1889.

(46) Ambroise Tardieu, *Les attentats aux mœurs*, éd. 1867, p. 183.

(47) G. Macé, *La Police parisienne, Un joli monde*, 1887, pp. 263, 266, 272.

(48) Charles Féré, *La pathologie des émotions*, 1892, pp. 438–441, *L'instinct sexuel, évolution et dissolution*, 1890, pp. 126 *sq.* et 210 *sq.*

(49) Alfred Binet, *Études de psychologie expérimentale*, 1888. 《Le fétichisme dans l'amour》, p. 4. ビネは，モレルの場合もマニャンの場合も，このような欠陥は遺伝的退廃からくる狂気の一例にすぎない，と指摘している。ビネが決定的だと考えている点は，「嗅覚」フェティシストの場合，においが抵抗しがたい欲情をかきたてるという事実である。彼らは，ただよってくる匂いに魅了されると，その女のあとを追わずにはいられない。フェレ（*op. cit.*, p. 439）によれば，ラマルチーヌもきっとこのために旅籠屋の娘たちを愛したのではないかという。

(50) *A rebours*, 1884, éd. 10/18, p. 203.〔邦訳：ユイスマンス，渋澤龍彦訳『さかしま』1975年，桃源社〕

(51) Cf. Pierre Cogny, 《La destruction du couple Nature–Société dans *l'A Rebours* de J.-K. Huysmans》. Françoise Gaillard, 《De l'antiphysis à la pseudo-physis: l'exemple d'*A Rebours*》. *Romantisme*, 1980, nº 30.

(52) *Le mystère de la Chambre jaune*, Le Livre de Poche, 1960, たとえば p. 84.〔邦訳：G. ルルー，木村庄三郎訳『黄色い部屋の秘密』，1962年，角川書店〕

(53) Jean Lorrain, *La ville empoisonnée* (Chroniques du *Journal*, 1896–1902). 8 juillet 1896, pp. 106–107.「黒人村の臭気」については，次のような描写がある。「嵐の夜には，黒人の臭い，塩入バターと胡椒の臭いが，ますます強くたちこめて胸が悪くなる」。このように，調子がかわってくるのである。

(54) Dr Bérillon, 《Psychologie de l'olfaction: la fascination olfactive chez les animaux et chez l'homme》, *Revue de l'hypnotisme*, octobre 1908, pp. 98 *sq.*

この論文にも，文明が人間を退化に導くという考えがうかがわれるが，当時の人びとはこう考えて不安感をいだいていたのである。べリヨンは，嗅覚のはたす役割の縮小をこうした観点から分析している。しかしながらべリヨンは，嗅覚がふたたび活発になるのは退化の証拠でもありうるということもよくわかっており，ここでも，嗅覚がこの二つの不安のいずれかに帰着しやすいことが示されている。

(55) *Op. cit.*, p. 306. べリヨン博士は，「ユダヤ人の悪臭」というテーマをほりさげて後，1915年にその著 *La Bromidrose fétide de la race allemande, foetor germanicus* を世に問うて有名になる。これよりさらに後になって，ウィリアム・フォークナーがその小説『墓場への闖入者』において，人種の臭いのはたす役割の大きさを描いたのは周知のとおりである。

にうかされた痛ましい顔のあたりにただようにおいをかいだにちがいない。愛しい女のからだを包む衣服からたちのぼる，生命のかよったにおいを……」(*Un prêtre marié*, Gallimard, 《Folio》, p. 223)。

(26) サント＝ブーヴの小説『愛欲』は，この点でひとつのモデルになったらしく，ジョルジュ・サンド（『レリア』）もバルザック（『谷間の百合』）もこれに想を得ることになるだろう。

(27) Charles-Léonard Pfeiffer による表現。*op. cit.*, p. 149.

(28) *Le Lys dans la Vallée*, t. IX, p. 1114.〔邦訳：バルザック『谷間の百合』〕

(29) Charles Baudelaire, 《La chevelure》.〔邦訳：ボードレール「髪」（『悪の華』所収)〕

(30) 《Chanson d'après-midi.》〔邦訳：ボードレール「午後の歌」（『悪の華』所収)〕

(31) Cf. 《La propreté des demoiselles belges.》

(32) モーパッサンが精密に描きだしている (*L'Ami Patience*)。

(33) ボードレールにみられる香りや，想像上の旅，感覚の照応，追憶などのテーマの無限の変容は，本書の課題をこえる。ただ次のことだけを指摘しておきたい。すべての感覚が一つにとけあう至高の陶酔をもとめるボードレールの探求は，長い模索の終着点であって，その足どりについては，M. A. Chaix (*La correspondance des arts dans la poésie contemporaine*, 1919) や Jean Pommier (*La mystique de Baudelaire*, 1932) の研究がつとに明らかにしているとおりである。また，香りの永遠性という問題は，われわれがすでにみたとおり，ボードレールの同時代人たちがみなとりつかれたテーマであり，匂いによって旅へと誘われるというモチーフも，これまでの分析が示すとおり，集団的想像力に属している（本書 p. 267)。

(34) ゾラの小説における嗅覚の役割は，これもまた数巻におよぶ研究に価するであろう。すでにこれを対象にした研究書もでている。ここではその成果を要約するだけにとどめたい。

(35) Dr Édouard Toulouse, *Enquête médico-psychologique sur les rapports de la supériorité intellectuelle avec la névropathie, Émile Zola*, Paris, 1896; pp. 163–165 et 173–175.

(36) Léopold Bernard, *Les odeurs dans les romans de Zola*, sd.

(37) Alain Denizet, *Les messages du corps dans les Rougon-Macquart*, Mémoire de maîtrise, Tours, 1981.

(38) *Op. cit.*, p. 8.

(39) この点，ミュファ伯爵夫人邸の夕べでかわされる男たちのひそひそ話などは典型的である (*Nana*, ch. III)。〔邦訳：ゾラ『ナナ』〕

(40 a) 『愛の一頁』でエレーヌ・グランジャンがドゥベール博士に惹きつけられてゆく過程を参照。

(40 b) Cf. Jean-Pierre Richard, *Littérature et sensation*, 1954, p. 189.

(41) *Correspondance*, éd. La Pléiade, t. I.

(11) *Op. cit.*, p. 112.

(12) (Béchet) art. 《olfaction》, p. 19.

(13) T. XI, p. 607.

(14) George Sand, *Histoire de ma vie*, La Pléiade, t. I, p. 557.

(15) Charles Baudelaire, 《Le Parfum》.〔邦訳：ボードレール「香り」（『悪の華』所収）〕

(16) 本書に引用の Eugène Rimmel の著作の序文，p. VI.

(17) *Madame Bovary*,〔邦訳：フローベール『ボヴァリー夫人』〕La Pléiade, 1951, p. 473. いりくんだ思い出のもうひとつの例をあげておこう。『死のごとく強し』の主人公ベルタンは，水辺で故郷コルシカのにおいをかいで，追憶にふける。「忘却のかなたに沈んで，消えうせていた思い出が，なぜか，急によみがえってきた。いちどきに，ありとあらゆる思い出の数々がよみがえって，次々と脳裡をかけめぐるので，誰かに記憶の泥土をかきまわされているような気がした(……)。こんなふうに急に記憶がよみがえってくる時には，いつも何か原因があった。それは単純な，物質的原因，たとえば，においとか，しばしば香水のこともあった。通りすがりの女のドレスから香水の香りがふわりとただよってきて，忘れていた出来事が一挙によみがえってくるようなことが，これまでに何度あったことだろう！　古びた化粧壜の底から，人生の断片の記憶がよみがえってきたこともしばしばだった。そこはかとなくただようにおい，通りや野のにおい，家々や家具のにおい，快いにおいや嫌なにおい，夏の夕べの暑気をおびたにおい，冬の夕べの寒々としたにおい，そんなにおいは必ず彼の胸に，はるかな思い出をかきたてるのだった……」(Guy de Maupassant, *Fort comme la mort*,〔邦訳：モーパッサン『死のごとく強し』〕Œuvres complètes, Paris, Conard., t. 22, p. 121)。

(18) Eugène Fromentin, *Dominique*, 1862, p. 88 de l'éd., du Livre de Poche.

(19) 香水製造業者もこのことをわきまえていて，「墓石」型の香水壜を客にすすめた。その中に，亡くなった女性の香水を入れておくのである。

(20) Viollet-le-Duc, *Dictionnaire de l'Architecture*, t. VI, p. 164.『感情教育』のフレデリックとロザネットもフォンテーヌブローを散歩しながら，この「昔のにおい」に気がつく。cf. Jean-Pierre Richard., *Littérature et sensation*, 1954, p. 190.

(21) 《Le pied de momie》 et 《Arria Marcella》. *Récits fantastiques*, éd. Garnier, 1981, pp. 184, 251.

(22) Charles Baudelaire, 《Le Flacon》.〔邦訳：ボードレール「香水壜」（『悪の華』所収）〕

(23) Émile Zola, *La Joie de vivre*, p. 857.

(24) T. Thoré, *Dictionnaire de phrénologie et de physiognomonie à l'usage des artistes, des gens du monde, des instituteurs, des péres de famille, etc.*, 1836, p. 314.

(25) 病気とたたかう愛する女のにおいは，バルベー・ドールヴィリーの想像力を激しくゆさぶり，何にもまして，そのにおいが悲しみをあかしているかのようである。「熱

(134) Cf. A. Debay, manuel cité, p. 107.

(135) 髪油とつや出し用だけで，ジェレ兄弟商会は1858年に，平型，角型，丸型の壜を売りだしている。「墓石」型あり，「ヴァイオリン」型あり，「跳ね鹿」型，「ケース」型，「ひようたん」型あり……というありさまだ。B. N. V. 403, *Parfumeries* による調査結果。19，20世紀のさまざまな香水店のだした広告案内がそろっている。

(136) においのタイプ，用語，調香師については，次の秀作をみられたい。O. Moréno, R. Bourdon et E. Roudnitska, *L'intimité des parfums*, 1974.

(137) 本章注（127）参照。

(138) Lane, *Modern Egyptians*, Sonnini, *Voyage en Egypte*, Duckett, *La Turquie pittoresque*. 1867年の万国博の折にバルド宮が再築されたことも，クリミア戦争以来の東洋趣味をなおさらあおったかもしれない。アメ夫人は，このクリミア戦争以来，ひそかながら白粉がまたつかわれるようになったと述べている。

(139) *Correspondance*, t. I, p. 558 (le 5 janvier 1850) et 568 (15 janvier 1850).

(140) Edmond et Jules de Goncourt, *Manette Salomon*, p. 131.

(141) Jacques Léonard, *thèse citée*, t. III, p. 1468. プラッサンの市長の部屋に香水壜がおかれてあるのに気づいて，アントワーヌ・マッカールは，市長とルーゴン家との社会的なへだたりをさとり，ついには反抗心を鎮めてゆく（*La Fortune de Rougon*, La Pléiade, t. I, pp. 271–272)。

第４章

(１) Charles de Rémusat, *Mémoires de ma vie*, Paris, Plon, 1958, t. I, pp. 110 *sq.* がこれを明らかにしているので参照されたい。

(２) *Les Paysans*, La Pléiade, t. IX, p. 53.

(３) *Le Curé de village*, t. IX, p. 654.〔邦訳：バルザック，加藤尚宏訳『村の司祭』，1975年，東京創元社〕

(４) 『書簡』中，妹の通夜を語っているくだりを参照されたい。同じころ，コレーズ県では上流人士たちが，チュールの法廷に大挙しておしかけ，哀れなラファルジュの臓腑の臭いをかぎにいった。

(５) 「『自然』は，ありとあらゆる感覚をとおして彼をつつみ（……）彼は我を忘れ，夢中になって，ただただ眺め，聞き，においをかぐ」。「アナトールのかぐ空気には，ハマベンケイソウの花の匂いがする（……)。茂みからただよってきて庭園の入口に馥郁とかおるバラ『キュイス・ド・ナンフ』の甘い香りにたちまじって，なにかきな臭い香気，麝香のようなにおい，きつい匂いがするのだ」(*Manette Salomon*, p. 425)。

(６) Maine de Biran, *Journal*, éd. Vrin, t. I, p. 79.

(７) *Ibid.*, pp. 77, 165.

(８) Senancour, 《Promenade en octobre》, *Le Mercure du XIXe siécle*, 1823, t. III, p. 164.

(９) *Journal*, t. I, p. 152.

(10) Art. 《odeur》, p. 229.

ある。
(115) *Op. cit.*, p. 24.
(116) クロード・リファテール (《L'origine du mot muscadin》, *La Révolution française*, 1909, janvier-juin, pp. 385-390) によれば，このミュスカダンという語は，当初 (1792年8月)，リヨン国民軍の擲弾兵たちを指していたらしい。彼らは名門の子弟や，商店，銀行の従業員たちから成り，中央部隊にいたサンキュロットたちから悪く思われていた。その後ただちに本人たちが，誇らしげにすすんでこの名を名のったという。
(117) Mme Celnart, *Manuel du Parfumeur*, 1834, p. 225.
(118) Louis Claye, *op. cit.*, p. 35.
(119) Charles-Léonard Pfeiffer, *op. cit.*, p. 27.
(120) Alexandre Dumas, *art. cité.*
(121) *Op. cit.*, p. 211.
(122) *Mémoires de deux jeunes mariées*, La Pléiade, t. I, p. 200.
(123) A. Debay, *Nouveau manuel du parfumeur-chimiste*, 1856, p. 40.
(124) ジラルダン夫人 (*op. cit.*, p. 329) は，硬派のおしゃれがすたれ，シンプルなおしゃれに異論がではじめて，遊びの要素がまたとり入れられるようになったと書いているが，ちょうどそれが1839年のことである。夫人は，園芸が猛烈にはやりだしてからも，あいかわらずジャスミンやスイカズラなどの甘い香りに愛着を感じていたことも指摘しておこう。
(125) Cf. Georges Vigarello, *op. cit.*, p. 167.
(126) 龍涎香や麝香を使用しないように，というのは，ナポレオン三世の宮廷でも守るべき命令事項だった。趣味の良さと美徳のためである。ゲランが皇后のために手がけた「皇后陛下の花束」の調合法は，それをあかしている。1855年にヴィクトリア女王が公式訪問で来仏した際に使っていた香水は，一流品だったにもかかわらず，麝香ではないかという疑いをいだかせたものだった。チュイルリ宮に集う上流夫人たちは，競ってこの事実を強調した (Mme Amet née d'Abrantès, Le messager des modes ……., 1er juin 1855, p. 4)。
(127) これは数量的研究からおしはかったものであって，その詳しい内容はここではふれない。
(128) Cf. M.-L. L'Hôte, *Rapport* concernant la parfumerie. Exposition internationale de 1889, classe 28.
(129) Louis Claye, *op. cit.*, p. 56.
(130) Cf. Albert Boime, 《Les hommes d'affaires et les arts en France au XIXe siècle》, *Actes de la Recherche en Sciences sociales*, n° 28, juin 1979.
(131) Eugène Rimmel, *op. cit.*, p. 24.
(132) Philippe Perrot, *op. cit.*, pp. 325-328.
(133) S. Piesse, *Des odeurs, des parfums et des cosmétiques*, 2e éd. 1877, pp. 4-18. (1re éd. à Londres, 1855: *The art of perfumery.*)

(99)　Mme Amet née d'Abrantès, *Le Messager des modes et de l'industrie*, 1er mars 1855.

(100)　「つい最近も皇后はすばらしい髪型をなさっていらっしゃったが，額のうえあたりで髪を編み，そこに生花をあしらった髪型だった。花は，大きな白ヒナギクのつぼみだった」と，これもアメ夫人が書いている。

(101)　*Op. cit.*, t. II, p. 170. 1852年に出版された『タブロー・ド・パリ』のなかで，テクシエは，花の販売業がいかに発展し，ウィンター・ガーデンがいかに豪華であったか，くわしくしかも正確に述べている。マビーユの庭園の夕べの集いは，かつてなくかぐわしい香りがただよっていたらしい。「ピロドのオーケストラの調べがジャスミンとバラの香りにしっくり溶けあって，うっとりさせられた」と，アメ夫人も書いている（*Le Messager...*, 15 juillet 1855)。皇帝夫妻の宴は，どこに場所を移しても，馥郁と甘い香りのただようなかでくりひろげられた。

(102)　Cf. Davin, 《Le printemps à Paris》, *Le Nouveau tableau de Paris*, 1834, t. I, p. 209.

(103)　*Les parfums...*, *op. cit.*, p. 216.

(104 a)　Paul de Kock, 《Les grisettes》, *Le Nouveau tableau de Paris*, t. I, p. 174. ダヴァンもまた，スイートピー，さらにはモクセイ草が，お針娘や主婦の「お気にいり」の花だったと述べている。主婦などは「その香りをうっとりとお腹まですいこむ」のだ，と。若い娘は，目がさめるとすぐ，自分の小庭にかけつけてゆく（*op. cit.*, p. 211)。1852年，テクシエ（*op. cit.*, p. 153）は，お針娘のモクセイ草趣味，学生のスミレ趣味をからかって，「センチメンタルな歩兵が，祖国にアラセイトウの鉢を贈りたがる」，と述べている。

(104 b)　この点については，Marie-Hélène Zylberberg-Hocquard., *art. cité*, p. 614を参照。大衆小説が花や小鳥にどんな役割をあたえていたかが明らかにされている。

(105)　Cf. Yvonne Verdier, *op. cit.*, p. 185.

(106)　『ムーレ師の罪』冒頭のセルジュの田園詩も参照されたい。

(107)　*Les Travailleurs de la mer*, 《Folio》, p. 151.

(108)　*Ibid.*, p. 482.

(109)　*Ibid.*, p. 171.

(110)　*Le Médecin de Campagne*, t. IX, p. 477.〔邦訳：バルザック，新庄嘉章・平岡篤頼訳『田舎医者』，1973年，東京創元社〕

(111)　*Op. cit.*, p. III.

(112)　*Ibid.*, pp. 687–717.

(113)　A. Alphand et baron Ernouf, *op. cit.*, p. 326.

(114)　田園では（コレットの四部作『クロディーヌ』参照），乙花と花の清らかな結びつきはその後もつづき，パリでの流行の変化と対照をなしている。また，象徴派芸術がその後もうら若い娘とみずみずしい花の照応にますますみがきをかけていったことも指摘しておくほうがいいだろう。この点については，テオドール・フォンターネの作品，とくにエフィ・ブリエストの庭にみられる微妙な花のサンボリスムが示唆的で

けはなれており，ましてや世紀末の象徴主義的な室内風景にもほど遠い。ソンブルヴァルが「感じやすい」カリストのためにケネーにしつらえた温室は，慎み深くという世紀初頭の規則を守っている（Barbey d'Aurevilly, *Un prêtre marié*)。

(85) M. Boîtard, *L'art de composer et décorer les jardins*, t. II, p. 22.

(86) J.-C. Loudon, *Traité de la composition et de l'exécution des jardins d'ornement*, 1830, p. 194.

(87) 自分の子どもの頃はそんなふうだった，とロラン夫人が語っている（*Mémoires particuliers*, éd., Mercure de France, 1966, p. 205)。

(88) *Op. cit.*, p. 210.

(89) Bailly, *op. cit.*, t. II, p. 47.

(90) たとえばデュランティの小説の女主人公の人生にはたしている庭の役割がこのことをしめしている。Duranty, *Le malheur d'Henriette Gérard*. この本のなかで娘のめざめを描いているくだりは示唆的である。「起きると，鳥のさえずりが聞こえ，花の香りがした。彼女は空の色が変わってゆくのを眺めた」(Éd. 《L'Imaginaire》, Gallimard, 1981, p. 112)。

(91) Bailly, *op. cit.*, p. 57.

(92) 以下の定義は，本書に引用したボワタールの著作による。

(93 a) モデスト・ミニョンの庭にきこえる鳥のさえずりを参照のこと。〔邦訳：バルザック，寺田透訳『モデスト・ミニョン』，1974年，東京創元社〕

(93 b) J. Michelet, *La femme*, *op. cit.*, p. 129.

(94) Mme Lafarge, *Heures de prison*, 1853, p. 92. スタスヴィーユ夫人はこのモクセイ草の香をかぎ，たわむれに草をかんだりしていたが，その香りをかぐと，モクセイ草が植えられていた木箱の土の中の幼児の遺体をまざまざと思いだしてしまう。夫人のサロンにはこのモクセイ草のかおりがあまりにきつくこもっていたので，神経の細い婦人はあまり寄りつかないほどだった（Barbey d'Aurevilly, 《Le dessous de cartes d'une partie de whist》, *Les diaboliques*, éd., 《Folio》, 1973, p. 219)。

(95) 「庭にスミレをたくさん植えてない人がいるだろうか」と，バイイは問うている（*op. cit.*, p. 174)。アブラナもまた「植え込みや花籠の飾りにいちばんよくつかわれる草花」である。「ニオイアラセイトウ」とか「香り草」とかよばれている花も，それほど人気があるのは香りのせいである。これにたいして，チュベローズはその当時敬遠されていた。

(96) Cf. M. Boîtard, *Le jardinier des fenêtres, des appartements et des petits jardins*, 1823.

(97) Comtesse de Bradi, *op. cit.*, p. 221.

(98) マルセル・デティエンヌは，ギリシアの婦人が，テラスにアドニスの園をしつらえて行なっていた擬似栽培を，みせかけの農業，穀物栽培のアンチテーゼとして描いている。19世紀に支配層の婦人たちが植え込みや鉢に花を植えようといそしんだのも，真に生産的な労働を夫たちがになった結果，女性に閑暇があたえられたことの象徴といえるかもしれない。

(*Mémoires de deux jeunes mariées*, p. 213).

(71) Chaptal, *op. cit.*, p. 109.

(72) A. Debay, *Parfums...*, *op. cit.*, p. 43.

(73) これについて，バルザックがロール・ダブランテス夫人の屋敷に想をえたことは周知のとおりである。アントワーヌ・カイヨ（*op. cit.*, p. 134）によれば，総裁政府時代には婦人の私室がふたたび重要なものとなり，とくに政治的役割をとりもどした。鏡台がはやるのもこの時期である。「女のすべてがそこにある……そして，寝室にも」，と，1857年，閨房についてモルトゥマール・ド・ボワセ男爵は断言するだろう（La vie élégante à Paris, p. 89)。

(74) *Op. cit.*, p. 221. 「彼女たちは，まるで姉妹にばったり出会ったかのように，はしゃいで花にあいさつをする」(Jules Janin, *Un été à Paris*, 1844, p. 238)。

(75 a) Marcel Raymond による引用，*op. cit.*, p. 157.

(75 b) Jules Michelet, *La femme*, *op. cit.*, pp. 242–243.

(76 a) J. Ingenhousz, *op. cit.*, p. LXXXVIII.

(76 b) Jules Michelet, *La femme*, *op. cit.*, pp. 127, 128.

(77) せいぜい一つだけ変化のきざしが認められる。自然にまかせておこうとしなくなった理論家たちは，芝生のそこここに香りのいい花々を植えるようにすすめた。アイリス，スズラン，スミレ，ゼラニウム，などである。芳香に注意がむくようになったのは，とにかく匂いに特徴のあるものが重視されはじめたからである。「小川のほとりには，かんばしい香りのする植物や，健康に良い草葉が育つ。そこからただよう芳香は，松脂の香とあいまって，あたりの空気をかぐわしくし，おもわず胸をふくらませる」(J. Lalcos, *De la composition des parc et jardins pittoresques*, 1817, p. 88)。

(78) イギリスの先進性については，次を参照。Edmond Texier, *Tableau de Paris*, 1852, p. 154.

(79) Comte Alxandre de Laborde, *Description des nouveaux jardins de la France et de ses anciens châteaux*, 1808, p. 210.

(80) 1857年，モルトゥマール・ド・ボワセは優雅な婦人の住まいを次のように描きあげている「一階の窓はすべて温室に面しており，冬のあいだは四，五回ほど，室内装飾業者がその温室を小劇場にかえて，上流社会の紳士淑女がそこで諺劇を演じるのだ」(*op. cit.*, p. 90)。

(81) C. Bailly, *Manuel complet théorique et pratique du jardinier*, Paris, Roret, 1829, t. I, p. 223.

(82) Baron Ernouf, *L'art des jardins*, 3e éd., p. 238.

(83) Cf. Édouard André, *Traité général de la composition des parcs et jardins*, 1879, p. 192.

(84) *Le Musée des familles*, t. I, 1834. Arthur Mangin, *Histoire des jardins, anciens et modernes*, 1887, p. 372 に引用。

ボリー・ド・サン＝ヴァンサンの描写は，その先駆性を指摘しておかねばならないが，それにしても，ゾラがいちはやく描いた，有毒のつる草のような女とはひどくか

(49) Cf. Londe, *op. cit.*, t. II, p. 501.

(50) なにかと寛大なセルナール夫人 (*op. cit.*, p. 92) は，シュミーズと靴下にも「オーデコロンをほんの少しだけ」許している。

(51) *Op. cit.*, t. I, p. 59.

(52) *Op. cit.*, p. 220. A. ドラクーが1829年に (*op. cit.*, p. 233), セルナール夫人が1833年に (*op. cit.*, p. 92), つかってもよい香水をならべあげているが，二人ともこれと同じ発想にもとづいている。

(53) *Op. cit.*, p. 369.

(54) *Les parfums et les fleurs*, *op. cit.*, p. 42.

(55) *Dictionnaire de Médecine* (Béchet), article《odeur》. フリドランデールも同じように香水を非難している。*op. cit.*, p. 70.

(56) Z.-A. Obry, *Questions sur diverses branches des sciences médicales*, p. 13. セルナール夫人がこのような医学的診断をおしゃれな読者むけに説明しなおしている。「顔色が悪かったり，やせていたり，眼に隅ができたり，ぐったりしたり，神経性のふるえがきたりするのは，だいたい神経が過敏なたちの女性がいろんな匂いをかぎすぎることが原因となっています」(*op. cit.*, p. 91)。A. ドゥベーは，香水をふくませた手袋をつかうと，それだけで発作をおこしかねないと警告している。(*Hygiène des mains et des pieds, de la poitrine et de la taille*, 1851, p. 20).

(57) Dr Alexandre Layet in *Dictionnaire Dechambre*, 1880, article《odeurs》.

(58) Cf. Antoine Combe, *Influence des parfums et des odeurs sur les névropathes et les hystériques*, 1905. 著者は問題をはっきり把握している。

(59) *Op. cit.*, p. 271.

(60) この点についてセルナール夫人は，香水では，高価であることと慎み深いこととが相ともなう，と強調している。植物性の香りは動物性の香りより早くなくなってしまうから，ほのかな香りのほうが出費がかさみ，したがってそちらを使うのは富のしるし，というわけである。

(61) L. Rostan, *Cours élémentaire d'hygiène*, t. I, p. 528.

(62) Cf. Jean Borie, *Mythologies...*, *op. cit.*, p. 57.

(63) Cf. Michel Foucault, *La volonté de savoir*, 1977, *passim*. 〔邦訳：M. フーコー，渡辺守章訳『性の歴史 I ――知への意志』，1986年，新潮社〕

(64) *Les parfums et les fleurs...*, *op. cit.*, p. 50.

(65) M. Barruel,《Mémoire sur l'existence d'un principe propre à caractériser le sang de l'homme et celui des diverses espèces d'animaux》, *Annales d'Hygiène publique et de Médecine légale*, 1829, pp. 267–277.

(66) *Dictionnaire....* (Béchet), art.《odorat》.

(67) *Op. cit.*, t. I, p. 59.

(68) *Dictionnaire des Sciences médicales* (Panckoucke), 1819, art.《odeur》, p. 229.

(69) *Dictionnaire de Médecine* (Béchet), 1840, Dr Rostan, art,《odorat》, p. 237.

(70) ルイーズ・ド・ショーリューの嫁入り支度のなかにも香炉がはいっている。

層に普及してゆくのは1920年以降になるだろう。

(30) Anne Martin-Fugier, *op. cit.*, p. 110.

(31) Jacques Léonard, *thèse citée*, t. III, p. 1468.

(32) このような進歩がとげられたのは，ホウロウビキの金属板が普及したおかげで，これがあれば，面積の広い洗面台が廉価に製造できたのである。こうして新しい要請が定着してくると，世代間に差ができていった。

(33) これ以前の状況については，Guy Thuillier, *op. cit.*, pp. 54–55. を参照。

(34) *Des prisons...*, *op. cit.*, p. 34.

(35) Fanny Fay-Sallois, *Les nourrices à Paris au XIXe sièle*, Paris, Payot, 1980, p. 216.

(36) Yvonne Verdier, *op. cit.*, pp. 122–128. ギー・チュイリエは，ニヴェルネー地方でも同じようなプロセスがみうけられたことを明らかにしている。1820年から1830年までの10年間を転期にして，たしかな「洗濯場政策」が開始されはじめた。農村共同体における治水は，1840年から1870年にかけて長足の進歩をとげる。それでも，首尾一貫した衛生政策が実施されるようになるには，1902年2月15日の法律を待たねばならない（*op. cit.*, pp. 14 *sq*）。

(37) ジラルダン夫人（*op. cit.*, p. 317）によれば，1837年のパリでは，洒落者でもタバコの臭いをぷんぷんさせていたという。

(38) *La fausse maîtresse* の主人公パスのみせる機才を参照されたい。パスは，葉巻をすったばかりにラジンスカ伯爵夫人の馬車を汚染してしまうのではと気にする（La Pléiade, t. II, p. 218）。

(39) Veblen, *op. cit.*, pp. 56, 58, 97. この点については，Phillipe Perrot, *op. cit.*, *passim*. を参照。

(40) 1825年，ガコン＝デュフール夫人（*op. cit.*, pp. 31, 83）は，麝香がすたれ，オーデコロンやメリッサ水がもてはやされるようになった，と強調している。「麝香や龍涎香，オレンジの花，チュベローズといった香り，あるいはこれに類するきつい香りは，きっぱりやめてしまわなければなりません」と，1833年にセルナール夫人も勧告している（*op. cit.*, p. 11）。

(41) E. Tourtelle, *op. cit.*, t. I, p. 434.

(42) Comtesse de Bradi, *op. cit.*, p. 214.

(43) *Op. cit.*, t. I, pp. 434–435. ロスタンも同じ見解を示している。*op. cit.*, pp. 528–529.

(44) Eugène Rimmel, *Le livre des parfums*, Bruxelles, 1870, p. 25. (éd. française).

(45) *Ibid.*, p. 350.

(46) *Op. cit.*, p. 75.

(47) ルィーズ・ド・ショーリューはいまだに髪粉をつかって，マリー・ガストンの心をつなぎとめようとする（*Mémoires de deux jeunes mariées*, p. 381.）。〔邦訳：バルザック，鈴木力衛訳『二人の若妻の手記』，1974年，東京創元社〕

(48) A. Debay, *Les parfums et les fleurs*, p. 49.

Hélène Guillon: 《L'apprentissage de la propreté corporelle à Paris dans la deuxième moitié du XIXe siècle》, Mémoire de D. E. A., Paris VII, 1981.

(10) Richard Sennett, à propos de la 《maladie verte》, *Les tyrannies de l'intimité*, Paris, Le Seuil, 1979, p. 145.

(11) *Op. cit.*, p. 180.

(12) D.-M. Friedlander, *De l'éducation physique de l'homme*, 1815, p. 54.

(13) 1804年，P.-J. マリー・ド・サン・ユルサン（*L'ami des femmes*, p. 169）は次のように忠告している「顔色がさえず，口唇の色も悪いような若い娘は，甘美な悦楽と正しい美徳とのあいだでためらいながら，思わず涙ぐんで，ひとりきりになりたがり，憂わしげな夢想にふけることがある。熱い湯に長くつかっていると，こうした性的快感はますますたかぶってゆく。そのような入浴は，せっかくの女性の体力を低下させる」。当時の区別でいってみれば，ここで，「おしゃれのための衛生」から「体質のための衛生」への転換がおこっているのである。

(14) Delacoux, *Hygiène des femmes*, 1829, pp. 223, 224.

(15) *Ibid.*, p. 226. パラン＝デュシャトレは，娼婦の肥満を，入浴しすぎるからだ，としている。

(16) *Op. cit.*, p. 507.

(17) *Op. cit.*, p. 37.

(18) *Op. cit.*, p. 117.

(19) この点については，Marie-Françoise Guermont, *La grande fille. L'image de la jeune fille dans les manuels d'hygiène de la fin du XIXe siècle et du début du XXe siècle*, Mémoire de maîtrise, Tours, 1981.

(20) *Op. cit.*, p. 210.

(21) Cf. Philippe Perrot, *op. cit.*, p. 228.

(22) Comtesse de Bradi, *op. cit.*, p. 191.

(23) *Op. cit.*, pp. 8-12. 夫人はまた，髪の垢をとるには，卵黄をぬってもいい，と述べている。トゥヴナン博士も，時々ぬるい石けん水で髪を洗うようにすすめている。（*Hygiène populaire à l'usage des ouvriers des manufactures de Lille et du département du Nord*, 1842, p. 27).

(24) *Op. cit.*, t. II, p. 5.

(25) *Op. cit.*, p. 23.

(26) この「見えない衣類」(cf. Philippe Perrot, *op. cit.*, p. 259）の急速な普及は，本書にとって，重大な出来事である。

(27) Cf. Guy Thuillier, *op. cit.*, pp. 124 *sq.*

(28) ミノ村ではこうだったらしい（cf. Y. Verdier, *op. cit.*, pp. 111-112)。年ごろの娘にとって，新しい布地のにおいは，裁縫女のところで見習いをしながらすごす冬のあいだに味わう楽しみの一つである（p. 215)。

(29) ギー・チュイリエ（*op. cit.*, p. 52）によれば，1900年の時点で，ヌヴェールでは，生理帯と同様，ブルジョワジーのあいだでビデはひろく使われていた。それ以外の階

de l'habitat, p. 33).

(72) *Op. cit.*, p. 807.

(73) アントワーヌ・カイヨ (*op. cit.*, t. II, p. 100) は，1827年以降，トイレがほしいという欲求がひろまっていくのに，囲われた娼婦たちが大きな役割をはたしたと強調している。

(74) Alfred Picard, *Exposition de 1900, le bilan d'un siècle*, t. VI, 《Hygiène》, p. 3.

(75) Lawrence Wright, *Clean and decent. The fascinating history of the bathroom and the water closets*, London, 1960. この本には (p. 206)，ヴィクトリア王朝期の豪華なトイレにかんするイラストが入っている。アカンサスの葉とモクレンが競って陶器を飾っているようなものもみうけられる。なかでも傑作は，台座に獅子の彫刻のとりつけられた便器のようである。

(76) Cf. Lion Murand et Patrick Zylberman, *op. cit.*, p. 291.

第3章

(1) ブラディ伯爵夫人(旧姓 Agathe Caylac de Caylan。彼女はジャンリス夫人の教えをうけた), *Du savoir-virre en France au XIXe siècle*, 1838, p. 210.

(2) Duveen et Klickstein, *art. cité.*

(3) ブルセによる造語。

(4) 衛生手引書のなかで，触覚の衛生は重要な位置をしめていた。ロスタン(*op. cit.*, t. I, p. 530) は，たとえば手の衛生の大切さを力説している。

(5) 「肌の色はいつもバラ色と百合のような白さがまじってなければならない(……)白く，なめらかで，やわらかく，みずみずしい皮膚に，すきとおるような赤味がさしているように」とルイース・クレーは説いている (*Les talismans de la beauté*, 1860, pp. 90–91)。

(6 a) *Ibid.*, p. 94. ジャン＝ピエール・リシャール (*L'univers imaginaire de Mallarmé*, 1961, pp. 61, 92) は，「原初的な白の荘厳さ」や，天体の永遠の雪に結びついた，白い花の甘美な生誕の研究に情熱をそそいでいる。このような真珠色の肌への愛好をはぐくむのに象徴主義がどれほど大きな役割をはたしたかは周知のとおりである。マラルメその人も，淡雪色の力をほめたたえるであろう。

(6 b) Werner Sombart, *Le Bourgeois*, Paris, 1926, p. 134.

(7) Mme Celnart, *Manuel des dames ou l'art de l'élégance*, 1833, p. 100.

(8) *Op. cit.*, p. 159.

(9) ジュヌヴィエーヴ・エレール (*Propre en ordre*) は，ヴォー地方をとりあげ，1850年ごろから，スイスを清潔な国にしようとめざす徹底的な戦略がとられたことをみごとに明らかにしている。なにしろこの清潔さというのは辛棒づよい努力を要するものであっただけに，他のどんな美徳にもまして至上のものとされた。第一次大戦までは，身体の清潔よりむしろ屋内の清潔が努力目標だった，とジュヌヴィエーヴ・エレールは調べている。この問題については，次の文献も参照されたい。Marie-

faubourgs, Recherches, 1977, nº 29, pp. 155–186.

(57) Mille, *art. cité*, pp. 219 et 221.

(58) トロロップ夫人は1836年に書いている（*op. cit.*, p. 302)。「去年，カレーで船を降りた時のことを想いだす。はじめて旅行する青年に，旅行経験のあるもうひとりの人が答えた言葉がとても面白かった。『なんという嫌な臭いだろう！』，とハンカチで鼻をおおいながら若い外国人が言うのに，経験者のほうが答えて，『大陸の臭いなんですよ』。まさにそのとおりだった」。

(59) リヨンは例外。

(60) 《Hygiène corporelle et espace domestique, la salle de bains》, p. 292.

(61) *Des habitations..., op. cit.*, pp. 130 et 131.

(62) *Rapport cité*, p. 28.

(63) *Ibid.*, pp. 29 et 30.

(64) セーヌ県非衛生住宅対策委員会（1862–1865年）の報告書のなかに，パリ行政当局のとったこうした措置にかんする資料がたくさんそろっている。トルコ式便所とその場しのぎの共同便所をなんとか改善すべく，組織的な対策がたてられた。役人たちが期待をかけたのは学校であった。そのため規準が定められたが（cf. p. 79)，行政当局の将来のねらいは次のようなものだった。すなわち，これらの便所は「野外の校庭，他の建物からはなれた場所に，北向けに設け，数は生徒100人につき二箇所，適当に換気と通風をはかり」，除臭を心がけて，管理人が責任をもって維持につとめる。この管理人が，糞便対策闘争をひきいる総帥となる，というものである。以前からひきつづきモデル校となったのは，リュイ通り77番地の学校であった。というのもその学校では，ひとりの老婦人がつねに共同便所の清掃につとめていたからである（p. 32)。

これらの資料（cf. p. 34）をみて目だつのは，対策措置がおどろくほど詳しく述べられていることである。小学校より中学校のほうが進歩がずっとはやく，男子校より女子校のほうが早いこともわかる。

(65) P. 34.

(66) Cf. p. 29, ドミニック・ラポルト（*Ornicar? Analytica, art. cité*, pp. 224 *sq*）はこの点にかんして実に適切な文献を引用しているが，あつかわれている時期がずっと後のものである。査察官の報告書のなかでも，学校にこもる悪臭にふれた記述は多く，そのため学校閉鎖の決定が下されたことも少なくない。

(67) Roger-Henri Guerrand, 《Petite histoire du quotidien: l'avènement de la chasse d'eau》, *L'Histoire*, nº 43, 1982, pp. 96–99.

(68) シャルル・ド・ゴールは，国民的気質を描くなかで，ドイツ人は，「便所のためにゴシック式の豪華な館」を建てる習慣がある，と述べている。*Vers l'armée de métier*, 1934, éd., Plon, 1971, p. 27.

(69) *Rapport cité*, p. 29.

(70) Lecadre, *art. cité*, pp. 256–257.

(71) 1894年にA. ド・フォヴィールが記しているリール地方の典型的な家屋では，住宅状況を調査したところ，化粧室は二階に設けられている。(A. Thalamy, *Politiques*

(36) これについては後にふれる。本書 p. 251 以下。

(37) バシュラール (*La Poétique de l'espace*, pp. 44, 47, 130) は，この「隠れ場の本源性」という問題をほりさげた。この本源性ゆえに「ひとり閉じこもる孤独の場がいやがうえにも大切なものとなり」，家の中で「ひとりでいることのできる場」が欲しくなるのであって，こうした本源性を考えれば，子どもがうずくまれるようなちょっとした片隅でさえ，すでに「部屋の萌芽」になっている，という。

(38) Cf. 本書 p. 281 以下。

(39) 衛生学の歴史上のこの問題についてはすでにみてきた。(本書 p. 140 以下) ただし，そこでは除臭だけが問題であったのだが，ここで分析しなければならないのは，日常的な清掃行為がどのようなかたちで生まれたかということである。

(40) *Histoire des principaux lazarets, op. cit.*, t. I, pp. 59 *sq.*

(41) *Op. cit.*, t. I, pp. 406 et 407.

(42) *Op. cit.*, p. 577.

(43) 1900年まで，ニヴェルネー地方の学校では，箒ではくのが規則だった，とギー・チュイリエは記している (*op. cit.*, p. 41)。

(44) ポワリー (*Des habitations...*, p. 34) が，これらの研究のリストをあげているが，そこに Benoiston de Châteauneuf の名もみえる。

(45) *Op. cit.*, t. I, p. 198, フォルジュは次のようにつけくわえている「ありとあらゆる隅々を箒ではくこと。大箱の後，あいだ，下，など。このために大箱を移動させるべし。ここがいちばん奥まっていて薄暗いところであり，もっとも注意の必要な場所である」。

(46) *Histoire des principaux lazarets..., op. cit.*, t. II, p. 228.

(47) Tenon, *mémoire cité*, pp. 186 *sq.*

(48) Cf. Denis I. Duveen and Herbert S. Klickstein, 《Antoine Laurent Lavoisier's contributions to medicine and public health》, *Bulletin of the history of medicine*, 29, 1955, p. 169.

(49) François Béguin, 《Evolution de quelques stratégies médico-spatiales》, *La Politique de l'espace parisien..., op. cit.*, p. 236.

(50) É. Péclet, *Instruction sur l'assainissement des écoles primaires...*, 1846. Félix Leblanc, *Recherches sur la composition de l'air confiné*, 1842, p. 21.

(51) とくに P. Passot, *op. cit.*, p. 16.

(52) *Op. cit.*, p. 65.

(53) *Op. cit.*, p. 89.

(54) 19世紀後半には，建築家たちは，衛生の問題にはそれほど注意をはらわず，それよりも住むことの喜びを追求しようとした。そうなると，衛生学はもはや快適さの一部でしかなくなるであろう。A. Thalamy, *Politiques de l'habitat*, p. 50 を参照。

(55 a) Anne Thalamy による引用。*ibid.*, p. 34.

(55 b) *Art. cité*, p. 224.

(56) François Béguin, 《Les machineries anglaises du confort》. *L'Haleine des*

44)。〔邦訳：バルザック，鹿島茂編訳『役人の生理学』，1987年，新評論，所収〕ガボリヨ (*Les gens de bureau*, 1862) になると，叙述に際してにおいを重視するようになる。(cf. Guy Thuillier, *La Vie quotidienne dans les ministères au XIXe siècle*, Paris, 1976, pp. 15, 16 et 41). 兵舎と同様，ここでも地方に特有の臭いが問題になっている。「シュクールトの臭いがこもるアルザス地方出身者たちの事務室があるかと思えば，ニンニクの臭いがするプロバンス地方出身者たちの事務室がある」。1900年ごろになると，女性事務官が登場してきて，事務室にたちこめるにおいが変化する。安香水や花が，すえた空気を一新することになり，こうして，ギー・チュイリエが「1880年代の悪臭」とよんでいた臭気がきえてゆくのである。それ以前の非難の声をみてみると，事務所の臭いはかならず男の体臭と独身者の体臭に結びつけられている。その理由は知ってのとおりである。

(32) 法廷では，くさい臭いを放つ犯罪者たちの悲惨な状態が，エリートたちにかっこうの見世物となっており，そのエリートたちは敏感な神経をもちあわせていながら，しかし強烈な臭いをかぎたがる，というのが，ライトモチーフになっている。このような悪臭を強調する姿勢には，「監獄の熱病」がかきたてた恐怖感のかすかななごりがうかがわれる。ジャン＝ルイ・ドブレの近著 *La justice au XIXe siècle. Les magistrats*, 1981, p. 176. を参照のこと。

(33) *Le Père Goriot*, éd. La Pléiade, t. III, p. 53. 〔邦訳：バルザック『ゴリオ爺さん』〕コレージュの寄宿舎になると，臭気はさらにひどい (cf. *Louis Lambert*, *passim*)。19世紀における男性の感性の生成に生活環境の匂いがどんなに重要な役割をはたしたか，どれほど強調してもたりないだろう。ここでもまた，かきたてられる嫌悪感は，異性がいないことと結びついている。コレージュの寄宿舎には，壁にこもる毒気，教職員という社会層のくさい体臭，自慰行為にふける生徒たちと自習監督がともども発散する精液の臭い，などがいっしょになってこもっているのだ。こうした臭気は，男に特有のものと感じられ，女性がいてくれたらという欲求をつのらせるのである。

(34 a) Charles Baudelaire, *L'invitation au voyage* (poème en prose). 〔邦訳：ボードレール「旅への誘い」(『散文詩』所収)〕

(34 b) Jean-Pierre Richard, *Proust et le monde sensible*, 1974, p. 101.

(35) Cf. *La Poétique de l'espace*, Paris, P. U. F., 1957, pp. 32, 83. 〔邦訳：G. バシュラール，岩村行雄訳『空間の詩学』，1969年，思潮社〕バシュラールは，「自分だけの衣裳ダンス，内面のしるしである匂い，あの自分だけの匂いのする衣裳ダンス」を，植物の香ただよう，「秩序の中心」であるとほめたたえている。ラヴェンダーとともに，「衣裳ダンスのなかに，季節の歴史が入りこんでくる。ラヴェンダーは，ただそれだけで，タンスにしまった布類の織りなす秩序の中に，ベルクソン的な持続をもたらしてくれる。その布類を使うまえに，よく言うように，十分にラヴェンダーの香をふくむまで待たねばならないのではないだろうか」。こうして植物の香りと秩序とが結びつくのに注意しておこう。まるで動物性の香りをしりぞけるのは，何より無秩序を拒否するからだ，といわんばかりではないか。

(10) *Ibid.*
(11) *Ibid.*
(12) P. 131.
(13) *Art. cité*, p. 199.
(14) Jules Michelet, *Histoire de la Régence*, 1863, p. 394.
(15) Piorry, *Des habitations...*, *op. cit.*, p. 126.
(16) *Ibid.*, p. 57.
(17) *Op. cit.*, p. 470.
(18) *Principes d'hygiène extraits du code de santé et de longue vie de sir John Sinclair*, par Louis Odier, 1823, p. 574.
(19) C. Londe, *op. cit.*, t. I, pp. 405 *sq.*
(20) *Op. cit.*, p. 577.
(21) Anne Martin-Fugier, *La place des bonnes. La domesticité féminine à Paris en 1900*, Paris, Grasset, 1979, p. 113.
(22) Piorry, *Des habitations...*, *op. cit.*, p. 85.
(23) *Ibid.*, p. 104, Londe, *op. cit.*, t. II, p. 322. ポワリーもロンドも，ストーブからたちのぼるたえがたい臭気を非難している。
(24) *Op. cit.*, p. 41.
(25) ギー・チュイリエは，ニヴェルネー地方について，女性が足温器を好んで湯たんぽにかえたがらなかったという事実を強調している（*op. cit.*, p. 48）。また，Dr Cabanès, *op. cit.*, pp. 67 *sq* も参照のこと。
(26) L. ロスタン医師はこれを「腐臭」とよんでいる（*op. cit.*, t. II, p. 44）。
(27) 新しい感受性をまざまざと示す行為である。J.-P. Chaline, *La Bourgeoisie rouennaise au XIXe siècle*, thèse Paris IV, 1979, p. 805.「部屋の中では，三つのものが禁じられていた。香水と，化粧水と，靴。いずれも，においのせいである」。
(28) フォデレ（*op. cit.*, t. V, p. 44）は，マルセイユの救済院につめこまれている乳児たちにひとりひとり個別のゆりかごをあたえるべきだと主張しつづけ，また，次のような設備がいかに望ましいものであるか，熱心に説きすすめた。すなわち「帝政フランスの全リセで，ひとりひとりの生徒に，仕切りはあるが天井のない寝室をあたえ，空気がどの方向からも自由に流通できるようにし，それだけでなく，昼夜をとわずたえず生徒を監視できるようにして，秩序を保つこと」(t. V, p. 48)。というのも，問題なのは，空気流通をさまたげずに臭気がこもらないようにし，雑居性をなくして同性愛関係をふせぎ，しかも自慰行為を監視するには微妙なバランスが要る，ということだったのである。
(29) Dr C. Londe, *op. cit.*, t. I, p. 404.
(30) しかもプファイファーは，『人間喜劇』にうかがわれる匂いについての記述の詳細な一覧表を作成してこのことを証明している。
(31) 「大気環境とは，廊下の空気，換気装置のない部屋に閉じこめられた男たちの体臭，紙と鵞ペンの匂いといったものである」(*Physiologie de l'Employé*, 1841, p.

(92) Cadet de Vaux, 《De l'atmosphère de la femme et de sa puissance》, *Revue encyclopédique*, 1821, p. 435.
(93) P. Passot, *op. cit.*, p. 20.
(94) *Op. cit.*, p. 21.
(95) Cf. p. 249.
(96) Cf. Piorry, *Des habitations...*, *op. cit.*, p. 93.
(97) Villermé, 《Sur les cités ouvrières》, *Annales d'Hygiène publique et de Médecine légale*, janvier 1850, t. 43, とくに pp. 246–258.
(98) Cf. たとえば R.-H. Guerrand et E. Confora-Argandona, *op. cit.*, pp. 33–41.
(99) *Mémoire de M. Gisquet*, 1840, t. I, pp. 423–424.
(100) Mille, *art. cité*, p. 223.
(101) *Ibid.*, p. 213.
(102) ヴォゲは，1848年7月13日，12日にエムリが提出した法制化案を支持するため，議会でこのように表明している。この討論は，6月の暴動鎮圧の二週間後にたたかわされたものであった。アナトール・ド・ムランが法案を提出したのが17日，リアンシーがこの報告の任にあたり，1849年12月8日に議会で読みあげられた。
(103) すでに，コレラ流行後パリで実施された調査の際に，モロー医師が家屋ごとのカードを作成していた。一般的にみて，ブランディヌ・バレ＝クリジェル（*op. cit.*, pp. 119 *sq*）が，この事実を調査史上の一大転回点とみなしているのは正しい。
(104) *Op. cit.*, p. 92.
(105) *Op. cit.*, p. 20.
(106) パリにかんしては，R.-H. Guerrand, *op. cit.*, pp. 55 *sq.*, A. Thalamy: *Politiques de l'habitat*, p. 59, とくに，Danielle Rancière: 《La loi du 13 juillet 1850 sur les logements insalubres. Les philanthropes et le problème insoluble de l'habitat du pauvre》, *Ibid.*, pp. 187–207 を参照。リールにかんしては，Pierre Pierrard, *op. cit.*, pp. 92 *sq.*, ニヴェルネー地方で法案が施行されなかった事実については，Guy Thuillier, *op. cit.*, pp. 36 *sq.* を参照。

第2章

(1) Edmond et Jules de Goncourt, *Manette Salomon*, éd. 10/18, p. 158.
(2) *Op. cit.*, pp. 294–5, また C.-N. Ledoux については，Mona Ozouf, *art. cité*, pp. 1279–1280.
(3) *Op. cit.*, p. 281.
(4) *Op. cit.*, p. 90.
(5) Louis Chevalier による引用。*op. cit.*, p. 179.
(6) Erving Goffman, *La mise en scène de la vie quotidienne*, 1973, t. II, p. 62.
(7) Passot による引用。*op. cit.*, p. 16.
(8) Michel Lévy, *op. cit.*, 1844, t. I, p. 544.
(9) *Ibid.*, p. 545. このパラグラフの短い引用も同じ。

(74) Cf. Henry Robert, *Des habitations des classes ouvrières*, 1850, pp. 30 *sq.* アーサー・ヤングもまたコンブールの農民たちをヒューロン族にたとえている(*op. cit.*, p. 229)。まさにこの時期に，その後も農村の歴史誌学につきまとうメタファーが定着するのであり，最近出版された Eugen Weber, *Peasants into Frenchmen* のような本でも，実に興味深い作品なのだが，このようなイメージの跡がうかがわれる。

(75) *Les Paysans*, t. IX, p. 121.〔邦訳：バルザック，水野亮訳『農民』，1974年，東京創元社〕

(76) *Archaïsme et modernité en Limousin au XIXe siècle*, Paris, 1975, t. I, pp. 74–94. この点にかんしては，ギー・チュイリエの本も示唆的である。*Aspects de l'économie nivernaise au XIXe siècle*, Paris, A. Colin, 1966.

(77) Cf. Dominique Laporte, *Histoire de la merde*, p. 42.

(78) *Les agrariens français de Méline à Pisani*, Paris, A. Colin, 1968 のなかで Pierre Barral が分析している。

(79) *Extrait...*, *op. cit.*, *passim.*

(80) G. チュイリエ (*Pour une histoire du quotidien...*, p. 64) は，農村の人びとのための衛生施設など無用であるという考えかたが，ニヴェルネー地方では少なくとも20世紀初めまで根強く残っていたことを明らかにしている。

(81) 実際，臭気ふんぷんたる兵舎の雑居生活というのは，ブルジョワの青年の経験する嫌な臭いの原型であった。新しく入隊したピエール・ルイスは，ほかでもないこの嫌悪感につき動かされて，ぜひ自己変革しなければ，と決心する。(Pierre Louÿs の書簡を参照のこと。この未刊の書簡を私に提供してくれたのはポール＝コルサン・デュモンである)。

(82) Dr E. Monin による引用, *op. cit.*, p. 72.

(83) Cf. Carl Vogt, *Leçons sur l'homme*, Paris, 1865. 次のような記述がある「皮膚から発散する臭いにも固有の特徴があり，一定の人種では，この臭いがどんな時にもきえない。どれほど清潔にこれつとめてもきえないのである。人種に特有のこの臭いは，摂取する食物のちがいからくる体臭とはまた別のものにちがいなく，同一人種にかならずかぎあてることのできる臭いである (……) 黒人に特有の臭いは，彼らがどんな清潔を心がけようと，あるいはどんな食物をとろうと，かならず同じ臭いである。その臭いは，麝香のにおいが麝香鹿のものであるのと同じように，黒人のものなのだ……」(p. 161)。

(84) A. Blanqui, *op. cit.*, p. 151.

(85) Luc Boltanski, *Prime éducation et morale de classe*, 1969, p. 110.

(86) T. I, p. 199.

(87) De Gérando, *Le visiteur du pauvre*, 3e éd. 1826, p. 227.

(88) *Op. cit.*, pp. 89 et 91.

(89) *Ibid.*, p. 89.

(90) *La joie de vivre*, éd. La Pléiade, p. 1026.

(91) Cf. Philippe Perrot, *op. cit.*, p. 227.

名のつくものはすべていないほうがいい，ということになるのである。1880年にも，犬の病舎からただよう臭いが苦情の的になる。

(56) Piorry, *Extrait...*, *op. cit.*, p. 17.

(57) *Op. cit.*, p. 182.

(58) Cf. A. Corbin, 《Les paysans de Paris》, *Ethnologie française*, 1980, n° 2, pp. 169–176.

(59) Martin Nadaud, *Mémoires de Léonard*, *ancien garçon maçon*, éd. commentée par Maurice Agulhon, Hachette, 1976, p. 103. O. d'Haussonville, 《La misère à Paris. La population nomade, les asiles de nuit et la vie populaire》, *Revue des Deux-Mondes*, octobre 1881, p. 612. Pierre Mazerolle, *La misère de Paris. Les mauvais gîtes*, 1874, pp. 28–31. 19世紀のはじめ，チーズが美食の対象にとりあげられなかったのは偶然だろうか。

(60) 次に収録されている貧民宿にかんする調査を参照のこと。*Statistique de l'industrie à Paris résultant d'une enquête faite par la Chambre de Commerce pour les années 1847–1848*, Paris, Guillaumin, 1851.

(61) Victor Hugo, *Les Travailleurs de la mer*, éd. 《Folio》, p. 220.〔邦訳：V. ユゴー，山口三夫・篠原義近訳『海に働く人びと』潮文庫〕

(62) P. Piorry, *Extrait...*, *op. cit.*, p. 17.

(63) Cf. Jean Borie, *Mythologies de l'hérédité au XIXe siècle*, Paris, Galilée, 1981, p. 113.

(64) たとえば Dr Joiré, *art. cité*, p. 318.

(65) *Ibid.*, p. 320.

(66) P.-A. Piorry, *Des habitations...*, *op. cit.*, p. 74.

(67) 《Sur la chlorose》, 《*Sangs*》, numéro spécial de la revue *Romantisme*, 1981, pp. 113–130.

(68 a) Dr Joiré, *art. cité*, p. 296.

(68 b) J. Michelet, *La Femme* (1859), éd. Flammarion, 1981, p. 90.〔新評論近刊〕

(69) Cervantès, *Don Quichotte...*, 1re partie, éd. Bordas, 1946, p. 219.〔邦訳：セルバンテス『ドン・キホーテ』〕

(70) *Op. cit.*, pp. 447–448.

(71) Cf. 本書 p. 104.

(72) これ以降までつづいてゆくことさえある。cf. Rose-Marie Lagrave, *Le village romanesque*, Actes-Sud, 1980.

(73) Cf. Neil Mac Williams, Communication au colloque de l'université de Loughborough, septembre 1981. そのかわり20世紀初頭の民族誌学は，物的生活状況の研究や経済―社会的な考察を目標にしなくなる。医学的トポグラフィーによって創始された唯物論的人類学を軽視するわけである。(cf. Mona Ozouf, 《L'invention de l'ethnographie française: le questionnaire de l'Académie celtique.》 *Annales E. S. C.* mars-avril 1981, p. 213).

(44) *Ibid.*, p. 75.

(45) この点については，パラン＝デュシャトレの示した態度が意義深い。医師のいだいていた警戒心がどのようなものであったか，二つの例をあげておこう。患者のところへ往診に出かける際には，とフォデレは忠告している「(……) きちんとボタンをかけ，(……) 決して唾をのみこんではならない。そうしたければ遠慮なく唾をはき，洟をかみ，病院にいる時と同じように，前掛けをかけて，しょっちゅうそれで手をふくこと (……) ふとんをはがせた後，(病人の身体から) すぐにただよってくる発散物を吸いこまないよう，しばらく待ってからかがみこむようにする。また，病人の息を吸わないようにたえず注意し，病人の口に近づかぬよう適当な距離を保っていなければならない」(*op. cit.*, t. VI, p. 111)。このようにして，くさい身体に距離をとろうとする姿勢ができあがってゆくのである。監獄や検疫所や病院を精力的にたずね歩いたハワードも，病人からただよってくる空気にあたらないようたえず気をつけていた，と述懐している。いつも，できるだけ息をこらえるようにしていたのである (*État des prisons...*, *op. cit.*, t. II, p. 451; *Histoire des principaux lazarets*, *op. cit.*, t. II, p. 309)。

(46) *Op. cit.*, p. 90.

(47) 《Des logements du pauvre et de l'ouvrier considérés sous le rapport de l'hygiène publique et privée dans les villes industrielles》, *Annales d'Hygiène publique et de Médecine légale*, t. XLV, janvier 1851, p. 310.

(48) Adolphe Blanqui, *op. cit.*, pp. 98 et 103.

(49) Michel Foucault, *Naissance de la clinique*, p. 167.

(50) Paul Gerbod, *La condition universitaire en France au XIXe siècle*, Paris, P. U. F., 1965, p. 629.

(51 a) この点については，ゾラの『ムーレ師の罪』に登場する修道士アルシァンジアの悪臭が示唆的である。

(51 b) Norbert Truguin, *Mémoires, vie, aventure d'un prolétaire à travers la révolution*, Paris, 1888, réed. Maspéro, 1977, p. 129. (この告白は，1852年の経験である)。このような労働者のなかのはずれ者については，Jacques Rancière, *La Nuit des prolétaires*, Fayard, 1981 を参照。

(52 a) P. Passot, *op. cit.*, p. 16.

(52 b) *Art. cit.*, pp. 627–628. とくに，Mathilde Bourdon, *Euphrasie, histoire d'une femme paurre* (1868), M.-L. Gagneur, *Les Réprouvées* にみられる地下室や小中庭の描写をみよ。

(53) Adolphe Blanqui, *op. cit.*, p. 71.

(54) *Op. cit.*, p. 49.

(55) Cf. C. Lachaise, *op. cit.*, p. 198. ちなみに，セーヌ県衛生委員会の報告書をみると，市中にいる動物たちがしだいに衛生学者の注意をひくようになっていったありさまがうかがわれる。まず対象にのぼったのは，牛舎 (1810-1820) と豚小屋 (1849-1858) であり，1859年以後は，さらに非難の対象がひろがってゆく。とにかく動物と

lisation de l'Occident, 1978, pp. 47 *sq* 参照。

(26) Félix Carlier, *Études de pathologie sociale. Les deux prostitutions*, 1887. 「こうした場所にこもる臭気は，数少なからぬ男色家たちが好きこのんで求めるものの一つであり，男色家の快楽に不可欠なものである」pp. 305, 370. この本のなかのこの部分は，*La prostitution antiphysique* というタイトルで，最近再版された。Paris, Le Sycomore, 1981.

(27) C. Forget, *op. cit.*, p. 127.

(28) Dr Itard, *Premier rapport... sur le sauvage de l'Aveyron*, p. 88. イタール医師は，少年がこのように平気でいるのは，教練をへていないからだ，と述べている。イタール医師のこの記録は，最近，Thierry Gineste によって再録されている。*Victor de l'Aveyron, dernier enfant sauvage, premier enfant fou*, Paris, Le Sycomore, 1981, また，H. Lane, *The wild boy of Aveyron*, Harvard University Presse, 1976も参照のこと。

(29) C. Forget, *op. cit.*, p. 126.

(30) *Ibid.*, p. 128.

(31) *Ibid.*, p. 135.

(32) たとえば次を見よ。P. Passot, *op. cit.*, p. 7.

(33) Gustave Flaubert, *Correspondance*, éd. La Pléiade, t. I, p. 103.

(34) *Thèse citée*, t. III, p. 1140.

(35) Pierre Arches, 《La médicalisation des Deux-Sèvres au milieu du XIXe siècle》, *Bull. de la Soc. Hist. et Scient. des Deux-Sèvres*, 3e trimestre 1979, p. 261. による引用。

(36) Jules Vallès, *l'Enfant*, éd. 《Folio》, p. 65.

(37 a) Pierre Pierrard, *thèse citée*, p. 87. による引用。

(37 b) Thierry Leleu, 《Scènes de la vie quotidienne : les femmes de la vallée de la Lys : 1870–1920》, *Histoire des femmes du Nord*, 1981, p. 661.

(37 c) Marie-Hélène Zylberberg-Hocquard, 《L'ouvrière dans les romans populaires du XIXe siècle》, *Histoire des femmes du Nord*, p. 629.

(38) これは，本書でくわしくとりあげるには大きすぎる問題である。この問題については，Ned Rival の近著，*Tabac, miroir du temps, Histoire des mœurs et des fumeurs*, Paris, 1981. を参照されたい。

(39) Ernest Bourdin, *La physiologie du fumeur*, p. 21.

(40 a) Maurice Agulhon, *op. cit.*, p. 53 参照。L. Rostan もこれとまったく同じ見解を示している。*Cours élémentaire d'hygiène*, 1828, t. I. pp. 546 *sq.*

(40 b) Michelet, *Histoire de France*, t. XI, 1857, pp. 285–287, Adolphe Blanqui, *Des classes ouvrières en France pendant l'année 1848*, 1849, p. 209.

(41) *Op. cit.*, pp. 292 et 294.

(42) *Ibid.*, p. 86.

(43) *Ibid.*, p. 79.

Jean-Paul Aron, *Le Mangeur au XIXe siècle*, 1976.〔邦訳：J.-P.アロン，佐藤悦子訳『食べるフランス史』，1985年，人文書院〕

(10) *Les Misérables*, *op. cit.*, t. II, p. 512.

(11) *Histoire des principaux, lazarets...*, *op. cit.*, t. I, p. 101.

(12) ラメルも同様のことを勧めている。*op. cit.*, pp. 271–272. 除臭にかんする興味深い社会学である。

(13 a) *Encyclopédie méthodique*, 《Air des hôpitaux de terre et de mer》, p. 571.

(13 b) ルイ＝セバスチャン・メルシエの作品にも，後の時代の描きかたの基調を先どりしているようなページがあることを指摘しておこう。たとえば，フォブール・サン＝マルセル一帯にただよう獣じみた雰囲気にぎょっとしてしりごみしているところなど。(cf. Daniel Roche, *Le peuple de Paris*, *op. cit.*, p. 100. ただしロッシュは，当時，医学が私生活の内に入っていく直前でまだためらっていた事態を把握している)。

(14) *Op. cit.*, p. 10.

(15) *Ibid.*, p. 8. この問題は黄金時代のスペインで大いに議論されたものだった。(cf. Gilles Lapouge, *art. cité*, p. 117).

(16) Rammazzini, *op. cit.*, p. 383.

(17) *Op. cit.*, p. 55.

(18) C.-F. Hufeland, *La macrobiotique ou l'art de prolonger la vie de l'homme*, 1838 (1re éd. allemande, 1979), p. 472. 子ども部屋からは，奉公人，溲瓶，ストーブのまわりに干してある洗濯物，すべてをとりのぞかねばならない。しかしこのような社会通念が奉公人の生活状況の改善をさまたげたわけではなかった。(cf. D. Roche, *Le peuple de Paris*, pp. 76 *sq*).

(19) 前出のパラン＝デュシャトレの著作に付した序 (Le Seuil, 1981.)

(20) とくに Jean-Jacques Darmon, 《Sous la Restauration, des juges sondent la plaie si vive des prisons》, *L'Impossible prison*, Paris, Le Seuil, 1979, pp. 123–146 および Hélène Chew, 《Loin du débat pénitentiaire : la prison de Chartres durant la première moitié du XIXe siècle》, *Bulletin de l'Institut d'histoire de la presse et de l'opinion*, Tours, n° 6, 1981, pp. 43–67.

(21) Villermé, *Des prisons...*, *op. cit.*, pp. 25, 26 に引用。

(22) V. Moléon, *op. cit.*, p. 225. ほかにも，汚物にまみれて悪臭を放っている屑屋にふれた文献は数多い。たとえば，Dr Moreau, *op. cit.*, p. 41. C. Lachaise, *op. cit.*, pp. 190–192. *Commissions des logements insalubres*, année 1851, p. 12. P. Passot, *op. cit.*, p. 3. など。リール地方の屑屋にかんしては，Pierre Pierrand, *op. cit.*, p. 54 を参照。

(23) ジャルダン・デ・プラント地区衛生委員会による1831年11月8日付の報告書より抜粋。*Annales d'Hygiène publique et de Médecine légale*, janvier-avril 1832, p. 200.

(24) *Politiques de l'habitat*, *op. cit.*, p. 130.

(25) Jean-Paul Aron et Roger Kempf, 《Canum more》, *Le Pénis et la démora-*

(6) 「感覚の原理と，悟性の原理と，両者の本性のあいだにはいかなる関係もない」。強固な反対論者トゥールテルは，1815年にこのように宣言している。*op. cit.*, p. 479.
(7) *Op. cit.*, p. 293.
(8) *Ibid.*, pp. 543 *sq.*
(9) Cf. Hippolyte Cloquet, *op. cit.*, p. 45.
(10) *Des odeurs...*, *op. cit.*, p. 256. 感覚の鋭さやみがかれかた，またそのありかたなどにかんする観察は，ジョゼフ＝マリー・ジェランドなどの立案した人類学者たちの調査計画の一つにくみこまれている。これについては，Jean Copans et Jean Jamin, *Aux origines de l'anthropologie française*, Paris, Le Sycomore, 1981, p. 149.
(11) *Op. cit.*, pp. 32–34.
(12) *Des odeurs...*, *op. cit.*, p. 256. ヴィレーは，クックの観察をもとにしている。イポリット・クロケも同じ問題をもういちどとりあげている。*op. cit.*, p. 137. ミシェル・トゥルニエの『華々しい人びと』に登場するアレクサンドルは，精力的な汚物収集家で，胸のむかつくような臭気を実に鋭くかぎわける人物として描かれている。
(13) Michel Levy, *Traité d'hygiène*, 1856, t. I, p. 91.

第1章

(1) Piorry, «Extrait du Rapport sur les épidémies qui ont régné en France de 1830 à 1836, lu le 9 août 1836», *Mémoires de l'Académie Royale de Médecine*, t. VI, 1837, p. 17.
(2) *Op. cit.*, p. 26.
(3) この点については，Maurice Agulhon, *Le cercle dans la France bourgeoise, 1810–1848, étude d'une mutation de sociabilité*, Paris, A. Colin, p. 79.
(4) 1837年10月21日に，ジラルダン夫人はいささか悲観的な調子で次のように書いているが（Charles de Launay, *Lettres parisiennes*, p. 190），彼女がいわんとするのはこのことではないだろうか。「手を洗わない人たちは手を洗う人たちをかならず憎むだろうし，手を洗う人たちは洗わない人たちをかならず軽蔑するだろう。この人たちを一緒にすることなど決してできないだろう。彼らが生活を共にすることなどとうていありえないはずだ（……）それというのも，どうにも我慢できないものがあるからである。嫌悪感，というのがそれだ。もうひとつ，たえがたいのは，屈辱感だ」。
(5) Charles-Léonard Pfeiffer, *Taste and smell in Balzac's novels*, University of Arizona, 1949, 118 p.
(6) Victor Hugo, *Les Misérables*, éd. Garnier, 1963, t. II, p. 513.〔邦訳：V. ユゴー『レ・ミゼラブル』〕
(7) Cf. 本章注(2)。とはいえ，ただしつきで，といわねばならない。出版物の量でみるなら，七月王政は依然として「医学的トポグラフィー」の黄金時代である。
(8) Dr Henri Bayard, *Mémoire sur la topographie médicale du IVe arrondissement de Paris...*, 1842, pp. 103 *sq.* に引用。
(9) こと食物という見方からすれば，このかぎりではない。これについては次を参照。

(20) Georges Knaebel, *op. cit.*, pp. 242–243 et Gabriel Dupuy et Georges Knaebel, *Choix techniques et assainissement urbain en France de 1800 à 1977*, Institut d'Urbanisme de Paris. ジョルジュ・クナベルは次のように書いている (p. 242)。すなわち，オスマンの目から見ると，都市とはブルジョワが体面を保つ必要のある場所である以上，これは美化しなければならず，その内部では人間の五感にさからうものは一切あってはならない。その結果，必然的に汚いもの，貧乏なもの，不潔なもの，悪臭を放つもの，そして《都市にあらざるもの》は排除されることになった。オスマンが完全下水放流方式を夢想し，肥桶馬車は地下を走らせることを考えたのはこうした観点からだった，というのである。この解釈は刺激的である。だが糞尿の処理法は社会的力関係の布置 (p. 46) を反映したものにすぎないと断定するには，もっと正確な分析が必要だろう。とはいえ，歴史家，特にジャンヌ・ガヤール (Jeanne Gaillard) とジャン・ル・イヤウアン (Jean Le Yaouang) の仕事は，第二帝政のパリ市当局の企てに対してパリの伝統的な部分がどのような抵抗を示し，しばしば勝利を収めたかをみごとに例証している。パリの中心部から貧乏人とマージナルな人びとを排除する過程は，人がしばしばくりかえしているほど明らかだったわけではない。そして，すでにわれわれが見たように完全下水放流方式は世紀末になるまで勝利しない。ひとことで言えば，8区を別にすると，「都市にあらざるもの」はあいかわらず都市の中心に居座りつづけるのである。

(21) ダニエル・ロッシュは (colloque franco-québécois, E. H. E. S. S., mai 1981) この点にかんして，公害に対する苦情はそれぞれの街区では同一ではなかったことを指摘している。パラン＝デュシャトレは，フェイドー通りでは顰蹙を買う売春宿も最下層の街区では気づかれずに終るだろうと書いているが，こうした場合に常に彼が準拠しているのはこの種の寛容の限界の社会学なのである。

第Ⅲ部

(1) Cabanis, *Rapports du physique et du moral de l'homme*, éd. de 1844. (1re éd. 1802) pp. 526, 527 et p. 528.

(2) *Ibid.*, p. 528. ここで，メーヌ・ド・ビランが感覚と知覚のあいだに区別をもうけていることを想起せねばならない。感覚は純粋に受動的であるのにたいし，知覚のほうは，諸器官の一定の能動性を前提にしている，というのである。デスチュト・ド・トラシーは，知覚を，精神の前でくりひろげられる細部にわたる感覚とみなしている。この点については次をみよ。Jean-Pierre Richard, *Littérature et sensation*, pp. 28, 112.

(3) Wilhelm Fliess, *Les relations entre le nez et les organes génitaux féminins présentés selon leur signification biologique*, Le Seuil, 1977 (1re éd. 1897).

(4) L. Peisse, 前出のカバニスの著書への序文。

(5) ハヴロック・エリスは次のように記している。「50年以上ものあいだ，この分野では何の進歩もみうけられなかった（……）嗅覚の問題は，何かめずらしい主題に興味をよせる者たちの手にゆだねられていたのである」。*op. cit.*, p. 89.

septembre-octobre 1977.

（4） Rapport du ministre de l'Intérieur; exposé des motifs du décret du 15 octobre 1810. Cité par le Dr Maxime Vernois, *Traité pratique d'hygiène industrielle et administrative*, 1860, p. 14.

（5） 以下に引用。le Dr Vernois, *ibid.*, p. 28.

（6） V. Moléon, *op. cit.*, t. II, p. IV.

（7） ①危険，ないしは非衛生な施設，②迷惑な施設，③その他。

（8） *Op. cit.*, p. 172.

（9） Cf. B.-R. Lécuyer, 《Démographie, statistique et hygiène publique sous la Monarchie censitaire》, *Annales de démographie historique*, 1977, p. 242.

（10） 兵営にかんしては V. Moléon, *op. cit.*, année 1829, pp. 123 *sq.* 刑務所にかんしては pp. 141-150 を参照。

（11） Cf. Moléon, *op. cit.*, année 1821, p. 185. これについては以下参照。Parent-Duchâtelet, *Recherches et considérations sur la rivière de Bièvre ou des Gobelins, et sur les moyens d'améliorer son cours...*, 1822.

（12） *Op. cit.*, pp. 173 *sq.*

（13） 新しい非寛容な態度は地方ではこれよりも遅れて生まれた。ヌヴェールでは黒い粉塵に対する苦情は1854年以降に数が多くなる（Guy Thuillier, *op. cit.*, pp. 38-39）。

（14） シャルル・ド・ロネー（エミール・ド・ジラルダン夫人のペン・ネーム）は1837年に，どこに行ってもこの臭いがすると苦々しげに嘆息している。「どんな時でも，ブールヴァールのどんな片隅でも，人は息を詰まらせる。奇妙な顔付きの小柄な男たちが搔き立てる大きな火の上に巨大な釜がのっているのが目に入る」（*Lettres parisiennes* (1836-1839), lettre XIX, p. 181）. ドミニックは初めてパリにやってきたとき，ガスの臭いのきつさに驚く。（Fromentin, *Dominique*, 1862, éd. Livre de Poche, 1972, p. 132）。〔邦訳：E. フロマンタン『ドミニック』〕

（15） 1850年以前でも，フルシャンボーでは煙と粉塵を減らすためにさまざまな試みが行なわれていた（Guy Thuillier, *op. cit.*, p. 35）。

（16） *Op. cit.*, pp. 327-351.

（17） パリ市の非衛生な住宅にかんする委員はこうした嗅覚の優位と新しい関心の高まりを同時に確認している。1850年に活動を開始したこの委員会のメンバーはあらかじめ次のような疑問を自らに課した。「委員会は非衛生という語をどのように理解すべきなのか？ 衛生委員会と同意に達しているのは，住居の空気を汚染する可能性のある悪臭が存在するところや湿気と不潔な状態が支配しているところ，および空気と光が欠けているところなどにはすべて非衛生が存在するということである」*Rapport général des travaux de la Commission* [...] *pendant l'année 1851* (Paris 1852), p. 4.

（18） 以下を読むとこうした関心が1847年に生まれたものであることがわかる。*Rapports généraux des travaux du Conseil de Salubrité.* (cf. pp. 1075 *sq*).

（19） Jacques Léonard, *thèse citée*, p. 1151.

p. 25.

(83) こうした問題にかんしては Félix Leblanc, *Recherches sur la composition de l'air confiné*, 1842. を参照。これは，寝室，保育所，小学校の教室，ソルボンヌの階段教室，下院の議会場，劇場（オペラ・コミック座），陸軍の廐舎，植物園の温室などで行なった実験の総合である。これらの場所のそれぞれに対して，「容量，人間の数，閉鎖している時間，温度，暖房法」がチェックされ，コロンブの風速計で「換気の有無」が計られる（p. 11)。

閉所に閉じ込められた空気の分析にかんしては，以下参照。E. Péclet, *Instruction sur l'assainissement des écoles primaires et des salles d'asile*, 1846.

(84) Cf. Dr Grassi, *Rapport* [...] *sur la construction et l'assainissement des latrines et fosses d'aisances*, 1858, p. 32.

(85) Ducpétiaux, 《Extrait du rapport sur les deux systèmes de ventilation établis à titre d'essai dans la prison cellulaire des femmes, à Bruxelles》, *Annales d'Hygiène publique et de Médecine légale*, 1853, t. L, pp. 459 *sq*.

(86) *Ibid.*, p. 461.

(87) *Ibid.*, p. 461.

(88) C. Grassi, *De la ventilation des navires*, 1857, p. 23.

(89) Cf. Geneviève et Bruno Carrière, 《Santé et hygiène au bagne de Brest au XIXe siècle》, *Annales de Bretagne et des Pays de l'Ouest*, 1981, no 3, p. 349.
1822年，技師のトロテ・ド・ロッシュは徒刑場についてこう書いている。「夜，男たちは小のほうの用を足すのにわざわざ便所まで行ったりはしない。小便は水路のなかに流れ込む代わりに，床の上にとどまり，やがて木の中に染み込んでいく」。

(90) Cf. 本書 p. 232.

(91) Cf. Dominique Laporte, 《Contribution pour une histoire de la merde : la merde des asiles, 1830–1880》, *Ornicar ? Analytica*, vol. 4, juillet 1977, pp. 31–48.

(92) C. Grassi, *Rapport...*, *op. cit.*, p. 37 に引用。

(93) Edmond Duponchel, 《Nouveau système de latrines pour les grands établissements publics et notamment pour les casernes, les hôpitaux militaires et les hospices civils》, *Annales d'Hygiène publique et de Médecine légale*, juin 1858, pp. 356–362.

(94) Ph. Grouvelle, *Collection...*, *op. cit.*, p. XXIII.

(95) François Caron, *Histoire économique de la France. XIXe–XXe siècle*, A. Colin, 1981, p. 65.

第3章

(1) Cf. Conseil de Salubrité. Recueil des plaintes. Archives de la Préfecture de police, usuels.

(2) Piorry, *op. cit.*, p. 38.

(3) Arlette Farge, 《Les artisans malades de leur travail》, *Annales E. S. C.*,

(63) Parent-Duchâtelet, *Rapport sur le curage des égouts...*, *Hygiène publique*, t. I, p. 362.

(64) Troche, *Notice historique sur les inhumations provisoires faites sur la place du marché des Innocents en 1830*, 1837 ; et Parent-Duchâtelet, *Note sur les inhumations et les exhumations qui ont eu lieu à Paris, à la suite des événements de juillet 1830*, p. 81.

(65) *Mémoires de M. Gisquet*, 1840, t. I, pp. 425-427. これについては次も参照。Blandine Barret-Kriegel, *op. cit.*, p. 108.

(66) Cf. 本書 p. 38 および V. Moléon, *op. cit.*, rapport de l'année 1823, p. 264.

(67) Parent-Duchâtelet et d'Arcet, *De l'influence et de l'assainissement des salles de dissection*, 1831.

(68) Labarraque, *op. cit.*, p. 5. 著者は専門家の意見を引用している。

(69) V. Moléon, *op. cit.*, rapport de l'année 1838, p. 428.

(70) H. de Balzac, *Un début dans la vie*, éd. La Pléiade, *Scènes de la vie privée*, t. I, 1976, p. 777.

(71) H. Sponi, *op. cit.*, p. 8.

(72) 文献目録の中にはとりわけ次のような名前が見える。 Boussingault, D'Arcet, Dupuytren, Fourcroy, Hallé, Labarraque, Parent-Duchâtelet, Parmentier, Payen, Thouret et Trébuchet. これにかんしては以下参照。H. Sponi, *op. cit.*, p. 10.

(73) Cf. Thomas Tredgold, *Principes de l'art de chauffer et d'aérer les édifices publics, les maisons d'habitation, les manufactures, les hôpitaux, les serres...*, Paris, 1825.

(74) 結局のところ，これはモーリス・ドマの断定に含みを持たしたものである (*Histoire générale des techniques*, t. III, pp. 522-523)。ドマの考えによれば，換気法はこの期間には進歩しない。

(75) Introduction à J.-P. d'Arcet, *Collection de mémoires relatifs à l'assainissement des ateliers, des édifices publics et des maisons particulières*, t. I, 1843, p. VII.

(76) *Ibid.* 以下の引用についても同じ。

(77) Thomas Tredgold, *op. cit.*, p. 271.

(78) D'Arcet, 《Rapport sur des [...] fourneaux de cuisine salubres et économiques》, 1821, *Collection...*, *op. cit.*, p. 113.

(79) こうした同じシェーマがさまざまな社会的表象の中にどのような形で現われていったのかを分析することは筆者の目的とするところではない。だが，こうしたシェーマが，売春活動を閉鎖的な形態にすることによってその全体を完全に掌握しようという意志から生まれてきたことはよく知られている。

(80) Philippe Grouvelle, *Collection...*, p. VI.

(81) Villermé, *Des prisons...*, *op. cit.*, p. 18.

(82) *Chauffage et ventilation de la Nouvelle Force par Philippe Grouvelle*,

(41) Gérard Jacquemet, 《Urbanisme parisien : la bataille du tout à-l'égoût à la fin du XIXe siècle》, *Revue d'Histoire moderne et contemporaine*, octobre-décembre 1979, pp. 505-548.

(42) *Op. cit.*, p. 42.

(43) Cf. Marié-Davy in *De l'évacuation des vidanges dans la ville de Paris*, pp. 67 *sq.* こうした水の混じらない糞便の含有量は，民衆の住む建物では１立方メートル当たり９キロであるのに対しグラン・トテル〔グランド・ホテル〕の糞尿溜めの内部では１立方メートル当たり270グラムというように，かなりの幅がある。

(44) 人糞製品の熱烈な唱道者であったパラン＝デュシャトレは，大衆にその効能のほどを示すために街頭デモを組織するように勧めた（*Rapport sur les améliorations à introduire dans les fosses d'aisances*, *Hygiène publique*, t. II, p. 397）。

(45) Georges Knaebel, *Les problèmes d'assainissement d'une ville du Tiers Monde : Pointe-Noire*, thèse 3e cycle, octobre 1978, ch. VI : 《Construction du réseau d'égouts parisiens au XIXe siècle》, p. 249.

(46) Parent-Duchâtelet, *Les chantiers d'équarrissage de la ville de Paris envisagés sous le rapport de l'hygiène publique*, 1832, p. 29.

(47) *Ibid.*, p. 100.

(48) C. Lachaise, *op. cit.*, p. 139.

(49) V. Moléon, *op. cit.*, année 1815, p. 89.

(50) Cf. Parent-Duchâtelet, *Les chantiers...*, p. 28.

(51) これはこの産業の利益を計算したＪ.－B. モンファルコンとA. ド・ポリニエールの意見である。*Traité de la salubrité dans les grandes villes*, 1846, pp. 220 *sq.*

(52) Cf. V. Moléon, *op. cit.*, rapport de l'année 1827, p. 16.

(53) V. Moléon, *op. cit.*, rapport de l'année 1825, p. 325.

(54) V. Moléon, *op. cit.*, rapport de l'année 1824, p. 286.

(55) Parent-Duchâtelet, *Rapport sur les nouveaux procédés de MM. Salmon, Payen et Cie...*, *Hygiène publique*, t. II, p. 295 et *Projet* [...] *d'un rapport* [...] *sur la construction d'un clos central d'équarrissage pour la ville de Paris*, *Hygiène publique*, t. II, p. 310.

(56) Monfalcon et Polinière, *op. cit.*, p. 224.

(57) Parent-Duchâtelet, *De l'influence et de l'assainissement des salles de dissection*, *Hygiène publique*, t. II, pp. 22-24.

(58) J. Chrétien, *Les odeurs de Paris*, 1881, p. 33.

(59) 西部フランスの医者たちによって幅広く実践されていた。Cf. Jacques Léonard, *Les médecins de l'Ouest au XIXe siècle*, 1979, t. III, p. 1141.

(60) Reutter de Rosemond, *op. cit.*, t. II, p. 286.

(61) A.-G. Labarraque, *...observations sur l'emploi des chlorures*, 1825, p. 5.

(62) マクシム・デュ・カンが報告しているラバラクの言葉。これは以下に収められている。*La Chronique médicale*, 1915, p. 280.

(18) V. Moléon, *op. cit.*, p. 75.

(19) Mille, 《Rapport sur le mode d'assainissement des villes en Angleterre et en Écosse》. *Annales d'Hygiène publique et de Médecine légale*, juillet–octobre 1855, pp. 199–226, p. 210.

(20) *Ibid.*, p. 209. 彼はこうした理由で (p. 210) 肥料の価値は，どの程度臭いが薄らいでいるかによって判断すべきだとも書いている。

(21) Cf. Alexandre Parent–Duchâtelet, *Rapport sur les améliorations à introduire dans les fosses d'aisances, leur mode de vidange et les voiries de la ville de Paris* (avec MM. Labarraque et Chevallier), 1835, p. 371.

(22) Alexandre Parent–Duchâtelet, *Rapport sur les nouveaux procédés de MM. Salmon et Payen et Cie pour la dessication des chevaux morts...*, 1833, p. 293.

(23) Dr E.–L. Bertherand, *Mémoire sur la vidange des latrines et des urinoirs publics*, 1858, p. 7.

(24) H. Sponi, *De la vidange au passé, au présent et au futur*, Paris, 1856, p. 29. *Journal de Chimie médicale* の評価は R.–H. ゲランが引用している記事の p. 97に出ている。

(25) 彼の有名な「循環」の理論。

(26) こうした関心は18世紀に乾燥人糞の工場がモンフォーコンに設けられたときに定着したことを指摘しておこう。

(27) M.–A. Chevallier, *mémoire cité*, p. 318.

(28) ピエール・ピエラールは，第二帝政下において，泥土処理業者に雇われていた労働者の半数はあいかわらず身体障害者や老人であった事実を指摘している。

(29) M.–A. Chevallier, *mémoire cité*, p. 307.

(30) *Ibid.*, p. 319.

(31) *Ibid.*, p. 313. 強調は筆者。

(32) Cf. Bertherand, *op. cit.*, *passim*, これはすでに D. ラポルトによって強調されている。

(33) *Op. cit.*, p. 26.

(34) *Histoire de la merde*, pp. 99 *sq.*

(35) こうした変動については L. Liger, *op. cit.*, pp. 87 *sq.* 著者は価格の変化についての指標を与えている。

(36) V. Moléon, *op. cit.*, rapport concernant l'année 1835, p. 234. この分離はきわめて多くの文献で言及された。

(37) Pierre Pierrard, *op. cit.*, p. 49.

(38) Gabriel Désert, in *Histoire de Caen*, Privat, 1981, pp. 199 et 228.

(39) Guy Thuillier, *op. cit.*, p. 34.

(40) 《Rapport d'Émile Trélat sur l'évacuation des vidanges hors des habitations》 lu le 25 janvier 1882 in *De l'évacuation des vidanges dans la ville de Paris*, 1880–1882, p. 29.

く表しているのは，おそらくフェリックス・アタン博士の文章だろう（Dr Félix Hatin, *Essai médicophilosophique sur les moyens d'améliorer l'état sanitaire de la classe indigente*..., 1832)。彼のノートルダム付近の描写は貴重な証言となっている。「文明化された繊細な民族であるわれわれが，不潔さの真っ只中に住み，生まれおちてから自然によって運命づけられている欠陥をたえず思い起こすはめにおちいっているのである。私にいわせれば，消化作用の残りくずに周囲を囲まれた偉大な建造物ほど眉をひそめさせるものはない」(p. 3)。

パリの悪臭についてはトロロップ夫人の証言をつけくわえることができる。*op. cit.*, p. 146.「この同じ都市に一歩でも足を踏み出せば，視覚と嗅覚は想像しうるあらゆる形で衝撃を受け，嫌悪を感じることになる」。さらにはヴィクトル・コンシデランの証言と（cf. R.-H. Guerrand et Elsie Canfora-Argandona, *La répartition de la population. Les conditions de logement des classes ouvrières à Paris au XIXe siècle*, 1976, pp. 19-20）バルザックの証言（『金色の目の娘』)。筆者が参照した著者の中では唯一アントワーヌ・カイヨーだけが（Antoine Caillot, *Mémoires pour servir à l'histoire des mœurs et usages des Français*, 1827, t. I, p. 303）執政政府の時代以後，公共空間の悪臭が少なくなったことを称賛している。彼が言及しているのはある特定の場所，すなわちパレ＝ロワイヤルの庭園であるが，ここでは18世紀の末期に汚染の原因となっていた糞便が取り除かれたのである。

リールの糞尿地獄については，ピエール・ピエラール（*op. cit.*）を読まなければならない。とりわけ藁で蓋をしただけの樽を使った汲み取り作業の描写を。作業は「ベルヌー」とか「ベルナチエ」とよばれる街頭商人によって行なわれていた。彼らは荷馬車をひきながら，「ひとだる四スー」と叫んで通りを歩き（p. 54)，そのあとで積み荷を百姓に渡した。百姓たちはそれでフランドル風肥料を作った。1850年の時点で，リールには一つの男子用公衆便所もなかった。「壁に沿って置いてあるいくつかのバケツがその代りをしていた。市庁舎の近くにある汚水溜めにバケツの中身を空けるのである」(p. 53)。

さらにこれよりも時代が下るが，ヌヴェールおよびシャリテ＝シュール＝ロワールにおける糞尿公害の苦情については Guy Thuillier (*Pour une histoire du quotidien au XIXe siècle en Nivernais*, 1977, p. 34）を参照。

(14) Cf. Louis Chevalier, *op. cit.*, pp. 461-463.

(15) これについては，以下参照。Alain Faure:《Classe malpropre, classe dangereuse ?》*Recherches. L'Haleine des Faubourgs*, 1977, pp. 79-102.

(16) V. Moléon, *op. cit.*, t. II, p. 46. リールには悪臭ふんぷんたるサン＝ターニュの糞尿溜めがあって，農民たちがここに肥料を汲み取りにきたが，このために汚染がまず郊外に広がり，ついで市の中心に迫っていくという強迫観念が現われた（Pierre Pierrard, *op. cit.*, p. 53)。

(17) 当時の公衆衛生政策，そしてとりわけ1822年5月8日付の衛生法の基本になった隔離と分離の原則の適用。これにかんしては Blandine Barret-Kriegel,《Les demeures de la misère》, *Politiques de l'habitat*, p. 93.

(135) *Op. cit.*, pp. 474 *sq.*

第2章

(1) 視覚的表象のシステムについては Roland Barthes, *Sade, Fourier, Loyola.*

(2) Robiquet, 《Considérations sur l'arôme》, *Annales de Chimie et de Physique*, t. XV, 1820, p. 28. 次の引用も同じ。

(3) ロックはすでにこうした理論を提唱している。ロックはこうすることにより，感じやすい性質を説明する方法を採用しているが，それはまさにデカルト派の方法である (J. Locke, *op. cit.*, pp. 436–437)。

(4) Cf. Leblanc, *Recherches sur la composition de l'air confiné*, 1842, p. 4, d'après le 《mémoire sur les altérations qui arrivent à l'air dans plusieurs circonstances où se trouvent les hommes réunis en société》. *Histoire et Mémoires de la Société Royale de Médecine*, 1782–1783 (1787).

(5) *Op. cit.*, p. 191.

(6) Piorry, *Des habitations...*, *op. cit.*, p. 85.

(7) *Ibid.*, p. 91.

(8) *Op. cit.*, p. 7.

(9) *De la ventilation des navires*, 1857, p. 5.

(10) この点にかんしては Louis Chevalier, *Classes laborieuses et classes dangereuses à Paris pendant la première moitié du XIXe siècle*, Plon, 1958, pp. 168–182.

(11) J.-B. Huzard fils, *De l'enlèvement des boues et immondices de Paris*, 1826. この年，著者はシャトー＝ランドン通り，ヴォワリー通り，およびモンルーユ市門，フルノー市門，アンフェール市門を汚染している泥土処理場を市外に移転することを要求した。

(12) V. Moléon, *Rapports généraux sur les travaux du Conseil de Salubrité*, Paris, 1828, p. 265 (rapport concernant l'année 1823).

(13) R.-H. ゲランがスカトロジー文学の消滅について指摘しているように「糞の笑いはもう終わってしまったのである」(《Petite histoire du quotidien. L'avènement de la chasse d'eau.》 *L'Histoire*, n° 43, 1982, p. 97)。糞便にたいする危機感は証人たちの強迫観念となっていた。ただ，苦情は内容的には18世紀と変わらなかったが，嗅覚的分析はより容赦ないものになっていった。以下に，典拠をいくつかあげるが，これらを読めば当時の反発の激しさが理解できるだろう。モンフォーコンの汚物処理場については C. Lachaise (*Topographie médicale de Paris*, 1822, p. 139) を参照。モロー博士 (Dr F.-I. Moreau, *Histoire statistique du choléra-morbus dans le quartier du faubourg Saint-Denis*, 1833, p. 40) は1832年に大掃除が行なわれる以前のサン＝ロラン市場の囲いの内部を次のように描いている。「多くの場所では，多量の糞便が地面を覆いつくしているため，地肌が見えないほどだった」。いたるところに糞便がころがっている情況にたいして感受性がしめした反発をもっともよ

(109) *Instruction sur la manière...*, pp. 7–8.

(110) Guyton de Morveau, *op. cit.*, pp. 93–94.

(111) Dr James Carmichael-Smith, *Observations sur la fièvre des prisons, sur les moyens de la prévenir* [...] *à l'aide des fumigations de gaz nitrique, et sur l'utilité de ces fumigations pour la destruction des odeurs et des miasmes contagieux*, 1801, p. 88. 一方，クルークシャンクはギトン・ド・モルヴォーと同様に塩酸系の薫蒸剤を使用していた。

(112) この点にかんしては以下参照。Marcel Spivak, 《L'hygiène des troupes à la fin de l'Ancien Régime》, 1977, pp. 115–122.

(113) アンシァン・レジーム下の近衛兵の歴史の専門家ジャン・シャニオが述べた言葉。

(114) *Op. cit.* 彼がとりわけ病人のことを念頭に置いているのは事実である。

(115) 彼の戦略はデュアメル・ド・モンソーによって要約されている。*op. cit.*, pp. 73 *sq.*

(116) Howard, *Histoire des principaux lazarets...*, *op. cit.*, t. II, p. 408. (Lettre de John Haygarth à l'auteur, 30 mai 1789)。

(117) *Ibid.*, p. 411. キャプテン・クックの同僚ファーノー船長の『冒険』についても同じような配慮を指摘することができる。James Cook, *Relations de voyage autour du monde*, Maspero, t. I, 1980, p. 302.

(118) Boissieu, *op. cit.*, p. 66.

(119) Cf., p. 74.

(120) *Encyclopédie méthodique*, art. 《air》, 《air des hôpitaux de terre et de mer》, p. 575.

(121) Cf. le rapport de de Lassonne et Daubenton, 20 juin 1787.

(122) Richard Etlin, *art. cité*, p. 132.

(123) *Encyclopédie méthodique*, *art. cité*, p. 575.

(124) Howard, *Histoire des principaux lazarets...*, *op. cit.*, t. II, p. 37.

(125) Cf. Pierre Saddy, *art. cité*, p. 209.

(126) Howard, *Histoire des principaux lazarets...*, *op. cit.*, t. II, p. 170.

(127) *Ibid.*, p. 172.

(128) *Ibid.*

(129) *Ibid.*, p. 247.

(130) Cf. 本書 p. 166.

(131) Lavoisier, *op. cit.*, p. 469.

(132) Howard, *Histoire des principaux lazarets...*, *op. cit.*, t. II, p. 271.

(133) ジュヌヴィエーヴ・エレールの作品の題。Geneviève Heller, éditions d'En-bas, 1979.

(134) Howard, *Histoire des principaux lazarets...*, *op. cit.*, t. II, p. 231. 以下の引用も同様。

société, Paris, Hachette, 1976, pp. 97–101.

(87) Philippe Perrot, *Les dessus et les dessous de la bourgeoisie*, Paris, Fayard, 1981, p. 288. ダニエル・ロッシュは (*Le Peuple de Paris*, p. 133) 18世紀の末においては，借家をしている民衆は皆，自分のベッドを持っていたと指摘している。

(88) *Mémoire cité*, pp. 165 *sq.*

(89) これについては以下参照。Michel Foucault, *Naissance de la clinique*, 1963,〔邦訳：M. フーコー，神谷美恵子訳『臨床医学の誕生』，1969年，みすず書房〕pp. 38 *sq.* et Robert Favre, *op. cit.*, pp. 246 *sq.*

(90) Philippe Ariès, *L'homme devant la mort*, pp. 484 *sq.*

(91) Vicq d'Azyr, *Essai sur les lieux...*, p. CXXIX. マレが提唱しヴィク・ダジールが賛同した規範について。

(92) Thouret, *Rapport sur les exhumations du cimetière et de l'église des Saints-Innocents*, 1789. 移転は1785年12月から1787年10月にかけて行なわれた。

(93) この調査にかんしては Jean-Noël Hallé, *Recherches sur la nature...*, p. 10.

(94) Jean-Noël Biraben, *op. cit.*, t. II, p. 176.

(95) *Op. cit.*, p. 54.

(96) Jean-Noël Biraben, *op. cit.*, t. I, p. 235.

(97) Lavoisier, *Œuvres*, t. III, p. 477. こうした処方が燃焼にかんする彼の理論によって導き出されたことは事実である。芳香性の薫蒸は火の効能と《香水》の効能を結び付けたものであることを指摘しておこう。

(98) *Op. cit.*, p. 119.

(99) Thouret, *Rapport sur la voirie de Montfaucon*, pp. 7–8.

(100) もちろん，聖水による効能は別にしての話である。1795年，疫病に襲われたロシア艦隊の軍艦はなによりもまず最初に聖水を振り掛けられた (Guyton de Morveau, *op. cit.*, p. 45)。

(101) *Op. cit.*, p. 64.

(102) *Histoire des principaux lazarets*, t. I, p. 33.

(103) 「刑務所内のどの部分も，どの部屋も，清潔さを保つために必要な通常の気遣いのほかに，少なくとも毎年二度はほうきで掃き清め，石灰水を撒かなければならない。（……）もし，伝染病にかかった病人たちのいた部屋であれば，その部屋は掃き清め，酢で洗い，石灰水を撒き，何度か連続的に薫蒸にさらす必要がある。家具や病人の衣服はかまどに入れ，ぼろは燃してしまうことになろう。硫黄，タバコ，ネズミサシなどは，こうした物を薫蒸・消毒するには最適である」。Howard, *État des prisons...*, pp. 59 et 62.

(104) *Op. cit.*, p. 39.

(105) Thouret, *Rapport sur la voirie...*, p. 14. に引用。

(106) Navier, *op. cit.*, p. 46.

(107) Guyton de Morveau, *op. cit.*, p. 272.

(108) *Ibid.*, pp. 10–13. 以下の二つの引用も同様。

によると，沼地の発散物は少女や若い女性を放埒にする恐れがあるという。(p. 126).

(55) Cf. Tournon, *op. cit.*, p. 24.

(56) Mme Gacon-Dufour (*Manuel du parfumeur*, p. 111) 彼女は1825年に次のように書く。「(馬車の中に閉じ込められた) すべての旅行者は酢をいれた小瓶を携帯せざるをえない」。

(57) Bruno Fortier, *op. cit.*, p. 60.

(58) *Op. cit.*, p. 63.

(59) *Op. cit.*, t. II, p. 177.

(60) *Op. cit.*, p. 163.

(61) *Op. cit.*, p. 68.

(62) Guyton de Morveau, *op. cit.*, p. 7.

(63) *Op. cit.*, pp. 53 *sq.* et 78.

(64) *XVIIIe siècle, art, cité.*

(65) *État des prisons...*, *op. cit.*, t. II, p. 195.

(66) これについては Jean-Noël Biraben, *op. cit.*, t. II, p. 170.

(67) François Béguin, in *Les Machines à guérir*, p. 40.

(68) De Genneté, *op. cit.*, p. 24.

(69) この点にかんしては cf. Richard Etlin, 《L'air dans l'urbanisme des Lumières》, *XVIIIe siècle*, n° 9, 1977, pp. 123–134.

(70) ハワードの場合は，これと同じような文字通りの強迫観念がある。Howard, ouvrages cités, *passim*.

(71) *État des prisons...*, *op. cit.*, t. I, p. 74.

(72) *Op. cit.*, p. 184.

(73) T. 2, p. 686.

(74) *Mémoire cité*, p. 166.

(75) Cf. Richard Etlin, *art. cité*, p. 132.

(76) *Op. cit.*, pp. 85 *sq.* 健全な都市の一覧表。

(77) *Op. cit.*, p. 128.

(78) *Op. cit.*, p. 184.

(79) Cf. Richard Etlin, *art. cité*, p. 132.

(80) Mona Ozouf, *art, cité*, p. 1279.

(81) Maurice Garden, *Lyon et les Lyonnais au XVIIIe siècle*, 1970, p. 12.

(82) Bruno Fortier, *La politique...*, pp. 41 *sq.*

(83) *Ibid.*, p. 92.

(84) たとえば Louis-René Villermé, *Des prisons telles qu'elles sont et telles qu'elles devraient être* [...] *par rapport à l'hygiène, à la morale et à l'économie politique*, Paris, 1820, ch. V, 《Chauffage》, pp. 39 *sq.*

(85) *Op. cit.*, p. 123.

(86) Jean-Louis Flandrin, *Familles, parenté, maison, sexualité dans l'ancienne*

(24) この点にかんしては以下の論文によって数多くの詳細を知ることができる。M. A. Chevallier, 《Notice historique sur le nettoiement de la ville de Paris》, *Annales d'Hygiène publique et de Médecine légale*, 1849.

(25) *Op. cit.*, p. 28.

(26) *Op. cit.*, p. 16.

(27) *Op. cit.*, p. 90.

(28) *Op. cit.*, p. 34.

(29) *Œuvres*, t. III, p. 496.

(30) *Op. cit.*, pp. 58–59.

(31) Pierre Saddy, 《Le cycle des immondices》, *XVIIIe siècle*, 1977, pp. 203–214. A. Farge, 《L'espace parisien au XVIIIe siècle...》, *Ethnologie française*, 1982–2.

(32) 1780年11月8日付の王令。

(33) 1750年より。

(34) Cf. Pierre Saddy, *art. cité*, p. 206.

(35) 以下の著作にはこの問題の徹底研究がのっている。F. Liger, *Fosses d'aisances, latrines, urinoirs et vidanges*, Paris, 1875, 550p.

(36) *Op. cit.*, p. 31.

(37) この点にかんしては概出のロベール・ファーヴルの著作に素晴らしい分析がある。Robert Favre, pp. 378 *sq.*

(38) 転地療養は「回復をたすけるのではない。それは病人を完全に回復させる」とジャン゠クロード・ペローは書いている (*op. cit.*, t. II, p. 890)。

(39) *Description du ventilateur...*, pp. 103–105.

(40) Géraud, *op. cit.*

(41) François Béguin, 《Évolution de quelques stratégies médicospatiales》, *La Politique de l'espace parisien à la fin de l'Ancien Régime*, p. 208.

(42) この点については F. Béguin, *art. cité*, p. 228.

(43) Samuel Sutton, *Nouvelle méthode pour pomper le mauvais air des vaisseaux*, Paris, 1749.

(44) Hales, *Description du ventilateur...*, *op. cit.*, p. XVI.

(45) De Genneté, *op. cit.*, p. 21.

(46) Sutton, *op. cit.*, p. 4.

(47) Laborie, Cadet le Jeune, Parmentier, *op. cit.*, pp. 26 et 27.

(48) *Ibid.*, p. 29.

(49) Baumes, *op. cit.*, p. 186.

(50) *Op. cit.*, pp. 162–163.

(51) *Histoire des principaux lazarets...*, t. 1, p. 293.

(52) Banau et Turben, *op. cit.*, pp. 53–57.

(53) *Op. cit.*, p. 162.

(54) *Op. cit.*, p. 384. この療法は危険がないわけではなかった。というのも同じ著者

1975, p. 9 及び以下の引用。pp. 945, 950 et 10.

（2） Cf. Gilles Lapouge, 《Utopie et Hygiène》, *Cadmos*, 1980, n° 9, p. 120.

（3） これはルカードル博士の意見でもある。Dr. Lacadre 《Le Havre considéré sous le rapport hygiénique》, *Annales d'Hygiène publique et de Médecine légale*, 1849, t. 42, p. 255.

（4） Cf. Ramel, *op. cit.*, p. 251.

（5） われわれの主題にとって重要なのは，こうした著者たちの言葉遣いの下に透けてみえる常に変わらぬ不安感である。

（6） *Op. cit.*, p. 69.

（7） Françoise Boudon, *art. cité.*, p. 178.

（8） ジャコバン僧院に沿って，舗石は4年間に4度取り替えられた（J.-C. Perrot, *op. cit.*, p. 95)。

（9） たとえば Baumes, *op. cit.*, p. 179.

（10） Howard, *État des prisons...*, *op. cit.*, t. 1, p. 47.

（11） 例をあげれば1729年11月8日の警察令。

（12） Fodéré, *op. cit.*, t. VI, p. 256.

（13） 実際のところ，汚染の危険がある場合になにかで《身を守ろうとする》気遣いもこれと同じ欲望に結びついている。学者たちの想像力は彼らをして複雑な道具の使用へと赴かせた。例えばフルクロワが（*op. cit.*, p. 313）澱粉業者にすすめたのは「紙でできたある種の漏斗を首に巻きつけること」で，それは「上の方が広がっていて，顔に飛んでくる蒸気の方向をそらせることができた」。薬剤士たちは解毒作用のある奇妙なニスを作り出した。バノー（*op. cit.*, p. 99）はこのために，フロックコートに塗ることのできる煎じ薬を発明する。これはさほど異常なケースではない。フォデレは（*op. cit.*, t. VI, p. 112）家族の者や病人の看護人たち，さらには同僚たちに，服とブーツと帽子をすっぽりと覆うニス塗りのタフタを着用するように勧めた。

（14） *État des prisons...*, *op. cit.*, t. II, p. 15. ダニエル・ロッシュは（*Le Peuple de Paris*, p. 140）民衆の住居でつづれおりの壁掛けが次第に用いられるようになった事実を指摘している。18世紀末には，その使用率は84パーセントにのぼる。

（15） Cf. 本書 p. 165.

（16） *Op. cit.*, p. 10.

（17） *Op. cit.*, p. 59.

（18） *Op. cit.*, p. 12.

（19） Robert Favre, *op. cit.*, p. 249.

（20） *Études de la Nature* (1784), pp. 220–222, Robert Favre, *op. cit.*, p. 250. に引用。

（21） Jean-Noël Biraben, *Les hommes et la peste en France et dans les pays européens et méditerranéens*, 1975, t. II, p. 179.

（22） Pierre Deyon, *Amiens, capitale provinciale*, 1967, p. 22.

（23） *Ibid.*, p. 27.

(110)　T. II, p. 268.

(111)　Robert Mauzi, *op. cit.*, p. 114.

(112)　ルソーは，花にたいして植物学者が感じるような魅力を感じていた。かれは植物の上に身をかがめたが，それは匂いをかぐためではなく，むしろその組織を賛嘆して眺めるためであり，「恍惚を長びかせるためというよりも，恍惚感でみずからをなぐさめるため」であった。Béatrice Le Gall, *op. cit.*, t. I, p. 331. ルソーが自分で作りあげた植物標本は，まずなによりも《記憶喚起的》であるが，彼が記憶の直接的現前を期待していたのは視覚からであった（J. Starobinski, *op. cit.*, p. 197)。

(113)　Cf. 本書 pp, 184 *sq*.

(114)　*Op. cit.*, Robert Mauzi, *op. cit.*, p. 195. に引用。

(115)　Alfred Franklin, *op. cit.*, p. 31.

(116)　*Op. cit.*, t. VI, p. 526.

(117)　Senancour, *Oberman*, t. II, p. 269.

(118)　*Ibid.*, t. II, p. 268.

(119)　*Op. cit.*, p. 317.

(120)　Robert Mauzi, *op. cit.*, p. 319. に引用。

(121)　Cf. *supra*, p. VI. 〔本書では序文を差しかえたため，該当個所なし〕

(122)　*Op. cit.*, t. I, p. 113.

(123)　*Ibid.*, t. I, pp. 244 et 245.

(124)　マルセル・レーモン（Marcel Raymond, *Senancour, Sensations et révélations*, 1965）はセナンクールの作品に現れた，感覚による幸福の追及を分析している。レーモンは匂いに特別に反応を示す感受性の中に，心の最初の動きを見て，この感情をノヴァーリスにおける出現の感覚と比較している。いっぽう，ベアトリス・ル・ガルは，セナンクールにおいてはスミレやキズイセンが二つの恋愛経験を喚起することを説き明かし，こう付け加えている。「彼はスミレを愛している。なぜなら，スミレという花は，草の下に隠れているときには，たんに馨しい香りにすぎないからこそだ。セナンクールは実際『夢想』の中でつぎのように書いている。「そこから立ちのぼってくる感情は，私たちに差し出されたかと思うとすぐに拒絶される。私たちはそれを探すがむだである。かすかな風がその匂いを連れ去ってしまったのだ。風はふたたび匂いを運んでくるが，また連れ去る。こうして目に見えない気まぐれが私たちの官能をつくりあげたのである」。さらに付け加えれば，セナンクールはホフマン（『黄金の壺』）と同じように感覚的照応に夢中になり，またカステル神父の研究に刺激されて，ユイスマンスのデ・デッサントよりもはるか以前に匂いによるクラヴサンを夢想した（Béatrice Le Gall, *op. cit.*, p. 331)。

(125)　とはいえ，『オーベルマン』の出版は1803年であることを指摘しておこう。

第II部

第1章

(1)　Jean-Claude Perrot, *Genèse d'une ville moderne. Caen au XVIIIe siècle*,

百合《ユリ》，ヒヤシンス，カーネーション，ミニョネットあるいはエジプトモクセイソウ，（……）黄水仙《キズイセン》等の甘美な香りで満たされるようにすべきである。こうした香りの喜びはえもいえぬ形で人間の内部に，ある種の楽しみと静けさを広め，その魂の中に平和と心地良さの感覚を注ぎ込む。この心地良さは人間をやさしく温める」。

(94) Milton, *Paradise Lost*, livre V, 294, éd. Aubier, 1971, t. I, p. 258.『失楽園』の第四部と第五部は花と牧場の自然の香りを歌いあげている。盲目のミルトンは，まず，読者の嗅覚的想像力に訴える。かぐわしい木立，バラ，ジャスミン，スミレなどが揺り籠を，そしてより正確には，アダムとイブの愛をはぐくむ秘密の隠れ家を匂いでみたす。

(95) *Op. cit.*, p. 48.

(96) *Ibid.*, p. 132.

(97) *Op. cit.*, t. I, p. 51.

(98) Watelet, *op. cit.*, p. 34.

(99) Havelock Ellis, *ibid.*, p. 173. どれほど貞節な女でも花の香りを深く吸い込むと目を閉じる。そして，「その女が非常に感じやすい場合は，全身を震わせ，ほかのときには決して見せないようなひめやかな態度を示す。そうした様子はおそらく愛人の前でしか見せないものだろう」。19世紀には，こうした理由だけで花を激しく非難した道徳家が何人かいたとエリスは指摘している。

(100) Loaisel de Tréogate, *op. cit.*, pp. 174 et 80.

(101) Andréa de Nerciat, *Félicia ou mes fredaines*, rééd. 1979, p. 196. ほかの例として de la Morlière, *Angola*, t. II, p. 16.

(102) Hirschfeld, *op. cit.*, t. V, p. 66.

(103) *Ibid.*, p. 19.

(104) *Op. cit.*, p. 165.

(105) この点にかんしては Jean Starobinski, *La transparence et l'obstacle*, Paris, Gallimard, 1971, pp. 196, 197 et 281.〔邦訳：J. スタロバンスキー，山路昭訳『透明と障害』，1973年，みすず書房〕

(106) *Op. cit.*, p. 88. この例はこれまでにもしばしば引用され，メーヌ・ド・ビランも日記の中で取りあげている（*Journal*, t. I, p. 151)。山の中腹では，記憶を呼びさますような特徴が特権的なかたちで現われてくる。すなわち，山はその静けさ，沈黙，太陽との近さなどにより，母のイメージを喚起し，その結果，人が生れかわることを可能にする。こうしたテーマはやがてミシュレによっても取り上げられることになる。(cf. François Dagognet, *art. cit.*, pp. 81 *sq*).

(107) *Oberman*, t. II, p. 58.

(108) E. H. E. S. S. で1980年12月19日に開かれた刑務所の歴史をめぐっての討論。

(109 a) Robert Mandrou, *Introduction à la France moderne. Essai de psychologie historique*, Paris, Albin Michel, 1961, pp. 70 *sq*.

(109 b) Saint-Lambert, *Les Saisons*, p. 35, 以下に引用 Robert Mauzi, *op. cit.*, p. 320.

(p. 85)「山岳地方の新鮮な空気の中での組織だった錯乱」(p. 76) をきわめて精緻に分析している。山頂のエネルギーを捕えようとするこうした欲望を説明するため，フランソワ・ダゴニェは救済への希求と空気による復活というユング的なテーマを引き合いにだしている。山岳地方に滞在することの流行は，より一般的には，高い所へ昇ろうとする行動の流行と関連させて考察されるべきである。

(72) 例えば Etienne Tourtelle, *op. cit.*, p. 271.

(73) *Op. cit.*, p. 95.

(74) Horace Benedict de Saussure, *Voyages dans les Alpes*, Neufchâtel, 1779, t. I, p. 518.「海抜500ないしは600トワーズ以上の山の空気はほかの発散物によって汚染されている……」。

(75) Senancour, *Oberman*, t. I, p. 54.

(76) Ramond, *op. cit.*, p. 348.

(77) Senancour, *Oberman*, t. II, p. 174.

(78) H.-B. de Saussure, *op. cit.*, t. II, pp. 480 *sq.*

(79) *Op. cit.*, p. 128.

(80) Watelet, *Essai sur les jardins*, 1764, p. 34.

(81) Girardin, *op. cit.* 引用は章タイトルのひとつ。

(82) *Op. cit.*, t. X, p. 72.「刈りたての干し草の香りをかぐことの嫌いな者は香水のなかでもっとも心地よいものを知らぬことになる」。

(83) *Op. cit.*, p. 88.

(84) Loaisel de Tréogate, *Dolbreuse*, 1783, p. 81.

(85) 23ページ。こうした感覚は以下の論文で研究されている。Béatrice Le Gall, *L'imaginaire chez Senancour*, 1966, p. 43. 刈りとられた干し草の匂いは思春期のシンボルとなる。

(86) Liane Lefaivre, Alexander Tzonis, 《La géométrie du sentiment et le paysage thérapeutique》, *XVIIIe siècle*, 1977, p. 74.

(87) *Op. cit.*, p. 123.

(88) C. C. L. Hirschfeld, *Théorie de l'art des jardins*, Leipzig, 1779, t. I, p. 185.

(89) *Ibid.*, p. 186.

(90) Thomas Whately, *L'art de former les jardins modernes ou l'art des jardins anglais*, 1771. Jean-Marie Morel, *Théorie des jardins*, 1776.

(91) *Op. cit.*, p. 185.

(92) Girardin, *op. cit.*, p. 52.

(93) Horace Walpole, *Essai sur l'art des jardins modernes*, trad. 1784. ヒルシュフェルトは (Hirschfeld, *op. cit.*, t. II, p. 94) 次のように書いている。「人間が休息し，みずからの思想と空想に耽り，考察よりも感情を好むような場所においては，香りのよい花々が，甘美で馨しい新鮮な匂いをあたりにただよわせながら，新しい感覚を充足させ，創造の喜びを高めていかなくてはならない。休息と睡眠の場所，書斎，食堂，浴室などは，スミレ，鈴蘭《スズラン》，花大根《ハナダイコン》（……）＝オイアラセイトウ，白水仙《シロズイセン》，白《シラ》

(40) L.-S. Mercier, *op. cit.*, t. II, p. 158.

(41) *Op. cit.*, p. 295. 同じタイプの反応。

(42) *Ibid.*, p. 185.

(43) *Ibid.*, p. 139.

(44) Alexandre Dumas, 《Les parfums》, *Le* (*Petit*) *Moniteur universel du soir*, 16 octobre 1868.

(45) 香水の概論。*Le Parfumeur royal*, 1761, p. 83.

(46) *Op. cit.*, p. 4.

(47) *Op. cit.*, p. 427.

(48) たとえば，lettres XIV (juin 1783) et XXIII (8 mars 1784), *Lettres choisies du marquis de Sade*, J.-J. Pauwert, 1963, pp. 169 et 222.

(49) Casanova, *op. cit.*, p. 435.

(50) *Le Parfumeur royal*, p. 150.

(51) Déjean, *op. cit.*, p. 447.

(52) この点にかんしては，数多くの証言がある。*Encyclopédie*, art. 《parfum》; Bučhoz, *op. cit.*, p. 137, *Le Parfumeur royal*, p. 7.

(53) *Le Parfumeur royal*, pp. 152–153.

(54) *Ibid.*, p. 158.

(55) Bučhoz, *op. cit.*, p. 67.

(56) *Ibid.*, p. 233.

(57) *Le Parfumeur royal*, p. 158.

(58) *Ibid.*, p. 159.

(59) *Ibid.*, pp. 148–149.

(60) *Ibid.*, p. 202.

(61) 《Le Cabinet de toilette.》

(62) *Émile*, p. 201.〔邦訳：J. J. ルソー，今野一雄訳『エミール』，岩波文庫〕

(63) Godard d'Aucourt (*Thémidore*, 1745) rééd. J.-C. Lattès, 1980, p. 226. 作者は，微妙な変化で，官能をそれとなく刺激するようにした香水を使用することが，淫らな《信心深い女》の取って置きの武器だったことを暗示している。ド・ドリニィ夫人の身につける微妙な匂いはテルミドールの敗退の下地を作った。

(64) Cf. 本書 pp. 205 *sq.*

(65) R.-L. Girardin, *De la composition des paysages*, Paris, 1777, p. 59.

(66) Senancour, *Oberman*, éd. citée, t. I, p. 71.

(67) *Ibid.*

(68) Ramond, *Observations faites dans les Pyrénées pour servir de suite à des observations sur les Alpes*, 1789, p. 346.

(69) Robert Favre, *op. cit.*, p. 251.

(70) *Op. cit.*, p. 95.

(71) フランソワ・ダゴニェは (*art. cité*) こうした「社会的睡眠療法」「感情的冬眠」

フロイト，浜川祥枝訳「文化への不満」，『フロイト著作集　3――文化・芸術論』所収，1969年，人文書院〕)，フロイトは次のように書いている (pp. 49, 50)。「人間が立つようになる，あるいは垂直な姿勢になったことはおそらく文明の不可逆的な過程が開始されたことを意味するのだろう。このとき以来，ある種の連鎖が始まったのである。すなわち，嗅覚器官の軽視と月経時における女性の隔離から始まって，視覚器官の優位，生殖器官の可視性へ，ついで性行為の継続性へ，そして家族の確立というようにして，最後に人間文明へと行き着いたのである」。

(23 b) Hartley, *op. cit.*, t. I, p. 332.

(24) Déjean, *op. cit.*, pp. 8 *sq.* こうした変化は衣服のモードの色彩のスペクトルを支配する変化と関連付けなくてはならない。黄水仙が麝香に勝つ一方で，淡い濃淡の色彩が勝利する。（これにかんしては D. Roche, *Le Peuple de Paris*, p. 177).

(25) すでに17世紀には非常に頻繁に使用されていた。cf. Blégny, *op. cit.*, p. 687.

(26) *Op. cit.*, p. 275.

(27) Cf. Dr L. Reutter de Rosemont, *Histoire de la pharmacie à travers les âges*, t. II, p. 438.

(28) *Ibid.*, p. 441. このように，ペルー産のヘリオトロープはジョゼフ・ド・ジュシューによってフランスに植えられていた。

(29) Casanova, *op. cit.*, p. 255.

(30) これはとりわけフルクロワの意見である。*op. cit.*, p. 186.

(31) すでに Blégny, *op. cit.*, p. 697 および Déjean, *op. cit.*, p. 303. に言及がある。

(32) Restif de La Bretonne, *L'Anti-Justine*, *passim*.

(33) 例えば，ヴェネチアの修道女について「私は彼女の素晴らしい乳房をバラ水で洗ってやった」と書かれている。*op. cit.*, p. 448.

(34) 例えばラ・モルリエールの小説。La Morlière, *Angola, histoire indienne*, 1746.

(35) Roland Barthes, *Sade, Fourier, Loyola*, Paris, Le Seuil, 1971.〔邦訳：R. バルト，篠田浩一郎訳『サド・フーリエ・ロヨラ』，1975年，みすず書房〕サドの場合，肉体の処理法は視線とかかわっている。花と糞便は堕落の段階を指し示すためにしか登場しない。「書かれたものとしての糞便は臭わない。サドは相手を糞便だらけにすることができる。われわれはいかなる臭いも受け取りはしない。受け取るのはただ不愉快さの抽象的な印だけである」。(p. 140). とはいえ，サド的な物語の中では吐息，精液の臭い，そしてもちろん異端の印である硫黄の匂いへの言及がいくつか認められる。(cf. les sortilèges de la Durand).

(36) *Op. cit.*, p. 423.

(37) *Ibid.*, p. 431.

(38) Buc'hoz, *op. cit.*, 1771, 1re partie. このほかの証言として，L.-S. Mercier, *op. cit.*, t. VI, p. 153.

(39) Mme Campan, *Mémoires sur la vie de Marie-Antoinette, reine de France et de Navarre*, 1849, p. 97. 彼女はルイ16世の宮廷で花をあしらった調髪が流行していたことを書き留めている。

果，民衆の住居にも無視しえない数の便壺や便器が存在していたことが判明したのである。その傾向はとりわけ貴族との接触があった民衆層に強かった。

（7） Cf. Bruno Fortier, 《La maîtrise de l'eau》, *XVIIIe siècle*, 1977, pp. 193-201.

（8） とりわけ Ronesse, *op. cit.*, p. 91. 参照。彼は1782年にこう断言している。「各家庭から排出される汚水の量は15年前に比べて比較にならぬほど増加している。その原因は風呂の使用が極めて頻繁になったことである。医者たちは以前に比べて，はるかに多くの病気に対して入浴療法をすすめているし，また民衆もこの習慣を好むようになってきている。その結果，新築されたすべての家には風呂がすえられ，裕福な人がアパルトマンを借りようとするときには，浴室をもっとも重視することになる」。ほとんどすべての井戸にはポンプがすえつけられるようになったが，その結果，富豪の家の召使は水を倹約しないようになった。召使たちは中庭や台所，そしてさらには馬車までも水で洗うようになった。

（9） *Op. cit.*, p. 110.

（10） 小学校の規律の実施にかんしては以下参照。Dominique Julia, Roger Chartier, M.-M. Compère, *op. cit.*, とりわけ p. 145.

（11） M. Déjean, *Traité des odeurs*, Paris, 1764, p. 147.

（12） Roger Chartier, *op. cit.*, p. 144.

（13） *Op. cit.*, p. 427.

（14） *Op. cit.*, p. 457.

（15） 「香水」の項目。同じ考えはシュヴァリエ・ド・ジョクールによっても表されている。「麝香」の項目参照。

（16） Claude-Nicolas Le Cat, *Traité des sensations et des passions en général et des sens en particulier*, Paris, 1767, t. II, p. 256. 麝香はすべての婦人と一部の男性を憂欝にさせたり気絶させたりする働きがある。

（17） *Op. cit.*, p. 91.

（18） だがその機能はかわってしまった。というのも今日ではそれはもっぱら男性専用とする傾向があるからだ。動物性の香水は精力絶倫のシンボルとなり，女性の発情との関連性は失われた。

（19） Havelock Ellis, *Etudes de psychologie sexuelle*, t. IV : 《La sélection sexuelle chez l'homme》, Paris, 1912, p. 169. エリスは20世紀の初頭にこれを著したが，専門家たちはずっと以前からこの匂いが性行動に影響をあたえることを強調していた。エスキオルは授乳期間に麝香をかいだため精神に異常をきたした女性の例をいくつか報告している。フェレはそれから50年後，あらゆる香水のなかで，性的分泌をもっとも刺激するのは麝香であると断言している。

（20） *Ibid.*, p. 162.

（21） Iwan Block Hagen, *Sexuelle osphrésiologie*, 1901. この著作の中には，ハヴロック・エリスのそれと同様，この問題にかんしての素晴らしい文献目録がある。

（22） Havelock Ellis, *op. cit.*, p. 169.

（23 a） S. Freud (*Malaise dans la civilisation*, Paris, P. U. F., 1971〔邦訳：S.

1786, 2 vol. を参照。

(101) Abbé Jacquin, *De la santé, ouvrage utile à tout le monde*, 1762, pp. 290 *sq.*

(102) *Ibid.*, p. 290.

(103) Caraccioli, *La jouissance de soi-même*, 1759, p. 333.

(104) *Ibid.*

(105) Cf. Georges Vigarello, *Le corps redressé*, pp. 87 *sq.*

(106) Cf. Veblen, *Théorie de la classe de loisir*, Gallimard, éd. 1978, p. 101 (1re éd. 1899).

(107) *Op. cit.*, p. 11.

(108) *Instruction...*, *op. cit.*, p. 8.

(109) *Op. cit.*, p. 82.

(110) Guyton de Morveau, *op. cit.*, p. 93.

(111) これとは逆にデラソンヌ父が行なった数多くの実験（既出論文）は，芳香性物質の薫蒸ではただガラス瓶の中は汚染されるだけだということを証明した。デラソンヌはこの現象が燃焼の結果であることを知らず，分析された物質の治療的価値を疑問視するにはこれだけでは充分ではないことにも気づかなかった。

(112) Parmentier et Chaptal の論文。以下に引用。Guyton de Morveau, *op. cit.*, pp. 138 et 193.

(113) Cf. Fourcroy, *Encyclopédie méthodique*, art. 《air》, p. 577.

(114) Hallé, Leroux, Henry et Richard, *Codex des médicaments ou pharmacopée française*, 1818.

第5章

(1) たとえば abbé Jacquin, *op. cit.*, p. 283. 「清潔さというのは諸感覚の繊細さを傷つける可能性のあるものすべてを避けようという気づかいである。それは社交界の主要な美徳のひとつである」。小学校におけるラザール的礼儀作法の変遷にかんしては以下参照。Roger Chartier, Marie-Madeleine Compère et Dominique Julia, *L'éducation en France du XVIe au XVIIIe siècle*, 1976, pp. 143–144.

(2) ボームによって表わされたプラットナーの考え。*op. cit.*, p. 189. 同様の理論は以下にもある。Montyon (Moheau), *Recherches et considérations sur la population de la France*, 1778, livre II, p. 109.

(3) Baumes, *op. cit.*, p. 191.

(4) Hallé, *Recherches...*, *op. cit.*, p. 111.

(5) Cf. Lion Murard et Patrick Zylberman, *Sanitas sanitatum, et omnia sanitas*, Paris, C. E. R. F. I., 1980, pp. 275–280. これにかんしては以下も参照。Jean-Maurice Bizière, 《Before and after》: Essai de psycho-histoire》, *Revue d'Histoire moderne et contemporaine*, avril–juin 1980 pp. 177–207.

(6) これにかんして，ダニエル・ロッシュは *Le Peuple de Paris*, の中でいささか留保を付け加えるよう注意を促している。すなわち，死後の財産目録を調査した結くみしてはいない。

(90) J.-J. Virey, *Des odeurs...*, p. 254.

(91) Cf. Paul Dorveaux, *Historique de l'Eau de la Reine de Hongrie*, 1921, p. 6. Blégny, *op. cit.*, p. 684. この著者はハンガリー女王水に関して「多くの人はその強い匂いが好きで，絶えずかいでいる」と指摘し，その数多くの効能を列挙している。

(92) *Op. cit.*, p. 318.

(93) *Op. cit.*, p. 128.

(94) *Ibid.*, p. 221.

(95) J.-J. Virey, 《De l'osmologie》, p. 206. 激しやすい性質の人はとりわけ官能的な匂いの香水は避けるべきであるという。激しやすい人びとが，むかつくような臭いを発散させているのはこのためである，とヴィレーは考える。われわれはここで再び，精液の霊気《アウラ・セミナリス》に戻ってくる。吐き気を催すような臭いも，それが強烈な場合は同じような悪影響を及ぼす。ラマツィーニは次のように指摘している（*op. cit.*, pp. 180–181）。「私が何度か観察したところによると，こうした店（獣脂ローソクの店）の近くに住む女たちはその悪臭のためヒステリー性の情熱に駆られることがあるらしい」。彼はこうした理由により，文筆業者は夜に仕事をすることは控えたほうがいいと警告している。ライプチッヒの医者のプラットナーは汚物の臭いを吸い込むことの危険を一覧表にまとめあげている (De morbis ab immunditiis)。

(96) たとえば，Boissier de Sauvages, *op. cit.*, p. 56. そして，とりわけ Hippolyte Cloquet, *op. cit.*, pp. 80–98. なかでも彼が依拠しているのは Thomas Cappelini, *Mémoire sur l'influence des odeurs* 及びトリエ Triller の観察。タバコもまた悪影響を及ぼす可能性がある，とクロケは (*ibid.*, p. 352) 断定している。極端な喫煙家は嗅覚が鈍ってくる。愛煙家の頭を死後解剖してみるとわかるように，タバコの成分はゆっくりと嗅覚神経を破壊してしまうのである。

(97) Cf. L.-S. Mercier, *op. cit.*, t. VI, p. 47. 「見張りの女が門のわきに座っていて，かたっぱしから到着する人の臭いをかぐ。そして絶えずこうくりかえす。『香水は一切つけていらっしゃらないでしょうね』」。

(98) J. Howard, *Histoire des principaux lazarets...*, *op. cit.*, t. I, p. 170.

(99) Virey, 《De l'osmologie...》, *art. cité*, p. 216.

(100) 昔ながらの典型的な論争。『共和国』の中で，プラトンは怠惰と快楽を助長するものとして香水を非難している。古代ギリシャでは芳香剤を使うのは娼婦と決まっていた。娼婦は「香水だらけの生活の誘惑的なイメージ」だった。性生活における香水の役割が限定されていればいるほど，そのカップルは正統なものと評価された (Préface de Jean-Pierre Vernant, à l'ouvrage cité de Marcel Détienne, pp. XIII et XXXVI)。この当時にはわれわれが論じているような動物性物質は知られていなかった。くりかえすなら，古代の芳香剤は腐敗の恐怖となるどころか，熱と乾きに結びつき，天の火に近いものとして腐敗せざるものの象徴となっていた。贅沢に対する非難としては abbé Pluquet, *Traité philosophique et politique sur le luxe*, Paris,

(71) 以下に拠る。Delassone père et Cornette, 《Mémoire sur les altérations que l'air éprouve par les différentes substances que l'on emploie en fumigation...》, *Histoire et Mémoires de la Société Royale de Médecine*, 1786, p. 324. この方法についてはこのほかにも Hales, *op. cit.*, p. 76 及び J.-N. Hallé, article 《air》 de *l'Encyclopédie méthodique*, pp. 572–575 に記述がある。

(72) *Encyclopédie*, art. 《parfumoir》.

(73) 1796年にジャクソンとマザーはロンドンで自分たちのつくった薫蒸式ランプを売り出した。このランプはわざわざ化学物質を燃やすような仕組みになっていて，これによりあたらしい結合法の消毒剤を散布することができるというものであった。Guyton de Morveau, *op. cit.*, p. 147.

(74) ラメルが描いた方法。*op. cit.*, p. 301.

(75) Papon, *op. cit.*, t. I, p. 329.

(76) とりわけ以下参照。Fodéré, *op. cit.*, t. VI, p. 159.

(77) これはトゥノンの意見である。mémoire cité, p. 451. 彼はリンド父と親しい間柄だったと主張している。

(78) 以下に引用。Duhamel du Monceau, *op. cit.*, p. 138.

(79) 1803年にシャプタルが実証。*Eléments de chimie*, t. III, p. 111.

(80) Vicq d'Azyr, *Instruction sur la manière de désinfecter une paroisse*, Paris, 1775, pp. 7–8.

(81) 「この植物およびその他の薬草の巨大な倉庫はペストの侵入にたいして強力な障害物となった」J.-J. Menuret, *op. cit.*, p. 60.

(82) *Histoire et Mémoires de la Société Royale de Médecine*, t. III, p. 44 des Mémoires, 以下に引用。Baumes, *op. cit.*, p. 164. これは煙礼賛に根拠を与えた。「大都市の空気の状態が良いのは部分的にはこれのおかげである」とも著者は書いている (p. 163)。

(83) ボームはまた次のように書いている。「こうした不健康な界隈では，場所と状況によっては，石灰窯，ガラス工場，石鹸工場，蒸溜酒工場，濃硫酸工場などを是非とも建設する必要がある。これらの施設は二重の意味で有用である。なぜなら，それらは大気を浄化すると同時に住民に仕事を供給するからである」(p. 165)。多くの同時代人よりも楽観的であった彼はつぎのように付け加えている。「それにまた，簡易作りのかまどの中で石炭を燃やせば，木材の消費量が少なくて済むという利点に加えて，多くの煙とともに硫黄を含む発散物を撒き散らすという長所がある。この浄化作用の効果は決して疑わしいものではない」

(84) Cf. de Blégny, *op. cit.*, t. II, p. 167, 《Parfum pour la guérison de la vérole》.

(85) 例えば，le chevalier de Jaucourt dans l'Encyclopédie, article 《musc》, 1765.

(86) *Ibid.*

(87) Chevalier de Jaucourt, *art. cité*.

(88) J.-J. Virey, *Des odeurs...*, *op. cit.*, p. 174 および Hartley, *op. cit.*, p. 331.

(89) この点にかんしては de Sèze, *op. cit.*, p. 159. この著者はビュフォンの意見に

M. Daquin, Paris, 1688, notamment p. 696.

(53) Cf. Françoise Hildesheimer, 《La protection sanitaire des côtes françaises au XVIIIe siècle》, *Revue d'Hist. mod. et cont.*, juillet–septembre 1980, pp. 443–467. 地中海東部沿岸地方では，通気と《香水》と隔離を結合した衛生法が用いられていた。

(54) Cf. E. H. Ackerknecht, 《Anticontagionism between 1821 and 1867》, *Bulletin of the History of Medicine*, 1948, pp. 562–593.

(55) J. Pringle, *Mémoire sur les substances..., op. cit.*, pp. 317–318 et 367.

(56) *Op. cit.*, p. 69.

(57) *Op. cit.*, p. 67.

(58) Bordenave, 《Mémoire sur les antiseptiques》, concours cité de l'Académie de Dijon, pp. 190 *sq.*

(59) この点にかんしては，馨しいことと健康的なこと，および吐き気を催すことと非健康的なことのあいだの関係はつねに曖昧であった事実を指摘しておこう。科学的理論は実践においては整合性を失う。さまざまな理論は互いにはまりあい，混じりあっている。あるいは少なくとも屋根瓦のように重なりあっている。ベッヒャーは，悪臭を放つ糞便の効能を信じていた。またインゲンハウスが光合成の分析によって成果をもたらす以前に，医者たちはある種の芳香性植物の有害な効果を告発していた。

(60) ゴンクール兄弟によれば（*op. cit.*, p. 395），摂政時代には，聖霊の礼拝堂で夕食の前に執行される典礼は「麝香の香りのついたミサ」と呼ぶ習慣があったという。

(61) J.–P. Papon, *De la peste ou époques mémorables de ce fléau et les moyens de s'en préserver*, an VIII, t. II, p. 47.

(62) *Op. cit.*, p. 7.

(63) *Op. cit.*, p. 892. 彼は，「時々かぐことができるようにするために」，麝香と竜涎香と麝猫香と蘇合香をまぜた芳香剤をつねに携帯し「きつい匂いによって悪い空気に抵抗する」よう勧めている。

(64) ボームの証言 *op. cit.*, p. 224 によると，湖沼地帯を横切って夕方宿屋についた旅人は，部屋のなかで硫黄を焚いてもらったあと，芳香性の草の煎じ薬を飲み，タバコか「さもなければ，まったく別の芳香性の物質」を吸った。そして自分の唾液を一滴も飲み込まないように注意した（*ibid.*, p. 226）。

(65) L.–B. Guyton de Morveau, *Traité des moyens de désinfecter l'air*, Paris, 1801, p. 149. とはいえ，彼によれば，この方法の効果のほどは疑問だという。

(66) *Op. cit.*, p. 224.

(67) *Op. cit.*, p. 209.

(68) ラマツィーニの著作 *op. cit.*, p. 332 の注釈。

(69) Parent–Duchâtelet, *Rapport sur le curage des égouts Amelot, de la Roquette, Saint–Martin et autres, Hygiène publique*, t. I, p. 364. なるほど，ここで語られているのは，塩素の匂いを発する小袋，および小瓶である。

(70) Duhamel du Monceau, *op. cit.*, pp. 132 *sq.*

1976年，弘文堂〕)。

(39)　*Op. cit.*, p. 41.

(40)　*Op. cit.*, p. 51.

(41)　1835年，今度はトロロップ夫人 (Mme Trollope, *Paris et les Parisiens en 1835*, 1836) が，ヨーロッパ大陸の悪臭に息を詰まらせることとなったが，それでも彼女は当時進行中だった感覚革命を理解しようとつとめた。彼女の目にはイギリスのほうが進行の度合いは急速であるように映った（これはいたって正当な感想である)。彼女の予感的な分析は，部分的にはこれまでに取りあげたいくつかの論文と符合している。「感受性の鋭敏化」は，徐々にではあれ，生活の富裕化のあとをおった。(t. I, p. 300)「そして，あちら（イギリス）では，人間の五感にショックを与える可能性のあるものは一切ひとの目にふれないようにする気配りがある。わたしたちが不愉快なものを見たり，聞いたり，かいだりしなくなれば，自然にそうしたものを話題にしなくなるはずだ (p. 301)」。「五感にショックを与えるものすべてを遠ざけようという努力，魂に耐えがたい感覚を引き起こすおそれのあるものすべてをなくすことで魂をいわば愛撫しようとする習慣等は，おそらく，人間の発明精神が生活美化の努力のなかで到達することのできる究極の点なのだろう (p. 306)」。だが，おそらくは，こうした過度の美化精神は文明が死に絶える深淵へとイギリスを駆り立てていくことになるだろう。一言でいえば，このイギリス婦人は衛生学的意図を過小に評価しているわけだが，じつはこうした衛生学的意図というのも，肉体の猥褻性をほのめかすことによって，繊細な感覚，すなわち魂にとって最高の，だが危険きわまりない愛撫である繊細さを顕揚しようとするものなのかもしれない。彼女の意見によれば，言語の純化は空間の純化に先立つのではなく，そこから派生するのである。

(42)　二重かぎ括孤に入った《匂い》は「香水」のことを指す。18世紀には香水はこう呼ばれていた。

(43)　P.-J. Buchoz, *Toilette de flore à l'usage des dames*, 1771, p. 192.

(44)　Nicolas Lémery, *Pharmacopée universelle*, Paris, 1697.

(45)　既出の論文以外に J.-J. Virey, 《De l'osmologie, ou histoire naturelle des odeurs》, *Bulletin de pharmacie*, mai 1812, pp. 193–228.

(46)　《Observations sur les parties volatiles et odorantes des médicaments tirés des substances végétales et animales : extraites d'un mémoire de feu M. Lorry, par M. Hallé》, *Histoire et Mémoires de la Société Royale de Médecine*, 1784–1785, pp. 306–318.

(47)　*Op. cit.*, p. 892.

(48)　*Op. cit.*, p. 90.

(49)　Cf. Ramazzini, *op. cit.*, p. 198.

(50)　*Op. cit.*, pp. 896 et 914.

(51)　ここで扱われているのは，きわめて古い考えかたである。 cf. Jean Delumeau, *op. cit.*, p. 114.

(52)　M. de Blégny, *Secrets concernant la beauté et la santé... recueillis par*

(10) *Ibid.*, p. 130.
(11) *Ibid.*, p. 383.
(12) Cf. Jean Delumeau, *La Peur en Occident*, Paris, Fayard, 1978, pp. 129 *sq.*
(13) *Op. cit.*, p. 51.
(14) *Art. cité*, p. 311.
(15) カデ・ド・ヴォー (*Mémoire historique...*) はこうした苦情の年表を作成している。
(16) *Op. cit.*, t. VIII, p. 340. (強調筆者)
(17) *Ibid.*, p. 341.
(18) 1726年の警察令は，すでにこの時点で，汲み取り人夫が近隣住民をののしることを禁じている。
(19) 既出のラボリ，小カデ，パルマンチエの論文をラヴォワジエ，フジュルー，ミリーが検討したもの。p. 105.
(20) *Op. cit.*, p. 43.
(21) たしかに，これはなんの成果もあげることなく半世紀以上も続くことになる。
(22) Thouret, *op. cit.*, p. 4.
(23) *Op. cit.*, p. 28.
(24) Edmond et Jules de Goncourt, *La femme au XVIIIe siècle*, 1862, p. 368.
(25) Damours, *Mémoire sur la nécessité et les moyens d'éloigner du milieu de Paris, les tueries de bestiaux et les fonderies de suif*, 1787, p. 9.
(26) *Art. cité*, p. 172.
(27) *Op. cit.*, pp. 49 et 41.
(28) とりわけモーリス・アギュロンが政治の分野で強調している。
(29) Jacques Guillerme, *art. cité*, p. 65.
(30) Pierre Chaunu, Madeleine Foisil, *art. cité*, p. 323に引用。とはいえ，やはりこの分野では客観的な方法で変化を計るのは不可能である。歴史家は証人の主観性に完全に依拠するほかない。
(31) Cf. Bruno Fortier, *op. cit.*, p. 19. この著者は以下の記事を参照している。*Journal de Paris*, 25 juillet 1781.
(32) Dominique Laporte, *Histoire de la merde*, Paris, Bourgois, 1979.
(33) *Op. cit.*, p. 60.
(34) *Ibid.*, p. 18.
(35) たしかに，これは彼の著作の主要な目的ではない。
(36) *Ibid.*, p. 97. 筆者も Parent-Duchâtelet, *La Prostitution...*, Le Seuil, 1981. の序文の中でこのテーマに紙幅を費やしている。
(37) Dominique Laporte, *op. cit.*, p. 97.
(38) マルセル・モースはこの点にかんして，カントおよびフィヒテの役割を強調している (Marcel Mauss, *Sociologie et anthropologie*, P. U. F., 1980, p. 361.〔邦訳：M. モース，有地亨・伊藤昌司・山口俊夫訳『社会学と人類学（I・II）』，1973年，

(131)　*Op. cit.*, t. II, p. 48.

(132 a)　*Ibid.*, p. 191.

(132 b)　Edna Hindie Lemay, 《La vie parisienne des députés de 89》. *L'Histoire*, nº 44, 1982, p. 104.

(133)　Robert Favre, *op. cit.*, p. 252. ヴォルテールの現実参加については同書の p. 259. 参照。

(134)　Philippe Ariès, *L'homme devant la mort*, pp. 474–475.

(135)　(Ramazzini, *op. cit.*, p. 199). そしてとりわけ，「この対象をあつかったすべての著者の中にばらまかれているもの」をかき集めること。

(136)　*Ibid.*, p. 513.

(137)　*Ibid.*, p. 336. 洗濯屋から発散される蒸気に対する恐怖は長いあいだ消えなかった。七月王政の時代に，パリにあらたな清潔への欲求が広まったとき，衛生委員会には洗濯物からたちのぼる蒸気にたいする苦情が数多く寄せられた。

(138)　*Ibid.*, pp. 152–153.

(139)　とはいえ，ユダヤ人だけは例外である。(cf. 本書 p. 191). しかし，西洋の宗教的歴史の中にこうした考え方がどのように根づいていったかはよく知られている。

(140)　L.-S. Mercier, *op. cit.*, t. I, pp. 137–138. p. 126–130. も同じ主題をあつかっている。

(141)　Françoise Boudon, 《La salubrité du grenier de l'abondance à la fin du siècle》, *XVIIIe siècle*, 1977, pp. 171–180.

(142)　この点にかんしては，Bruno Fortier, *op. cit.*, *passim*.

(143)　Françoise Boudon, *art. cité*, p. 176.

(144)　Jurine, *op. cit.*,「ベッドの空気」を採取する方法。pp. 71 *sq.*「人の住むアパルトマン」の空気の不健康さの度合いについては pp. 90–91.

第4章

(1)　Tournon, *Moyen de rendre parfaitement propres les rues de Paris*, 1789, p. 60.

(2)　Daniel Roche, *Le Siècle des Lumières en province : Académies et académiciens provinciaux*, Mouton, 1978, t. I, p. 378.

(3)　*Op. cit.*, t. I, p. 222.

(4)　*Op. cit.*, p. 18.

(5)　L.-S. Mercier, *op. cit.*, t. I, p. 267.

(6)　Robert Favre, *op. cit.*, p. 40.

(7)　この点にかんしては，Madeleine Foisil : 《Les attitudes devant la mort au XVIIIe siècle : sépultures et suppressions de sépultures dans le cimetière parisien des Saints-Innocents》, *Revue historique*, avril–juin 1974, p. 322.

(8)　Bruno Fortier, *op. cit.*, p. 34.

(9)　Arthur Young, *op. cit.*, p. 142.

(106) Casanova, *Mémoires*, éd. Garnier, pp. 547 et 588.
(107) Senancour, *Oberman*, t. I, p. 83.
(108) ベートーヴェン *Fidelio* の台本。J.-N. Bouilly；囚人たちはロッコによってしばし空気を吸うのを許される。
(109) Michelet, *Histoire de France*, t. XIII, pp. 317–318.
(110) J. Howard, *État des prisons...*, *op. cit.*, p. 13.
(111) *Histoire Naturelle*, p. 914, 以下に引用。Pringle, *Observations sur les maladies des armées dans les camps et dans les garnisons*, Paris, 1793 (nouvelle édition), p. 293.
(112) *Ibid.*, p. 293 (la chronique de Stowe の伝えるところ).
(113) J. Howard, *État des prisons...*, *op. cit.*, p. 22.
(114) J. Pringle, *Observations...*, *op. cit.*, p. 295.
(115) *Ibid.*
(116) Fodéré, *op. cit.*, t. V, p. 311.
(117) この事件はその後，繰り返し取り上げられた。以下参照。Dr Banau et Turben, *Mémoire sur les épidémies du Languedoc*, 1786, p. 12.
(118) Cf. 本書 p. 29.
(119) ここで刑務所と病院を区別するのはいささか時代錯誤的かもしれない。とはいえ，18世紀の末には，この区別が，ある程度正当な根拠をもつような状態になり始めていた。
(120) この「淀んだ汚物の恐るべき混合物」がまさに貧乏人の墓場である，とジェヌテは書いている。(Genneté, *Purification de l'air croupissant dans les hôpitaux, les prisons et les vaisseaux de mer...*, 1767, p. 10)；「そこでは吐息は汚染され，傷口は腐り，汗は死体の臭いがした」。
(121) 彼がイギリスの施設を扱うときには，嗅覚的な言葉の登場する回数はこれほど多くはない。この事実は意味深長である。
(122) L.-S. Mercier, *op. cit.*, t. VIII, pp. 7 et 8.
(123) J.-R. Tenon, *Mémoires sur les hôpitaux de Paris*, 1788. よりの抜粋。
(124) Michel Foucault..., *Les machines à guérir, aux origines de l'hôpital moderne*, Paris, Pierre Mardaga, 1979.
(125) Tenon, *op. cit.*, p. 208.
(126) *Ibid.*, p. 223.
(127) *Ibid.*, p. 223.
(128) *Ibid.*, p. 238.
(129) こうした兵営が増加する以前でも，参謀本部は，1743年にフランス陸軍をおそった疫病の大流行の原因は，人間の密集と空気の停滞であるとした。(André Corvisier, *L'armée française du XVIIe siècle au ministère de Choiseul. Le soldat*, t. II, p. 672).
(130) L.-S. Mercier, *op. cit.*, t. VII, p. 309. これを理由に，彼は舞踏会を非難した。

(85) *Ibid.*, t. V, p. 298.
(86) *Ibid.*
(87) 「人間の吐息は人間にとって死をもたらすものである」とルソーは断言している。これについては以下参照。François Dagognet, 《La cure d'air : essai sur l'histoire d'une idée en thérapeutique médicale》, *Thalès*, 1959, p. 87.
(88) イヴォンヌ・ヴェルディエはミノ村でこうした考え方をふたたび見いだす。「それは疫病のように吐息を介して私の妹に伝染しました」と，ある老婆はひとりの女友達について述懐している（*op. cit.*, p. 46）。
(89) Senancour, *Oberman*〔邦訳：セナンクール『オーベルマン』〕, éd. 《Les Introuvables》, t. II, p. 48.
(90) *Op. cit.*, pp. 241 et 242.
(91) *Op. cit.*, p. 56.
(92) C. Forget, *Médecine navale ou nouveaux éléments d'hygiène, de pathologie et de thérapeutique médico-chirurgicales*, Paris, 1832, t. I, p. 332. この引用は，本章であげた他の証言にくらべて後の時代のものであることを指摘しておこう。
(93) M.-E. Hales, *Description du ventilateur par le moyen duquel on peut renouveler facilement l'air des mines, des prisons, des hôpitaux ou des maisons de force et des vaisseaux*, 1744, p. 61.
(94) この言葉は C. Forget, *op. cit.*, p. 184. のもの。以下に続く一節は当時のさまざまな描写を総合したもの。とりわけ Duhamel du Monceau, *op. cit.* の証言が重要。
(95) *Ibid.*, p. 29.
(96) Joseph Conrad, *Ligne d'ombre*.〔邦訳：J. コンラッド，中野好夫訳『闇の奥』，岩波文庫〕
(97) C. Forget, *op. cit.*, p. 186.
(98) *Ibid.* 以下も参照。Fodéré, *op. cit.*, t. VI, pp. 476 *sq.*
(99) Parent-Duchâtelet, *Recherches pour découvrir la cause et la nature d'accidents très graves, développés en mer, à bord d'un bâtiment chargé de poudrette*, 1821. 乗組員の半数は死亡し，残りの者たちも病気になった。
(100) 「彼らがみずから発散する汗の渦巻きは」「空中でなくなってしまうことはない」とデュアメル・デュ・モンソーは書いている。Duhamel du Monceau, *op. cit.*, p. 30.
(101) Hales, *op. cit.*, p. 53.
(102) ド・モローグ子爵はこうして，30門の大砲を備えるフリーゲート艦の中で発散ないしは吐き出される蒸気の総量はほぼ5立方ピエの水に相当すると結論を下した（Duhamel du Monceau, *op. cit.*, p. 44）。
(103) 調査団のなかには，マケール，ラヴォワジエ，フルクロワ，ヴィク・ダジールらがいた。
(104) *Op. cit.*, t. VIII, p. 1.
(105) J. Howard, *État des prisons...*, *op. cit.*, p. 214.

(70) Cf. Yvonne Verdier, *op. cit.*, pp. 52 *sq.*

(71) Cf. Jean Borie, 《Une gynécologie passionnée》, *Misérable et glorieuse la femme du XIXe siècle*, Paris, Fayard, 1980, pp. 152–189. 〔邦訳：J．ボリー「夫こそ産婦人科医たるべし」，（J．-P．アロン編，片岡幸彦監訳『路地裏の女性史』所収），1984年，新評論〕この点にかんしてはテレーズ・モローの業績のすべてを参照のこと。

(72) Parny, 《Le cabinet de toilette》; M. de Bernis (*Les Saisons et les jours. Poèmes*, 1764) はニンフたちの「ブロンドの三つ編みの香り」を歌いあげる (《L'été》)。

(73) Cf. Roland Barthes, *Fragments d'un discours amoureux*, 1977, p. 227. 〔邦訳：R．バルト，三好郁朗訳『恋愛のディスクール・断章』，1980年，みすず書房〕

(74) とりわけ以下に引用されている。J.-J. Menuret, *Essai sur l'action de l'air dans les maladies contagieuses*, 1781, p. 41.

(75) Havelock Ellis, *La sélection sexuelle chez l'homme*, p. 126.

(76) たしかに，19世紀末というこの時代に，こうしたテーマは新たな厚みを獲得した。心理学者のフェレはこうした臭いは人に活力を与える作用を及ぼすと考えた。もしかすると，それは工業に利用できるかもしれない。アイロンかけの女工は自分たちのコルセットの臭いをかぐことで元気を取り戻すのだから。

(77) *Émile...*, 〔邦訳：ルソー『エミール』〕éd. Garnier, 1966, p. 201.

(78) 彼が *L'Anti-Justine.* で告白しているように。

(79) 筆者の知る限りではこのテーマが公に表現され，喚起しうる臭いのリストに加えられるにはヘンリー・ミラーの『南回帰線』を待たなくてはならない。ヘンリー・ミラーはこうした臭いへの手ほどきを嗅覚的通過儀礼と見なしている。

(80) Jean-Baptiste Silva (《Dissertation où l'on examine la manière dont l'esprit séminal est porté à l'ovaire》, *Dissertations et consultations médicinales de MM. Chirac et Silva*, 1744) t. I, pp. 188 *sq* はこのテーマを長々と論じている。

(81) この点にかんしては Yvonne Kniebiehler の全業績を参照のこと。

(82) レチフ・ド・ラ・ブルトンヌは，娼婦 putain はラテン語の putida（臭い女）から派生したものであるとするこの流布的な語源説に賛成している。

(83) *Op. cit.*, p. 189. これに対して，古代人は，(cf. Marcel Détienne, *op. cit.*, p. 173)女性は禁欲生活を強いられると耐えがたい悪臭を発すると考えていた。夫婦関係の中断は太陽と大地の乖離であり，レムノス島の女たちの異様な悪臭と，またこれほどではないが農業の女神デメテールの祭女たちのくさい体臭はこれを原因としていた。筆者の知る限り，問題のこうした側面は18世紀にはもう論じられなくなる。

(84) Cf. Boissier de Sauvages, *Journal des savants*, février 1746, p. 356, 以下に引用。Fodéré, *op. cit.*, t. VI, p. 232. 著者はヴィヴァレ地方で流行していた獣疫についてつぎのように書いている。「こうした牛の胃から発散されるくさい息を間近から吸い込んだ人間は，たとえその牛が生きた牛であろうとも，必ずや吐き気をともなった腹痛に襲われ，さらには下痢にみまわれる。そしてときには恐ろしいほどに腹が腫れ上がることもある」。

あの恐るべき均衡の崩壊に出会うことになる。

(48) Bordeu, *op. cit.*, p. 470.

(49) Brieude, *op. cit.*, p. LV.

(50) Brieude, *op. cit.*, p. LXII および Landré-Beauvais, *op. cit.*, p. 431.

(51) H. A. P. A. Kirwan, *De l'odorat et de l'influence des odeurs sur l'économie animale*, Paris, 1808, p. 26.

(52) インゲンハウスが引用した作品の中で語られた体験。Ingenhousz, pp. 151 *sq.*

(53) 彼は長大な論文のなかで，実施した採取検査の方法を詳細に記述している。(Jurine 《Mémoire sur les avantages que la médecine peut retirer des eudiomètres》, *Histoire et Mémoires de la Société Royale de Médecine*, 1789, lu le 28 août 1787, pp. 19–100).

(54) Jules-César Gattoni, *ibid.*, p. 132.

(55) ジュリーヌが行なった腸内ガスの分析はせいぜいのところ，おならは肉の腐敗分解に起因するというベルトレの考えを確認したにすぎない。

(56) *Op. cit.*, p. 523.

(57) Le Dr Monin, *op. cit.*, p. 239に引用。この観察はビシャが与えた死の定義に照らして考えると，重大な意味をもつものとなる。

(58) エケにかんしては，cf. Jean Ehrard, *art. cité*, p. 55; Hartley, *Explication physique des sens, des idées et des mouvements tant volontaires qu'involontaires*, 1755, t. I, pp. 449–451; 共鳴論者については，cf. Robert Mauzi, *op. cit.*, pp. 313–314.

(59) Tiphaigne de la Roche, *L'amour dévoilé ou le système des sympathistes*, 1749, p. 45.

(60) *Ibid.*, p. 48.

(61) *Ibid.*, p. 113.

(62) Mirabeau, *Erotika Biblion*, 1783, p. 19.

(63) Introduction aux *Mémoires*.〔邦訳：G. G. カサノヴァ，窪田般彌訳『カサノヴァ回想録』，1978年，河出書房新社〕

(64) ジェラール・ヴァジュマンによって詳細に検討されたエピソード (Gérard Wajeman, 《Odor di femmina》 *Ornicar*, no 7, pp. 108–110).

(65) Dr Augustin Galopin, *Le parfum de la femme et le sens olfactif dans l'amour. Étude psycho-physiologique*, Paris, E. Dentu, 1886.

(66) この点にかんしては 本書 p. 183 を見よ。

(67) Goethe, *Le Second Faust*〔邦訳：ゲーテ『ファウスト・第二部』〕, 仏訳 Gérard de Nerval.

(68) イヴォンヌ・ヴェルディエはここから，当時，女性には宇宙的息吹のようなものがあると思われていたと推測している。

(69) Cadet de Vaux, 《De l'atmosphère de la femme et de sa puissance》, *Revue encyclopédique*, 1821, pp. 427–445 (p. 445).

Paris, Flammarion, 1977. 実をいえば，著者は一つの人類学ではなく複数の人類学について語らなければならないことを説いている。(p. 409) これはビュフォンが提起した路線を踏襲したものである。

(30) Brieude, *op. cit.*, p. XLVII.

(31) M. Duchet, *op. cit.*, p. 203.

(32) Cf. Brieude, *op. cit.*, p. LV および Dr Monin, *op. cit.*, p. 51.

(33) Brieude, *op. cit.*, p. XLIX.

(34) Cf. Virey, *art. cité*, p. 249.

(35) ジャン＝ノエル・ヴュアルネ (Jean-Noël Vuarnet, *Extases féminines*, Paris, 1980, pp. 38–45) はこの問題に関して現状を分析している。さらにこの本のなかには，しばしば死後の非発臭性や非腐敗性と結びつく「聖性の臭い」についての文献目録が載っている。この点にかんしては，Dr Monin, *op. cit.*, p. 61. を目録に追加のこと。生前，聖女トレヴェホルは，バラ，ユリ，香などの匂いを発し，また聖女ローズはバラの，聖カジュタンはオレンジの，聖女カトリーヌはスミレの，聖女テレーズ・ダヴィラはジャスミンとイリスの，聖女リドヴィーヌ（リュドヴィカ）は肉桂の（ユイスマンス『腐爛の華』)，それぞれ匂いがしたという。またマドレーヌ・ド・バジ，聖エチエンヌ・ド・ミュレ，聖フィリップ・ネリ，聖パテルニャン，聖オメール，聖フランソワ・オランプは死後，甘美な香りを発したといわれる。19世紀には，こうした現象は精神病医によって「ある種の神経症のあらわれ」とみなされていた。(cf. Dr Monin, *op. cit.*, p. 61).

(36) Brieude, *op. cit.*, p. XLVIII.

(37) Landré-Beauvais, *op. cit.*, p. 423.

(38) H. Cloquet, *op. cit.*, p. 66.

(39) *Art. cité*, p. 248. この記事の中では，未開人の臭いを記録した旅行者の数多くの証言について，詳細な言及が行なわれている。

(40 a) H. Cloquet, *op. cit.*, p. 15.

(40 b) この用語にたいして，ビュフォンならびにエルベシウスはきわめて広い意味を与えていたが，それによると，風土とはたんに緯度と気象的な特徴をさすだけではなく，土壌の性質，住民の生活様式をも含むものである。すなわち，自然環境の諸条件と人間の適応過程の結果を同時に包摂するのである。(cf. M. Duchet, *op. cit.*, p. 322).

(41) *Op. cit.*, p. 66.

(42) Brieude, *op. cit.*, p. LX.

(43) *Ibid.*, p. L.

(44) *Ibid.*, p. LI.

(45) *Ibid.*, pp. LI–LII. ヌガレとマルシャン作『感じやすい汲み取り人夫』の登場人物たちは舞台の上で，汲み取り人夫の臭いと肉屋の臭いを比較している。

(46) この問題は *Problèmes* のアリストテレス双書の中でもとりあげられている。

(47) われわれはここでふたたび，生きた有機体の内部で腐敗が進行する契機となる，

vivants》, *Recueil périodique de la Société de Médecine de Paris*, t. VIII, an VIII, pp. 161 *sq.* et 241 *sq.* A.-J. Landré-Beauvais, *Séméiotique ou traité des signes des maladies*, 2e éd., Paris, 1815, 《Des signes tirés des odeurs》, pp. 419–432.

(7) Isis, Edmond, Charles Falize, *Questions sur diverses branches des sciences médicales*. I 《Quelle est la valeur des signes fournis par l'odeur de la bouche ?》 Thèse, Paris, 12 avril 1893.

(8) Dr E. Monin, *Les odeurs du corps humain*, Paris, Doin, 1885. この当時，嗅覚論がふたたび人びとをひきつけていた。

(9) Cf. 本書 p. 251.

(10) *Op. cit.*, p. 435.

(11) Yvonne Verdier, *Façons de dire, façons de faire*, Gallimard, 1979. とりわけ pp. 20–77. 〔邦訳：Y. ヴェルディエ，大野朗子訳『女のフィジオロジー——洗濯女・料理女・裁縫女』，1985年，新評論〕

(12) *Op. cit.*, p. 411.

(13) *Ibid.*, p. 414.

(14) *Ibid.*, p. 412.

(15) *Ibid.*, p. 413.

(16) Brieude, *op. cit.*, p. LI.

(17) A. de Haller, *Éléments de physiologie*, Paris, 1769, t. II, p. 253.

(18) この理論は先に引用したモナン博士の著作の土台となっている。

(19) アリストテレスの意見によれば，人間の体液は，もしも充分に消費されず，しかも体液から生み出される物質が排泄されない場合は，腐敗の原因となる。

(20) *Op. cit.*, p. 469.

(21) L. ペスは，カバニスの著作 (Cabanis, *Rapports du physique et du moral de l'homme*) が1844年に刊行された際に書いた注釈の中で，人それぞれに特有な体臭に関して，とりわけ次のように書くことになる。「肉体的に虚弱な種族ないしは個人においては，この体臭はそれほどはっきりとは感じられないが，動物化の度合いが強い種族や，頑健な肉体にあっては強烈な臭いとなる」。

(22) Ingenhousz, *op. cit.*, p. 151.

(23) Cf. 本書 p. 297.

(24) *Op. cit.*, p. XLVII.

(25) *Ibid.*, p. 428.

(26) たとえば abbé Jacquin, *De la santé, ouvrage utile à tout le monde*, Paris, 1762, p. 283.

(27) Xénophon, *Le Banquet* ; Montaigne, *Essais*, 〔邦訳：モンテーニュ『随想録』〕《Des senteurs》, éd. La Pléiade, p. 351.

(28) Chevalier de Jaucourt, article 《musc》.

(29) Cf. Michèle Duchet, *Anthropologie et histoire au Siècle des Lumières*,

(80) Malouin, *op. cit.*, p. 62.

(81) Duhamel du Monceau, *op. cit.*, p. 40.

(82) Abbé Bertholon, *De la salubrité de l'air des villes et en particulier des moyens de la procurer*, Montpellier, 1786, pp. 6 et 7.

(83) それに，この言葉は当事はまだ今日われわれが付与しているような意味をもってはいなかった。

(84) Joseph Raulin (1766), Ramel, *op. cit.*, p. 63. に引用。

(85) この点にかんしては以下参照。Jean-Baptiste Monfalcon, *Histoire des marais*, 1824, p. 32. この著作の中には (pp. 69–78),「沼地の発散物の本質」の理論の歴史を扱った，資料によくあたった総合的論文がある。

シャラントの「干拓牧地」は19世紀初頭の文学に豊富な題材を提供することになる。Cf. A. Corbin, 《progrès de l'économie maraîchine》 in *Histoire du Poitou, du Limousin et des pays charentais*, Toulouse, Privat, 1976, pp. 391 *sq.* et bibliographie, pp. 413–414.

(86) Fodéré, *op. cit.*, t. V, p. 168.

(87) Baumes, *op. cit.*, p. 99.

(88) いっぽう，インゲンハウスはこうした場所では燃素が発生し，汚染がひどく，腐敗が進行していると見なしていた。これからも明らかなように，当時の学者たちは，心の中では，あらゆる危険を倍加する元凶は沼地の発散物であると考えていた。*Expériences sur les végétaux, spécialement sur la propriété qu'ils possèdent à un haut degré soit d'améliorer l'air quand ils sont au soleil, soit de le corrompre la nuit ou lorsqu'ils sont à l'ombre*. Paris, 1787 (publié pour la première fois en Angleterre en 1779), p. 167.

(89) Baumes, *op. cit.*, p. 7.

(90) *Ibid.*, p. 7.

(91) *Op. cit.*, t. V, pp. 164 *sq.*

(92) *Op. cit.*, p. 196.

第3章

(1) ド・セーズは，(*op. cit.*, p. 85) ボルドゥーとロリーが (cf. 本書 p. 149) バルテズとともに，機械論とそのバネ，ポンプ，およびハンドルの解体を確実なものにしたと，1786年以降は考えていた。

(2) Théophile de Bordeu, *Recherches sur les maladies chroniques*, t. I, p. 378.

(3) *Ibid.*, p, 379.

(4) *Ibid.*, p. 383.

(5) *Ibid.*

(6) Brieude, 《Mémoire sur les odeurs que nous exhalons, considérées comme signes de la santé et des maladies》, *Histoire et Mémoires de la Société Royale de médecine*, t. X, 1789. J.-J. Virey, 《Des odeurs que répandent les animaux

にも詳細な分析が見いだせる。

(64) Thouret, *op. cit.*, p. 21.

(65) L.-S. Mercier, *op. cit.*, t. VII, p. 229.「民衆の糞便はさまざまな形をとって，たえず公爵夫人，侯爵夫人，王妃，王女などの目にさらされている」。糞便の臭いを貧者の臭いにしようとしたのは19世紀である。それだけでなく，19世紀は貧者と糞便を同一視しようとした（本書参照）。

(66) とりわけ，以下を参照のこと。Philippe Ariès, *L'homme devant la mort*, 1978〔邦訳：Ph. アリエス，伊藤晃・成瀬駒男訳『死と歴史——西欧中世から現代へ』，1983年，みすず書房〕，Ph. Chaunu, *La mort à Paris, XVIe, XVIIe, XVIIIe siècles*, 1978. Pascal Hintermeyer, *Politiques de la mort*, 1981, 次の学位論文も忘れてはならない。François Lebrun, *Les hommes et la mort en Anjou aux XVIIe et XVIIIe siècles*, 1975.

(67) Abbé Porée, *Lettres sur la sépulture dans les églises*, Caen, 1745.

(68) Haguenot, *Mémoire sur les dangers des inhumations*, 1744.

(69) Vicq d'Azyr, *Essai sur les lieux et les dangers des sépultures*, 1778, p. CXXXI.

(70) De Horne, *Mémoire sur quelques objets qui intéressent plus particulièrement la salubrité de la ville de Paris*, 1788, p. 4.

(71) Cf. Cadet de Vaux, *Mémoire historique et physique sur le cimetière des Innocents*, 1781.

(72) Charles Londe, *Nouveaux éléments d'hygiène*, Paris, 1838, t. II, p. 348.

(73) F.-E. Fodéré, *Traité de médecine légale et d'hygiène publique ou de police de santé...*, 1813, t. V, p. 302.

(74) この点にかんしては，ピエール＝トゥサン・ナヴィエが構築した理論を参照するのが適当だろう。この理論によれば，死体からは有害な光線が発生しているという（*Sur les dangers des exhumations précipitées et sur les abus des inhumations dans les églises*, 1775)。

(75) De Horne, *op. cit.*, p. 11.

(76) Cf. Daubenton, Bailly, Lavoisier..., *Rapport des mémoires et projets pour éloigner les tueries de l'intérieur de Paris*. 当時は，サン＝マルタン通りの，オ・メール通りからモンモランシー通りの間の区間で，16軒の屠殺場が公然と営業していた。これは近くの通りにあった他の6軒の屠殺場を勘定にいれないでの話である。

(77) Thouret, *op. cit.*, p. 28. 悪臭は都市病理学の基本的要素であった。この点にかんしては以下参照。Emmanuel Le Roy Ladurie, 《la ville moderne》, t. 3 de *l'Histoire urbaine*, Paris, Le Seuil, 1981, pp. 292 *sq.*

(78) 本書 p. 71 の L.-S. メルシエの引用文参照。

(79) とりわけ以下参照。Cf. notamment, M. F.-B. Ramel, *De l'influence des marais et des étangs sur la santé de l'homme*, Marseille, an X (rédigé dès 1784 pour le *Journal de médecine*).

(41) ウールの服は水分が浸み込みやすいという問題についても同様である。もっとも これはまた別の問題かもしれない。

(42) Pierre Chauvet, *op. cit.*, p. 17.

(43) L.-S. Mercier, *op. cit.*, t. VII, p. 226.

(44) この点にかんしては以下の著作に長い論及がある。Alfred Franklin, *La vie privée d'autrefois*, t. VII, *L'hygiène*, Paris, Plon, 1900, pp. 153 *sq.*

(45) より一般的に，パリの警察機構の非有効性については以下を参照のこと。Arlette Farge, *Vivre dans la rue à Paris au XVIIIe siècle*, Gallimard, 1979, pp. 193 *sq.*, et notamment p. 209.

(46) こうした職人たちは，実際，淀んで腐った尿を使っていた。Cf. Ramazzini, *op. cit.*, p. 149.

(47) *Op. cit.*, t. XI, p. 54.

(48) Pierre Chauvet, *op. cit.*, p. 18.

(49) La Morandière (1764), 以下に引用。le Dr Cabanès, *Mœurs intimes du passé*, Paris, 1908, p. 382.

(50) Arthur Young, *Voyages en France*, Paris, Colin, 1976, p. 382.

(51) John Pringle, *Observations sur les maladies des armées dans les camps et dans les garnisons*, 1793 (1re édition, 1755), p. 300. プリングルは，1711年からホンバークが行なった実験に依拠している。

(52) *Op. cit.*, p. 38.

(53) Laborie, Cadet le jeune, Parmentier, *Observations sur les fosses d'aisances et moyens de prévenir les inconvénients de leur vidange*, Paris, 1778, p. 106.

(54) Pierre Chauvet, *op. cit.*, p. 38.

(55) L.-S. Mercier, *op. cit.*, t. XI, p. 55.

(56) *Op. cit.*, p. 15.

(57) Géraud, *op. cit.*, p. 66.

(58) *Ibid.*, p. 96.

(59) パラン＝デュシャトレはこのように語っている。Parent-Duchâtelet, *Rapport sur les améliorations à introduire dans les fosses d'aisances. Hygiène Publique*, t. II, p. 350.

(60) *Dictionnaire philosophique*, article《déjection》.

(61) *Op. cit.*, t. X, p. 250.

(62) Nougaret et Marchand, *Le vidangeur sensible*, 1777. この戯曲を上演すると考えるだけでどれほど激しい嘔吐を催すことだろうと作者は序文で長々と語り，戯曲を書いた高度な目的は「見せ掛けの」嫌悪感と戦うことだったと告白している。こうした態度には，糞尿に対して人びとが感じていた魅力と新しい感受性がはっきりと現われている。

(63) J.-N. Hallé, *Recherches sur la nature et les effets du méphitisme des fosses d'aisances*, Paris, 1785, pp. 77–81. すでに引用したラボリとトゥーレの著作

は，(cf. 本書 pp. 134 *sq*) もしかすると学者たちが自己の欲動を表現するためのスクリーンにすぎなかったのかもしれない。パラン＝デュシャトレの生き方，シュヴルールの分析，シャプタルの泥の利用への呼び掛け等にはこうした無意識の欲望が反映されている。だが，同時に，泥寧の研究は未来への視線，ありえるかもしれぬ発芽につかれた視線でもある。さらに言えば，それは喪失の強迫観念とその強迫観念をとりのぞきたいという強烈な意志の証左であると思われる。

(26) Cf. Pierre Chauvet, *Essai sur la propreté de Paris*, 1797, p. 24. そしてとりわけ L.-S. Mercier, *op. cit.*, t. I, p. 213 と J.-H. Ronesse, *Vues sur la propreté des rues de Paris*, 1782, p. 14. メルシエとロネスはパリの通りの泥と「塵芥」を正確に分析しているが，その正確さは彼らがこの問題をどの程度重要視していたかを物語っている。ピエール・ピエラールが引用している文献はリール市の泥土にかんしてこれと同じ分析の正確さを示している (*La Vie ouvrière à Lille sous le Second Empire*, Paris, Bloud et Gay, 1965)。

(27) E. Chevreul, 《Mémoire sur plusieurs réactions chimiques qui intéressent l'hygiène des cités populeuses》 (lu les 9 et 16 novembre 1846), *Annales d'Hygiène publique et de Médecine légale*, 1853, p. 15.

(28) *Ibid.*, p. 36.

(29) *Ibid.*, p. 38.

(30) P.-A. Piorry, *Des habitations et de l'influence de leurs dispositions sur l'homme en santé et en maladie*, Paris, 1838, p. 49.

(31) L.-S. Mercier, *op. cit.*, t. IV, p. 218.

(32) J. Howard, *Etat des prisons, des hôpitaux et des maisons de force*, Paris, 1788 (traduction de l'édition de 1784), t. I, p. 240.

(33) Philippe Passot, *Des logements insalubres, de leur influence et de leur assainissement*, 1851. 著者はこの点にかんしてリヨンの学者 Francis Devay の *L'hygiène des familles* を引用している。

(34) Ph. Passot, *op. cit.*, p. 25.

(35) *Ibid.*, p. 25.

(36) Mathieu Géraud, *Essai sur la suppression des fosses d'aisances et de toute espèce de voirie, sur la manière de convertir en combustibles les substances qu'on y renferme*, Amsterdam, 1786, p. 34.

(37) Lind, *Essai sur les moyens les plus propres à conserver la santé des gens de mer*, Londres, 1758, p. 17.

(38) Duhamel du Monceau, *Moyens de conserver la santé aux équipages des vaisseaux ; avec la manière de purifier l'air des salles des hôpitaux*, Paris, 1759, p. 131.

(39) J. Howard, *État des prisons...*, *op. cit.*, p. 14.

(40) J. Howard, *Histoire des principaux lazarets de l'Europe*, Paris, an VII, t. II, p. 144.

1777, p. 533 (de l'ouvrage paru à Padoue en 1713).
(8) *Ibid.*, p. 327.
(9) *Ibid.*, p. 534.
(10) Cf. 本書 p. 206 *sq.*
(11) M. de Chamseru, 《Recherches sur la nyctalopie》, *Histoire et Mémoires de la Société Royale de Médecine*, 1786, pp. 167 *sq.*
(12) J.-B. Théodore Baumes, *Mémoire* [...] *sur la question : peut-on déterminer par l'observation quelles sont les maladies qui résultent des émanations des eaux stagnantes...*, 1789, p. 234.
(13) *Ibid.*, p. 165. 1815年にエチエンヌ・トゥルテルはまだこの嘆きをくりかえすことになる。Etienne Tourtelle, *Eléments d'hygiène*, Paris, 1815, t. I, p. 277.
(14) Paul Savi, 《Considérations sur l'insalubrité de l'air dans les Maremmes》, *Annales de chimie et de physique*, 1841, p. 347.
(15) *Op. cit.*, p. 278.
(16) 未開拓の主題であり，かつてこれに取り組んだのは，Jean Roger in *Les sciences de la vie dans la pensée française du XVIIIe siècle*, Paris, 1963, pp. 642-647. のみ。ジャン＝バチスト・ロビネ (Jean-Baptiste Robinet) は *De la nature* でこの宇宙的生命の理論の提唱者となった。
(17) M. Thouret, *Rapport sur la voirie de Montfaucon*, lu le 11 novembre 1788 à la Société Royale de Médecine, p. 13.
(18) 《Rapport fait à l'Académie Royale des Sciences le 17 mars 1780 par MM. Duhamel, de Montigny, Le Roy, Tenon, Tillet et Lavoisier, rapporteur.》, *Mémoires de l'Académie des Sciences*, 1780, Lavoisier, *Œuvres*, t. III, p. 493.
(19) ヴィクトル・ユゴーにおける地下牢の象徴的価値と過去からのメッセージの貯蔵所としての役割を想起せよ。とりわけ『九十三年』と *L'Homme qui rit*〔『笑う男』〕。
(20) Cf. Boissier de Sauvages, *op. cit.*, p. 54.
(21) In *La Politique de l'espace parisien à la fin de l'Ancien Régime*, Paris, Corda, 1975; Bruno Fortier, 《La politique de l'espace parisien》, p. 32.
(22) Louis-Sébastien Mercier, *Tableau de Paris*, Amsterdam, 1782-1788; t. I, p. 21.
(23) Bruno Fortier, *art. cité*, pp. 116-125.
(24) Robert Favre, *La mort dans la littérature et la pensée françaises au siècle des Lumières*, P. U. L., 1978, p. 398.
(25) ガストン・バシュラールによれば (Gaston Bachelard, *La terre et les rêveries de la volonté*, Paris, 1948, pp. 129 *sq.*〔邦訳：G. バシュラール，及川馥訳『大地と意志の夢想』，1972年，思潮社〕)，こうした泥土に向けられた注意力にはアンビヴァランスが隠されているということになる。すなわち，泥の中を転げ回りたいという潜在的な欲望が隠されているのである。そして，精神分析医はこうした不潔な物質への退行に関して数多くの議論を重ねてきた。この点にかんして言えば，排泄物の有効利用

『アドニスの園』，1983年，せりか書房〕

(28) John Pringle, *Mémoire sur les substances septiques et antiseptiques*, lu le 28 juin 1750. David Mac Bride, *Essais d'expériences*, Paris, 1766.

(29) ここで言及されている Barthélemy-Camille Boissieu, Toussaint Bordenave および Guillaume-Lambert Godart の論文は次の総題で出版された。*Dissertation sur les antiseptiques...*, Dijon, 1769.

(30) 以下の引用と同じく，Gardane, *op. cit.*, p. 121.

(31) Robert Mauzi, *L'idée du bonheur au XVIIIe siècle*, pp. 273 *sq.*

(32) Mme Thiroux d'Arconville, *Essai pour servir à l'histoire de la putréfaction*, Paris, 1766.

(33) *Op. cit.*, pp. 253-258.

(34) Gardane, による引用 *op. cit.*, p. 220.

(35) この考えかたは，哲学者たちによって確立された感覚のヒエラルキーに基づいている。くりかえすなら，プラトン的伝統となっていたのである。

(36) Gardane, *op. cit.*, p. 124.

(37) Jacques Guillerme, *op. cit.*, p. 61.

(38) Jean Ehrard, *art. cité*. 著者は瘴気理論の発生と進化，および，それとボイルの業績から生まれた粒子理論とが，起源においてどのような関係にあったのかを研究している。ジャン・エラールはこの瘴気理論と病原酵母理論，それにつつが蟲（あるいは虫）理論を峻別している。

(39) *Art. cité*, p. 63.

(40) John Cowper Powys, *Morwyn*. Robert Favre (*op. cit.*, p. 403) は，シャンフォールに続いて，聖女テレーズ・ダヴィラによる地獄の定義を引用している。「そこは悪臭が漂い，人がなにかを愛するということがありえない場所です」。

(41) 新しい世界が生まれるためには死が必要だというロマン主義者に特有の信念を参照のこと。たとえばヴィクトル・ユゴーの *quatre-vingt-treize*〔『九十三年』〕におけるゴーヴァンとシムルダンの死。それよりもはるか以前のものとして，Novalis, *Les songes de Heinrich Hofterdingen*.

(42) Jacques Guillerme, *art. cité*, p. 62.

第2章

(1) Jean Ehrard, *L'Idée de nature...*, p. 710.

(2) Boissier de Sauvages, *op. cit.*, p. 51.

(3) *Ibid.*

(4) これは，1669年にフランクフルトで出版されたベッヒャーの著作の表題である。

(5) この代償と空気汚染の矯正という観念はアーバスノットの言説の基調となっている。Arbuthnot, *op. cit.*, *passim*.

(6) Cf. Robert Boyle, *op. cit.*

(7) Ramazzini, *Essai sur les maladies des artisans*. Traduction de Fourcroy,

Paris, 1981) がこの二つの学派の差異の正当性について疑問をなげかけたことを指摘しておこう。体質の医学については次を参照。Jean-Paul Desaive, Jean-Pierre Goubert, Emmanuel Le Roy Ladurie, Jean Meyer..., *Médecins, climats et épidémies à la fin du XVIIIe siècle*, Paris, Mouton, 1972.

(12) J. Arbuthnot, *op. cit.*, p. 268.

(13) Thouvenel, *op. cit.*, p. 27.「空気の条件としては」と著者は，後に，だが相変わらず同じ観点にたって指摘している。「あまりに純粋でもなく，あまりに純度が高くもなく，あまりに水分がありもせず，あまりに澄んでもいず，あまりに重くもなく，あまりに不透明でもなく，あまりに濃度がこくもなく，あまりにも溶解的でもなく，あまりに薄くもなく，あまりに味気なくもなく，あまりに刺激的でもなく，あまりに滋養がありすぎもせず，あまりに汚染されてもいず，あまりに消毒力が強くもなく，あまりに乾燥してもいず，あまりに湿ってもいず，あまりに弛緩的でもなく……」(*op. cit.*, p. 24)。

(14) Arbuthnot, *op. cit.*, p. 275.

(15) Cf. Jean Ehrard, 《Opinions médicales en France au XVIIIe siècle: La peste et l'idée de contagion》, *Annales. Économies. Sociétés. Civilisations*, janvier-mars 1957, pp. 46–59.

(16) Jacques Guillerme, 《Le malsain et l'économie de la nature》, *XVIIIe siècle*, n° 9, 1977, pp. 61–72.

(17) これ以上に次の著作が簡にして要を得た要約を行なっている。*Supplément au traité chimique de l'air et du feu de M. Scheele, Tableau abrégé des nouvelles découvertes sur les diverses espèces d'air* par Jean-Godefroi Léonhardy, Paris, 1785.

(18) Priestley, *Expériences et observations sur différentes espèces d'air*, Paris, 1777–1780, 5 vol. 仏訳は1774年から1777にかけて刊行された。

(19) Cf. Jacques Guillerme, *art. cité*, p. 63.

(20) *Ibid.*, p. 61.

(21) この点にかんしては Pierre Darmon, *Le mythe de la procréation à l'âge baroque*, Paris, J.-J. Pauwert, 1977.

(22) Thouvenel, *op. cit.*, p. 13.

(23) 彼の *Histoire naturelle* を参照。腐敗にかんする研究の歴史については J.-J. Gardane, *Essais sur la putréfaction des humeurs animales*, Paris, 1769.

(24) *Ibid.*, p. v.

(25) *Ibid.*

(26) すなわち，この場合は，油性の，ということである。

(27) 古代ギリシャでは，ミルラを原型とする，腐敗しない太陽性の芳香剤は，水分を含んだ腐敗しやすい植物（レタスはその象徴）の反対のものと考えられていた。Cf. Marcel Détienne, *Les Jardins d'Adonis, La mythologie des aromates en Grèce*, Paris, Gallimard, 1972.〔邦訳：M. デチエンヌ，小苅米晛・鵜沢武保訳ほうが消化がいいのはこのためである (M. Malouin, *Chimie médicinale*, 1755, t. I, p. 54)。

(3) 18世紀に繊維が持っていた重要性にかんしては，以下の論文を参照。Jean-Marie Alliaume, 《Anatomie des discours de réforme》 in *Politiques de l'habitat (1800–1850)*, Paris, Corda, 1977, p. 150.

(4) Jean Ehrard (*L'Idée de nature en France dans la première moitié du XVIIIe siècle*, Paris, 1963, pp. 697–703) は，主題のこの側面にかんしてきわめて明快な説を展開している。

(5) 文学者は，朝の空気を吸うと，不思議なことに何かを探求したいという気持が涌いてくるのをよく知っている，とド・セーズは指摘している (De Sèze, *Recherches physiologiques et philosophiques sur la sensibilité ou la vie animale*, Paris, Prault, 1786, p. 241)。

(6) この点にかんしては，次のオーウェン・ハンナウェイとカロリーヌ・ハンナウェイの好論文を参照。Owen et Caroline Hannaway, 《La fermeture du cimetière des Innocents》, *XVIIIe siècle*, no 9, 1977, pp. 181–191.

(7) 彼の目から見ると，電気流体は神経流体の本質そのものであった。結局のところ，この考えは動物精の理論を闇に葬り去ることになる。

(8) この点にかんしては，cf. J. Ehrard, *L'Idée de nature en France dans la première moitié du XVIIIe siècle*, pp. 701 *sq.*

(9) Robert Boyle, *The general history of the air*, London, 1692. この点については以下も参照。John Arbuthnot, *Essai des effets de l'air sur le corps humain*, Paris, 1742, notamment pp. 92 *sq.*

(10) Cf. Thouvenel, *Mémoire chimique et médicinal sur la nature, les usages et les effets de l'air, des aliments et des médicaments, relativement à l'économie animale*, Paris, 1780.

(11) ヒッポクラテスの業績とその意義については，次を参照。Robert Joly, *Hippocrate, médecine grecque*, Gallimard, 1964; notamment: 《des airs, des eaux, des lieux》, pp. 75 *sq.*

ギリシャ時代の医者たちは，流派によっては，空気に影響力があると考えていたが，その考えかたはきわめて複雑である。cf. Jeanne Ducatillon, *Polémiques dans la collection hippocratique*, thèse Paris IV, 1977, pp. 105 *sq.* ヒッポクラテス派の医者たちの書いた概論は，医学を人体の知識に従属させることによって，哲学者たちが示唆を与えた「旧医学」と訣別している。この「旧医学」は唯一かつ同一の原因によってさまざまな病気を説明しようとするもので，宇宙論的な観点を採用し，コス学派の医者たちよりも風により多くの重要性を与えていた。この点に関してはロベール・ジョリー (pp. 25–33) とジャンヌ・デュカティヨンが行なった「風」概論の分析を参照。

もうひとつ，ごく最近，アントワーヌ・ティヴェル (Antoine Thivel, *Cnide et Cos ?, Essai sur les doctrines médicales dans la collection hippocratique*,

原　注

日本語版によせて

（1） Lucien Febvre, 《Histoire et psychologie》, *Encyclopédie française*, t. 8, 1938. *Combats pour l'histoire* (Paris, A. Colin, 1953, pp. 207–220). 〔邦訳：L. フェーヴル，長谷川輝夫訳『歴史のための闘い』，1977年，創文社〕に再録。

（2） Lucien Febvre, 《Comment reconstituer la vie affective d'autrefois ? La sensibilité et l'histoire》, Annales et l'histoire sociale, 1941, 3. *Combats pour l'histoire* (*op. cit.*, pp. 221–238) に再録。

序

（1） J.-N. Hallé, 《Procès-verbal de la visite faite le long des deux rives de la rivière Seine, depuis le Pont-Neuf jusqu'à la Rappée et la Garre, le 14 février 1790》, *Histoire et Mémoires de la Société Royale de Médecine*, 1789, p. LXXXVI.

（2） J.-N. Hallé, *Recherches sur la nature et les effets du méphitisme des fosses d'aisances*, 1785, pp. 57–58.

（3） *Encyclopédie méthodique. Médecine*, t. I, 1787, article 《Air》. 《Air des hôpitaux de terre et de mer》, p. 571.

（4） 18世紀における見る喜びについては，次を参照のこと。Mona Ozouf, 《L'image de la ville chez Claude-Nicolas Ledoux》, *Annales E. S. C.*, novembre-décembre 1966, p. 1276.

（5） Lucien Febvre, *Le problème de l'incroyance au XVIe siècle*, 1942.

第Ⅰ部

第1章

（1） たとえば，1753年にディジョンのアカデミーがこの主題で募集した懸賞論文の第一席となったボワシエ・ド・ソヴァージュは，あいかわらず機械論的な空気観に忠実だった。彼の考えによると，空気というものは，無数の小さな球ないしは粒子からなっていて，その小球あるいは粒子は間隙で隔てられている。他の物質はこの間隙をぬって滑っていくのである。前世紀のボーアハーヴは空気はたんなる道具，媒体であって，化学的物質交換にはまったく関与しないとした（Boissier de Sauvages, *Dissertation où l'on recherche comment l'air, suivant ses différentes qualités, agit sur le corps humain*, Bordeaux, 1754）。

（2） 「このようなわけで」と1755年にマルワンは書いている。「人は同じ食べ物でも，呼吸する空気のちがいによって異った消化のしかたをする」。都会よりも田舎の

著者紹介

アラン・コルバン（Alain Corbin）
1936年フランス・オルヌ県生。カーン大学卒業後，歴史の教授資格取得（1959年）。リモージュのリセで教えた後，トゥールのフランソワ・ラブレー大学教授として現代史を担当（1972–86）。1987年よりパリ第1大学（パンテオン＝ソルボンヌ）教授として，モーリス・アギュロンの跡を継いで19世紀史の講座を担当。現在は同大学名誉教授。
“感性の歴史家”としてフランスのみならず西欧世界の中で知られており，近年は『身体の歴史』（全3巻，2005年，邦訳2010年）『男らしさの歴史』（全3巻，2011年，邦訳2016–17年）『感情の歴史』（全3巻，2016–17年，邦訳2020–22年）の3大シリーズ企画の監修者も務め，多くの後続世代の歴史学者たちをまとめる存在としても活躍している。
著書：
『娼婦』（1978年，邦訳1991年・新版2010年）
『浜辺の誕生』（1988年，邦訳1992年）
『音の風景』（1994年，邦訳1997年）
『レジャーの誕生』（1995年，邦訳2000年・新版2010年）
『記録を残さなかった男の歴史』（1998年，邦訳1999年）
『快楽の歴史』（2008年，邦訳2011年）
『知識欲の誕生』（2011年，邦訳2014年）
『処女崇拝の系譜』（2014年，邦訳2018年）
『草のみずみずしさ』（2018年，邦訳2021年）
『雨，太陽，風』（2013年，邦訳2022年）
『木陰の歴史』（2013年，邦訳2022年）
『未知なる地球』（2020年，邦訳2023年）
『1930年代の只中で』（2019年，邦訳2023年）
『疾風とそよ風』（2021年，邦訳2024年）
『休息の歴史』（2022年，邦訳2024年）
ほか（邦訳はいずれも藤原書店）

訳者紹介

山田登世子（やまだ・とよこ）
1946–2016年。福岡県田川市出身。フランス文学者。愛知淑徳大学名誉教授。
主な著書に，『モードの帝国』（ちくま学芸文庫），『娼婦』（日本文芸社），『声の銀河系』（河出書房新社），『リゾート世紀末』（筑摩書房，台湾版『水的記憶之旅』），『晶子とシャネル』（勁草書房），『ブランドの条件』（岩波書店，韓国版『Made in ブランド』），『贅沢の条件』（岩波書店），『誰も知らない印象派』（左右社），『「フランスかぶれ」の誕生』『モードの誘惑』『都市のエクスタシー』『メディア都市パリ』『女とフィクション』『書物のエスプリ』（藤原書店）など多数。
主な訳書に，バルザック『風俗のパトロジー』『従妹ベット』上下巻（藤原書店），アラン・コルバン『処女崇拝の系譜』（共訳，藤原書店），ポール・モラン『シャネル——人生を語る』（中央公論新社），モーパッサン『モーパッサン短編集』（ちくま文庫），ロラン・バルト『ロラン・バルト　モード論集』（ちくま学芸文庫）など多数。

鹿島茂（かしま・しげる）
1949年生まれ。東京大学大学院人文科学研究科博士課程修了。19世紀フランス文学・社会。明治大学名誉教授。
主な著書に，『馬車が買いたい！』（白水社，サントリー学芸賞），『子供より古書が大事と思いたい』（講談社エッセイ賞）『書評家人生』（以上，青土社），『愛書狂』（角川春樹事務所），『職業別パリ風俗』（白水社，読売文学賞），『バルザックがおもしろい』（共著）『バルザックを読む・対談篇』（共著，以上，藤原書店），『パリの日本人』『パリのパサージュ』（中公文庫），『渋沢栄一』（文春文庫），『新聞王ジラルダン』『神田神保町書肆街考』（ちくま文庫），『デパートの誕生』『パリ万国博覧会』（講談社学術文庫），『稀書探訪』『思考の技術論』（平凡社），『パリの本屋さん』（中央公論新社）など多数。
主な訳書に，バルザック『ペール・ゴリオ』（藤原書店）『役人の生理学』『ジャーナリズムの生理学』（講談社学術文庫），パスカル『パンセ抄』（飛鳥新社）など多数。

においの歴史《れきし》——嗅覚《きゅうかく》と社会的想像力《しゃかいてきそうぞうりょく》〈新装新版〉

1990年12月25日　初版第1刷発行
2024年11月30日　新装新版第1刷発行©

訳　者　山田登世子
　　　　鹿島　茂
発行者　藤原良雄
発行所　株式会社 藤原書店

〒162–0041　東京都新宿区早稲田鶴巻町523
電　話　03（5272）0301
FAX　03（5272）0450
振　替　00160 - 4 - 17013
info@fujiwara-shoten.co.jp

印刷・製本　中央精版印刷

落丁本・乱丁本はお取替えいたします
定価はカバーに表示してあります
Printed in Japan
ISBN978–4–86578–441–1